MW01705042

ANATOMIE DE L'APPAREIL LOCOMOTEUR

TOME 1

MEMBRE INFÉRIEUR

Chez le même éditeur

Du même auteur :

Anatomie de l'appareil locomoteur, tome 2 : membre supérieur, 2e édition, 2007, 448 pages.

Anatomie de l'appareil locomoteur, tome 3 : tête et tronc, 2e édition, 2007, 370 pages.

Anatomie des organes et viscères, tête, cou et tronc, 2013, 256 pages.

Biomécanique fonctionnelle, membres, tête, tronc, par M. Dufour et M. Pillu, 2007, 592 pages.

Masso-kinésithérapie et thérapie manuelle pratiques, tome 1 : bases fondamentales, applications et techniques, 2009, 336 pages.

Masso-kinésithérapie et thérapie manuelle pratiques, tome 2 : applications régionales, membre supérieur, tronc supérieur, 2012, 424 pages.

Masso-kinésithérapie et thérapie manuelle pratiques, tome 3 : applications régionales, membre inférieur, tronc inférieur, 2012, 392 pages.

Anatomie, physiologie, biomécanique en STAPS, par P. Delamarche, M. Dufour, F. Multon et L. Perlemuter, 2002, 304 pages.

Collection « Le point en rééducation » :

Comprendre la kinésithérapie respiratoire, du diagnostic au projet thérapeutique, 3e édition, par M. Antonello et D. Delpanque, 2009, 384 pages.

Comprendre la kinésithérapie en rhumatologie, par P. Gouilly et B. Petitdant, 2006, 336 pages.

Rééducation périnéale, par D. Grosse et J. Sengler, 2005, 144 pages.

Autres collections :

Pratique de la rééducation neurologique, par A. de Morand, 2e édition, 2014, 328 pages.

Bien rédiger le bilan-diagnostic kinésithérapique, Mise en œuvre des recommandations de la Haute autorité de santé, par É. Viel, 2006.

ANATOMIE DE L'APPAREIL LOCOMOTEUR

TOME 1

MEMBRE INFÉRIEUR

Textes et dessins de

Michel Dufour

Cadre de santé en kinésithérapie, D.U. d'anatomie clinique et d'organogenèse,
D.U. de biomécanique enseignant aux IFMK de Paris à l'EFOM et à l'AP-HP,
à Berck, à Casablanca (HEK) et à Paris 13

3e édition

Préface du professeur Claude Gillot

ELSEVIER
MASSON

La colorisation des illustrations a été réalisée par Carole Fumat.

ISBN : 978-2-294-74502-7
e-ISBN : 978-2-294-74740-3

Elsevier Masson SAS, 62, rue Camille-Desmoulins, 92442 Issy-les-Moulineaux cedex
www.elsevier-masson.fr

Préface

Publier un manuel d'anatomie à l'usage des étudiants est une entreprise périlleuse. Elle reflète la personnalité de l'auteur, confronté à une discipline fondamentale s'il en est, et, en conséquence, rigoureuse et quelque peu aride.

Elle est en effet à la mesure de l'information que l'auteur a eu le courage et la patience de puiser dans les ouvrages classiques et les articles récents, littérature surabondante avec son lot de descriptions contradictoires, où il est difficile de trier le réel, l'approximatif, du discutable, de l'erroné.

Elle exprime également une vision personnalisée des structures qui ne s'acquiert qu'au terme de longues heures de dissection : le vécu quotidien au cours duquel l'observation fait naître la réflexion, réflexion qui guide à son tour la recherche.

Elle témoigne enfin du talent, du don pédagogique de l'auteur, car l'important est moins de transmettre un savoir, une expérience, voire un message que de rendre attractive une matière qui ne l'est pas par nature. En bref, le désir d'en savoir plus.

Que n'a-t-on pas dit sur l'anatomie ! Au passif, l'énorme effort de mémorisation, le langage ésotérique, voire pédant, qui se voudrait scientifique et, osons le dire, son inutilité pour la pratique clinique.

« Le corps, cette guenille, est-il d'une importance... » disent nos précieux ridicules modernes. Ils s'efforcent d'enfermer les anatomistes dans leur laboratoire, leur tour d'ivoire, parmi leurs chers cadavres. Alors que l'anatomie est une ouverture vers la vie, celle de l'homme sain comme celle du malade.

Il est un signe qui ne trompe pas : je vois souvent les étudiants entourer Michel Dufour au cours des séances de dissection. Il n'est que de les regarder, d'observer leur comportement, leur soif d'apprendre pour réaliser qu'avec un tel Maître, la leçon d'anatomie est bien davantage qu'un enrichissement, une source de joie, la joie de découvrir, de comprendre le corps humain afin de mieux examiner les malades et de mieux les traiter.

La présentation de l ouvrage sous forme de fiches, de dessins commentés, de résumés rappelle qu'en anatomie, l'image tient la première place. Les schémas sobres, clairs, la mise en page bien ordonnée, les résumés qui mettent l'accent sur l'essentiel ne peuvent que séduire l'étudiant. Quelques questionnaires rappellent que savoir et comprendre sont indissociables en anatomie.

Que cet ouvrage consciencieux, honnête et didactique comble leur attente !

Claude Gillot
Professeur d'anatomie
Titulaire de chaire d'anatomie / Institut d'anatomie
Université Paris V
Chirurgien vasculaire

Table des matières

4 MYOLOGIE 173

Abréviations

→←	Anastomose
â	Angle
a/aa.	Artère/s
ant.	Antérieur
arr.	Arrière
avt	Avant
CA	Court adducteur
CEH	Court extenseur de l'hallux
CEO	Court extenseur des orteils
CF	Court fibulaire
CFH	Court fléchisseur de l'hallux
CFO	Court fléchisseur des orteils
CP	Courte portion du biceps
dd	Dedans
DF	Droit fémoral
dh	Dehors
EIAI	Épine iliaque antéro-inférieure
EIAS	Épine iliaque antéro-supérieure
EIPI	Épine iliaque postéro-inférieure
EIPS	Épine iliaque postéro-supérieure
ext.	Externe
f./ff.	Face(s)
GA	Grand adducteur
ht	haut
id.	Idem
IH	Ilio-hypogastrique
II	Ilio-inguinal
IJ	Ischiojambier
Il-F	Iliofémoral (ligament)
inf.	Inférieur
int.	Interne
IOD	Interosseux dorsal
IOP	Interosseux plantaire
IP	Interphalangienne
IPD	Interphalangienne distale
IPP	Interphalangienne proximale
IRM	Imagerie par résonance magnétique
Is-F	Ischiofémoral (ligament)
l/ll.	Ligament/s
LA	Long adducteur
lat.	Latéral
LCA	Ligament croisé antérieur
LCF	Ligament collatéral fibulaire
LCP	Ligament croisé postérieur
LCT	Ligament collatéral tibial
LEH	Long extenseur de l'hallux
LEO	Long extenseur des orteils
LF	Long fibulaire
LFH	Long fléchisseur de l'hallux
LFO	Long fléchisseur des orteils
LP	Longue portion du biceps
LPF	Lombo-pelvi-fémoral
LSE	Ligament sacro-épineux
LST	Ligament sacro-tubéral
m/mm.	Muscle/s
med.	Médial
MIO	Membrane interosseuse
MOE	Membrane obturatrice externe
MOI	Membrane obturatrice interne
moy.	Moyen
MP	Métatarso-phalangienne
n/nn.	Nerf/s
OI	Obturateur interne
post.	Postérieur
prof.	Profondeur
PT	Pelvitrochantérien
Pu-F	Pubofémoral
PV	Paquet vasculaire
PVN	Paquet vasculonerveux
QROC	Question à réponse ouverte courte
RME	Rétinaculum des muscles extenseurs
RMF	Rétinaculum des muscles fléchisseurs
RMFi	Rétinaculum des muscles fibulaires
SAECH	Surface articulaire encroûtée de cartylage hyalin
SIM	Septum intermusculaire
SIMAL	Septum intermusculaire antérolatéral
SIML	Septum intermusculaire latéral
SIMM	Septum intermusculaire médial
SIMPL	Septum intermusculaire postérolatéral
sup.	Supérieur
TA	Tibial antérieur
Tc	Talocrurale
TFI	Tibiofibulaire inférieure
TFL	Tenseur du fascia lata
TFS	Tibiofibulaire supérieure
TLS	Tronc lombosacral
TOF	Tunnel ostéofibreux
TP	Tibial postérieur
TT	Transverse du tarse
VI	Vaste intermédiaire
VL	Vaste latéral
VM	Vaste médial
VMO	Vaste médial oblique

Introduction

Parmi les sciences, et plus spécialement les sciences médicales, l'anatomie est certainement celle qui bouge le moins. Presque tout a été dit. Probablement est-ce là la source d'une certaine désaffection. Le poussiéreux des vieux livres savants, que l'on voudrait voir toujours sus et vénérés, n'incite pas à croire que cette matière reste la mère de toutes les connaissances de l'homme, qu'elle est vie, mécanique, morphologie, palpation, fonction.
De fait, les ouvrages sont nombreux et il faudrait des mérites immenses ou une bonne dose d'inconscience pour en proposer une version supplémentaire. Tel n'est pas l'objectif de ce document. En revanche, les constats pédagogiques sont pauvres, et de ce point de vue, beaucoup reste à faire.
L'étudiant s'entend proclamer qu'il faut apprendre sept fois l'anatomie pour la savoir une. Faux. On ne voit pas pourquoi quelqu'un qui l'étudie bêtement sept fois la saurait mieux la huitième.
Le même candidat se voit assener des connaissances livresques, dont il ne comprend souvent **ni la finalité** (pourquoi l'articulation tibiofibulaire inférieure n'est-elle pas encroûtée de cartilage hyalin ?) **ni les éléments essentiels** (en quoi est-ce important de savoir que l'apex coccygien est pratiquement au centre du détroit inférieur du bassin ?). Il s'escrime à retenir par cœur des pages et des chapitres de mots dont, de plus, **la signification réelle est souvent ignorée** (pourquoi le muscle splénius mérite-t-il ce nom ?). Qui plus est, le mélange actuel des **nomenclatures** ne rend pas la communication aisée (une névralgie du nerf fémoral s'appelle, encore pour l'instant, une cruralgie). Enfin, la montée en flèche de l'imagerie médicale tend à désacraliser le sanctuaire anatomique et à vider cette connaissance pour « forts en thème » au profit d'autres techniques. À cela il faut ajouter une autre avancée technologique : celle des CD-roms et des échanges électroniques : chacun a tout chez lui quand il veut… mais rarement dans sa tête au moment où il en a besoin. C'est un décalage qui oblige à reprendre le problème.
Le coût des examens complémentaires sur les patients, leur emploi à mauvais escient et les défauts de connaissances pratiques sont responsables de hiatus où se glissent les erreurs techniques, les artefacts, la floraison de méthodes douteuses procédant par affirmations teintées d'un vernis scientifique.
Cet ouvrage n'est pas un livre, ni vraiment un polycopié. C'est un **document de travail** qui a pour objectif de permettre d'acquérir une connaissance nécessaire et suffisante de l'anatomie à des fonctionnalistes. Cette présentation a été conçue dans un **souci pédagogique** qui, quelque modeste qu'il fût, est trop souvent absent dans l'enseignement de ce domaine.
Nous pouvons dégager quelques notions pédagogiques simples.

La nomenclature

À partir de la fin du XIXe siècle, une terminologie commune a été tentée entre les anatomistes. Elle a été définitivement adoptée à la moitié du XXe siècle et est maintenant incontournable, même si certains termes de pathologie restent marqués par leurs anciennes dénominations.
C'est d'autant plus heureux que la nomenclature actuelle est **plus simple**, **plus rationnelle** et **plus fonctionnelle**. Elle a abandonné l'usage des éponymes (noms propres), donc plus de tubercule de Untel ou de ligament de Untel. Au total, c'est un gain appréciable d'effort de mémorisation. Cela dit, certains noms propres, très connus, restent utiles à la connaissance culturelle.
Dans la nomenclature actuelle, quand un étudiant ne se souvient plus d'un terme, avec un peu de logique il peut l'inventer et a toutes les chances de tomber juste ou, au moins, d'être compris. N'oublions pas que **le but n'est pas de faire savant mais de savoir soigner des malades**.

Le langage descriptif

Si l'anatomie comporte plusieurs aspects (descriptif, topographique, palpatoire, radiologique, tératologique, etc.), celui de **la description est l'élément clé** puisqu'il est celui qui permet de nommer et de savoir parler d'un élément ou d'une zone du corps. Palpation et topographie utilisent le contenu de ce langage de façon séquentielle, c'est-à-dire en empruntant maintes remarques du discours descriptif. En sens inverse, une description intelligible, et donc intelligente, doit s'alimenter à la source des informations morphologiques, palpatoires, mécaniques, ostéologiques et myologiques, sous peine de tomber dans l'abrutissement livresque de données apprises par cœur sans aucune assimilation.
Le langage descriptif a ceci de particulier qu'il procède **dans le sens inverse** de l'ordre d'acquisition des connaissances. Répondons, à titre d'exemple, à la question :

- *« Où habitez-vous ? … »* — *« À Paris »*
- *« Je connais, dans quel quartier ? »* — *« Dans le XXe »*

- « *Et où cela ?* » « *Avenue Gambetta* »
- « *Et plus précisément ?* » « *Au 131... au 5e étage gauche* »
- « *Ce dernier m'indiffère, mais je vois où est le 131...* »

On est allé du général au particulier, c'est-à-dire de l'essentiel au détail. Or, la reprise de ces réponses sous forme de phrase suit l'ordre inverse :

« *J'habite au 5e étage gauche du 131 avenue Gambetta, dans le XXe arrondissement de Paris* »

Cet ordre est celui du langage et non celui de l'acquisition des données. Sinon, nous aurions peut-être ce dialogue navrant :

- « *Où habitez-vous ? ...* » « *Au 5e étage gauche* »
- « *Ça m'est égal, mais où ? ...* » « *Au 131* »
- « *Peut-être, mais de quelle rue ?* » « *De l'avenue Gambetta* »
- « *Ah bon, je connais Annecy* » « *Non, là c'est à Paris* »
- « *Vous ne pouviez pas le dire plus tôt ?* »

C'est ainsi que l'on se plaint souvent qu'il faut **« tirer les vers du nez »** quand on interroge un étudiant. Outre cette double logique, l'étudiant doit remarquer que, comme à l'école pour la table de multiplication, quand on peut assimiler une connaissance dans un sens et la ressortir dans l'autre, c'est la preuve sécurisante que l'on connaît bien son sujet.

Il importe d'être juste plus que d'être précis

Mieux vaut savoir que l'on doit prendre un train aux alentours de 16 h et donc arriver en avance pour prendre celui de 15 h 56, plutôt que se rappeler qu'il est à 56, ce qui est précis, et arriver à 16 h 56, ce qui est une erreur, car il était à 15 h 56.

En anatomie, mieux vaut se souvenir que le rhomboïde s'insère sur les vertèbres thoraciques supérieures, que de savoir que c'est sur la partie latérale des processus épineux en pensant qu'il s'agit des lombales (lombaires).

Autre exemple : représentons un cercle (fig. 1a, b, c). Exécuté au tableau, à la main, tout le monde reconnaîtra un cercle dans la figure 1 b, bien qu'il n'ait pas la perfection de la figure 1 a, il est imprécis, mais juste. Si, à la même question, on répond par la figure 1 c, elle est fausse : ce n'est pas un cercle, bien qu'elle soit très précise : le carré est parfaitement exécuté. La confusion entre juste et précis est la **cause de bien des erreurs**, à la fois de pédagogie de la part des enseignants et de restitution des connaissances de la part des étudiants.

Le beau n'est pas forcément le bon

Il a été habituel de croire qu'il fallait être bon dessinateur pour apprendre l'anatomie. C'est inexact. Si le talent ne nuit pas forcément, **le trop est l'ennemi du bien** : il est regrettable de voir un étudiant faire un beau dessin, y perdre du temps, mais être incapable de le rendre explicite, parlant.

Chaque idée doit pouvoir être traduite par un croquis signifiant. Pour les œuvres d'art, il y a des livres, mais ils ne sont pas pédagogiques. Le schéma, lui, est **caricatural** et à aucun moment le dessinateur n'a à se prendre pour Léonard de Vinci. Des bâtons et des ronds font l'affaire, ce qui renvoie au point précédent : le beau est un luxe qui n'ajoute rien. La conséquence en est le point traité ci-après.

Le réalisme doit être d'ordre pratique et non d'ordre esthétique

Le réalisme d'ordre esthétique est important pour l'anatomie des « beaux-arts », le réalisme parfait des structures l'est pour le chirurgien... Mais c'est le réalisme « organisationnel », basé sur la fonction (mécanique) et sur la pratique morpho-palpatoire qui doit l'emporter pour le kinésithérapeute et les professionnels de la médecine physique.

Le premier croquis (fig. 2a) est réaliste sur le plan esthétique. En revanche le second (fig. 2b), plus sommaire, fait preuve d'un réalisme fonctionnel permettant de comprendre, d'une part, l'appui postérieur du calcanéus et, d'autre part, comme on l'observe à sa face inférieure, que plus une insertion est antérieure, plus la structure est profonde, ce qui est un acquis intéressant.

▶ **1**

Ne pas confondre juste et précis (*cf.* texte).

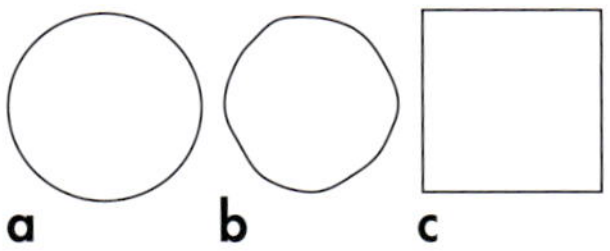

▶ 2

a) Croquis souvent montré et inexact.
b) Représentation simplifiée mais correcte.

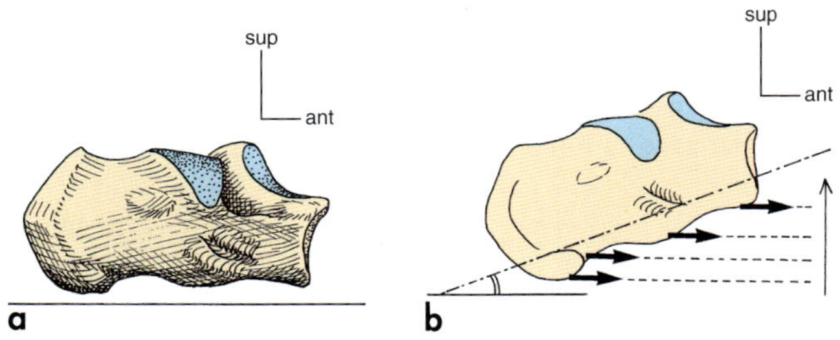

Les beaux dessins d'anatomie sont comme les beaux dessins de moteurs de voitures : à moins d'être un parfait connaisseur, on n'y comprend rien. Ce sont des synthèses et non des croquis pour apprendre. Le croquis anatomique est au beau dessin de dissection ce que le GPS est à la photo aérienne.

Un croquis ne doit montrer qu'une chose

Si l'on veut montrer deux choses, il faut faire deux croquis. Un dessin qui montre « plein de choses » ne montre plus rien. Le message est noyé et la mémoire visuelle hérite d'un imbroglio de formes où la mnémotechnie, appelée à la rescousse, a bien du mal à dégager un acquis définitif.
Exemple : si l'on doit montrer, en dessin, que la surface thalamique du calcanéus est ovalaire à grand axe oblique en avant et en dehors et regarde en haut et en avant, il y a 2 idées, donc on doit faire 2 dessins (fig. 3a et b). Un dessin unique pour montrer ces 2 choses (fig. 4) n'est pas assez explicite.

La représentation en vue inférieure du fragment supérieur n'est pas un dogme

Cette convention est liée aux images scannographiques, qui montrent cette face et non la vue supérieure. Il faut savoir transgresser cette convention à chaque fois que cela est utile.
Ainsi, la représentation de la face supérieure du diaphragme n'est possible, forcément, qu'en vue supérieure. De même, pour comprendre que l'ordre des muscles de la loge antérieure de la jambe est logique par rapport à leur terminaison distale, la vue supérieure du fragment inférieur est nettement préférable. Pour le reste, il faut savoir jongler avec les vues.

Il n'y a pas de choses simples, il n'y a que des simplifications

Il n'y a aucun complexe à avoir, quand on simplifie. Simplifier n'est pas bâcler, c'est juste la manœuvre qui permet de **dégager l'essentiel**. Les grands esprits restent simples et, comme dit la maxime : « Ce qui ne peut être compris ne mérite pas d'être enseigné ». Il s'ensuit une certaine relativité, ce qui amène le point suivant.

L'essentiel est relatif, mais impératif

Sans lui, pas de connaissance intelligible. Dans l'absolu, rien n'est essentiel en dehors de la naissance et de la mort. D'où une difficulté estudiantine : l'étudiant ne se donne pas le droit de savoir juger de l'essentiel et feint d'en être incapable. Un exemple : ayant un jour autorisé des étudiants à faire des « antisèches » avant une colle d'entraînement, sur un thème donné, je n'ai pas fait la colle, mais ai ramassé les « antisèches ». Miracle : tous les éléments importants étaient là, sans détail superflu, ni fioriture.
Par ailleurs, on comprend fort bien la relativité de l'essentiel…
Quand on a 20 minutes pour déjeuner, l'essentiel est de trouver n'importe quoi, mais vite. Lorsqu'on se fait inviter dans un restaurant renommé, l'essentiel est d'en profiter pour manger des mets fins et réputés, encore que pour d'autres l'essentiel sera de se remplir le ventre au maximum. Le relatif est notre quotidien, y compris en anatomie.
Pour une même région du corps, l'essentiel du chirurgien n'est pas celui du kinésithérapeute : le premier est sensible aux anastomoses vasculaires pouvant interférer avec sa voie d'abord, le second valorise les éléments directement en rapport avec la palpation ou la fonction.
Or, ce n'est pas par modestie que l'étudiant s'empêche de juger de cela, en réalité ce n'est qu'une grosse excuse pour cacher une erreur impardonnable : celle d'être « présent-absent » lors d'un cours… être là et tout noter machinalement, sans comprendre ce qu'il écrit. Il est semblable à un auditeur passif qui se contenterait d'enregistrer une conférence sur un dictaphone et se sentirait rassuré en pensant : « J'ai tout pris ».

▶ 3

a) Schéma montrant l'obliquité en avt/dh.
b) Schéma montrant l'orientation en avt/ht.

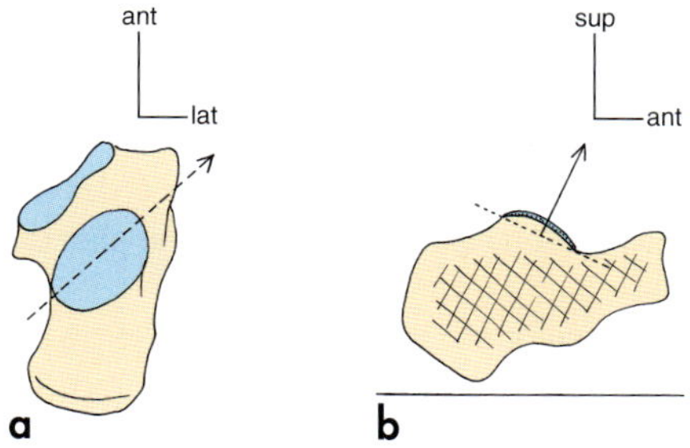

▶ 4

Schéma moins explicite, montrant simultanément 2 obliquités différentes.

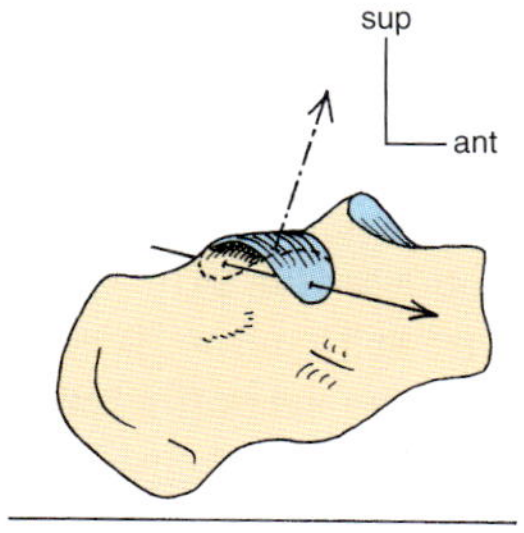

L'étudiant ne sait pas qu'il en sait plus qu'il ne le croit, mais qu'il élimine ce qui lui semble trop logique, trop simple, il va **plus dans le quantitatif que dans le qualitatif**. Tout choix étant un renoncement, il lui coûte de sacrifier les détails qui lui sembleraient susceptibles de le **faire passer pour instruit**.

Il est tentant de conclure par un poème zen, sachant que ce genre devait répondre à plusieurs contraintes : être le plus court possible, raconter une action, comporter des indications de personne, de lieu, de moment de la journée et de saison… ce qui fait beaucoup quand on doit être bref. Alors méditez le plus célèbre d'entre eux :

Une grenouille un soir d'été,
Un étang,
« Plouf ! »

La finalité fonctionnelle est la base de l'assimilation

Si une connaissance ne mène à rien, c'est qu'il est superflu de l'acquérir. Encore ne faut-il pas juger trop vite, bien sûr. C'est le **rôle de l'enseignant** de donner cette ouverture, rarement explicite dans un livre, qui, s'il s'y essayait, risquerait la pléthore et la confusion de lecture. L'étudiant doit chercher cette **finalité** à chaque fois que possible.

L'anatomie décrite est une anatomie moyenne

Il n'y a qu'à regarder les êtres humains pour se rendre compte que les physionomies sont toutes différentes. Il serait bien extraordinaire que cette diversité de surface s'accompagne d'une ressemblance parfaite en dedans, comme celle de clones. L'anatomie enseignée est une anatomie moyenne, or **la variable est la norme** (écart type).

Il suffit donc de savoir que les variantes sont la règle et tournent toujours autour d'une moyenne connue. Quelques inconstances sont à connaître, encore que celles-ci ne préjugent souvent pas de leur degré : le muscle 3e fibulaire est inconstant, on le rencontre en fait chez les 3/4 des sujets. Il n'est donc pas rare pour autant.

Les variantes descriptives

C'est ce qui perturbe le plus l'étudiant. Lire une chose dans un livre, une autre dans un second, et en entendre encore une troisième en cours, voilà de quoi laisser perplexe. On le voit, par exemple, dans les tableaux reprenant les innervations radiculaires : quelles sont les racines innervant le biceps brachial ? Cela revient à savoir jusqu'où l'on simplifie une réalité sujette à bien des variations anatomiques (*cf. supra*), et à partir de combien de neurones on estime qu'une racine mérite d'être retenue comme faisant partie des racines impliquées. Les variantes, non plus anatomiques, mais de description, sont **inévitables**.

La dissection sur sujet frais

Un élément **indispensable** est la vue et la palpation du cadavre frais. Pour deux raisons. On peut toujours dessiner une capsule vert clair, des ligaments vert foncé, des lymphatiques violets, des veines bleues, des nerfs jaunes, du cartilage bleu clair… c'est utile sur le plan de la clarté de l'approche pédagogique, mais c'est faux.

La vision du réel laisse l'étudiant souvent abasourdi : voir la taille du nerf sciatique, voir ce qu'est un muscle semi-penniforme… la mémoire n'a plus d'effort à faire tant l'attrait du concret est fort. La palpation d'un faisceau ligamentaire, une fois qu'on l'a recouvert de ses muscles, fascias, graisse et peau, modère les convictions théoriques. De plus, le contact émotionnel du corps est un « plus » que l'étudiant n'oublie jamais.

Autre remarque : à côté des dessins, qui laissent une large place vide entre les éléments afin de mieux les délimiter, le corps ressemble à une boîte de sardines en conserve : pas le moindre emplacement vacant, la notion de « rapport » est parfaitement justifiée et impressionnante.

Le faux est souvent indispensable à la pédagogie

On pourrait ajouter : et il est parfois plus concret. Peu importe que ce soit la Terre qui tourne autour du Soleil, le paysan dit que c'est le soleil qui se lève à l'est, traverse le ciel et va se coucher à l'ouest. Sa vérité est nécessaire et suffisante à son travail, le reste est un luxe intellectuel.

Comment comparer une **coupe anatomique livresque classique**, bien faite, et **celle d'un scanner** ? Sur ce dernier on ne reconnaît plus rien, au premier abord. Tout simplement parce qu'il n'y a plus de place pour la schématisation, ni pour l'anatomie moyenne… on est dans la vérité d'un sujet donné. Et selon que la coupe passe 1 cm plus haut ou 1 cm plus bas, beaucoup d'éléments changent. Un livre se borne à annoncer une coupe au « 1/3 moyen de l'avant-bras », ce qui suffit à se faire une idée générale.

Ainsi, on peut être amené à faire figurer, sur une même coupe, deux éléments qui se croisent et ne seraient donc jamais vus ensemble sur tout un trajet. On procède, en quelque sorte, à une superposition de coupes, afin de mieux traduire l'information que l'on veut délivrer. Par exemple, pour montrer le passage du grand dorsal au bord inférieur du grand rond, une **« fausse coupe »** qui en superpose plusieurs est plus parlante (fig. 5).

On pourrait en dire autant lorsque l'on compare les plans anatomiques et les plans fonctionnels. Les premiers, plus simples dans un souci de codification, ne répondent pas à la réalité de l'être humain. Les seconds, par contre, sont difficiles à gérer sur le plan descriptif mais sont les seuls à rendre compte de la mécanique fonctionnelle.

Les codes

Nous venons d'évoquer la notion de plans anatomiques, c'est une codification. Les **références spatiales** le sont par rapport à ces plans et se répartissent en supérieur (ou crânial, voire proximal),

▶ 5
Fausse coupe, superposant celles en A, B et C.

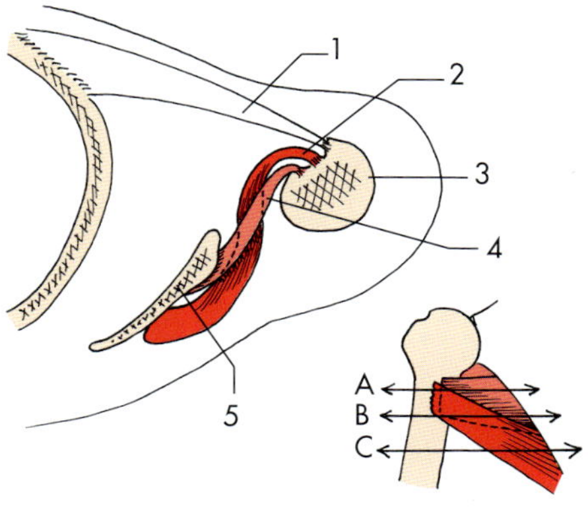

inférieur (ou caudal, voire distal), antérieur et postérieur (ou ventral et dorsal), médial, latéral. Les anciens termes d'interne et externe signifient maintenant, en toute logique, profond et superficiel : un médicament à usage externe n'est pas réservé aux faces latérales du corps, mais un produit à ne pas avaler. De même, l'interne d'un lycée n'est pas un « médial ».

Dans le domaine des codes, il y a ceux de la représentation. Il faut intégrer des codes simples : par exemple le **choix du plan** et l'obligation d'orienter un croquis. Les trois propositions suivantes feront comprendre l'enjeu. Il s'agit de représenter un « bonhomme » qui effectue une flexion d'épaule, un autre une abduction d'épaule, un troisième une rotation latérale de cette articulation.

Le résultat est généralement incompréhensible (fig. 6) : le plan de représentation des croquis paraît le même, un peu comme dans les antiques bas-reliefs égyptiens. De plus, aucune orientation distinctive ne permet de s'orienter dans l'espace.

La solution (fig. 7) fait obligatoirement figurer le nez et la bouche, équivalents des indications : « dehors, dedans, haut, bas, avant, arrière ». Quant aux plans, ils sont forcément : frontal, pour montrer l'abduction, sagittal pour figurer la flexion et transversal pour la rotation.

Les « tiroirs »

Ce sont des modes de **restitution rapide** des connaissances. Il s'agit d'utiliser des plans systématiques court-circuitant une réflexion lente et parfois oublieuse de certaines données. C'est le début d'un **automatisme** qui restitue une approche rigoureuse. Prenons quelques exemples :

- *En ostéologie :* il s'agit toujours d'assimiler un os à une forme géométrique simple, ce qui permet de déduire une décomposition en plusieurs parties (un os long comprend forcément 3 parties, un os plat comprend forcément 2 faces et des bords, etc.). Ces parties ont une forme, ce qui permet une nouvelle subdivision (en moitiés, tiers ou quarts). Chaque secteur est alors décrit, avec un repérage simple, par rapport à un bord, un relief, etc.
- *En arthrologie :* on trouve systématiquement 2 paragraphes :
  - les éléments **en présence** (os et fibrocartilages) : surfaces articulaires (lesquelles répondent à un plan stéréotypé : situation, à quoi elles répondent, type articulaire, forme et grand axe, orientation, cartilage hyalin, capsule à la périphérie sauf exception),
  - les moyens **d'union** (capsule, synoviale, fibrocartilage, ligaments proches puis à distance, et les éléments musculaires stabilisateurs intimes à l'articulation).
- *En myologie :* une fiche type permet de passer systématiquement en revue les données d'introduction, les insertions, le trajet et les rapports essentiels, les actions, l'innervation et la vascularisation.
- *En matière de paquets vasculonerveux :* une autre fiche type permet : de situer l'élément, de donner sa fonction essentielle, de passer en revue ses origine et terminaison, de dire un mot du trajet et des rapports essentiels, enfin de donner le territoire moteur, sensitif ou vasculaire, selon le cas.

Lorsque la mémoire est **libérée des contingences descriptives**, elle peut facilement se centrer sur les **caractéristiques essentielles**, termes à ne jamais oublier.

La notion d'anatomie descriptive et fonctionnelle

L'anatomie doit associer ces deux éléments. Pour le premier, il s'agit de pouvoir **classer** les structures, en assimiler les différentes parties et savoir exprimer ces connaissances de façon claire et concise en

▶ 6

Représentation incompréhensible de 3 mouvements différents.

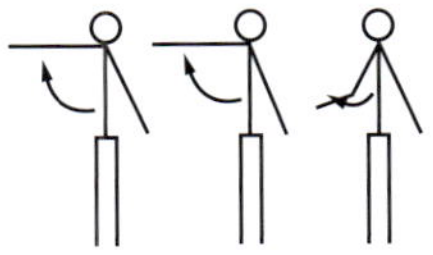

▶ 7

Représentation correcte des mêmes 3 mouvements différents.

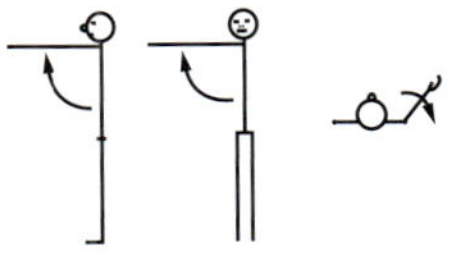

en dégageant l'essentiel. Pour le second, il s'agit de **comprendre** les raisons mécaniques qui sous-tendent la description, d'établir les liens avec la morphologie régionale, la mécanique, ainsi que de pressentir les retombées pathologiques et technologiques qui y font suite.

Au total, cet ouvrage ne prétend ni rivaliser avec les livres d'anatomie fondamentale existants, ni à aucune exhaustivité en la matière, il prétend seulement répondre du mieux possible aux **exigences pédagogiques** des futurs praticiens, pour qui l'anatomie est la base des déductions diagnostiques et thérapeutiques.

La reformulation

Le « par cœur » est un entraînement fastidieux, souvent confondu avec la base du savoir. C'est un souvenir des récitations de l'école primaire. L'enseignant lui-même assimile une réponse immédiate et juste (ce que l'on appelle répondre « du tac au tac ») à du « par cœur ». Il est utile, ici, ne serait-ce que pour s'assurer qu'il a bien compris, de demander à l'étudiant de reformuler le même savoir **avec d'autres phrases**. Ainsi, reformuler que A est plus grand que B doit conduire l'étudiant à redire, par exemple, que B est plus petit que A.

Le « par cœur » est une difficulté contre-productive, qui donne l'illusion du savoir.
La reformulation est une difficulté productive, qui assure la construction du savoir.

Les « chronoQROC »

Il est très utile, et difficile au début, de répondre à des « questions à réponses ouvertes courtes » (QROC) en un temps chronométré, ce qui est pourtant le cas à l'occasion d'examens de contrôle. On peut proposer 3 niveaux de réponse :

- lorsqu'on écrivait un télégramme ou lorsqu'on envoie un sms, on n'utilise que les mots clés ;
- lorsqu'on écrit une carte postale, on peut en dire un peu plus : quelques remarques ou commentaires.
- lorsqu'on écrit une lettre (qui peut comporter plusieurs pages), on ajoute des fantaisies, développements, digressions, sans rapport pour autant avec une thèse de 80 pages.

De même, sur une autoroute, on ne roule pas à la même vitesse sur les files de gauche, du milieu ou de droite. En anatomie, selon le temps dont on dispose, on doit choisir entre le télégramme/sms, la carte postale et la lettre. Il est utile de s'entraîner en répondant à une même question : en moins de 30", en moins de 3' et en 10'. C'est un excellent **moyen de discernement**.

GÉNÉRALITÉS

1-1
a) Version invertébrée.
b) Version à squelette externe.
c) Version à rigidité mixte.

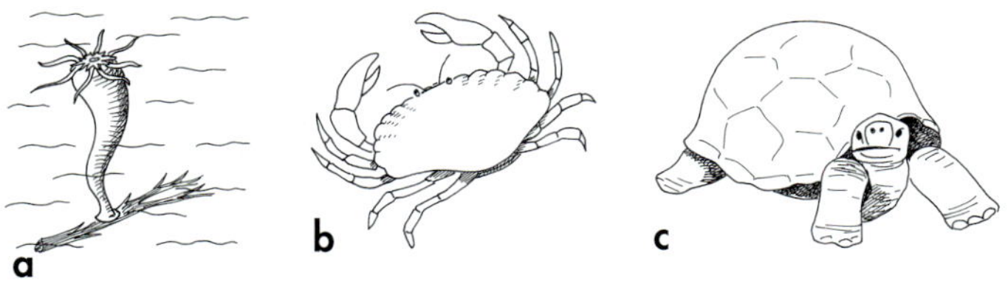

1-2
Version à armature interne et revêtement souple.

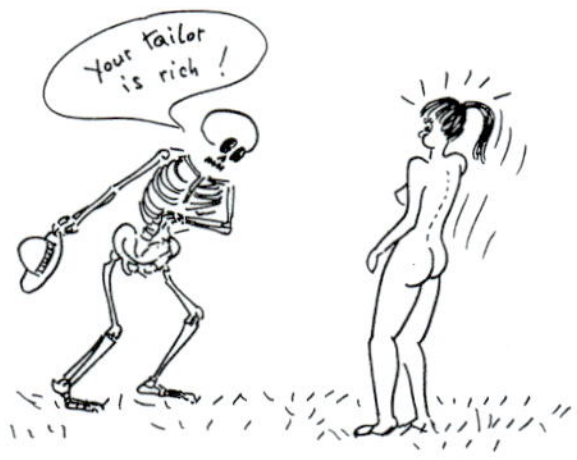

1-3
Architecture pleine.

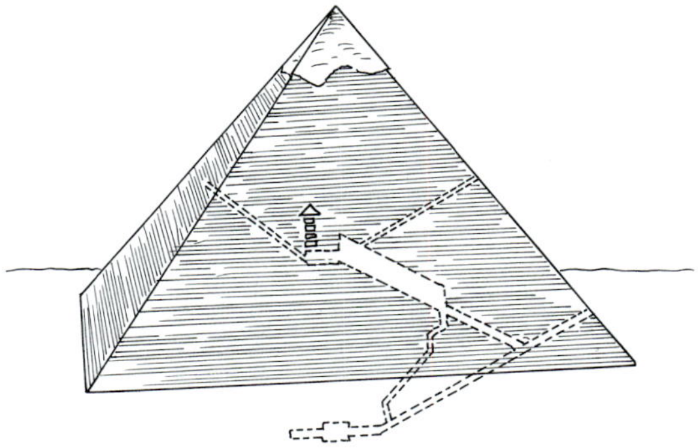

1-4
Architecture évidée, privilégiant la seule armature.

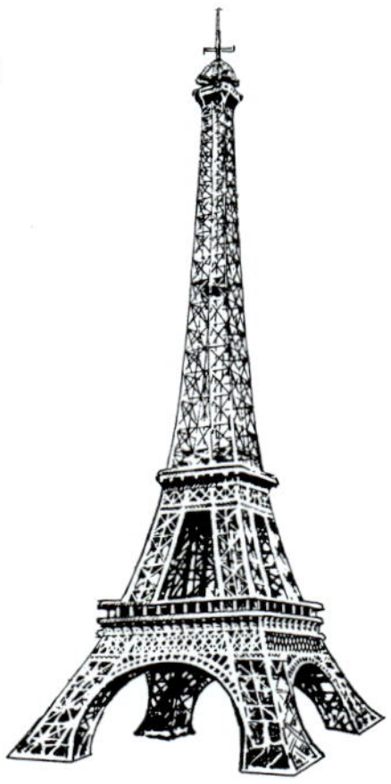

1-5
Architecture osseuse (os cortical et os spongieux).

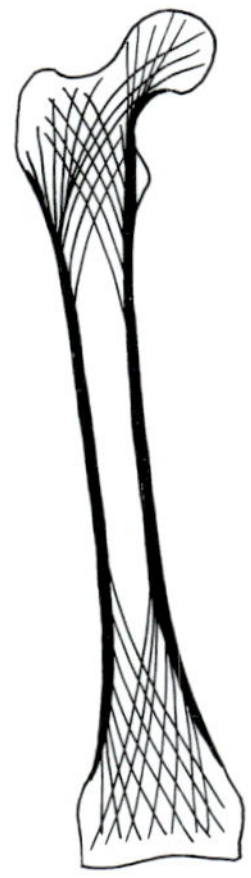

1-6
Carlingue d'avion (jambes de force, résistantes, et parties de remplissage, faibles).

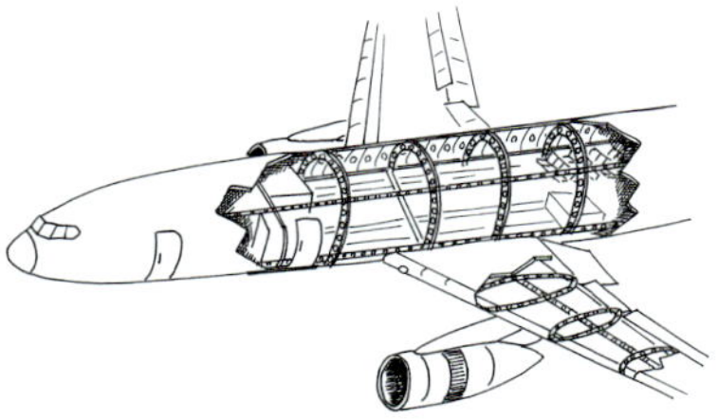

1-7
Courbures fémorales dans les plans sagittal (a) et frontal (b).

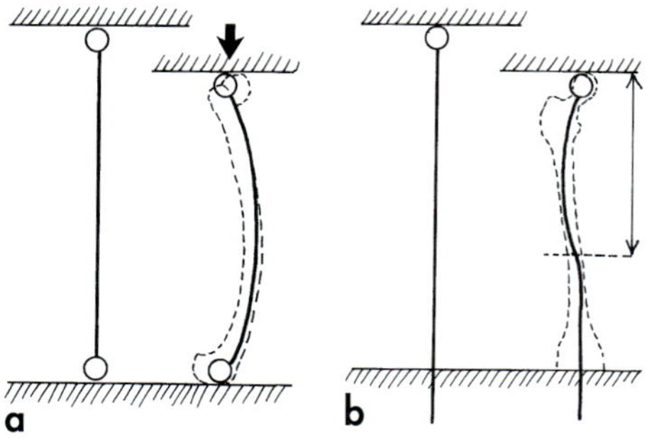

Les généralités développées ici sont composées de 2 parties : le contenu, c'est-à-dire la matière anatomique par elle-même, ses bases, et le contenant, c'est-à-dire la pédagogie qui permet de la comprendre, la stocker en mémoire et l'utiliser quand nécessaire.

Bases anatomiques

L'histoire de l'anatomie est celle de l'homme et de son évolution. Après les êtres vivants mous (fig. 1-1a), se sont développés ceux à armature rigide externe (fig. 1-1b), interne, ou mixte (fig. 1-1c). L'être humain a consacré le règne d'un squelette interne et d'un revêtement cutané pratiquement démuni de poils (fig. 1-2).

Os

Un os n'est pas homogène. Sa masse fait illusion quant à la nature de sa structure, assez creuse donc **légère** (à la différence d'un moulage d'os en plastique, beaucoup plus lourd). À titre d'exemple, on peut comparer une pyramide égyptienne, faite surtout de « plein » (fig. 1-3), à une construction à armature rigide où le vide est omniprésent (fig. 1-4).
L'os représente un volume dont la résistance provient de lignes de force appelées **travées osseuses**, qui en constituent la trame architecturale, et qu'emplit par ailleurs l'os spongieux. Le tout est donc une structure allégée (fig. 1-5). Une comparaison peut faire comprendre les choses : un avion est formé de longerons et arceaux qui architecturent sa forme, le reste n'est qu'habillage (fig. 1-6).

Os et contraintes

La forme des os est fonction des contraintes auxquelles ils sont soumis[1].

- *Pression.* Le fémur est mobile dans le plan sagittal tant à la hanche qu'au genou, il en résulte que la pression à laquelle il est soumis provoque une monocourbure dans ce plan (fig. 1-7 a). Dans le plan frontal, il n'est mobile qu'à la hanche, ce qui fait apparaître une courbure haute (2/3) et une portion rectiligne en bas (1/3) (fig. 1-7 b).

[1] La flexion n'est pas évoquée ici car elle fait intervenir l'ensemble composite os-muscle, ce qui sort de notre propos.

▶ **1-8**
Formation des reliefs osseux en fonction des tractions musculaires (a = tubercule, b = crête, c = surface lisse).

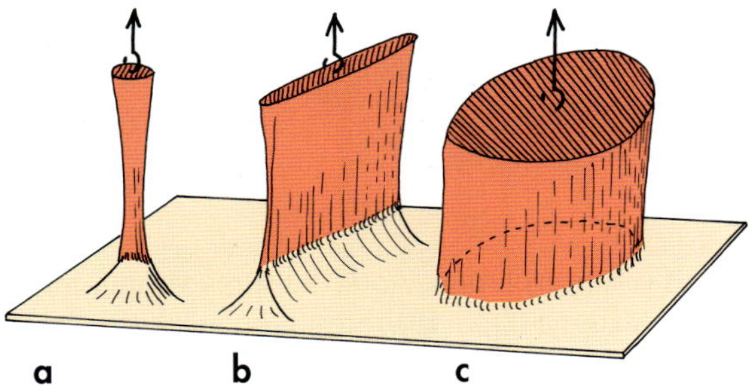

▶ **1-9**
Torsion appliquée à l'os.

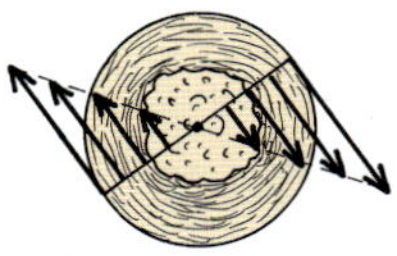

▶ **1-10**
Différents types d'os.

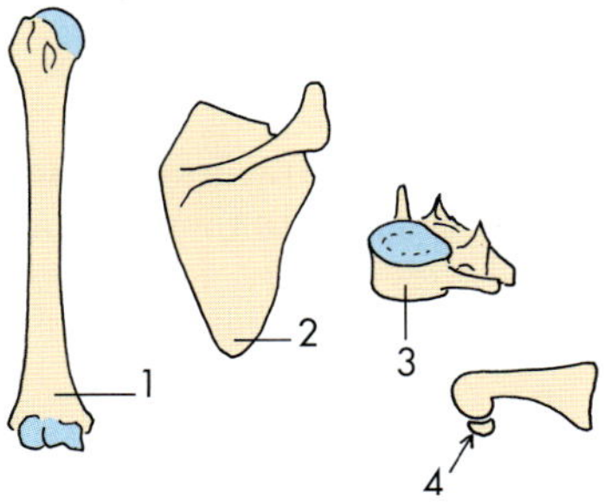

▶ **1-11**
Différents types de cartilage.

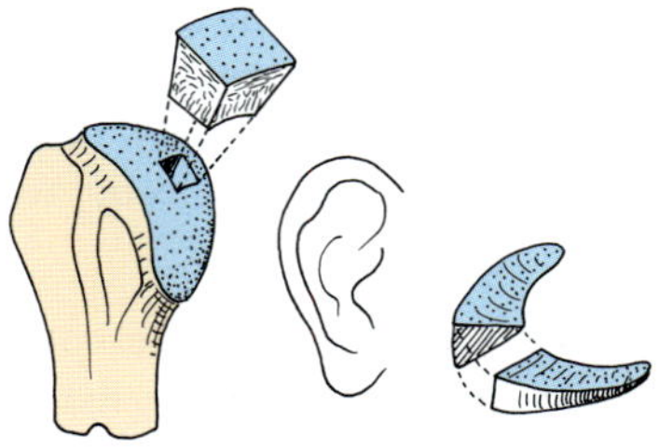

▶ **1-12**
Articulations fibreuses (a = syndesmose, b = suture, c = gomphose, d = schyndilèse).

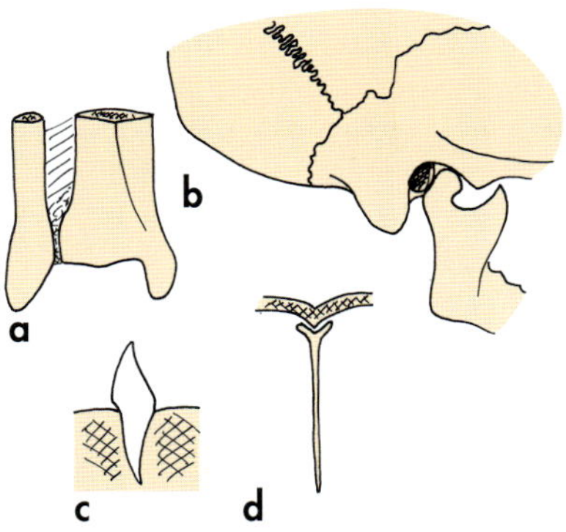

▶ **1-13**
Articulations à cartilage (a = synchondrose, b = symphyse).

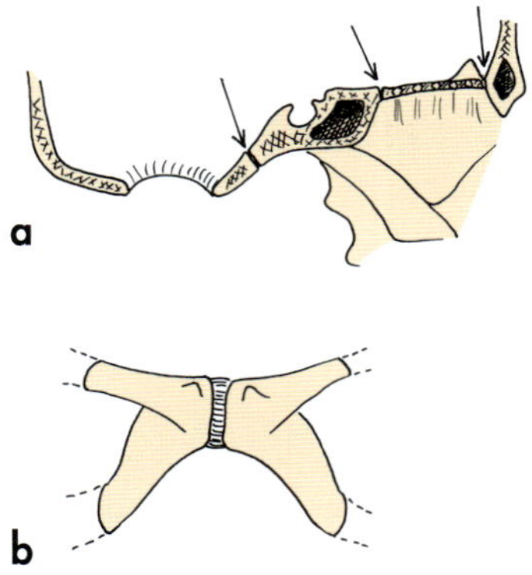

▶ **1-14**
Articulation à synoviale.
1. Capsule
2. Synoviale
3. Cavité articulaire
4. Cartilage hyalin
5. Ligament (superposé à la coupe)
6. Fibrocartilage

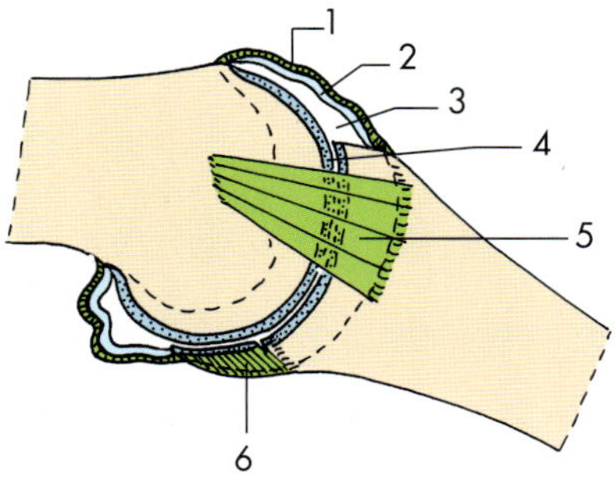

- *Traction.* Elle est produite par les tendons et les ligaments. Plus cette traction est importante, plus l'ostéogenèse développe le volume osseux (fig. 1-8) : une traction ponctiforme (tendon) aboutit à un **tubercule**, une linéaire (lame tendineuse) à une **crête**, une large surface (fibres charnues) ne distingue donc aucun point particulièrement et l'ensemble reste **lisse**. On peut ainsi deviner la puissance musculaire en fonction des aspérités osseuses.
- *Torsion.* La meilleure résistance à la torsion est apportée par un matériau de section circulaire. Cette résistance est maximale à la périphérie, là où les contraintes sont les plus fortes. L'os est donc tendre (spongieux) au centre et dur dans sa partie corticale (périphérique) (fig. 1-9).

Classification des os

Les os sont répartis en 4 types (fig. 1-10) :

- *os longs.* Ils présentent 1 corps (diaphyse), 2 extrémités (épiphyses) et constituent les os des segments de membre (ex. : fémur, tibia) ;
- *os courts.* Plus petits en taille, on les caricature en leur décrivant 6 faces, c'est-à-dire en les assimilant à des cubes. Ils sont généralement en groupe (ex. : os du carpe ou du tarse) ;
- *os plats.* Minces, ils se distinguent par l'existence de 2 faces limitées par des bords (ex. : scapula, os coxal) ;
- *os sésamoïdes.* Ce sont des os de petite taille, inclus dans un appareil musculotendineux ou articulaire. Ils représentent à la fois un accroissement du **bras de levier** et, pour les tendons, une **surface antifrottement** efficace (ex. : sésamoïdes du pouce).

Cartilage

Mis à part les cartilages de conjugaison, ou de croissance, il existe 3 types de cartilage (fig. 1-11) :

- *cartilage hyalin :* c'est le cartilage **articulaire**. Il possède de remarquables qualités de glissement ;
- *cartilage élastique :* il constitue des **parois**, tels le pavillon de l'oreille ou la partie cartilagineuse de la cloison nasale ;
- *fibrocartilage :* il est constitué d'une partie fibreuse et d'un revêtement cartilagineux, comme c'est le cas pour les **ménisques** et les **labrums**. Ils sont plus ou moins triangulaires à la coupe : une face insérée ou au contact de l'os duquel ils sont solidaires, une face adhérente à la capsule et une face articulée avec l'autre os de l'articulation. Les **disques articulaires** sont également des fibrocartilages.

Surfaces articulaires

Il existe plusieurs types d'articulation.

Articulations fibreuses

Ce sont des articulations à mobilité faible ou absente. On en trouve 3 types (fig. 1-12) :

- *syndesmose* : articulation dont les surfaces sont liées par un ligament interosseux (ex. : tibiofibulaire inférieure) ;
- *suture* : articulation à tissu fibreux intercalé puis calcifié (ex. : os de la voûte crânienne). Un cas particulier et unique est la schyndilèse, contact purement osseux entre le vomer et l'ethmoïde (crâne) ;
- *gomphose* : type articulaire spécifique à l'implantation des dents (dont on peut noter que l'articulation est immobile).

Articulations à cartilage

Ce sont des articulations peu mobiles ou semi-mobiles (fig. 1-13) :

- *synchondrose* : articulation dont les surfaces sont unies par du cartilage (ex. : base du crâne) ;
- *symphyse*[2] : articulation avec fibrocartilage interposé (ex. : disques intervertébraux, symphyse pubienne).

Articulations à synoviale

Appelées anciennement diarthroses, ce sont les plus répandues dans le corps, en raison de leur grande mobilité. Elles se caractérisent par la présence de cartilage hyalin, d'une capsule, d'une synoviale, de ligaments et, selon le cas, de Fibrocartilage (fig. 1-14). On en dénombre 7 types :

[2] Ancien terme : amphiarthrose.

▶ 1-15
Trochoïde.

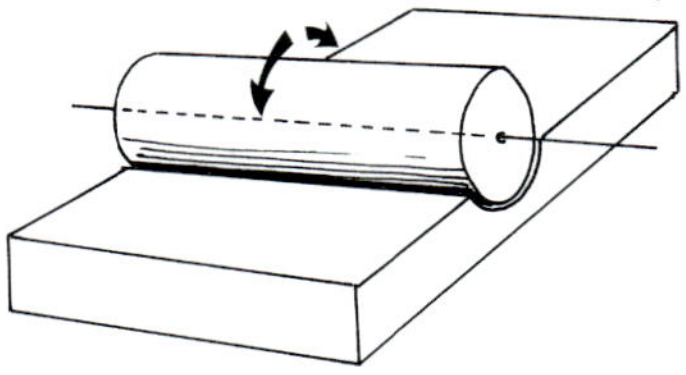

▶ 1-16
Ginglyme.

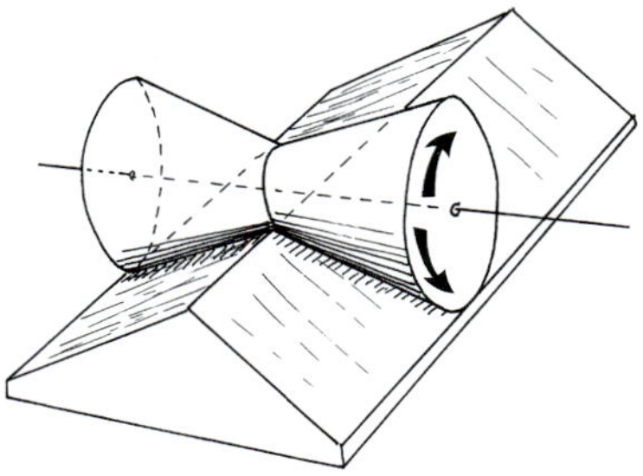

▶ 1-17
Ellipsoïde.

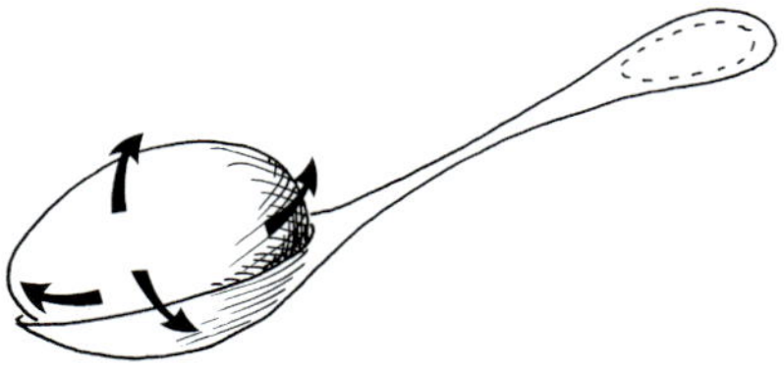

▶ 1-18
Bicondylaire.

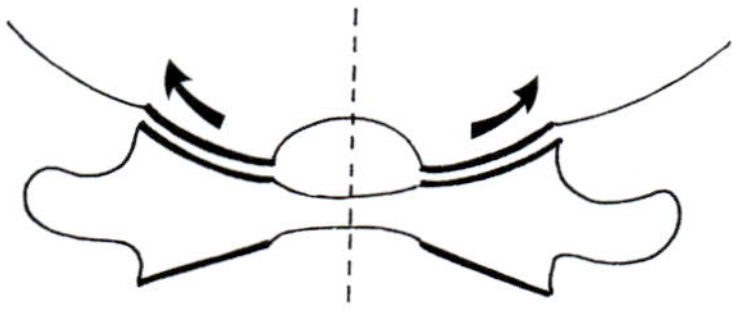

▶ 1-19
Articulation en selle.

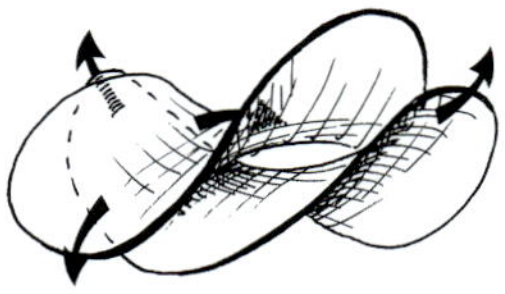

▶ 1-20
Sphéroïde.

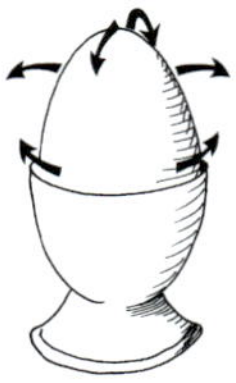

▶ 1-21
Articulation plane.
1. Surfaces en place
2. Rotation
3. Glissement (2 axes possibles)
4. Bâillement (2 plans possibles) ou flexion

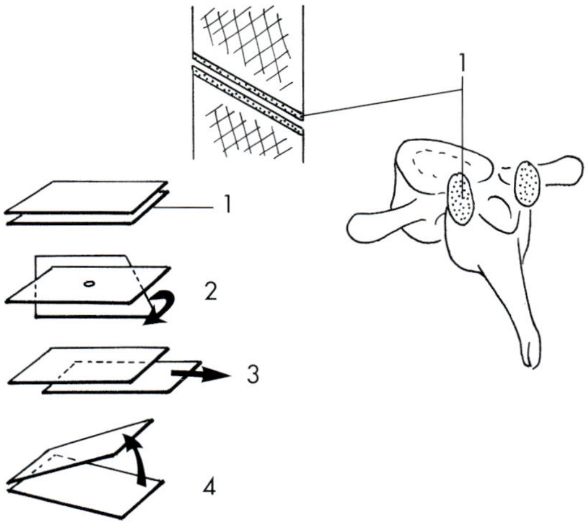

- *trochoïde* : articulation associant un **cylindre** plein et un cylindre creux (fig. 1-15), à 1 degré de liberté (ex. : radio-ulnaire supérieure) ;
- *ginglyme*[3] : articulation en forme de **poulie** : 2 joues séparées par 1 gorge (fig. 1-16), à 1 degré de liberté (ex. : huméro-ulnaire) ;
- *ellipsoïde*[4] : articulation de forme **ovoïde** (fig. 1-17), à 2 degrés de liberté (ex. : radiocarpienne) ;
- *bicondylaire* : association de 2 surfaces ellipsoïdes, totalement liées (fig. 1-18), à 2 degrés de liberté (ex. : occipito-atloïdienne) ;
- *en selle* : articulation dont une surface est concave dans un sens et convexe dans l'autre (fig. 1-19). Cette surface correspond à une portion de **tore**[5], à 2 degrés de liberté (ex. : trapézo-métacarpienne) ;
- *sphéroïde*[6] : articulation sphérique (fig. 1-20), à 3 degrés de liberté (ex. : tête fémorale) ;
- *plane*[7] : articulation dont les 2 surfaces sont planes ou assimilées ; en raison de mobilités similaires (fig. 1-21), 5 degrés de liberté sont possibles (ex. : facettes vertébrales thoraciques) ;

Ces articulations peuvent être **congruentes**[8] (fig. 1-22c) ou non (fig. 1-22b), **concordantes**[9] (fig. 1-22a), ou non (fig. 1-22c).

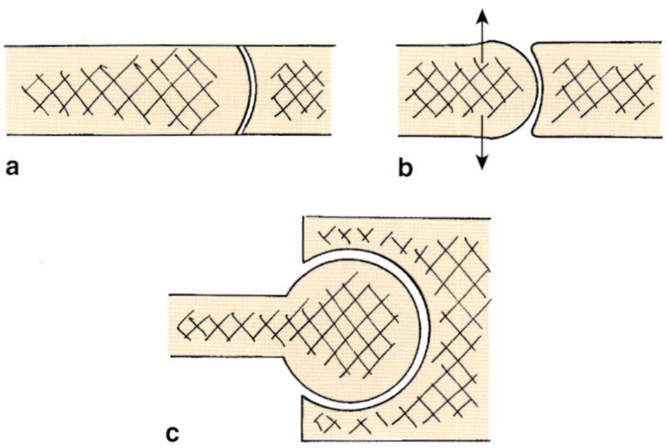

▶ **1-22**
a) Ni congruence, ni concordance.
b) Concordance (même rayon de courbure), mais pas de congruence.
c) Congruence et concordance.

[3] Ancien terme : trochléenne.
[4] Ancien terme : condylienne.
[5] Un tore est le volume produit par la translation circonférencielle d'un cercle autour d'un axe qui lui est coplanaire et externe (soit un cylindre incurvé) (*cf.* fig. 1-55b).
[6] Ancien terme : énarthrose.
[7] Ancien terme : arthrodie.
[8] La congruence correspond à l'emboîtement d'une surface articulaire par une autre.
[9] La concordance correspond à l'identité de rayon de courbure entre 2 surfaces articulaires en contact.

1-23

Différents types de muscles.
a) Fusiforme
b) Biceps
c) Triceps
d) Quadriceps
e) Semi-penniforme
f) Penniforme
g) Digastrique
h) Dentelé
i) Rubané

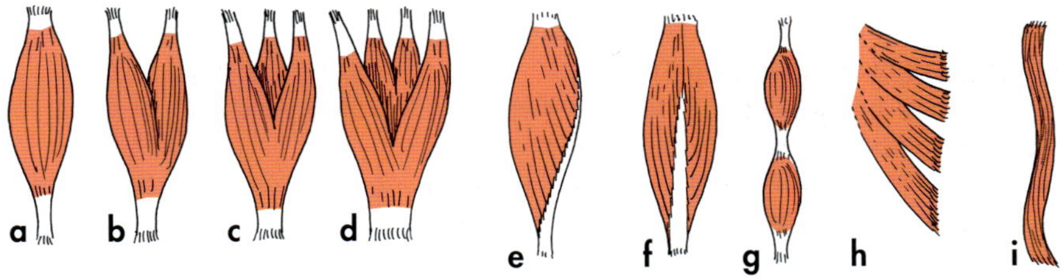

1-24

Élargissement du tendon près de son insertion (D > d).

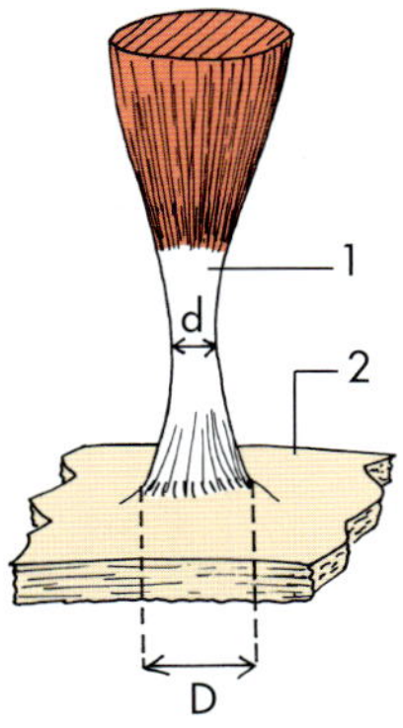

1-25

Abord oblique du tendon (D > d).

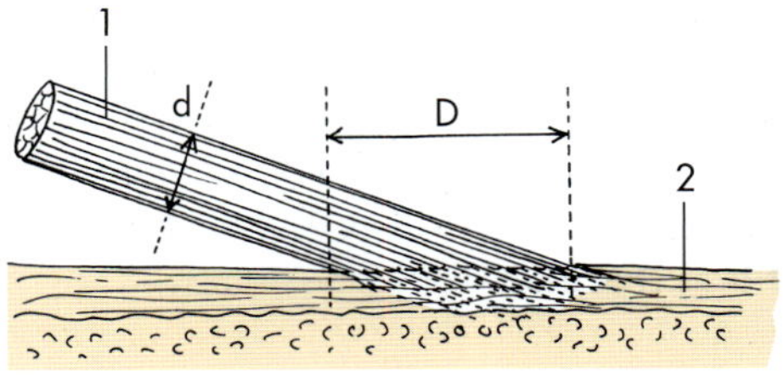

1-26

Insertion sur une saillie (a) ou un sillon (b). Dans les 2 cas : d1 + d2 > D.

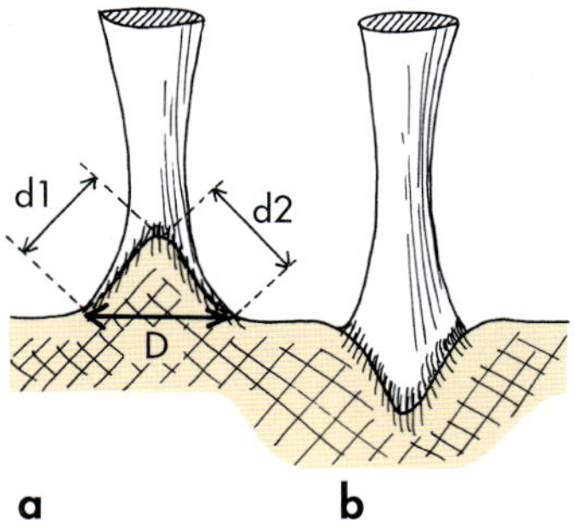

1-27

Tendon (1) et son expansion (2).

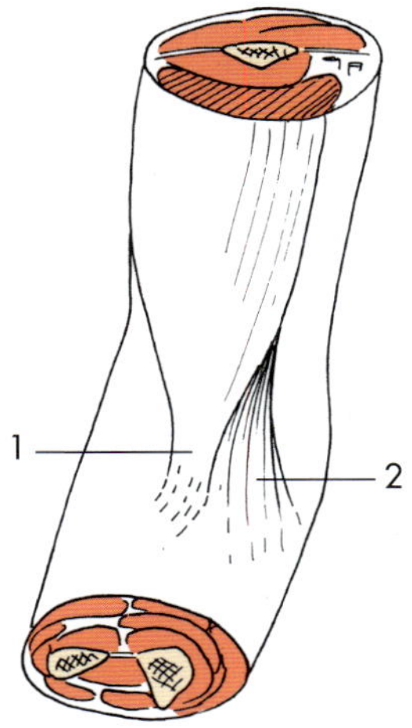

1-28

Tendon direct (3), réfléchi (2), récurrent (1).

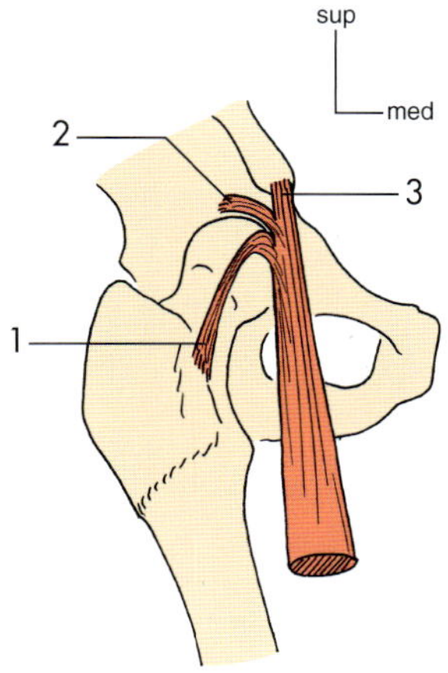

1-29

Arcade fibreuse d'insertion (1).

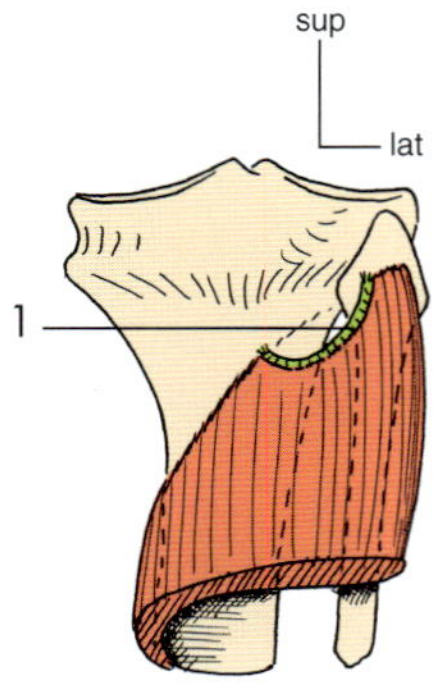

Muscles

Les muscles étudiés dans l'appareil locomoteur sont les muscles striés[10]. Ils sont classés en fonction de leur morphologie (fig. 1-23) :

- *fusiformes :* forme de fuseau (muscle brachial) ;
- *bi-, tri- ou quadriceps :* selon le nombre de chefs (parties) ;
- *penniformes et semi-penniformes :* la disposition parallèle de leurs fibres charnues les fait ressembler à des pennes (plumes) des 2 côtés (muscles interosseux dorsaux) ou d'un seul (muscle semi-membraneux) ;
- *digastriques :* muscles présentant plusieurs[11] ventres charnus (2 ou plus) séparés par un tendon (muscle digastrique) ;
- *dentelés :* ils présentent des dents[12] (muscle dentelé antérieur), appelées aussi digitations ;
- *rubanés :* ils sont longs, fins, aplatis (muscles gracile, sartorius, etc.) ;
- *muscles de forme géométrique remarquable :* circulaires (muscles sphincter, orbiculaire), plats (muscles abdominaux), carrés (muscle carré fémoral), losangiques (muscle rhomboïde[13]).

L'attache musculaire (insertion) se fait généralement sur de l'os[14] (*cf.* fig. 1-8), soit directement par les **fibres charnues** (l'insertion est alors large, car les myofibrilles sont mécaniquement peu résistantes, ce qui ne soulève aucun relief), soit par une structure plus mince, fibreuse, très résistante : un **tendon** (qui soulève un tubercule) ou une **lame aponévrotique** (qui soulève une crête).

Tendons

La caractéristique du tendon est que, constitué de tissu **collagène**, il est très résistant, quasiment inextensible et permet à un muscle d'aller s'insérer assez loin de la masse de son corps charnu, parfois après réflexion(s)[15], et ce sur des zones de petite taille.

Sa structure n'est pas homogène : elle est **fasciculée** et évolue en fondu enchaîné entre la jonction myotendineuse, la partie franche du tendon et la jonction ténopériostée[16].

L'insertion d'un tendon se fait toujours sur une **surface élargie** afin de mieux assumer l'effort de traction sur l'os. Plusieurs possibilités s'offrent alors :

- le tendon **s'élargit** (fig. 1-24) ;
- le tendon aborde l'os **obliquement**, ce qui augmente la surface d'insertion par rapport à celle de la coupe perpendiculaire du tendon (fig. 1-25) ;
- la surface osseuse est augmentée du fait d'une **saillie** (fig. 1-26a) ou d'un **sillon** (fig. 1-26b).

Enfin, il existe souvent des tendons accessoires, soit sous forme **d'expansions** aux structures voisines (notamment les fascias) (fig. 1-27), soit sous forme de tendons **réfléchis** ou **récurrents**[17] (fig. 1-28).

Entre deux insertions osseuses sur des os différents la jonction est parfois assurée par une **arcade** fibreuse de liaison (fig. 1-29).

[10] Par opposition aux muscles lisses des viscères.

[11] Di-gastrique veut dire « à ventres séparés » (« di- » indique la séparation, comme dans diviser, divorcer, différer, etc.).

[12] Comme des dents de scie (*serra*, en latin) donnant le terme de dentelé (*serratus*, en latin).

[13] Rhomboïde veut dire « en forme de rhombus » (*rhombus* = losange, en latin).

[14] Elle peut se faire aussi sur une membrane interosseuse, un septum, un fascia, à la face profonde de l'aponévrose de recouvrement du muscle, voire de la peau pour les muscles peauciers. Elle peut aussi se faire sur un viscère (œil), une muqueuse (langue) ou un autre muscle (son tendon).

[15] Ce qui impose alors une gaine (pour garantir le glissement) et des rétinaculums ou coulisses fibreuses (pour le maintien).

[16] À ce niveau, les fibres se nomment « fibres de Sharpey ».

[17] Ce qui stabilise le tendon principal, près des zones de flexion articulaire.

▶ 1-30
Coupe schématique d'un avant-bras.
1. Muscle (recouvert de son aponévrose)
2. Os
3. Septum intermusculaire (SIM)
4. Fascia superficiel
5. Fascia profond
6. Membrane interosseuse (MIO)

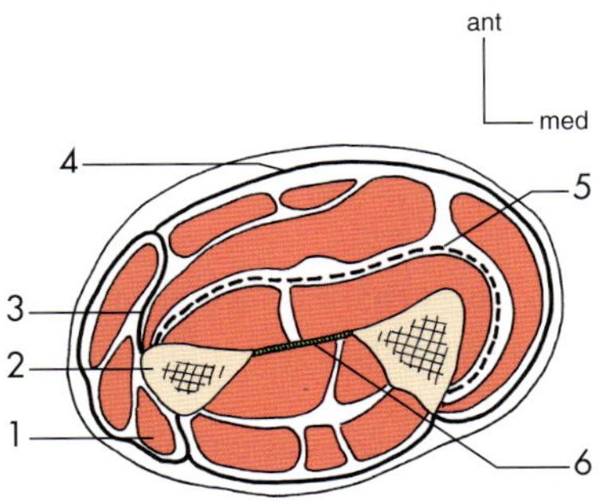

▶ 1-31
Bourse synoviale.
1. Os
2. Tendon
3. Bourse synoviale

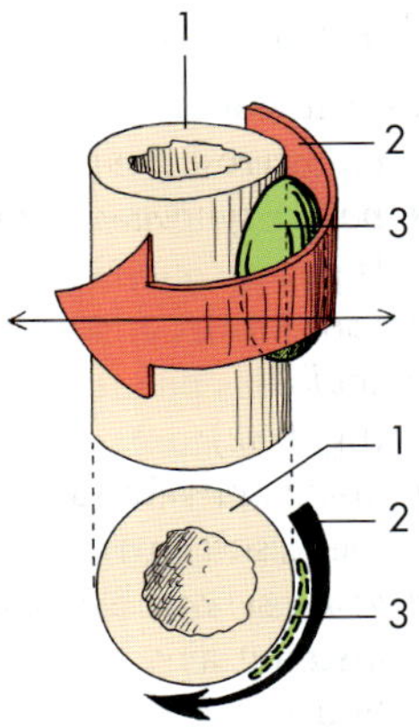

▶ 1-32
Tendon (3) dans sa gaine synoviale (2) et amarré à l'os (4) par une coulisse fibreuse (1).

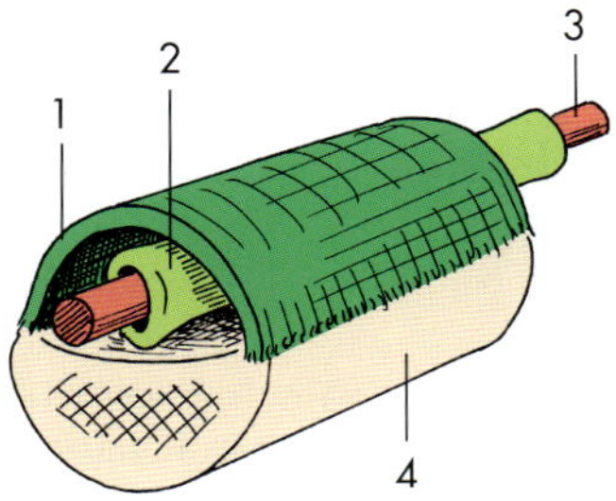

▶ 1-33
Gaine fibreuse vasculaire (3) enveloppant l'artère (2) et ses veines (1).

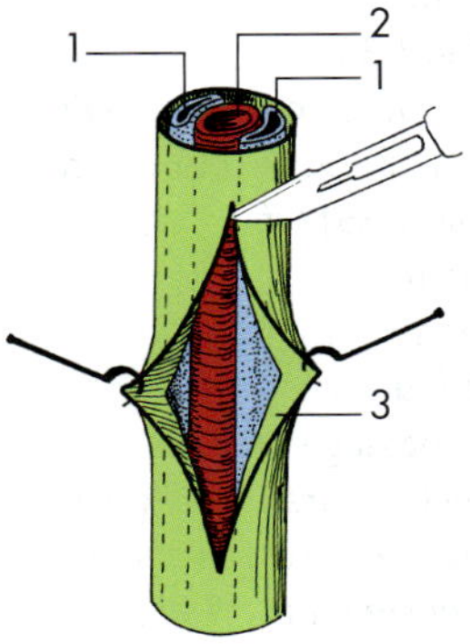

▶ 1-34
Articulation avec capsule (1), ligaments (2), et ligament à distance (3).

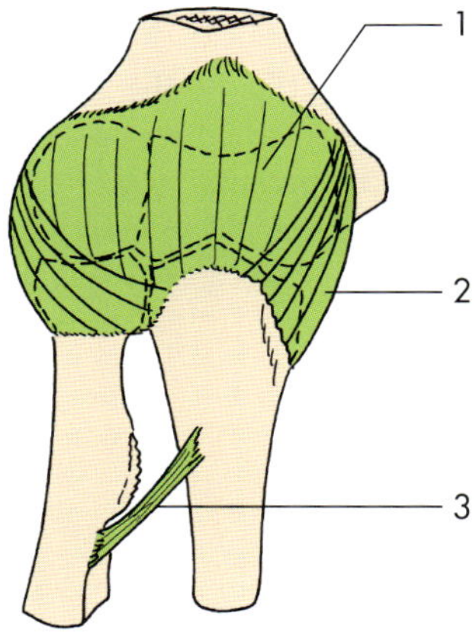

▶ 1-35
Ligaments intracapsulaires et extrasynoviaux.
1. Surface de cartilage hyalin
2. Repli synovial
3. Capsule
4. Synoviale
5. Ligaments

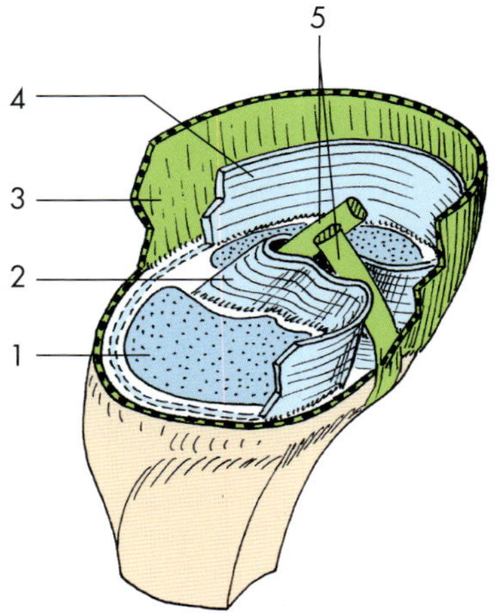

▶ 1-36
Rétinaculum.
1. Rétinaculum des muscles fléchisseurs (RMF)
2. Tendon fléchisseur (F)
3. Expansion du RMF
4. Plan osseux

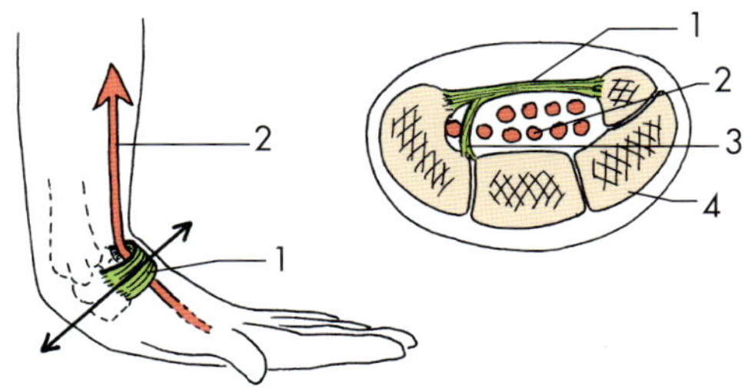

▶ 1-37
Vinculums court (1) et longs (2) reliant le tendon à l'os.

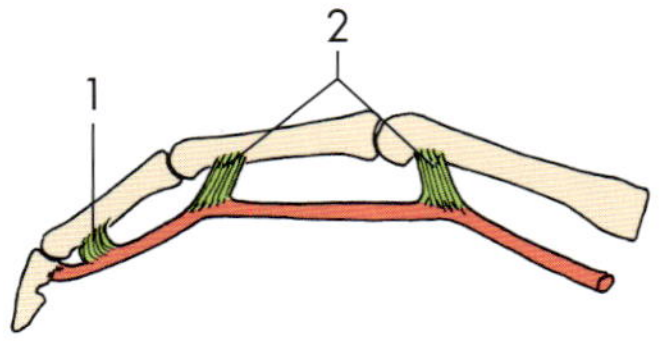

Tissus fibreux et annexes

Le tissu fibreux est représenté par plusieurs types de structures :

- *aponévrose* : **membrane** fibreuse liée à un muscle ou un tendon (fig. 1-30) ;
- *bourse synoviale* : **poche** à double repli (cavité virtuelle) assurant le glissement d'un muscle ou de la peau (fig. 1-31) ;
- *capsule articulaire* : **manchon** fibreux délimitant l'espace articulaire (*cf.* fig. 1-14) ;
- *coulisse fibreuse* : ensemble de fibres transformant un sillon osseux en **tunnel** ostéofibreux (fig. 1-32) ;
- *fascia* : **enveloppe** fibreuse enveloppant et isolant les structures anatomiques, soit superficiellement, soit en profondeur (fig. 1-30) ;
- *gaine synoviale* : **manchon** cylindrique (fig. 1-32) enveloppant un tendon ou un ligament et assurant ainsi soit son glissement par rapport à des zones de frottement (ex. : gaine des muscles fibulaires à la malléole latérale), soit son isolation par rapport à l'environnement (ex. : gaine des ligaments croisés du genou) ;
- *gaine vasculaire* : **manchon** fibreux inextensible engainant les différents vaisseaux ensemble[18] (fig. 1-33) ;
- *ligament* : c'est un **épaississement capsulaire**, autrement dit un renfort (fig. 1-34). Il en existe qui sont situés à distance mais remplissent le même rôle (fig. 1-34) et d'autres qui sont intracapsulaires (fig. 1-35) (*cf.* § Organisation générale) ;
- *membrane interosseuse* : c'est un **feuillet** fibreux qui unit 2 os (reliquat de leur union ancienne) et sépare ainsi des loges musculaires (fig. 1-30) ;
- *rétinaculum* : c'est un **renfort fibreux** réalisant un plaquage et/ou une réflexion pour les tendons de passage dans ces zones. Il prend le nom des muscles concernés, ainsi : le rétinaculum des muscles fléchisseurs, au poignet (fig. 1-36) ;
- *septum* : **cloison** séparant 2 loges (fig. 1-30) ;
- *synoviale articulaire* : **membrane** tapissant la face profonde de la capsule et sécrétant le liquide synovial (*cf.* fig. 1-14) ;
- *vinculum* : aux doigts et aux orteils, **lamelle conjonctive** reliant un tendon fléchisseur au plan osseux (fig. 1-37).

[18] Ce fait est important puisqu'il permet à la veine de bénéficier des battements artériels pour la propagation du sang.

▶ **1-38**

Trajet médial du réseau vasculaire.

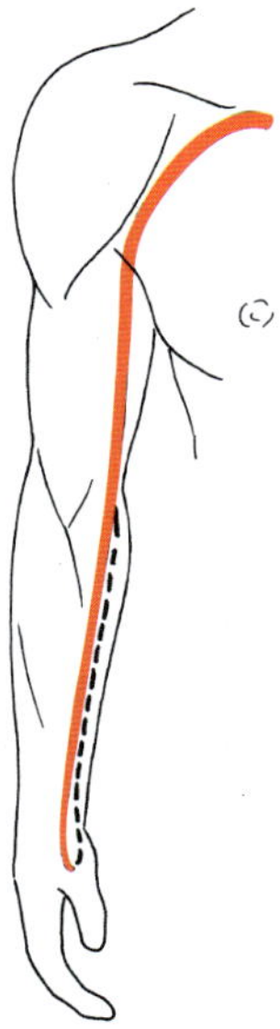

▶ **1-39**

Pliure préférentielle du réseau vasculaire (ici la charnière veineuse condylienne de Gillot).

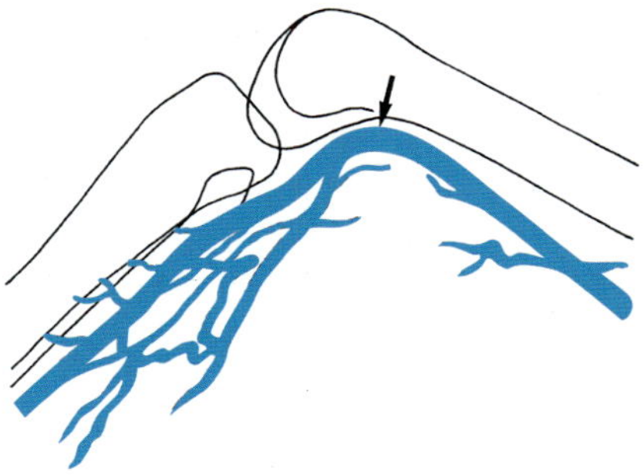

▶ **1-40**

Comparaison entre la composition d'un arbre (a) et celle d'un trajet nerveux (b).

A. Racines (id. pour les nerfs)
B. Souche (plexus nerveux)
C. Troncs (id.)
D. Branches terminales (id.)

1. Collatérales de la souche (du plexus)
2. Collatérales des troncs (id.)
3. Collatérales des branches terminales (id.)

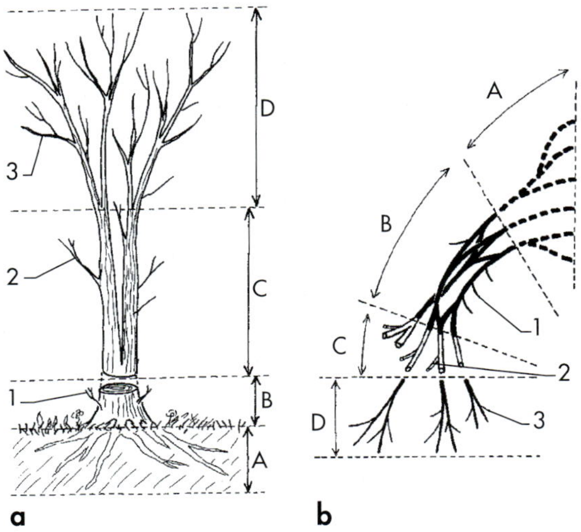

▶ **1-41**

Lignes de tension de la peau.

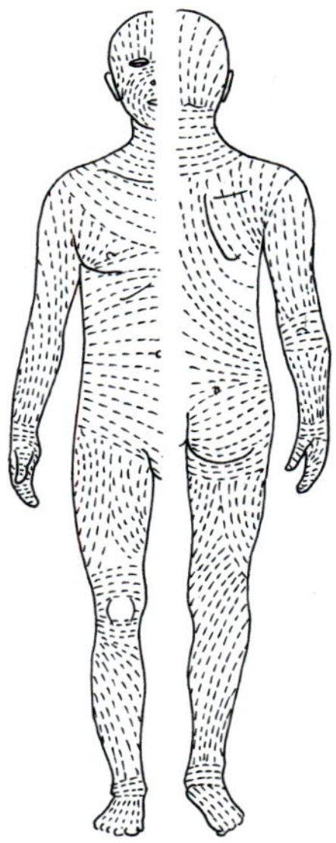

▶ **1-42**

Système artériel d'un segment de membre.

1. Artère nourricière de l'os
2. Tronc artériel
3. Réseau périarticulaire ou circonflexe
4. Artères collatérales
5. Artères récurrentes
6. Tronc artériel

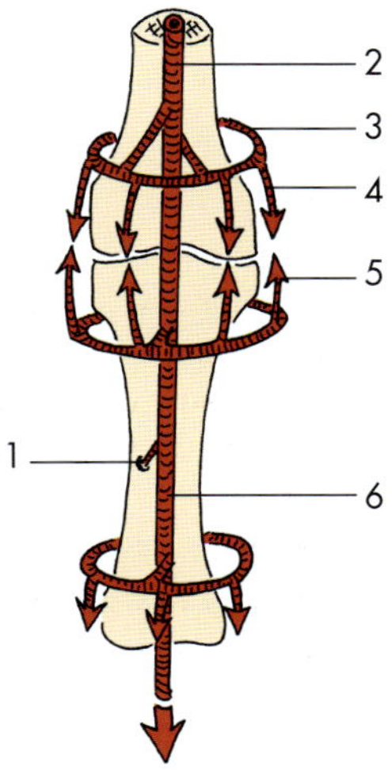

▶ **1-43**

Systématisation nerveuse.

n et n', troncs nerveux

m et m', muscles correspondants

c et c', portions de capsule innervées par le nerf correspondant

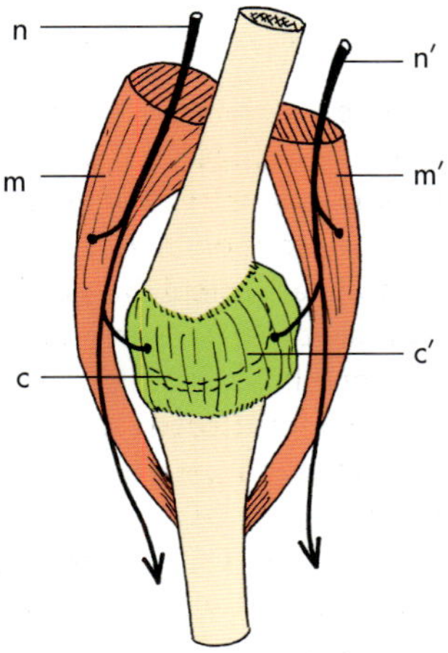

Éléments vasculonerveux

Ils forment un réseau ramifié et flexible souvent regroupé au sein d'un paquet vasculonerveux (PVN) comprenant : nerf, artère, veine, lymphatique. Ils sont répartis en éléments superficiels (moins gros, destinés principalement à la peau) et profonds (plus volumineux, destinés aux muscles et articulations). Ces éléments profonds glissent à la partie la plus protégée des membres (leur face médiale) (fig. 1-38) et dans les plis de flexion (ce qui empêche, de plus, leur distension lors des mouvements) (fig. 1-39).

Chaque segment de membre possède son PVN. Vu leur contiguïté, ces éléments ont les mêmes rapports anatomiques avec les structures voisines, sauf exception.

En ce qui concerne les nerfs, on peut comparer leur trajet à la composition d'un arbre (fig. 1-40) : à l'origine se situent les racines (racines nerveuses) qui se réunissent pour former la souche de l'arbre (plexus). De là part le (ou les) tronc(s) (troncs des nerfs), lequel se termine par des branches terminales (id. pour les nerfs). Chacune de ces formations donne des branches collatérales (id. pour les nerfs). Il importe de ne pas confondre l'innervation radiculaire d'une zone (par ex. : C7 pour le pouce) et celle tronculaire (nerf radial pour la face dorsale du pouce, et nerf médian pour sa face palmaire). Cette distinction se traduit par des différences dans les atteintes nerveuses (par ex. : paralysies radiculaires ou tronculaires).

Tissus de revêtement et cellulograisseux

- La **peau** est l'enveloppe générale du corps et forme l'interface entre le milieu extérieur et le milieu intérieur. D'une surface de près de 2 m^2, elle varie en épaisseur, en résistance et en liberté par rapport aux plans sous-jacents. Elle est architecturée selon des lignes de force appelées lignes de Cox (fig. 1-41) [1], longitudinales au niveau des segments de membres, transversales au niveau des zones de flexion et mêlées obliquement entre les deux.
- Le **fascia superficiel** peut être qualifié de sous-peau. Il ressemble à une combinaison de plongée enveloppant l'individu sous sa peau.
  - Il s'amarre partout ou l'os est sous-cutané, à fleur de peau. Ce plan fibreux est plus épais aux zones mécaniquement les plus sollicitées (ex. : fascia lata fémoral).
  - Il est maintenu sous tension par des fibres musculaires (expansions ou plan musculaire superficiel) formant des tenseurs. Ceux-ci sont situés à la partie proximale de chaque segment (ex. : hanche pour la cuisse, genou pour la jambe).
  - Les fibres du fascia reprennent grossièrement celles de la peau, ci-dessus mentionnées, auxquelles elles associent cependant des fibres obliques ou transversales à chaque fois que le fascia reçoit des expansions aponévrotiques (ex. : expansion du biceps brachial) ou est renforcé (ex. : fascia palmaire).
- La **graisse** est un constituant important du corps humain, on la trouve non seulement sous la peau, répartie de façon variable selon les zones, le sexe et l'âge du sujet, mais aussi en profondeur, assurant ainsi un matelassage des structures sensibles (paquets vasculonerveux, glissements musculaires, etc.).

Organisation générale

Chaque segment possède ses éléments propres. On y trouve :

- au moins un **os**, assurant la charpente ;
- les insertions **musculaires** propres à cet os et permettant sa mobilisation ;
- des muscles ou tendons de passage, sans insertion sur cet os ;
- un réseau **vasculaire** longitudinal parallèle à la diaphyse et 2 réseaux épiphysaires (collatéral en distal et récurrent en proximal) formant des cercles périarticulaires (fig. 1-42) ;
- un ou plusieurs **nerfs**, pour la peau, les muscles et la partie de capsule adjacente (fig. 1-43) ;
- un système **fibreux** : fascias, septums, ensembles capsuloligamentaires, coulisses selon le cas.

Deux remarques sont à faire :

- *la notion de tunnel ostéofibreux (TOF)* : sauf exception (trous de la base du crâne…), le passage de structures vasculonerveuses ou tendineuses ne se fait jamais dans de l'os mais dans un tunnel ostéofibreux. Ainsi, les tendons fléchisseurs des doigts et le nerf médian passent dans le TOF du canal carpien (os en arrière, rétinaculum en avant) (*cf.* fig. 1-36) ;

▶ **1-44**

Trajet intracapsulaire d'un tendon, capsule partiellement sectionnée (a) et en coupe (b) avec différentes possibilités (A, B, C, D).

1. Sillon osseux
2. Tendon
3. Gaine ou repli synovial
4. Capsule
5. Synoviale
6. Cartilage

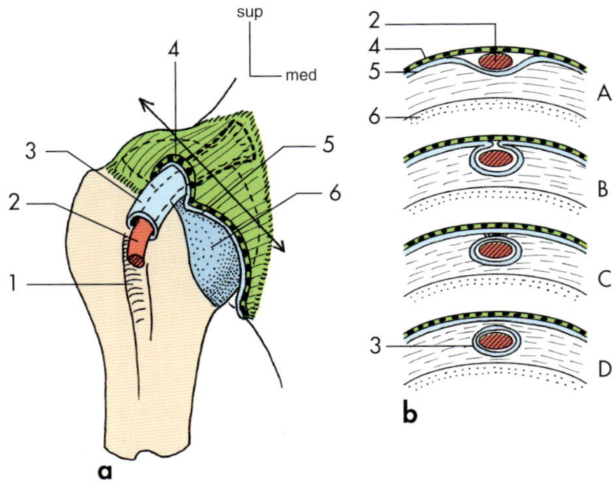

▶ **1-45**

Position des bras : dans la couveuse, mais à l'air libre.

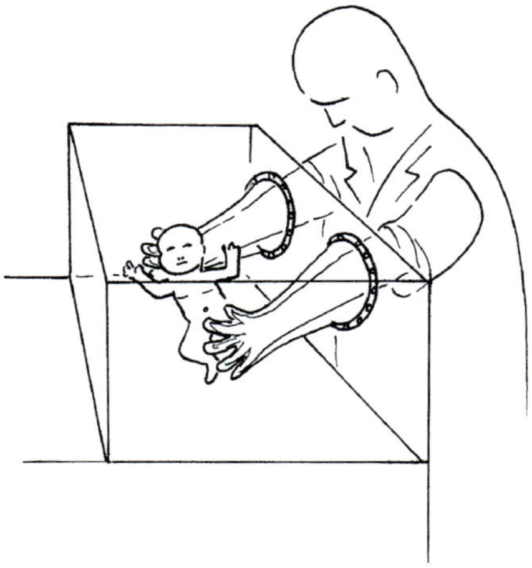

▶ **1-46**

a) Nageur, dans la mer et dans l'eau.
b) Sous-marinier, dans la mer mais hors de l'eau.

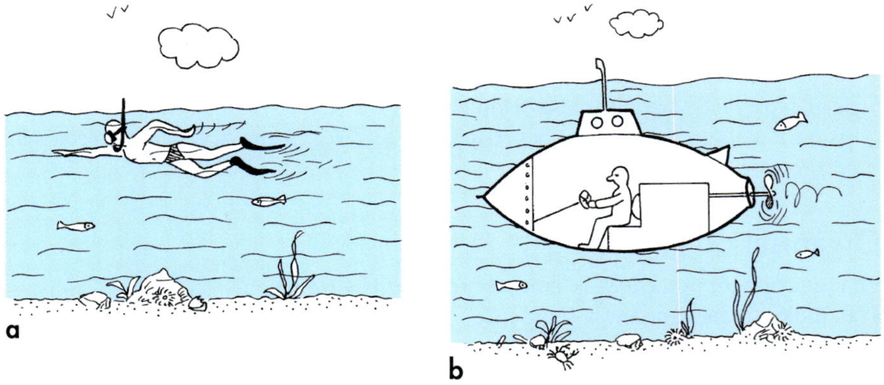

- *la notion de structure intracapsulaire et extra-articulaire* : les éléments très intimes avec une cavité articulaire peuvent pénétrer dans la capsule, ils sont néanmoins hors de la poche synoviale car ils en restent isolés par cette membrane. Soit les éléments passent entre la capsule et la synoviale, soit celle-ci dégage un repli, voire un manchon indépendant, qui permet l'isolation (fig. 1-44). Cela est comparable aux manchons d'une couveuse, qui permettent de saisir l'enfant tout en restant extérieur à son milieu ambiant (fig. 1-45), ou encore à la différence entre un nageur et un sous-marinier (fig. 1-46).

Pédagogie anatomique

L'étude de l'anatomie donne lieu à des comptes rendus de styles descriptif, topographique, d'anatomie comparée, fonctionnelle, radiologique, de surface, ou établis dans une optique particulière (microscopique, ontogénétique, phylogénétique, tératologique).
Les moyens utilisés sont divers. On peut appréhender l'anatomie **directement** : abord externe (morphologie, palpation, auscultation), abord interne (endoscopie), dissection. On peut l'appréhender **indirectement** : radio-, tomo- et arthrographie (rayons X), scintigraphie pour les structures dures (substances radioactives), échographie pour les structures molles (ultrasons), ou encore imagerie par résonance magnétique (IRM : analyse de résonance due à la vibration de particules dans un champ magnétique). On peut encore l'aborder par des moyens tels que les moulages ou la plastination[19].

[19] Procédé différent de la plastification (plastique en surface) et permettant l'imprégnation de plastique dans l'épaisseur même de la pièce anatomique, ce qui permet de disposer d'un « objet » réel, immuable, imputrescible.

▶ **1-47**

Position anatomique.

Albrecht Dürer. *Traité des proportions du corps humain, 1528*. Dessin. Bibliothèque de Bamberg. D.R.

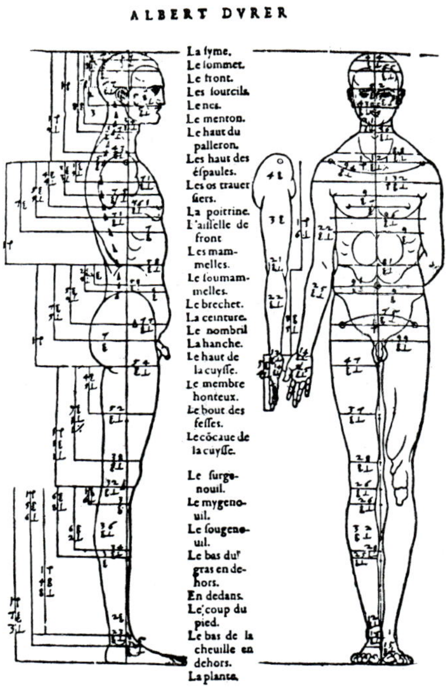

▶ **1-48**

Plans anatomiques : frontal (a), transversal (b) et sagittal (c).

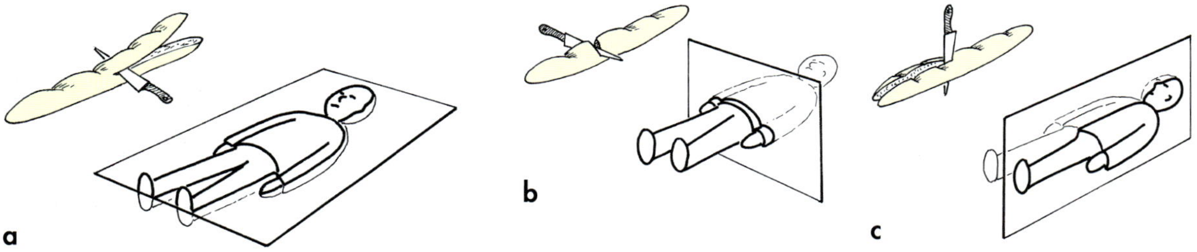

▶ **1-49**

Axe anatomique du corps.

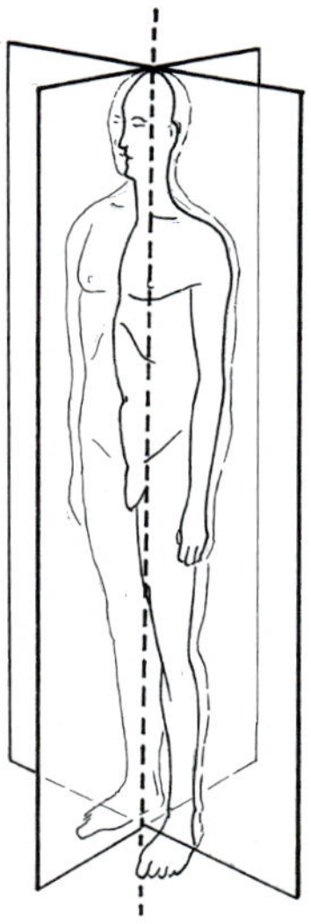

▶ **1-50**

a) Représentation « anatomique » du monde (standardisation plane, pratique).
b) Représentation « fonctionnelle » du monde (réalité tridimensionnelle).

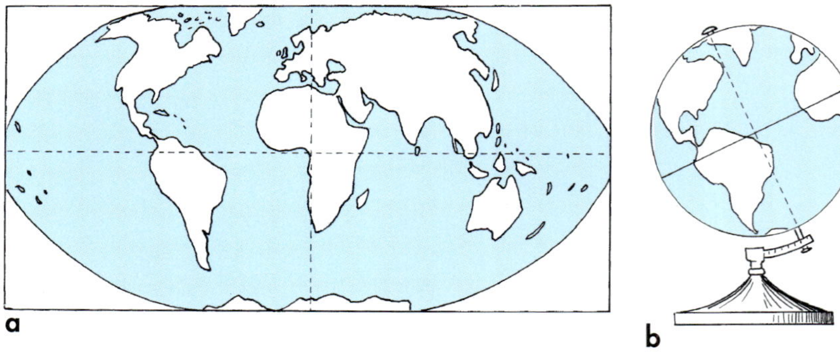

Références

Références spatiales

Quatre choses sont à mentionner :

- *la position de référence :* elle est dite **anatomique** et prend en compte le corps humain, vivant, debout, membres supérieurs le long du corps, paumes en avant, le regard droit et horizontal[20]. Cette représentation est traditionnelle, déjà Dürer l'avait dessinée (fig. 1-47);
- *les plans anatomiques :* ils se différencient des plans de l'espace en ce sens qu'ils se réfèrent au corps, quelle que soit sa position dans l'espace (fig. 1-48). On note le plan **frontal**[21], qui sépare le corps en 2 moitiés antérieure et postérieure, le **transversal**[22], qui le sépare en moitiés supérieure et inférieure[23], et le **sagittal**[24], en moitiés droite et gauche. Ces plans sont dits d'origine, tous ceux qui leur sont parallèles portent le même nom;
- *les axes de référence :* pour le corps, il s'agit de l'intersection des plans sagittal et frontal d'origine, ce qui forme une verticale passant par le centre du corps (fig. 1-49). On se réfère à cet axe pour toutes les orientations, sans exception. Toutefois, pour décrire les **mouvements** des extrémités, et dans ce cas seulement, on se réfère à l'axe du segment distal : le 3e rayon de la main ou du pied[25];
- *les plans fonctionnels :* bien qu'étrangers à la description anatomique pure, ils doivent être présents à l'esprit lors de la transposition fonctionnelle des connaissances. Ces plans sont généralement obliques par rapport aux précédents et variables selon les articulations concernées. On pourrait comparer cela à la différence de représentation de la terre en vision bidimensionnelle (planisphère) et tridimensionnelle (globe terrestre) (fig. 1-50); les 2 sont vraies, mais chacune dans un registre différent.

[20] Cette position se différencie du « garde à vous » (paumes contre les cuisses) ou des positions d'examen (variables selon l'examen). Elle reste cependant dénommée ainsi même quand le corps est allongé.

[21] Frontal : dans le sens du front.

[22] Transversal : perpendiculairement au grand axe du corps, ce plan est aussi appelé, à tort, horizontal.

[23] Ces orientations restent valables quelle que soit la position du corps. Pour éviter toute confusion certains préfèrent parler de crânial et caudal.

[24] *Sagitta*, en latin, signifie « flèche ». C'est le plan dans lequel les flèches frappaient un individu, de face ou de dos, mais jamais dans les autres plans.

[25] Ainsi, le mouvement qui écarte le petit doigt de la main s'appelle une *abduction* (et non une adduction par rapport à l'axe du corps) et, de ce fait, le muscle qui exécute ce mouvement se nomme « abducteur du 5e doigt » (autrefois nommé adducteur du 5e doigt).

Références linguistiques

Concernant les orientations

Désignation	Terme actuel	Synonyme	Ancien terme
haut	**supérieur (sup.)**	*crânial*	supérieur
bas	**inférieur (inf.)**	*caudal*	inférieur
avant	**antérieur (ant.)**	*ventral*[1]	antérieur
arrière	**postérieur (post.)**	*dorsal*[2]	postérieur
vers l'axe du corps[3]	**médial (med.)**	*médial*	interne[4]
du côté opposé à l'axe du corps	**latéral (lat.)**	*latéral*	externe
superficiel	**externe**	*externe*	superficiel
profond	**interne**[5]	*interne*	profond

1 Pour les extrémités on emploie les termes de « palmaire » à la main et de « plantaire » au pied.

2 Le terme de colonne dorsale désignait anciennement la colonne thoracique, du rachis. En fait toutes les vertèbres sont dorsales et seulement 12 sont thoraciques.

3 Les termes de droit ou gauche ne peuvent être utilisés que pour les structures impaires du corps.

4 Attention à ne pas mélanger les nomenclatures ! Le terme d'interne est différent dans la nomenclature actuelle et plus conforme à la logique : dans un établissement, un interne n'est nullement un « médial » et un médicament à usage interne n'est nullement à usage « médial ». La même remarque est valable pour le terme d'externe.

5 Lorsqu'une structure est encore plus profonde qu'une précédente, elle est dite « intime » (on parle de l'intima d'une artère pour désigner sa couche le plus profonde).

Concernant les mots composés avec une particule

Préfixe/suffixe	Signification	Exemple
d'origine latine		
abd-/add-	s'écartant/se rapprochant de soi	*abduction/adduction du bras*
anté-[1]/rétro-	en avant/en arrière	*antéversion, rétroversion, etc.*
circum-, circon-	autour	*artère circonflexe*
co-, con-, com-, cum-	indique l'assemblage	*tendon conjoint*
homo-/contro-[2]	du même côté/du côté opposé	*côté homolatéral/controlatéral*
supra-/infra-	sur-/sous-	*muscle supraépineux*
sub-	sous-	*fosse subscapulaire*
d'origine grecque		
dia-	à travers	*diaphragme*
endo-/exo-	à l'intérieur/à l'extérieur	*endopelvien/exopelvien*
méta-	indique le changement, la succession	*métastase, métacarpe, etc.*
épi-	sur, au-dessus	*épicondyle (épicentre, épitaphe)*
syn-, sym-	avec, comme (liaison)	*sympathique, synostose, synovie*
-oïde	en forme de	*ovoïde (en forme d'œuf)*

1 Le préfixe « anti– » est équivalent. En référence à l'avant-bras on peut dire antébrachial ou antibrachial.

2 Les synonymes d'ipsi- (pour homo-) et hétéro- (pour contro-) sont rarement employés.

Concernant les termes fréquents en matière de description[26]

Terme	Explication
anastomose	intercommunication entre 2 nerfs ou 2 vaisseaux
apex	sommet d'une structure (poumon, os, etc.)
aponévrose	structure fibreuse en rapport avec un muscle
axe de symétrie	ligne de part et d'autre de laquelle des éléments sont symétriques (image inversée)
axe mécanique	ligne reliant le centre des 2 surfaces articulaires extrêmes d'un os long
capsule	poche fibreuse isolant la cavité articulaire
chondral	se rapportant au cartilage
col anatomique	col situé au ras de la surface cartilagineuse
col chirurgical	col situé entre l'épiphyse et la diaphyse
concordant	se dit de 2 surfaces articulaires ayant le même rayon de courbure
condyle	désigne la saillie qui borde un interligne
congruent	se dit de 2 surfaces articulaires emboîtées
coulisse	membrane fibreuse de maintien d'un tendon
disque	fibrocartilage inséré dans une articulation
empreinte	zone d'insertion d'un muscle, visible sur l'os
en selle	surface en forme de selle de cheval (concave dans un sens et convexe dans l'autre)
encroûté	désigne le revêtement de cartilage hyalin sur une surface articulaire
épine(ux)	relief osseux très saillant
fascia	structure fibreuse délimitant des loges
foramen	désigne un orifice
fosse	désigne tous les creux
fovéa	petite dépression
fusiforme	muscle en forme de fuseau
gaine	manchon synovial autour d'un tendon ou enveloppe engainant une structure
ginglyme	désigne une surface articulaire de type charnière (terme grec)
glène	surface articulaire très peu creusée
gouttière	sillon séparant 2 parties molles (ex. : gouttière bicipitale médiale)
grand axe	ligne reliant les 2 points les plus éloignés d'une surface
hiatus	désigne une déhiscence (trou) au sein d'une structure
hile	concavité d'une structure réniforme (*cf.* ce mot)
hyalin	caractérise le cartilage articulaire (différent des cartilages élastiques et des fibrocartilages)
labrum	fibrocartilage s'insérant sur le limbus articulaire
lèvre(s)	bord(s) d'un sillon
limbus	bordure d'une surface (formant une limite)
ménisque	fibrocartilage articulaire
mousse	arrondi (caractérise le bord peu saillant d'un os)
penniforme	muscle en forme de penne (plume) (penné, multipenné, semi-penniforme)
-physe	nature, partie bien localisée d'un os (épi-, méta-, dia-)
présenter	verbe utilisé pour annoncer un descriptif : un os présente à décrire telle partie
processus	saillie osseuse qui dépasse assez nettement (anciennement apophyse)

▶

[26] Il ne s'agit pas d'apprendre cette liste, mais de s'y reporter à la 1re rencontre du mot.

Terme	Explication
protubérance	saillie osseuse large et arrondie
regarder	désigne l'orientation d'une surface (perpendiculaire au plan concerné, en un point)
réniforme	en forme de rein (c'est-à-dire de haricot)
rétinaculum	lame fibreuse transformant un sillon osseux en tunnel ostéofibreux et assurant le plaquage des tendons
septum	cloison de séparation entre des structures
sésamoïde	petit os en forme de grain de sésame, lié à un appareil musculotendineux ou articulaire
sigmoïde	ayant la forme de la lettre sigma en grec ancien (± c cédille)
sillon	rainure osseuse dans laquelle glisse un élément anatomique (nerf, tendon, etc.)
s'insérer	signifie « s'attacher » (pour les tendons, muscles, ligaments)
sinus	repli, cavité
styloïde	processus de forme pointue (stylet)
synoviale	membrane tapissant la face profonde d'une capsule articulaire (sécrète la synovie) ou formant une gaine de glissement autour d'un tendon
trochlée	signifie « poulie » (donc avec 1 gorge et 2 joues)
tubercule	saillie osseuse peu étendue
varus/valgus	déviation d'un segment distal vers le dedans/vers le dehors
vinculum	petite languette tendineuse porteuse de petits vaisseaux

Rmq 1 : Le langage de description anatomique utilise souvent le terme de « **grossièrement** » (ou synonymes) car les formes sont traduites de façon forcément schématique et ne sont donc qu'approchantes. Par exemple, la diaphyse fémorale est grossièrement triangulaire à la coupe, ce qui veut dire que ce n'est pas un triangle parfait.
Rmq 2 : La nomenclature oblige à employer soit le nom[27] latin de référence (ex. : sartorius, biceps, etc.), soit sa traduction littérale dans la langue du pays (ex. : corde oblique, pour corda obliqua)[28].
Rmq 3 : Les noms latins utilisés en français prennent la prononciation, les accents et le pluriel français. Ainsi, on dit : des rétinaculums, des fascias et non des retinacula, des fasciae.

Concernant les références géométriques

Structures	Termes fréquents
lignes	droite, courbe, hyperbole, spire, ellipse, etc.
surfaces	circulaire, semi-lunaire, rhomboïdale, trapézoïdale, quadrangulaire, torique, etc.
angles	dièdre (intersection de 2 plans), trièdre (de 3 plans)
volumes	sphère pleine ou creuse, prisme, cône, pyramide, cylindre, poulie (trochlée), etc.

Concernant les noms anatomiques

- *Les os :* ils portent souvent des noms évoquant leur **localisation** : fémur (cuisse, en latin), ou leur **forme** : scaphoïde (en forme de barque, en grec).
- *Les ligaments :* ils portent soit directement le nom des **os** sur lesquels ils s'insèrent (ligament scaphotriquétral), soit désignent leur **localisation** (ligament collatéral radial du coude).
- *Les muscles :* ils portent des noms évoquant plusieurs choses : la **forme** (deltoïde), la **fonction** (fléchisseur ulnaire du carpe), la **localisation** (intercostaux), les **attaches** (coracobrachial), le nombre de **chefs** (biceps), la séparation des **ventres** (digastrique), la **constitution** (semi-tendineux).

[27] La nomenclature actuelle a supprimé les éponymes (emploi des noms propres), on ne parle plus donc du triangle de Scarpa mais du trigone fémoral.
[28] L'emploi intégral du latin peut être motivé par une communication internationale, mais son usage courant, comme du temps de Molière, est vite prétentieux.

Concernant les abréviations et sigles utilisés dans ce livre

ant.	antérieur
cf.	*confer* (renvoie à un repère précisé)
inf.	inférieur
lat.	latéral
med.	médial
post.	postérieur
rmq	remarque
sup.	supérieur
surf.	surface
+++	important
→	indique la direction ou une conséquence
→←	indique la convergence ou anastomose
=, ≠, ±	égal, différent ou contraire, plus ou moins

Concernant les abréviations de noms de structures

MIO	membrane interosseuse
RMF (RME)	rétinaculum des muscles fléchisseurs (extenseurs)
SIM	septum intermusculaire

Si le contexte est clair, et en cas de répétition, le nom des muscles est souvent désigné par les initiales. Exemples : FSD (fléchisseur superficiel des doigts), LEO (long extenseur des orteils), GP (grand pectoral), LERC (long extenseur radial du carpe).

Concernant les abréviations de phrases courtes fréquemment utilisées

SAECH	surface articulaire encroûtée de cartilage hyalin
PVN	paquet vasculonerveux
TOF	tunnel ostéofibreux

1-51

Surfaces géométriques.

a) Plane selon son grand axe et concave transversalement

b) Concave selon son grand axe et plane transversalement

c) Concave selon son grand axe et convexe transversalement (l'inverse pour la surface inférieure)

d) À grand axe vertical, concave selon son grand axe dans la moitié supérieure et convexe dans la moitié inférieure, plane transversalement

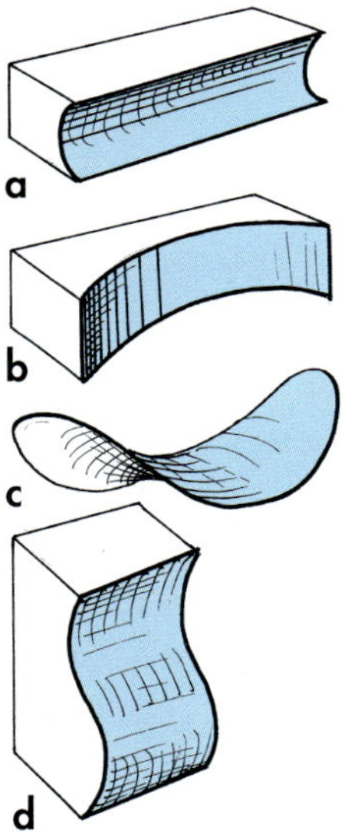

1-52

Orientations et grands axes.

a) Branches ayant même orientation (regarde la route) et des grands axes différents (sécants)

b) Cerf-volant composé de 2 panneaux ayant même grand axe mais 2 orientations différentes (verticale et horizontale)

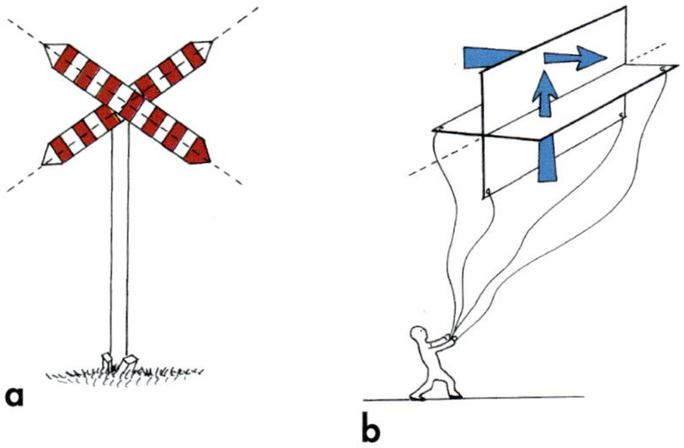

1-53

Solide ayant une surface plane selon son grand axe et convexe transversalement (inverse pour la surface inférieure).

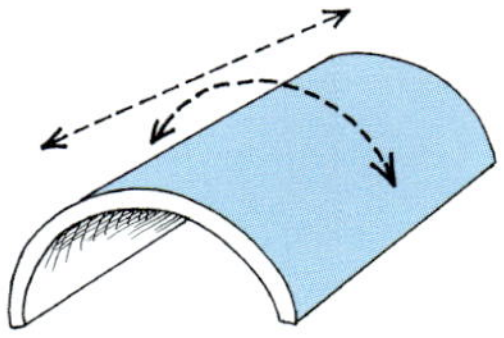

1-54

Angle dièdre.

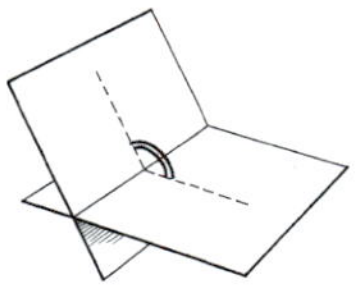

1-55

Volumes : portions de sphère pleine ou creuse (a), torique (b), parallélépipédique (c) ou cuboïde.

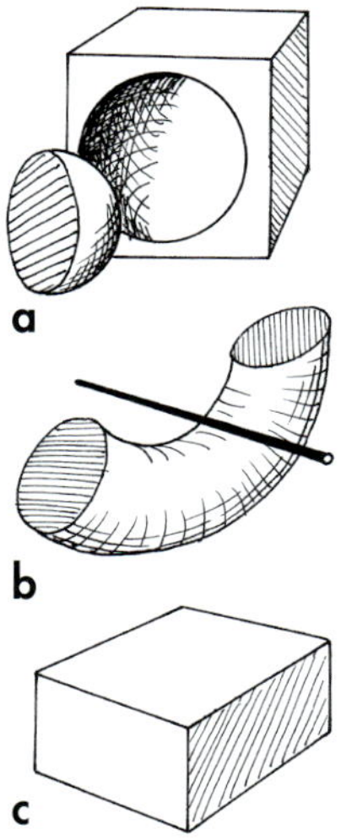

1-56

Division d'un os en plusieurs parties : diaphyse avec 3 faces, épiphyse coudée avec 4 parties.

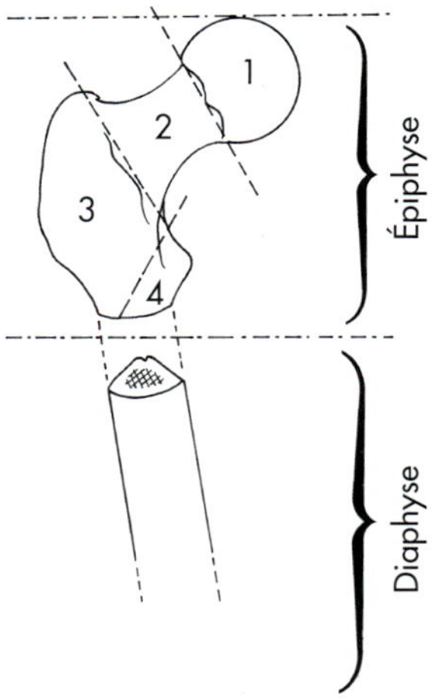

Mode de description

Il est indispensable :

- d'utiliser un **vocabulaire** simple et adéquat ;
- d'avoir un **plan** méthodologique toujours le même, qui court-circuite les mémorisations superflues au profit de celles qui sont essentielles ;
- de noter les informations **du général au particulier** (de l'important au secondaire), c'est-à-dire dans le sens inverse de l'expression littéraire (*cf.* Introduction de ce tome) ;
- de trouver la **logique** anatomique palpatoire, mécanique, fonctionnelle (mieux que les moyens mnémotechniques) ;
- de trouver **l'essentiel** de l'information (quitte à le chercher) ;
- enfin, de se familiariser avec la **description** des formes simples. Voici quelques exemples pour lesquels nous invitons le lecteur à retrouver ensuite la description :
  - une ligne est rectiligne ou courbe (arquée), spiroïde, elliptique, etc.,
  - une surface a une forme, une orientation et éventuellement un grand axe. Sa convexité, ou concavité, doit être définie selon son axe (fig. 1-51). Un panneau de signalisation indiquant une voie ferrée non gardée (fig. 1-52a) possède 2 branches de même **orientation** (elles regardent la route et non la voie) mais ayant **des grands axes** différents. En revanche, 2 rectangles sécants dans le sens de leur longueur ont un même grand axe et 2 orientations différentes (fig. 1-52b). Un solide en forme de tuile provençale (fig. 1-53) possède une face externe qui est **plane** selon son grand axe et **convexe** transversalement ainsi qu'une face interne qui est **plane** selon son grand axe et **concave** transversalement.
  - un angle dièdre[29] correspond à l'intersection de deux plans (fig. 1-54), un trièdre à trois.
  - un volume n'est pas circulaire mais en forme de sphère (ou portion de…) pleine ou creuse, ou torique, parallélépipédique, cuboïde (fig. 1-55), etc. Fonction de cela, il présente un nombre de faces correspondant.

Pour un os

- Ramener l'os à une **forme simple** : fémur = os long (fig. 1-56).
- Le **diviser** en segments : 2 épiphyses et 1 diaphyse.
- Ramener chaque segment à une **forme simple**, par exemple : diaphyse = triangulaire.
- **Subdiviser** : triangulaire = 3 faces et 3 bords.
- Prendre chaque partie et voir sa **forme simple** : face ant., puis lat., puis med., etc.
- **Resubdiviser** cette partie : 2/3 sup. = insertion du vaste intermédiaire, 1/3 inf. = lisse. Et ainsi de suite…

Il est habituel de présenter succinctement l'os avec **toujours** les mêmes rubriques, comme suit :

Rubriques	Exemple : le fémur
type	– long, pair, non-symétrique (dans cet exemple)
situation	– cuisse
articulé avec	– os coxal, tibia, patella
présente	– 1 corps + 2 extrémités
forme générale	– droit
orientation[1]	– en ht : l'extrémité recourbée – en dd. : la tête – en avt : la partie convexe de la diaphyse

[1] Les repères utilisés sont libres. Ils doivent simplement être sans équivoque.

[29] On trouve cette forme dans certaines surfaces articulaires (clavicule, tête costale, etc.).

Pour une partie d'os

Décomposition	Exemple résumé : le grand trochanter
Qu'est-ce ?	– une saillie osseuse
Où est-ce ?	– à la partie supérolatérale de l'extrémité supérieure du fémur
Quelle forme cela a ?	– cuboïde
Quelle décomposition ?	– donc 6 faces (dont l'inférieure est soudée à la diaphyse)
Qu'est-ce qu'on y trouve ?	– face sup. : étroite, insertion du piriforme – face ant. : plus haute que large, insertion du petit glutéal, etc. – face post. : sur une crête verticale, insertion du carré fémoral – face med. : surplombe le col, insertion des obturateurs ext. et int. – face lat. : lisse, convexe, insertion du moyen glutéal

Pour une surface articulaire

Une surface répond **toujours** à la même description (sauf si cela paraît superflu) :

Plan	Exemple : la tête fémorale
situation	– partie supéromédiale de l'épiphyse sup.
répond à	– acétabulum (surf. semi-lunaire) + labrum
type	– sphéroïde (congruente)
forme	– 2/3 de sphère pleine (5 à 6 cm de diamètre) – présente la fovéa dans son cadran postéro-inférieur
orientation	– en dd./en ht/en avt
SAECH	(surface encroûtée de cartilage hyalin)
rmq	– plus petite que la tête humérale

Pour une articulation

La description comprend 2 chapitres :

- *éléments en présence* : à énumérer et décrire, sans oublier les fibrocartilages;
- *moyens d'union* : capsule, synoviale, épaississements ligamentaires, ligaments à distance, tendons proches ayant un rôle intime avec le maintien des surfaces.

Pour un muscle

Sa description est tellement formelle qu'elle permet d'utiliser un tableau avec :

- *présentation* : le groupe musculaire auquel il appartient, d'où à où il s'étend, sa forme schématique;
- *insertions* : origine, terminaison, selon le même mode (sur quelle structure ? sur quelle partie ? sur quel point de cette partie ? par quel type de fibres ?);
- *trajet* : la loge à laquelle il appartient et le plan dans lequel il se trouve, son obliquité, sa forme précise, les zones topographiques qu'il aborde (c'est-à-dire une version courte des rapports);
- *rapports* : il faut les diviser en fonction des principales zones traversées, car les rapports y sont différents. Pour un muscle de taille moyenne on peut proposer 1 division en 3 zones : à son origine, à son trajet, à sa terminaison. Ce découpage peut être augmenté ou raccourci selon le muscle. À chaque fois, il faut envisager quelles sont les structures voisines : en avant, en arrière, en dehors, en dedans, en dessus, en dessous, selon le cas. Cette vision compartimentée doit rester simplifiée (sauf précision nécessaire) et chaque « case » n'est à remplir que si elle offre un intérêt (ex. : chapitre Moyen glutéal);
- *innervation/vascularisation* : le nerf moteur et ses racines, sa ou ses artères principales;
- *action* : la fonction principale est souvent simple, il est utile d'envisager le rôle statique et celui dynamique.

Pour un nerf

La fiche technique d'un nerf est stéréotypée (ex. : chapitre Nerf sciatique). Elle comprend :

- *nom et type du nerf* : moteur, sensitif ou mixte;
- *généralités* : situation, étendue, aspect (volumineux ou non), sa fonction principale;
- *origine* : où ? par quoi ? quelles racines ?
- *terminaison* : où ? par quoi ?

- *trajet* : lister les principales zones de passage (version courte des rapports) ;
- *rapports* : ce qui reprend le trajet en indiquant le niveau (où ?) et avec quoi (vaisseaux satellites généralement), puis en mentionnant ce qui est en avant, en arrière, en dehors, en dedans, ou au-dessus et en dessous ;
- *branches collatérales* : principalement les motrices ;
- *branches terminales* ;
- *territoire moteur* (en résumé) ;
- *territoire sensitif* (en résumé).

Pour un vaisseau

Le plan est similaire :

- *nom et type* : artère, veine ou lymphatique ;
- *généralités* : situation, étendue, catégorie (calibre) ;
- *trajet* : origine, trajet, terminaison ;
- *branches collatérales* (principales) ;
- *anastomoses* (principales) ;
- *territoire vasculaire.*

Pour une région topographique

Deux exemples schématiques peuvent permettre de comprendre la marche à suivre pour cette description :

1. **définir** le type de zone : morphologique (pli de flexion, relief musculaire...), ou zone possédant un contenu (des viscères ou un passage vasculonerveux) ;
2. nommer et **localiser** cette région, par exemple :

Définition	Zone morphologique	Zone ayant un contenu
nom	– région deltoïdienne	– trigone fémoral
localisation	– moignon de l'épaule	– hanche antérieure

3. dans le cas d'une région morphologique, il faut donner ses **limites**, ses **subdivisions** éventuelles, la **forme** de chacune et ce à quoi elle correspond. Il est bon d'ajouter les variations dues à la contraction musculaire, au changement de position ou à certaines variantes ou pathologies. Soit :

Rubriques	Description (région deltoïdienne)
limites	– en superf. : peau – en prof. : bourse synoviale et plan osseux – en avt : trigone deltopectoral – en arr. : infra-épineux et petit rond – en ht : acromion – en bas : tubérosité deltoïdienne
subdivision	– éventuellement : volume des 3 faisceaux du deltoïde
forme	– relief de type musculaire (majoré par la contraction) – triangulaire à base sup. et convexe en tous sens

4. dans le cas d'une zone ayant un contenu (topographie), 3 rubriques sont à envisager :

Rubriques	Description (trigone fémoral)
forme	– triangulaire à base sup./déprimée (surtout en flexion)
contenant	– en ht : ligament inguinal – en dh. : sartorius – en dd. : long adducteur – en prof. : psoas et pectiné – en superf. : fascia criblé
contenu	– PVN fémoral, graisse et lymphatiques

▶ **1-57**

Instrument à décrire, sans le nommer (*cf.* Corrigés).

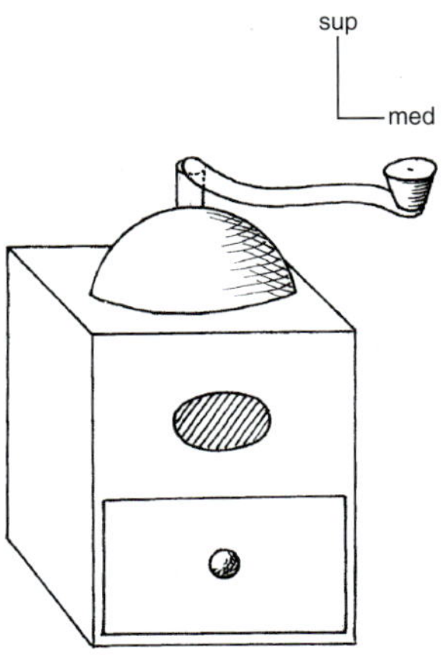

▶ **1-58**

Comparaison des ceintures.

a) Pelvienne.

1. Processus transverse
2. Aile
3. Os coxal
4. Symphyse pubienne

b) Scapulaire.

1'. Processus transverse
2'. Côte
3'. Scapula
4'. Sternum

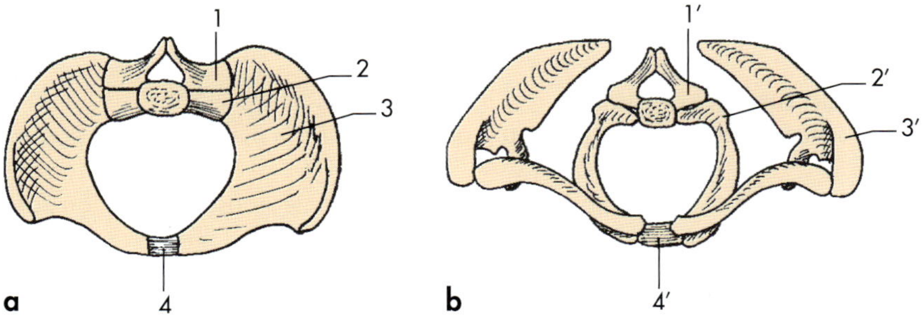

▶ **1-59**

Comparaison des membres.

a) Pelvien.

1. Os coxal
2. Ligament inguinal
3. Fémur
4. Patella
5. Fibula
6. Tibia
7. Tarse

b) Thoracique.

1'. Scapula
2'. Clavicule
3'. Humérus
4'. Olécrâne
5'. Ulna
6'. Radius
7'. Carpe

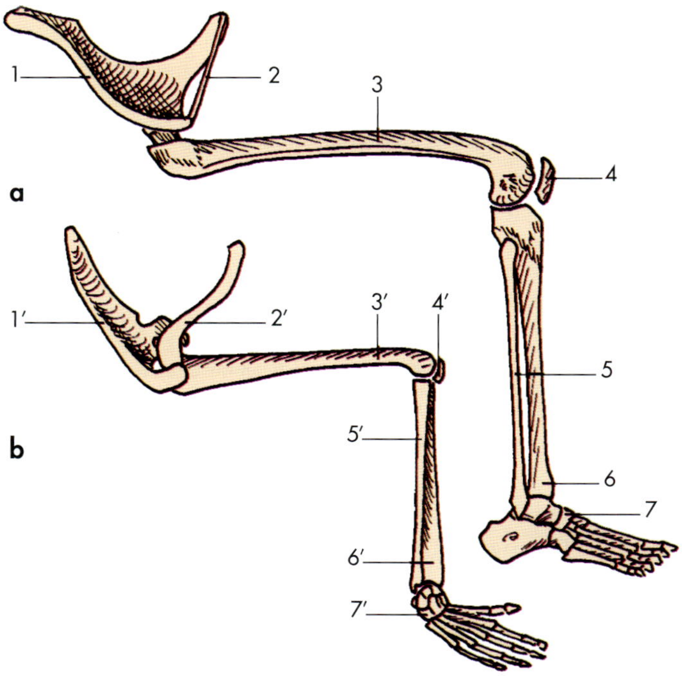

Tests préliminaires

Si le lecteur a bien compris la technique descriptive, il est utile de se livrer à un double test : une version puis un thème. Les **corrigés** sont situés en fin d'ouvrage, page 463.

Premier test

Voici un moulin à café ancien (fig. 1-57), le lecteur doit en décrire les 3 faces visibles, sur le mode anatomique, sans avoir besoin d'utiliser des noms tels que « moulin à café, tiroir, bouton, etc. ». Le haut du dessin correspond à ce qui est supérieur, le côté droit du dessin à ce qui est médial (arbitrairement).

Second test

Voici un texte, à lire posément. Le lecteur doit dessiner le volume imaginaire ainsi décrit :
« Dessinez un prisme triangulaire, posé sur l'une de ses bases de façon à ce que l'on voie sa base supérieure et que l'une de ses arêtes soit vue de face. Cette arête est appelée bord antérieur, le côté gauche du dessin est appelé, arbitrairement, latéral, et le droit, médial.
On trouve une empreinte ovalaire à grand axe vertical occupant le quart postérieur de la moitié supérieure de la face latérale. On note également une surface articulaire en forme d'équerre longeant les bords supérieur et postérieur de la face médiale. Dans la concavité de cette surface s'étale une empreinte linéaire à grand axe horizontal. Une crête en forme de croissant à concavité inférieure se situe à l'union des 2/3 supérieurs et du tiers inférieur du bord antérieur et ses cornes débordent sur les faces adjacentes. La face supérieure présente un tubercule conique dont le sommet, supérieur, donne insertion à un tendon. »

Généralités sur le membre inférieur

Le membre inférieur est celui de l'**appui** au sol. Toutes les structures anatomiques répondent aux nécessités qu'engendre cette fonction : dimensions importantes des éléments, grande stabilité articulaire, appareil musculaire puissant, réseau ligamentaire riche et épais, forte densité de tissu fibreux.
La ceinture pelvienne, massive et emboîtée, ne ressemble en rien à son homologue scapulaire, grêle et libre (fig. 1-58). La construction générale reprend cependant le même schéma : un os proximal, deux en distal, avec une extrémité réduite et polyarticulée. Il reste donc intéressant de comparer le membre pelvien et le membre thoracique comme en figure 1-59.

OSTÉOLOGIE 2

OS COXAL

2-1

Croissance de l'os coxal.

1. Ischion
2. Iliaque (ou ilion)
3. Pubis

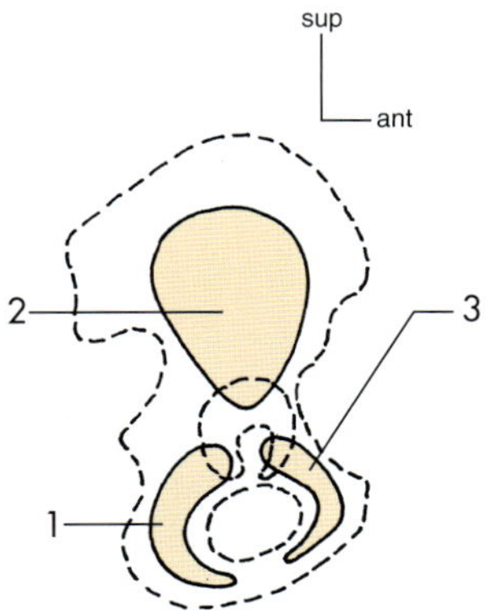

2-2

Os coxal, vue antérolatérale.

1. Tubérosité ischiatique
2. Surface semi-lunaire
3. Surface glutéale
4. Crête iliaque
5. Fosse iliaque
6. Surface auriculaire
7. EIAS
8. EIAI
9. Éminence iliopubienne
10. Fosse acétabulaire
11. Branche supérieure du pubis
12. Épine du pubis
13. Corps du pubis
14. Branche ischiopubienne
15. Foramen obturé

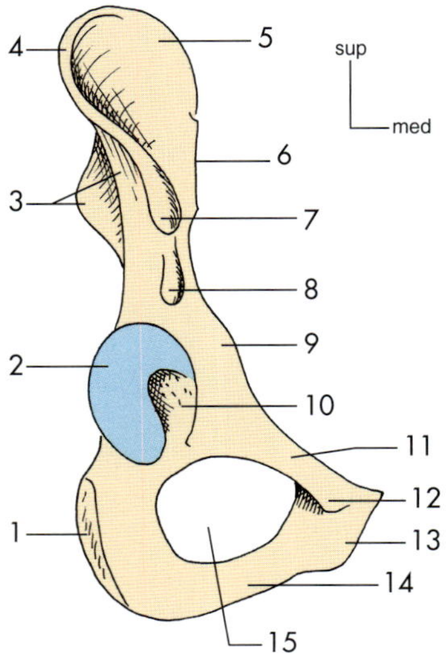

2-3

Évolution du bassin à partir d'une bassine.

a) Bassine sans fond, avec 3 appuis (rachis et têtes fémorales).

b) Placement des articulations séparant les 3 points d'appui (joints d'absorption). Les échancrures antérieures permettent de placer l'abdomen en position assise (3) et les organes sexuels (4). Les échancrures postérieures permettent le passage des muscles rotateurs d'origine intrapelvienne (1 et 2) (*cf.* fig. 2-18 b).

c) Excroissance des zones de traction musculaire (*cf.* fig. 2-5) formant les crêtes (5), les épines (6), la branche ischiopubienne (7), ainsi que la déhiscence du foramen obturé (8), les tractions s'annulant en son centre.

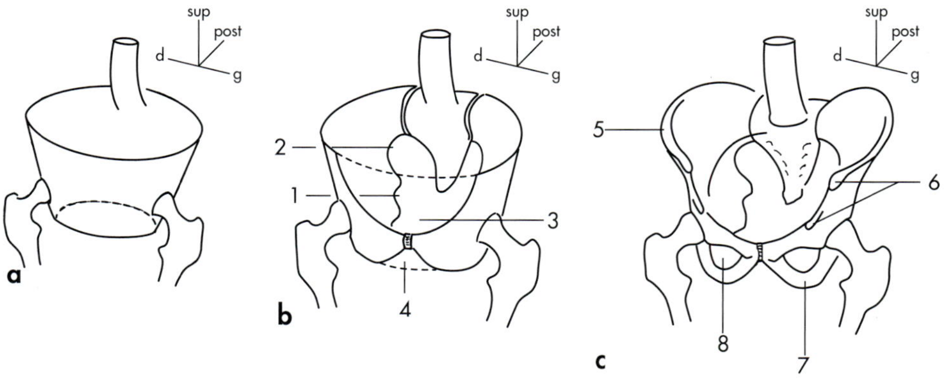

2-4

Muscles environnant le pelvis.

1. Vers le tronc : postérieurs
2. Vers le tronc : abdominaux
3. Le passage du psoas
4. Vers l'extrémité supérieure du fémur : glutéaux
5. Vers l'extrémité supérieure du fémur : pelvitrochantériens
6. Vers la diaphyse fémorale (adducteurs)
7. Vers la jambe : droit fémoral
8. Vers la jambe : ischiojambiers

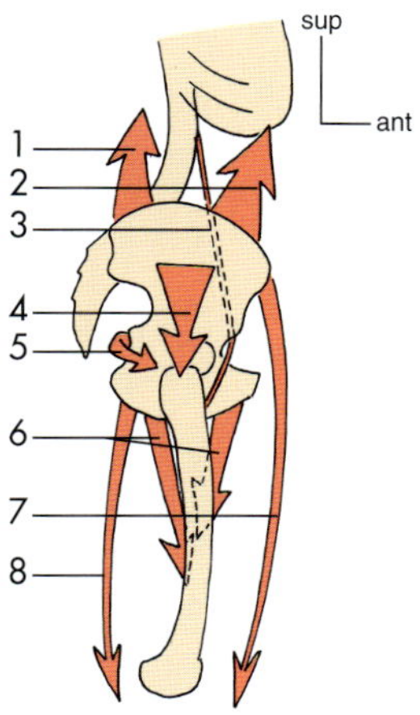

2-5

Effet de la traction des insertions sur le relief osseux.

1. Semi-tendineux
2. Long biceps
3. Semi-membraneux
4. LST
5. LSE
6. Grand dorsal
7. Érecteurs du rachis
8. Transverse
9. Oblique interne
10. Oblique externe
11. Sartorius
12. TFL
13. Droit fémoral
14. Abdominaux
15. Long adducteur
16. Gracile
17. Court adducteur
18. Grand adducteur

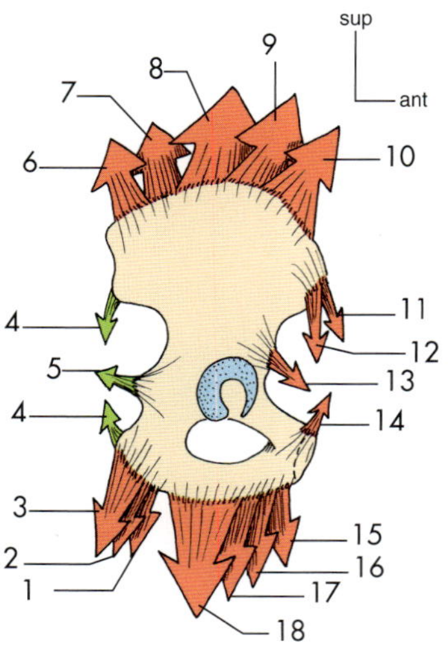

Présentation

L'os coxal[1] est situé à la racine du membre inférieur. C'est un os **plat, pair, non symétrique**. Il contribue à former le squelette de la **ceinture pelvienne**. Il est articulé en arrière avec le sacrum, en avant avec l'os coxal controlatéral et latéralement avec le fémur.
Sa situation correspond à celle de la scapula au membre supérieur, toutefois sa forme, sa mécanique et sa fonction sont totalement différentes (*cf.* Incidences pratiques). C'est une pièce stable et solidaire de son environnement.
Cet os est constitué de l'assemblage de **3 os primitifs** : l'iliaque en haut, le pubis en avant, et l'ischion en arrière. Ces 3 os fusionnent au niveau de l'acétabulum (fig. 2-1).
Son **orientation** fait placer en haut le bord long, épais et convexe de l'os, en dehors la cavité articulaire hémisphérique, et en arrière le bord présentant une échancrure (incisure) très marquée.

Organisation anatomique

La morphologie coxale évoque une forme **d'hélice** en raison de sa double orientation : la moitié supérieure étant plus sagittale et la moitié inférieure plus frontale (fig. 2-2). En fait, cette comparaison n'apporte rien, il est préférable de se reporter au terme de bassin, terme tout aussi imparfait[2], mais qui présente néanmoins une certaine pertinence. En effet, cette comparaison est intéressante si l'on accepte de modifier la bassine en question (fig. 2-3) :

- il s'agit d'une **bassine sans fond**, ce qui est une nécessité pour les accouchements ;
- il faut largement l'**échancrer sur l'avant** afin de permettre le logement du ventre lors de la position assise ;
- il faut intercaler **3 interlignes** : 2 sacro-iliaques et 1 pubien (*cf.* Incidences pratiques) entre les 3 points d'appui (têtes fémorales et colonne vertébrale) ;
- il faut ménager la sortie des muscles rotateurs latéraux, tels le piriforme et l'obturateur interne, en créant les **2 incisures sciatiques** (*cf.* fig. 2-19 b, c) ;
- il faut placer, de chaque côté, la **cavité acétabulaire** pour le fémur ;
- il faut accentuer la saillie et l'épaisseur osseuse au niveau **des zones de traction** musculaire, telles la crête iliaque, la branche ischiopubienne, etc. ;
- inversement, on peut supprimer l'os là où il n'est pas contraint : la traction des muscles obturateurs s'équilibre.

Il reste à placer la localisation des muscles (fig. 2-4) avec leur effet de traction sur l'os (fig. 2-5) :

- ceux qui vont vers le tronc, devant (abdominaux) et derrière (dorsaux) ;
- ceux qui vont vers l extrémité supérieure du fémur (glutéaux et pelvitrochantériens) ;
- ceux qui vont vers la cuisse (adducteurs) ;
- ceux qui vont vers la jambe (ischiojambiers, TFL, sartorius, droit fémoral).

Au total, le bassin est enfin constitué. Pour ces différentes raisons, le lecteur a autant intérêt à étudier cet os monté sur le squelette que pris isolément.
L'os coxal, plat, possède 2 faces[3] et 4 bords.
La partie supérieure de l'os, en coupe transversale, ne s'inscrit pas dans une monocourbure (*cf.* la morphologie de la crête iliaque) : en effet, les 2/3 antérieurs répondent à la circonférence du grand bassin, alors que le tiers postérieur épouse le plaquage contre le sacrum (*cf.* fig. 2-21).

[1] Anciennement appelé os iliaque. En fait, l'iliaque n'est que l'un des trois constituants de l'os coxal. Étymologiquement, coxal veut dire « conjoint », ce qui répond à la constitution de cet os.

[2] Dolto faisait remarquer qu'un bassin est un élément statique. Il aurait préféré le nommer « scaphé » en raison de sa forme de bateau, avec l'étrave pubienne en avant, et surtout à cause de la mobilité du bassin « qui tangue, qui roule et qui vire » beaucoup mieux que l'articulation subtalaire à laquelle on applique cette formule.

[3] À noter qu'en raison de la notion de ceinture pelvienne, on parle de face interne ou endopelvienne et de face externe ou exopelvienne. Les termes de médial et latéral ne traduiraient pas l'orientation variable des différentes portions de l'os.

▶ 2-6

Face externe de l'os coxal.

1. Semi-membraneux
2. Long biceps fémoral
3. Semi-tendineux
4. Jumeau inférieur
5. Ligament ischiofémoral
6. Petite incisure sciatique
7. Jumeau supérieur
8. Épine sciatique (LSE)
9. Ligne glutéale inférieure
10. Grande incisure sciatique
11. LST
12. Grand glutéal
13. Ligne glutéale postérieure
14. Moyen glutéal
15. Tubercule glutéal (ou fessier)
16. Ligne glutéale antérieure
17. Crête iliaque
18. TFL
19. Ligament inguinal
20. Sartorius
21. Petit glutéal
22. Droit fémoral (tendon direct)
23. Ligament iliofémoral
24. Droit fémoral (tendon réfléchi)
25. Surface semi-lunaire
26. Fosse acétabulaire
27. Ligament pubofémoral
28. Pectiné
29. Épine du pubis (ligament inguinal)
30. Foramen obturé
31. Abdominaux (droit, pyramidal et oblique externe)
32. Long adducteur
33. Gracile
34. Court adducteur
35. Obturateur externe
36. Grand adducteur
37. Carré fémoral

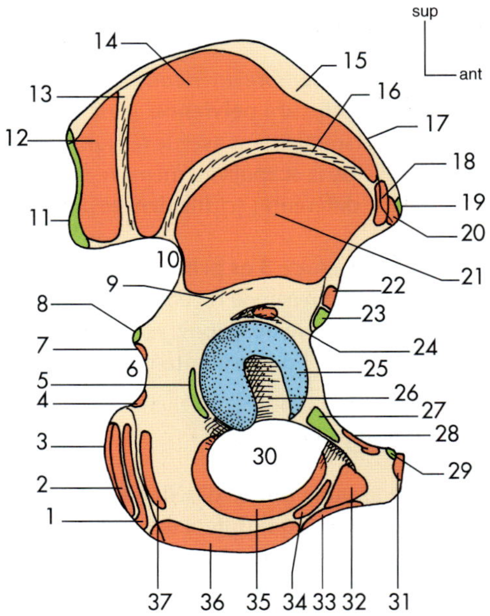

▶ 2-7

Surface glutéale.

1. Ligne glutéale inférieure
2. Grand glutéal
3. Ligne glutéale postérieure
4. Moyen glutéal
5. Tubercule glutéal
6. Ligne glutéale antérieure
7. TFL
8. Petit glutéal

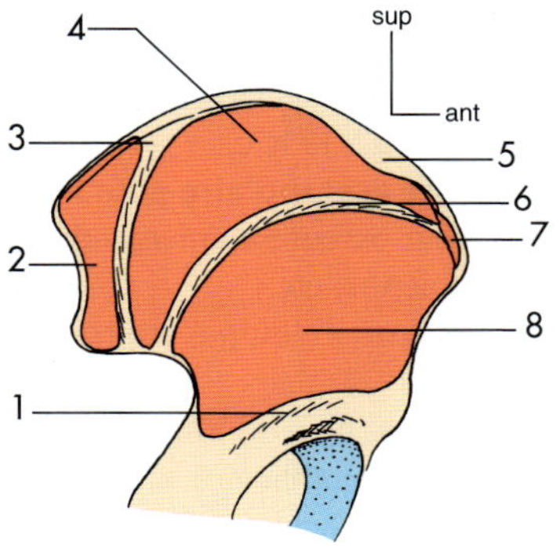

▶ 2-8

Acétabulum.

1. Sillon infra-acétabulaire
2. Fosse acétabulaire
3. Incisure ilio-ischiatique
4. Surface semi-lunaire
5. Sillon supra-acétabulaire (droit fémoral réfléchi)
6. EIAI
7. Incisure iliopubienne
8. Corne antérieure de la surface semi-lunaire
9. Incisure ischiopubienne

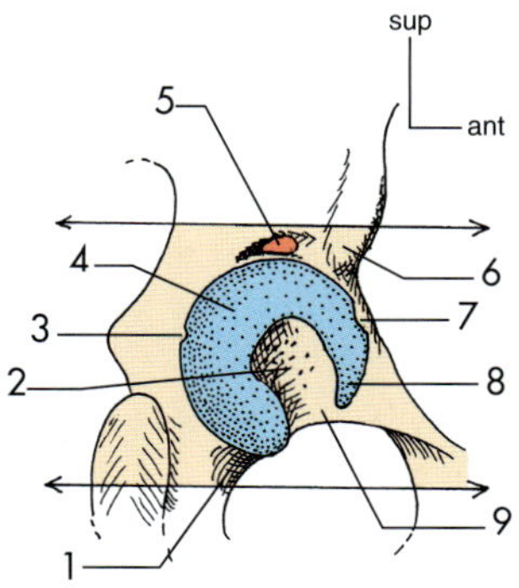

Description des faces

Face externe (ou exopelvienne)

La torsion en forme d'hélice, ou de bassine, montre que cette face n'est pas contenue dans un plan mais, grossièrement, dans deux. Ainsi, une vue directe de la partie supérieure ne permet pas de voir la partie inférieure et vice versa (*cf.* fig. 2-2). Il faut donc noter qu'une représentation livresque en vue externe compose avec la réalité et triche en aplatissant l'os de façon à tout montrer d'un seul coup d'œil, dans un seul et même plan (fig. 2-6).

La face externe présente **3 parties** distinctes : une supérieure, large, une moyenne, rétrécie et présentant la surface articulaire avec le fémur, une inférieure, organisée autour du foramen obturé.

Partie supérieure

On l'appelle **surface glutéale**[4]. C'est une partie grossièrement quadrangulaire et large (fig. 2-7), limitée en haut par la crête iliaque, en avant et en arrière par les incisures interépineuses antérieure et postérieure, et en bas par la portion moyenne de cette face.

Elle est lisse, plus étendue d'avant en arrière et plus haute à sa partie moyenne. Convexe sagittalement dans ses 2/3 antérieurs et concave dans le tiers postérieur, elle est traversée par 2 ou 3 lignes courbes (correspondant à l'insertion de l'aponévrose des muscles glutéaux) :

- *la ligne glutéale postérieure*, courte, presque verticale, s'étend de l'épine iliaque postéro-inférieure (EIPI) à la partie postérieure de la crête iliaque ;
- *la ligne glutéale antérieure*, longue et fortement concave en bas et en avant, s'étend du bord supérieur de la grande incisure sciatique à l'épine iliaque antérosupérieure (EIAS) ;
- *la ligne glutéale inférieure*, inconstante et peu visible, est courte et presque horizontale, elle surplombe le sillon supra-acétabulaire.

Entre ces lignes s'insèrent les trois muscles glutéaux (anciennement « fessiers ») :

- entre la ligne glutéale postérieure et le bord postérieur, un champ assez réduit donne insertion au muscle **grand glutéal**[5] ;
- entre les lignes glutéales antérieure et postérieure s'étend un champ en forme de croissant à concavité antéro-inférieure, donnant insertion au muscle **moyen glutéal** ;
- entre les lignes antérieure et inférieure on trouve un large champ quadrangulaire s'étendant du bord postérieur à l'antérieur. Il donne insertion au muscle **petit glutéal**.

Partie moyenne

Elle est rétrécie et occupée en quasi-totalité par une cavité (fig. 2-8) : l'**acétabulum**[6], comprenant la surface articulaire avec le fémur. L'acétabulum, plus près du bord antérieur, est une dépression hémisphérique composée de 2 parties :

- *une centrale*, ou **fosse acétabulaire**, non articulaire et donc dépourvue de cartilage. Criblée de trous vasculaires elle répond à un coussinet graisseux (au contact de la petite artère de la tête fémorale) ;
- *une périphérique*, articulaire, ou **surface semi-lunaire**, répond à la tête fémorale. De type sphéroïde, congruente, elle est en forme de croissant à concavité inférieure et limitée par 2 cornes : une antérieure, effilée, et une postérieure, plus large et faisant saillie. Elle regarde en dehors, en bas et en avant. Elle est encroûtée de cartilage hyalin. Son bord périphérique, ou **limbus**[7], est renflé et présente trois **incisures**. Il donne insertion au **labrum**[8] et à la capsule.

En haut, l'acétabulum est surmonté du **sillon supra-acétabulaire**, dont la lèvre supérieure reçoit une expansion capsulaire. Il donne insertion au tendon réfléchi du muscle **droit fémoral**[9] ainsi très intime avec la capsule.

En bas, sous la saillie de la corne postérieure, on trouve le **sillon infra-acétabulaire** qui donne passage au tendon du muscle obturateur externe.

[4] Ancienne fosse iliaque externe.

[5] Si cette zone est réduite, pour un muscle aussi grand que le grand glutéal, c'est que l'insertion s'étend largement ailleurs. En effet, ce muscle s'insère aussi sur la crête iliaque, le sacrum et l'ensemble ligamentaire sacro-iliaque.

[6] Ancien cotyle. *Acetabulum* désigne, en latin, un petit récipient hémisphérique destiné à la mesure du vinaigre (ce qui a donné les mots d'acétate et acide acétique).

[7] Ancien sourcil cotyloïdien. Il présente 3 incisures à la fusion des os primitifs : 2 petites en haut (incisure ilio-ischiatique et iliopubienne) et 1 importante en bas : la large incisure ischiopubienne.

[8] Ancien bourrelet articulaire.

[9] Ce muscle a une origine trifurquée avec un tendon direct (vertical), un réfléchi (qui s'incurve sur l'articulation) et un récurrent (qui rebrousse chemin pour renforcer une partie du ligament iliofémoral et se terminer sur le fémur).

2-9

Pubis (face externe).
1. Branche supérieure
2. Corps
3. Branche inférieure

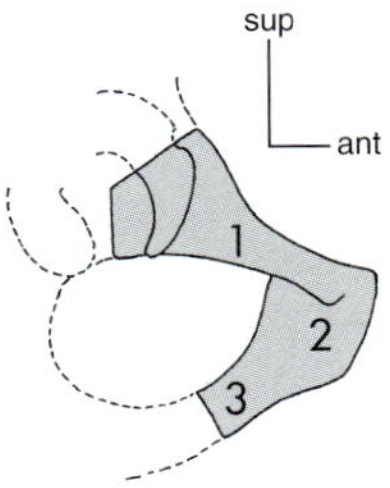

2-10

Ischion (face externe).
1. Corps
2. Tubérosité
3. Branche

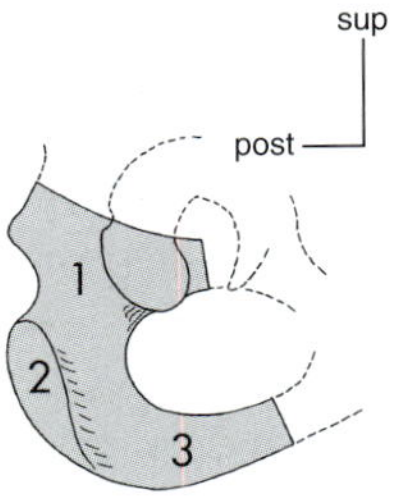

2-11

a) Pourtour obturateur (face externe).
1. Obturateur externe
2. Grand adducteur (faisceaux 1 et 2)
3. Grand adducteur (faisceau 3)
4. Carré fémoral
5. Tubérosité ischiatique
6. Épine sciatique
7. MOE
8. Ligament pubofémoral
9. Pectiné
10. Épine du pubis et insertion du ligament inguinal
11. Abdominaux (droit, pyramidal et oblique externe)
12. Long adducteur
13. Court adducteur
14. Gracile

b) Direction des muscles (mêmes légendes).

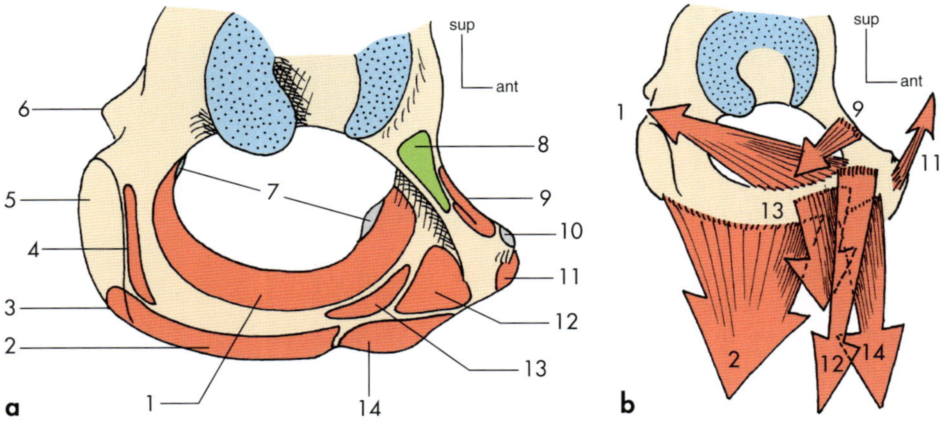

2-12

Forme en anneau de clé (la flèche indique le passage du PVN obturateur).

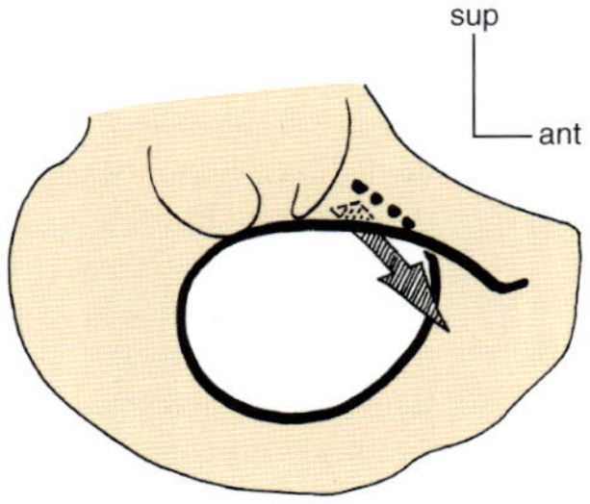

2-13

Face interne de l'os coxal.
1. Transverse profond du périnée
2. Corps caverneux
3. Symphyse pubienne
4. Foramen obturé
5. Élévateur de l'anus
6. Sillon obturateur
7. Petit psoas
8. Ligne arquée
9. Iliaque
10. EIAS
11. Tubérosité iliaque
12. EIPS
13. EIPI
14. Surface auriculaire
15. Grande incisure sciatique
16. Épine sciatique
17. M. coccygien
18. Petite incisure sciatique
19. Obturateur interne
20. Processus falciforme du LST
21. Fascia profond du périnée
22. Transverse superficiel du périnée

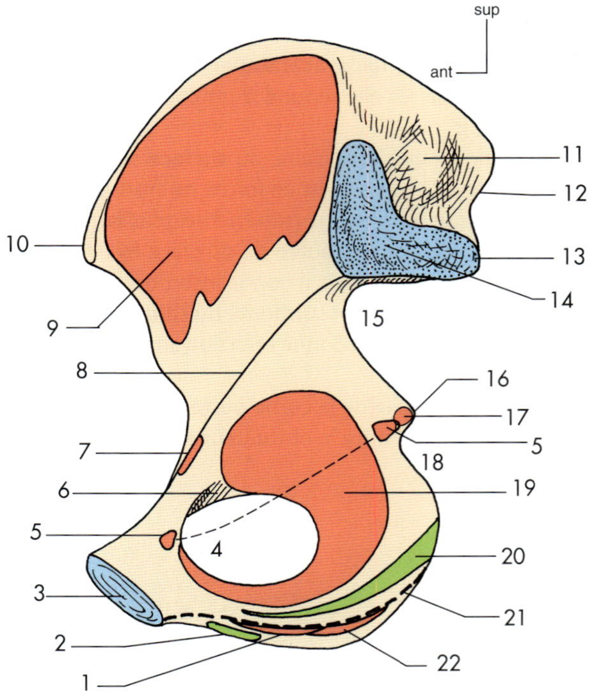

Partie inférieure

Elle correspond au pourtour externe du **foramen obturé**. Elle associe le pubis[10] (fig. 2-9) et l'ischion[11] (fig. 2-10). En partant de la portion acétabulaire, elle présente à décrire 4 parties, en allant du haut vers l'avant, le bas puis l'arrière (fig. 2-11) et le foramen :

- *en haut : la branche supérieure du pubis*. Cette portion est oblique en dedans, en avant et en bas[12]. La surface externe décrite est située dans un plan oblique en bas et en avant. À son bord supérieur on trouve la crête pectinéale donnant insertion au muscle **pectiné**. Juste en dessous de lui et s'étendant jusqu'à l'acétabulum se situe l'insertion du **ligament pubofémoral**[13] ;
- *en avant : le corps du pubis*. Cette surface, large et quadrangulaire, est surmontée par l'épine du pubis, sur laquelle s'insère le **ligament inguinal**. En dedans d'elle s'insèrent différents faisceaux musculaires des **abdominaux**[14], ainsi que la partie haute de l'insertion du **long adducteur**[15] ;
- *en bas : la branche ischiopubienne*[16]. Elle s'étend du corps du pubis à la tubérosité ischiatique. Son bord inférieur est épais et très rugueux, témoin de la forte insertion des muscles adducteurs. On y trouve les insertions musculaires suivantes, d'avant en arrière (fig. 2-11a) :
  - à la partie antérieure :
    - tout en avant, l'insertion du **long adducteur**,
    - en arrière du précédent, l'insertion du **court adducteur**,
    - près du bord inféromédial, l'insertion du **gracile**[17] ;
  - à la partie moyenne :
    - près du bord supérieur : insertion de l'**obturateur externe**,
    - près du bord inférieur : la longue insertion du **grand adducteur** (GA)[18] ;
- *en arrière : la tubérosité ischiatique (cf. bord postérieur) et le corps de l'ischion*. Ce dernier contribue à former l'acétabulum et le borde par l'insertion du **ligament ischiofémoral**. Le long du bord latéral de la tubérosité ischiatique, on trouve l'insertion verticale du muscle **carré fémoral** ;
- *le foramen obturé*. C'est une portion où l'os est déhiscent mais ce n'est pas un orifice[19] : il est obturé par 2 membranes (*cf.* fig. 2-16). L'une, la membrane obturatrice interne (MOI), déborde à la partie interne du foramen et obture la quasi-totalité du foramen ; l'autre, la membrane obturatrice externe (MOE), est représentée seulement par quelques fibres transversales[20]. Le foramen est grossièrement ovalaire à grand axe transversal[21] et limité par la réunion de l'ischion, en arrière, et du pubis, en avant. À la partie antérosupérieure du foramen, la branche supérieure du pubis est déprimée par le **sillon obturateur** (fig. 2-12), oblique en avant, en bas et en dedans. La MOI transforme ce sillon en tunnel ostéofibreux (TOF), donnant passage au **paquet vasculonerveux obturateur**.

Face interne (ou endopelvienne)

Elle présente deux parties, correspondant au grand bassin, au-dessus, et au petit, en dessous, la ligne de démarcation formant la partie moyenne (fig. 2-13).

[10] Le pubis est formé de 2 branches réunies en dedans et en avant, soit : une branche supérieure et une inférieure, séparées par le corps.

[11] L'ischion est formé de 3 parties : en haut le corps, en arrière la tubérosité ischiatique, en bas et en avant la branche de l'ischion.

[12] Malgré cela, l'ancienne nomenclature l'appelait branche horizontale du pubis.

[13] Chacun des 3 os constitutifs de l'os coxal donne un ligament, circonscrivant ainsi l'articulation (*cf.* fig. 3-7a).

[14] On y trouve le droit de l'abdomen et le pyramidal, ainsi que les piliers des obliques externes (*cf.* Myologie).

[15] La partie à cheval sur le corps et la branche inférieure du pubis s'appelait « la colline des adducteurs » (insertion des gracile, long et court add.).

[16] Il est plus facile de regrouper, dans cette portion, la branche inférieure du pubis et la branche de l'ischion, qui fusionnent.

[17] Le bord marque une convexité à ce niveau, ce qui élargit la colline des adducteurs.

[18] Cette insertion correspond aux 2 premiers des 3 faisceaux du grand adducteur (*cf.* Myologie).

[19] La différence entre une membrane d'obturation et une lame osseuse très fine est uniquement une question de densité. On pourrait fort bien trouver un os fin et translucide, comme dans le cas de la scapula. Cela signifie qu'à ce niveau les contraintes s'annulent.

[20] La MOE offre insertion au muscle obturateur externe. Alors que la MOI est située dans le plan du foramen, la MOE est légèrement détachée obliquement en haut et en dehors.

[21] Le foramen est plus triangulaire chez l'homme. On dit qu'il a la forme d'un anneau de clé en raison du fait que son pourtour supérieur est interrompu par le sillon obturateur. Lorsque l'on suit le bord antérieur de la branche supérieure du pubis en allant vers l'arrière, on continue en bas par la branche ischiopubienne et l'on remonte ensuite par le bord postérieur de la branche supérieure du pubis : le sillon obturateur se situe entre les bords postérieur et antérieur.

▶ **2-14**

Fosse iliaque.

1. Insertion
2. Tubérosité
3. Surface articulaire

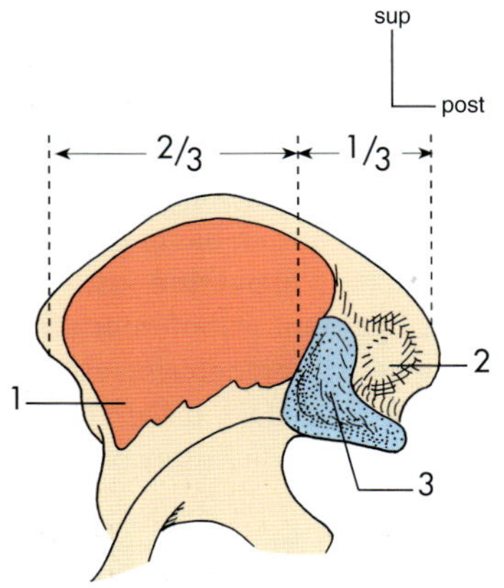

▶ **2-15**

a) Partie postérieure de la face interne de la partie iliaque.
b) Coupe passant par l'articulation sacro-iliaque.

1. Surface auriculaire
2. Ligament interosseux
3. Ligaments sacro-iliaques postérieurs
4. Ligaments iliolombaires
5. Ligaments ilio-articulaires
6. LST
7. Grande incisure sciatique
8. EIPS
9. Grand glutéal
10. Crête sacrale latérale
11. Crête sacrale intermédiaire
12. Crête sacrale médiane
13. L5 (projection par rapport au sacrum)
14. Sacrum

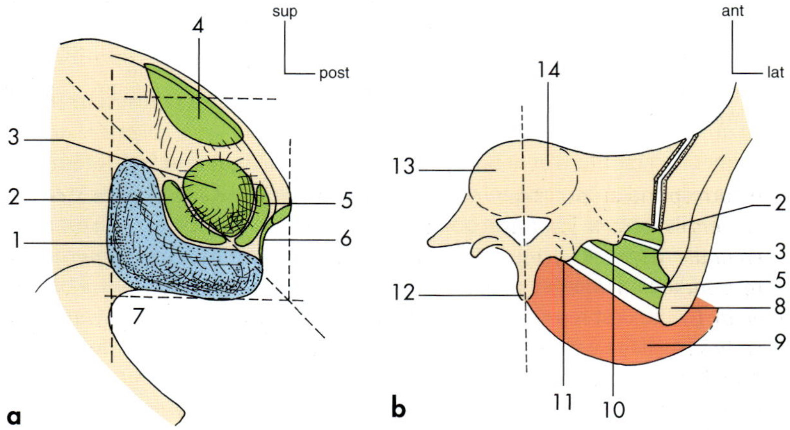

▶ **2-16**

Coupe du foramen obturé.

1. Obturateur interne
2. MOI
3. Obturateur externe
4. MOE
5. Sillon obturateur
6. Nerf obturateur
7. Prolongement falciforme du LST
8. Fascia profond du périnée
9. Transverses du périnée (profond et superficiel)
10. Corps caverneux

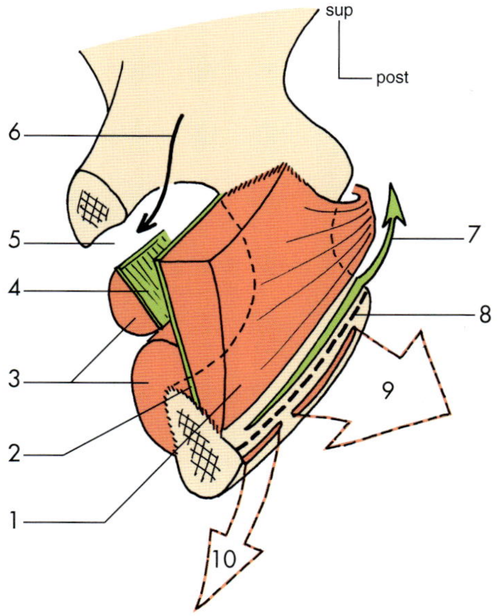

Partie moyenne

Elle est représentée par la ligne arquée[22], étendue de la surface auriculaire de l'os coxal au pubis. Cette ligne est oblique en avant, en bas et en dedans, décrivant une courbe à concavité médiale. Sa partie antérieure, plus marquée, reçoit l'insertion d'un muscle inconstant : le **petit psoas**[23].

Partie supérieure

Elle est divisée en 2 parties :

- *les 2/3 antérieurs* forment la **fosse iliaque** (fig. 2-14). Celle-ci est concave en tous sens, lisse et donne insertion au muscle **iliaque**[24] ;
- *le tiers postérieur* (fig. 2-15). Il déborde inférieurement le niveau de la ligne arquée et est nettement subdivisé en 2 zones :
  - une zone antéro-inférieure, occupée par une surface articulaire dite **auriculaire** en raison de sa forme. Elle répond à la face latérale du sacrum et est d'un type particulier : mi-symphyse mi-synoviale. Sa forme est celle d'un « L renversé » à concavité postérosupérieure. Le segment supérieur est plus court, oblique en arrière et en haut, l'inférieur en arrière et en bas. Le relief est saillant, tourmenté, recouvert de cartilage hyalin et plus ou moins envahi de tissu fibreux à sa partie postérieure[25],
  - une zone postérosupérieure, occupée par une surface saillante et rugueuse : la **tubérosité iliaque**. Cette saillie donne insertion à plusieurs ligaments : dans la concavité du L : le **ligament interosseux** ; sur la tubérosité : l'ensemble des **ligaments sacro-iliaques postérieurs**[26] ; plus en arrière : le plan du **ligament ilio-articulaire**[27]. À la partie toute supérieure débordent les ligaments iliolombaires.

Partie inférieure

Elle correspond au pourtour interne du foramen obturé et présente à décrire 4 parties, en allant du haut vers l'arrière, le bas puis l'avant (*cf.* fig. 2-13) :

- *en haut* : la jonction du pubis et de l'ischion est représentée par une large surface quadrilatère correspondant à l'arrière de l'acétabulum[28]. Elle donne insertion au muscle **obturateur interne** ;
- *en arrière* : la suite du corps de l'ischion prolonge l'insertion de l'**obturateur interne** ;
- *en bas* : la face interne de la branche ischiopubienne donne insertion à 3 structures (fig. 2-16) :
  - en haut : la **MOI**[29],
  - au milieu : la continuation de l'insertion de l'**obturateur interne**,
  - en bas : l'insertion du **prolongement falciforme** du ligament sacro-tubéral et, en dessous, l'insertion des muscles du **périnée** (tranverses profond et superficiel[30]). À la partie antérieure s'insère le corps caverneux[31] ;
- *en avant* : l'insertion du muscle **élévateur de l'anus**[32].

[22] Ancienne ligne innominée, elle détermine, avec le sacrum, le détroit supérieur du bassin, dont le diamètre importe en obstétrique.

[23] Constant chez le singe et plus rare chez l'homme, ce muscle provient de la jonction thoracolombale du rachis, d'où une action rétroversante pour le bassin ou délordosante pour le rachis.

[24] Cette insertion est limitée, en haut, par la crête iliaque, en bas sa limite est plus floue et s'arrête avant la ligne arquée.

[25] Cela explique sa classification atypique et sa physiologie (elle se rapproche plus de la synoviale, mobile, chez l'enfant, et de la symphyse chez la personne âgée). Anciennement : « rail plein de Farabeuf ».

[26] Anciens ligaments ilioconjugués sacrés, incluant l'ancien ligament axile (sur le sommet de la tubérosité).

[27] Décrit par Rouvière.

[28] Un trou fait depuis le fond de la fosse acétabulaire ne percerait qu'une très mince paroi osseuse.

[29] Cette insertion n'est pas strictement à la jonction avec la face externe de cette branche, on décrit, juste au-dessus d'elle, un léger débordement du muscle obturateur externe.

[30] Le superficiel est légèrement plus postérieur.

[31] Ce corps érectile est destiné au pénis ou au clitoris.

[32] Il s'agit du débordement de ce muscle, qui s'insère sur l'aponévrose de l'obturateur interne et le déborde aussi en arrière.

2-17

Bord antérieur de l'os coxal.

1. EIAS
2. Incisure interépineuse antérieure
3. EIAI
4. Sillon du psoas
5. Éminence iliopubienne
6. Crête pectinéale
7. Épine du pubis
8. TFL
9. Sartorius
10. Ligament inguinal
11. Droit fémoral direct
12. Ligament iliofémoral
13. Bandelette iliopectinée
14. Pectiné
15. Abdominaux

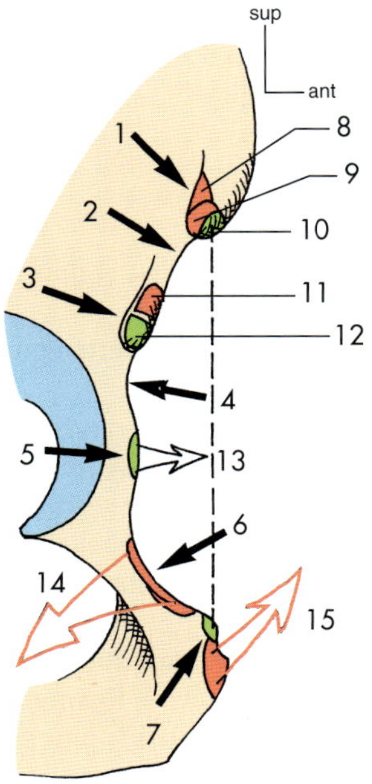

2-18

Bord postérieur de l'os coxal.

1. EIPS
2. Incisure interépineuse postérieure
3. EIPI
4. Grande incisure sciatique
5. LST
6. LES
7. LST
8. Tubérosité ischiatique
9. Épine sciatique
10. Jumeau sup.
11. Petite incisure sciatique
12. Jumeau inf.

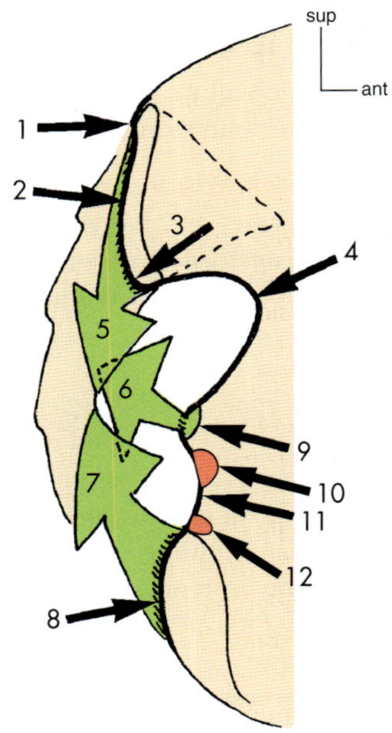

2-19

Bord postérieur de l'os coxal.

a) Proposition initiale

b) Mise en place des 2 orifices laissant passage aux piriforme (1) et obturateur interne (2)

c) Constitution de 2 TOF, avec le sacrum (3), le LSE (4) et le LST (5)

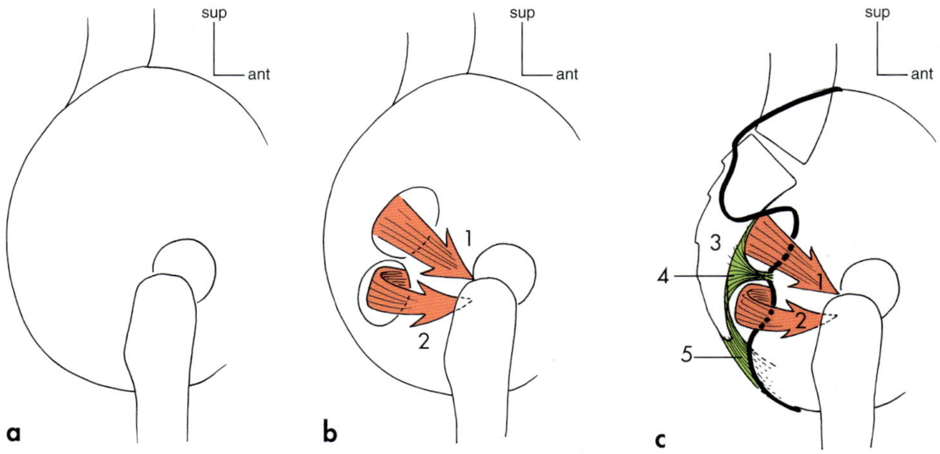

2-20

Tubérosité ischiatique.

1. Semi-tendineux
2. LST
3. Long biceps fémoral
4. Semi-membraneux
5. Carré fémoral
6. Grand adducteur (3e faisceau)

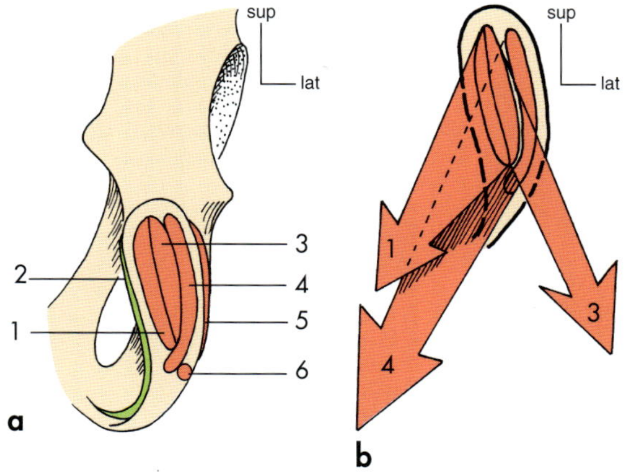

Description des bords

L'os coxal s'inscrit schématiquement dans un quadrilatère, ce qui permet de lui décrire 4 bords.

Bord antérieur

- *Situation :* il est étendu de l'EIAS à l'épine du pubis (fig. 2-17).
- *Forme :* il est oblique en bas et en dedans, étant concave en haut et en dedans. Il est composé d'une succession de saillies (S) et de creux (C), énumérés de haut en bas.
- *Description :*
  - **S** : l'épine iliaque antérosupérieure (EIAS). Elle donne 3 insertions, qui lui donnent son relief très saillant sous la peau, de dehors en dedans :
    - le **tenseur du fascia lata** (TFL), qui se dirige en bas et en dehors,
    - le **sartorius**, qui se dirige en bas et dedans,
    - le **ligament inguinal**, qui se dirige fortement en dedans et légèrement en bas.
  - **C** : l'incisure interépineuse antérieure. Peu marquée, elle correspond au passage des fibres les plus antérieures du muscle iliaque.
  - **S** : l'épine iliaque antéro-inférieure (EIAI). Saillante en raison de ses insertions, elle est recouverte par le glissement des fibres de l'iliaque. On y trouve 2 insertions : en haut, celle du tendon direct du muscle **droit fémoral** et, en bas, celle du **ligament iliofémoral**[33].
  - **C** : le sillon du psoas. Il correspond à la réflexion des fibres du psoas du muscle iliopsoas.
  - **S** : l'éminence iliopubienne. De relief modéré, elle donne insertion à l'**arcade iliopectinée**[34].
  - **C** : la crête pectinéale. Elle correspond au bord supérieur de la branche supérieure du pubis.
  - **S** : l'épine du pubis.

Bord postérieur

- *Situation :* il est étendu de l'EIPS à la tubérosité ischiatique (fig. 2-18).
- *Forme :* elle est facile à déduire de par l'organisation locale (fig. 2-19). Ce bord est encore plus irrégulier que l'antérieur, avec une succession de saillies (S) et de creux (C), énumérés de haut en bas.
- *Description :*
  - **S** : l'épine iliaque postérosupérieure (EIPS). Saillante[35], elle donne insertion au **ligament sacro-tubéral** (LST).
  - **C** : l'incisure interépineuse postérieure. Peu marquée, elle poursuit l'insertion du **LST**.
  - **S** : l'épine iliaque postéro-inférieure (EIPI). Peu saillante[36], elle donne également insertion au LST ainsi qu'au **ligament sacro-épineux** (LSE).
  - **C** : la grande incisure sciatique. Fortement concave en arrière, elle livre passage au muscle **piriforme**.
  - **S** : l'épine sciatique. C'est une saillie séparant les 2 incisures et donnant insertion au LSE. À sa face interne on trouve l'insertion du muscle **élévateur de l'anus**[37] et au coccygien.
  - **C** : la petite incisure sciatique. Concavité moins marquée que la précédente, elle donne passage au muscle obturateur interne. Sur ses bords supérieur et inférieur se situent les insertions des muscles **jumeaux supérieur et inférieur**[38].
  - **S** : la tubérosité ischiatique (fig. 2-20). Très saillante et facilement palpable malgré la masse du grand glutéal, cette tubérosité présente une face postérieure donnant insertion, de dedans en dehors, aux muscles **semi-tendineux**, **long biceps** fémoral, et **semi-membraneux**[39]. Le long du bord médial s'insère le **ligament sacro-tubéral**. En bas et en dehors déborde l'insertion du **grand adducteur** (3e faisceau).

[33] Cette proximité fait comprendre l'intimité réunissant ces 2 éléments avec, notamment, le faisceau récurrent de ce muscle sur ce ligament.

[34] Cette arcade est tendue entre l'os et le ligament inguinal, séparant ainsi la lacune vasculaire, en dedans, du compartiment musculaire, en dehors.

[35] Elle est située dans la fossette sacrale, morphologiquement repérable en haut des fesses et près du rachis.

[36] Elle est située à 2 travers de doigts en dessous de l'EIPS.

[37] Cette insertion correspond à la partie postérieure de la ligne d'insertion de ce muscle (*cf.* Myologie).

[38] Ces 2 petits muscles rejoignent l'obturateur interne lors de son passage à ce niveau.

[39] Ce dernier se présente sous forme d'une insertion en forme de « J », c'est-à-dire passant en dessous des 2 précédents.

▶ 2-21

Crête iliaque.

1. EIPS
2. Partie caudale des érecteurs du rachis
3. Ligaments iliolombaires
4. Carré des lombes
5. Oblique interne
6. Transverse de l'abdomen
7. EIAS
8. Oblique externe
9. Fascia glutéal
10. Fascia lata (tubercule glutéal)
11. Grand dorsal et débordement du grand glutéal

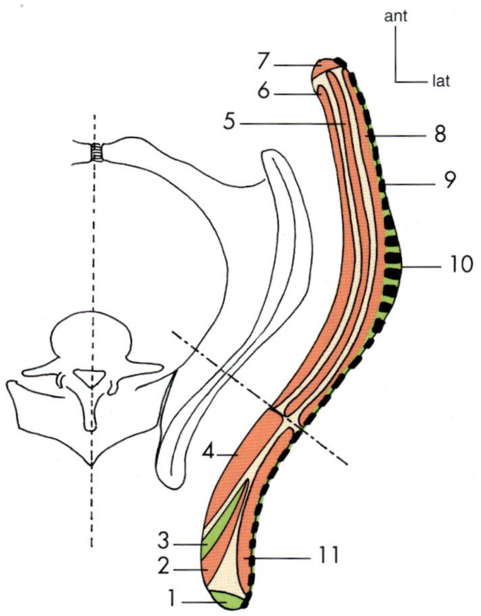

▶ 2-22

Face interne de la branche ischiopubienne.

1. Transverse profond du périnée
2. Corps caverneux
3. Fascia superficiel du périnée
4. Fascia profond du périnée
5. Obturateur interne
6. Processus falciforme du LST
7. Transverse superficiel du périnée

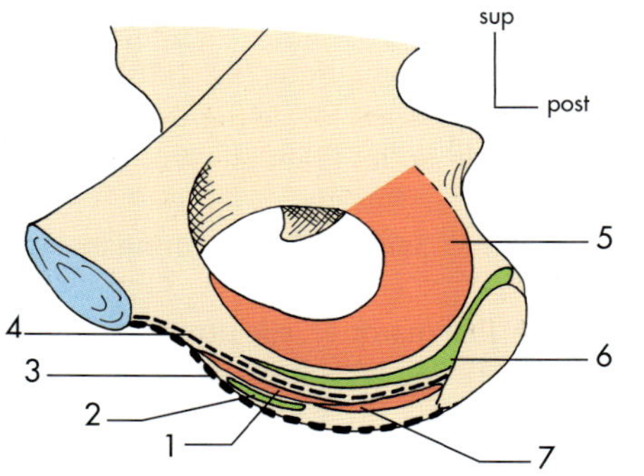

▶ 2-23

Inclinaison de la symphyse pubienne chez l'homme (a) et chez la femme (b).
La flèche symbolise la réflexion de la poussée abdominale vers le sacrum, soulageant le périnée féminin.

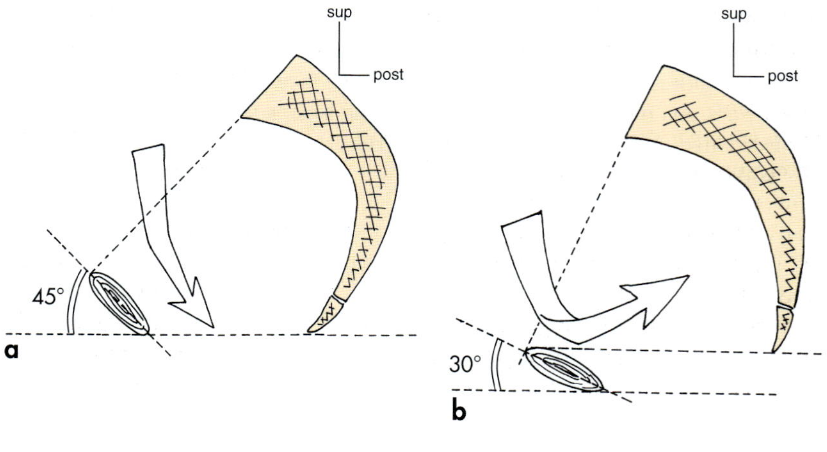

Bord supérieur (ou crête iliaque)

- *Situation :* il est étendu de l'EIAS à l'EIPS (fig. 2-21).
- *Forme :* c'est un bord rugueux et épais présentant 2 versants séparés par un sommet. Convexe en haut, ce bord décrit un S italique d'avant en arrière : les 2/3 antérieurs sont convexes en dehors, le tiers postérieur est concave en dehors.
- *Description :* on le divise en 2 parties :
  - les 2/3 antérieurs répondent à la convexité abdominale et donnent insertion aux 3 couches musculaires de la sangle la limitant :
    - sur le versant interne, c'est-à-dire en profondeur : insertion du muscle **transverse de l'abdomen**,
    - sur le sommet de la crête, c'est-à-dire en couche moyenne : insertion du muscle **oblique interne**,
    - sur le versant externe, c'est-à-dire en superficie : insertion du muscle **oblique externe**. À la partie moyenne de ce versant, on trouve le tubercule glutéal, marqué, donnant insertion au **fascia lata**;
  - le tiers postérieur répond au resserrement vertébro-sacral et donne insertion à des éléments postérieurs :
    - sur le versant interne, c'est-à-dire en profondeur : insertion du muscle **carré des lombes**, puis des **ligaments iliolombaires**[40] et de la partie caudale des **érecteurs du rachis**[41] à la partie toute postérieure,
    - sur le versant externe, formant le plan superficiel, on trouve l'insertion du muscle **grand dorsal** (aponévrose) et le débordement du **grand glutéal superficiel**[42].
- *Rmq :* à noter que tout le bord latéral de la crête iliaque donne insertion au fascia glutéal (le fascia lata, plus épais, représente sa portion moyenne).

Bord inférieur

- *Situation :* il s'étend de l'épine du pubis à la tubérosité ischiatique (fig. 2-22). Il délimite le détroit inférieur du bassin.
- *Forme :* il est épais et divisé en 2 parties, l'une est articulaire, en avant, et l'autre présente des insertions.
- *Description :*
  - le tiers antérieur est occupé par la **symphyse pubienne**. Celle-ci est articulaire avec le fibrocartilage qui l'unit au pubis controlatéral. De type symphyse, elle regarde directement en dedans. Cette surface est ovalaire à grand axe oblique en haut et en avant[43] (fig. 2-23) et est encroûtée de cartilage hyalin;
  - les 2/3 postérieurs forment le bord inférieur de la branche ischiopubienne et donnent insertion aux **fascias superficiel et profond du périnée**.

Incidences pratiques

Sur le plan morpho-palpatoire

La zone est celle du bassin, région sacrale exclue. Mis à part ses aspérités, telle la crête iliaque ou la branche ischiopubienne, l'os est enfoui. Le relief exopelvien répond à la couverture **glutéale** et à la zone **inguino-sexuelle**. Le relief endopelvien répond à la zone du **grand** et du **petit bassin.** La morphologie coxale est donc davantage celle de la musculature superficielle, avec, en premier lieu, les glutéaux et le tenseur du fascia lata à la périphérie, les adducteurs en dedans.

L'os coxal peut être palpé au niveau de ses **saillies superficielles** et de zones plus profondes si leur importance permet de les atteindre en déprimant les couches de recouvrement.

Les premières sont, d'arrière en avant, les deux épines iliaques postérieures, la crête iliaque, l'épine antérosupérieure, le corps du pubis et la zone symphysaire, la branche ischiopubienne. Les secondes sont surtout représentées par l'ischion.

Le plan ligamentaire est hors d'atteinte en raison de sa profondeur.

Sur le plan **musculaire**, tous les muscles superficiels sont palpables et, avec plus de difficulté, certains muscles profonds. Parmi les premiers : le grand et le moyen glutéaux, le tenseur du fascia lata, le droit fémoral, le sartorius, le long adducteur, le gracile, une petite partie du grand adducteur et les ischio-jambiers. Parmi les seconds, le psoas au niveau de sa réflexion et certains pelvitrochantériens dans les cas favorables : surtout le piriforme et l'ensemble obturateur interne et jumeaux.

[40] Ces ligaments sont composés de 2 faisceaux dirigés vers L5 (puissant) et accessoirement vers L4.

[41] Cette partie est composée de la partie non différenciée des muscles spinaux sacrolombaires, appelée aussi « masse commune » ou « masse sacrolombaire ».

[42] Leurs fibres aponévrotiques sont intriquées les unes dans les autres.

[43] Cet axe est à 45° de l'horizontale chez un homme et à 30° chez une femme, ce qui influence la direction des contraintes abdominales par rapport au périnée (*cf.* Incidences pratiques).

▶ 2-24
Construction de la face externe d'un os coxal.

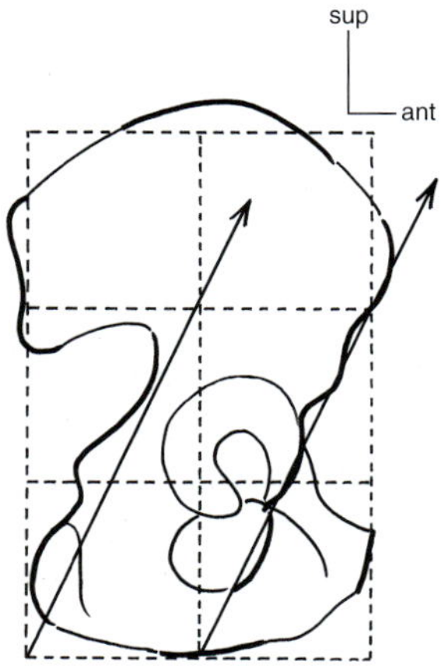

▶ 2-25
Construction de la face interne d'un os coxal.

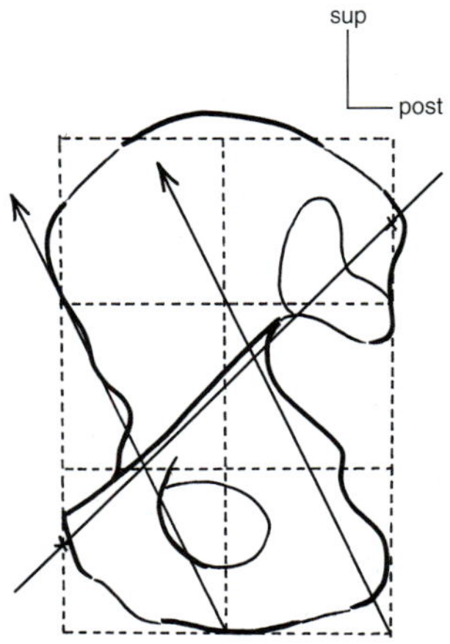

▶ 2-26
Construction d'une vue supérieure de l'os coxal (*cf.* texte).

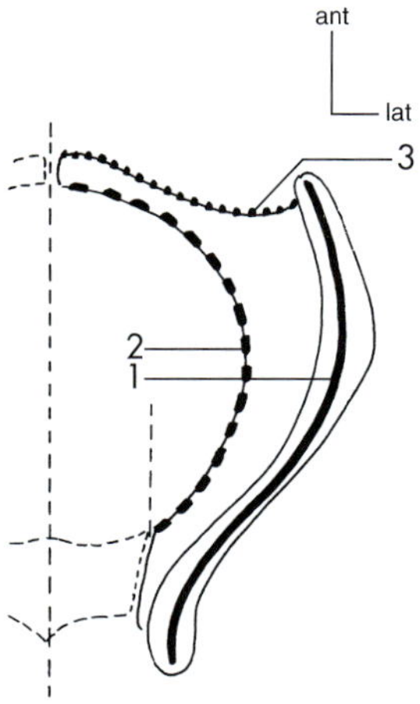

▶ 2-27
Coupe transversale passant par la petite incisure sciatique et le foramen obturé.
La flèche représente le trajet de l'obturateur interne (*cf.* texte).

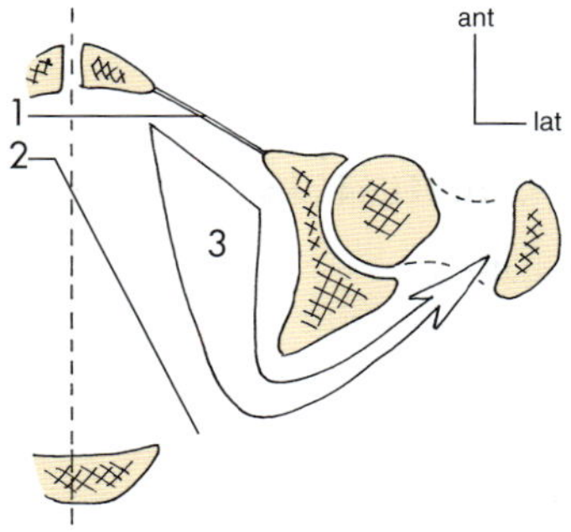

QROC sur l'os coxal

Corrigés p. 506

1. Décrivez l'acétabulum.
2. Décrivez succinctement le foramen obturé.
3. Décrivez le bord antérieur de l'os coxal.
4. Décrivez la crête iliaque.
5. Donnez les caractéristiques essentielles de la face interne de l'os coxal.
6. Donnez les caractéristiques essentielles des surfaces articulaires de l'os coxal.
7. Situez les insertions coxales des muscles ayant une fonction adductrice de la hanche.
8. Donnez les caractéristiques essentielles du bord inférieur de l'os coxal.
9. Délimitez les détroits du bassin au niveau coxal.
10. Décrivez la surface glutéale.

Sur le plan mécanique et pathologique

La ceinture pelvienne, dont fait partie l'os coxal, est une pièce maîtresse de l'équilibre humain : elle est le point de croisement des **transmissions** axiales de la charge corporelle sus-jacente et des réactions asymétriques en provenance du sol, via les 2 têtes fémorales. Par ailleurs, le **centre de gravité** du corps humain est situé dans le bassin, ce qui confère un rôle « dictatorial » à cette région par rapport à l'ensemble squelettique.

Mécaniquement, l'os coxal est aussi au centre d'un **complexe lombo-pelvi-fémoral** dont il représente la pièce centrale. De ce fait, il est servi par une musculature complexe (*cf.* Organisation anatomique). Les muscles sont grossièrement répartis en deux plans : les muscles superficiels, puissants (éventail glutéal et TFL) recouvrent les muscles profonds, qui assurent le réglage cybernétique[44] (pelvitrochantériens). Le psoas tient une place à part : quoiqu'il figure parmi les muscles de cette région, il n'y est que de passage, et ne s'insère pas sur l'os coxal.

La ceinture pelvienne est particulièrement massive et stable, par rapport à la ceinture scapulaire. Sa rigidité est relativisée par la présence de 3 articulations (sacro-iliaques et symphyse pubienne) qui sont autant de **zones d'absorption de mobilité** face aux contraintes asymétriques intéressant le massif pelvien. Ces contraintes déstabiliseraient (fractures de fatigue) un anneau pelvien homogène.

Enfin, la **coxo-fémorale**, sphéroïde dont la congruence privilégie la stabilité à la mobilité, est la plus grosse articulation du corps.

Compte tenu de sa taille et de sa profondeur, l'os coxal est robuste et bien protégé. Les pathologies coxales sont surtout de 2 ordres : celles en rapport avec la fonction portante de la hanche, donc avec son usure : l'**arthrose**, et celles en rapport avec la grosse traumatologie des **fractures** du bassin.

Schématisation de l'os coxal

Quatre vues sont à mentionner :

- *La vue externe* (fig. 2-24). L'os est schématisé comme s'il se situait dans un seul plan. De ce fait, on l'inscrit dans un rectangle dont les côtés sont dans un rapport de 2 (en largeur) sur 3 (en hauteur). Pour un os droit, cela permet d'y placer 2 diagonales un peu décalées : l'une allant de l'angle inférieur gauche, l'autre parallèle à la première, partant du milieu du bord inférieur. La première diagonale permet d'aligner le bord postérieur de l'os, à partir de la grande incisure sciatique, la seconde de situer la partie du bord antérieur qui surplombe l'acétabulum.

Il reste alors à dessiner les lignes courbes que représentent les bords supérieur et inférieur, puis de terminer le contour ;

- *La vue interne* (fig. 2-25) est dessinée selon le même mode. Seul l'habillage interne du croquis change, plaçant la ligne arquée selon une oblique un peu décalée par rapport à la diagonale ;
- *La vue supérieure* (fig. 2-26) permet, soit d'isoler la crête iliaque (1), soit de voir l'os en plongée, ce qui le situe par rapport à la symphyse pubienne et au sacrum. Une première ligne courbe marque la ligne arquée (2), une seconde en S italique la crête iliaque (1). Il suffit d'ajouter la branche supérieure du pubis (3) ;
- *La coupe transversale* (fig. 2-27) passant à la fois par le foramen obturé (1) et la petite incisure sciatique (2) est utile pour situer schématiquement les pelvitrochantériens, notamment l'obturateur interne (3), voire la projection de ceux qui n'entrent pas dans le plan de la coupe.

[44] La cybernétique est la science de l'autorégulation. Un appareil autoguidé est exempt d'interaction — qui est le propre d'un appareil téléguidé —, et exempt de dépendance — qui est le propre d'un appareil guidé.

FÉMUR

▶ **2-28**

Le fémur et son axe mécanique.

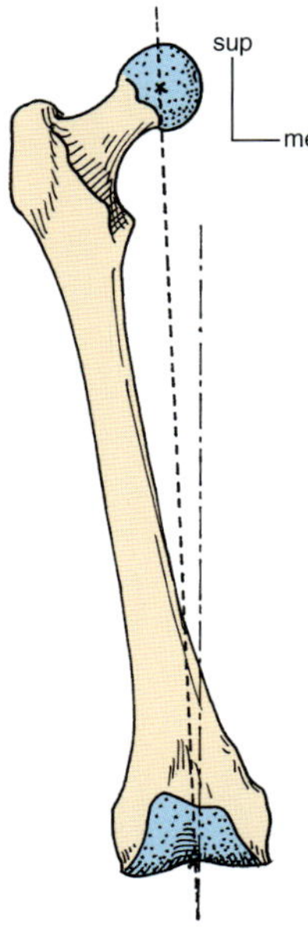

▶ **2-29**

Les insertions musculaires du fémur.

1. Gastrocnémien
2. Court biceps fémoral
3. Grand adducteur
4. Grand glutéal
5. Piriforme
6. Moyen glutéal
7. Petit glutéal
8. Vaste intermédiaire (VI)

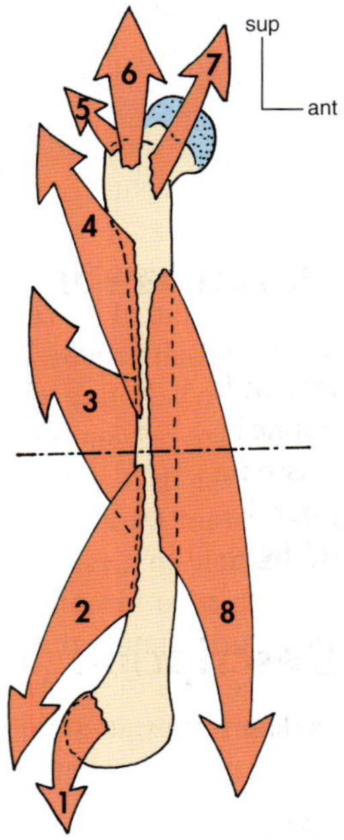

▶ **2-30**

Coupe transversale de la diaphyse fémorale au tiers moyen.

a) Face médiale
b) Face antérieure
c) Face latérale

1. Bord médial
2. Bord latéral
3. Bord postérieur (ligne âpre)

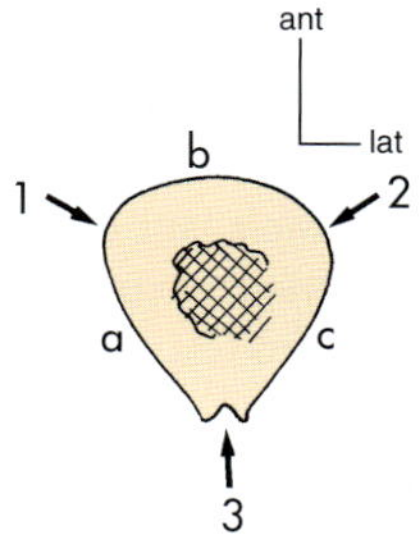

▶ **2-31**

Face antérieure du corps, avec le vaste intermédiaire (1) et le muscle articulaire du genou (2).

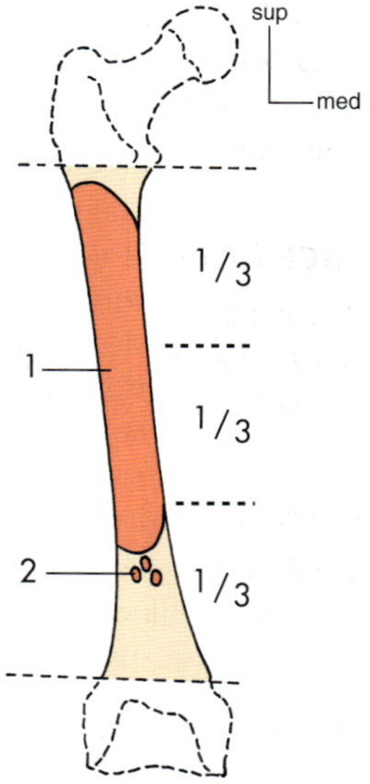

▶ **2-32**

Face latérale du corps, avec le vaste intermédiaire (1).

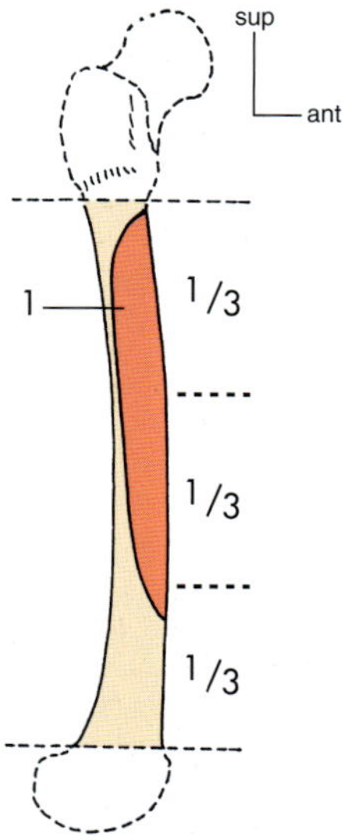

▶ **2-33**

Face médiale du corps avec le glissement du vaste médial (1).

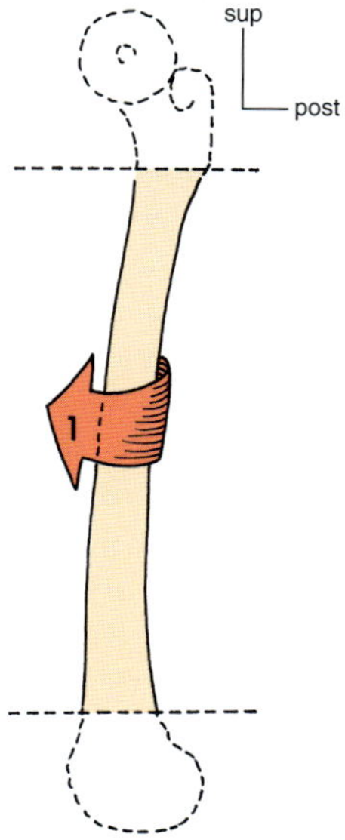

Présentation

Le fémur[45] est un os **long**, **pair** et **non symétrique** qui forme le squelette de la **cuisse**. Il est articulé avec l'os coxal, en haut, la patella et le tibia, en bas. C'est l'os le plus long du corps[46], son grand axe diaphysaire est oblique en bas et en dedans[47] (fig. 2-28). On lui décrit 1 corps et 2 extrémités. Son orientation fait placer en haut l'extrémité recourbée et en dedans la tête de celle-ci. La partie concave de l'os est placée en arrière.

Organisation anatomique

L'os est partagé inégalement entre 2 articulations (fig. 2-29). La partie supérieure concerne essentiellement la hanche, tout le reste est en rapport avec le genou, à l'exception du bord postérieur, qui donne insertion aux adducteurs de hanche. Le fémur est placé au centre des 3 loges musculaires de la cuisse : une antérolaterale pour la volumineuse musculature quadricipitale, une épaisse en dedans pour les adducteurs de hanche et une plus fine, en arrière, pour les muscles ischiojambiers (*cf.* fig. 4-113).

Description du corps

La diaphyse est longue et puissante, concave en arrière[48] et triangulaire à la coupe[49] (fig. 2-30).

Face antérieure

Elle est convexe verticalement et transversalement (fig. 2-31). Lisse sur toute son étendue, on lui décrit 2 parties :

- *les 2/3 supérieurs* donnent insertion au chef **vaste intermédiaire** (VI) du quadriceps[50];
- *le tiers inférieur* présente la petite insertion du **muscle articulaire du genou**[51], près de celle du VI, le reste répond au glissement du cul-de-sac sous-quadricipital.

Face latérale

Plutôt plane, lisse, elle continue la face antérieure latéralement (fig. 2-32). On y retrouve l'insertion du **vaste intermédiaire** (VI) sur ses 2/3 supérieurs, le tiers inférieur répondant au glissement des fibres musculaires du vaste latéral (VL).

Face médiale

Symétrique, de forme, à la face latérale (fig. 2-33), c'est-à-dire à peu près plane, lisse, elle est cependant libre de toute insertion et répond au glissement des fibres du vaste médial[52] (VM).

Bords médial et latéral

Tous deux sont mousses et lisses, ils donnent insertion au même muscle que la face antérieure, qu'ils limitent : le **vaste intermédiaire** (dans les 2/3 sup.).

[45] Le latin *femur* signifie cuisse.

[46] Sa morphologie osseuse montre une concavité postérieure de la diaphyse. En effet, l'os est soumis à une compression entre 2 extrémités mobiles (flexion/extension à la hanche et au genou), il apparaît donc un flambage monocourbure du corps de l'os.

[47] Cela est en rapport avec la nécessité de diminuer l'effort de translation latérale du centre de gravité, durant la marche. Cette économie notable est due au rapprochement des genoux, les hanches restant écartées du fait de la présence du bassin. D'où l'obliquité.

[48] Cette flexion de l'os vers l'arrière est protégée par un épaississement postérieur (augmentation du diamètre antéropost.) : la ligne âpre, dont le relief correspond à de puissantes insertions musculaires.

[49] L'angle postérieur de ce triangle (ligne âpre) est le seul net, les 2 autres angles sont très arrondis.

[50] Ancien muscle crural.

[51] Ancien muscle sous-crural.

[52] On voit ainsi que le quadriceps a un volume antérieur un peu excentré en dehors. En effet la zone médiale doit laisser de la place à la masse des muscles adducteurs, ce qui n'est pas le cas en dehors.

2-34
Vue postérieure du corps (ligne âpre).

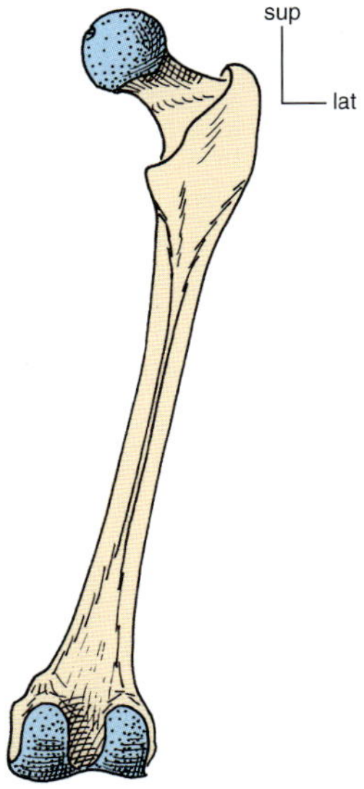

2-35
Vue postérieure du corps. Trajets musculaires.
1. Adducteurs
2. Grand glutéal
3. Vaste médial
4. Vaste latéral
5. Court biceps fémoral

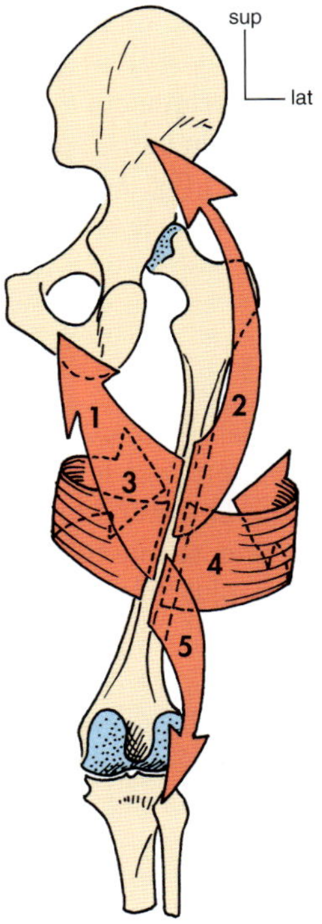

2-36
Schématisation de la ligne âpre (b) avec sa trifurcation (a) et sa bifurcation (c).

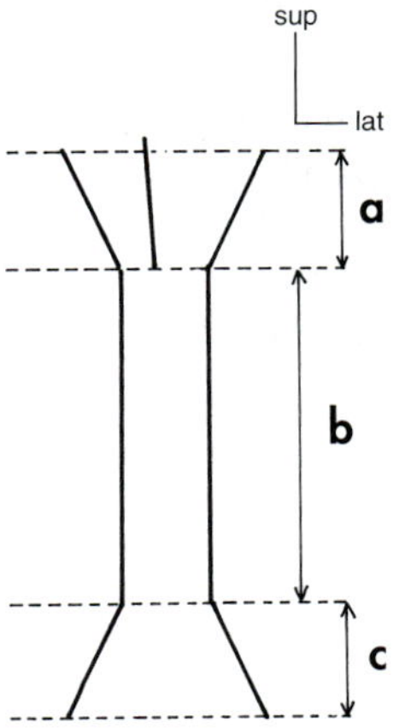

2-37
a) Schématisation des insertions de la ligne âpre.
A : trifurcation, B : partie moyenne, C : bifurcation
b) Coupe transversale du fémur (ligne âpre agrandie au niveau de la flèche de la figure a).
1. Long adducteur
2. Vaste médial
3. Pectiné
4. Court adducteur
5. Grand adducteur
6. Grand glutéal
7. Vaste latéral
8. Court biceps fémoral
9. Vaste intermédiaire

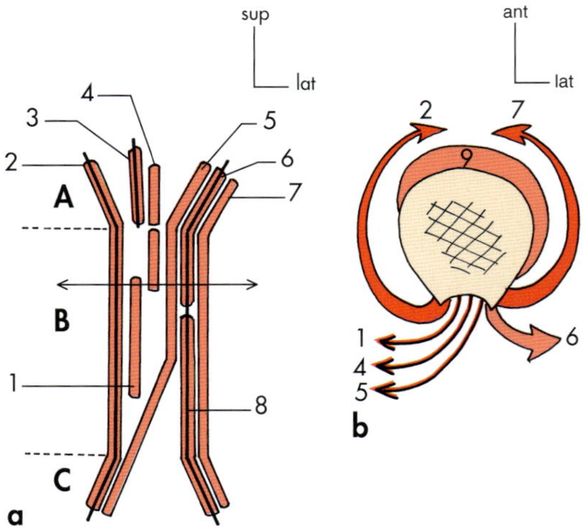

2-38
Insertions fémorales des adducteurs (a) et leur trajet (b).
1. Long adducteur
2. Court adducteur
3. Grand adducteur

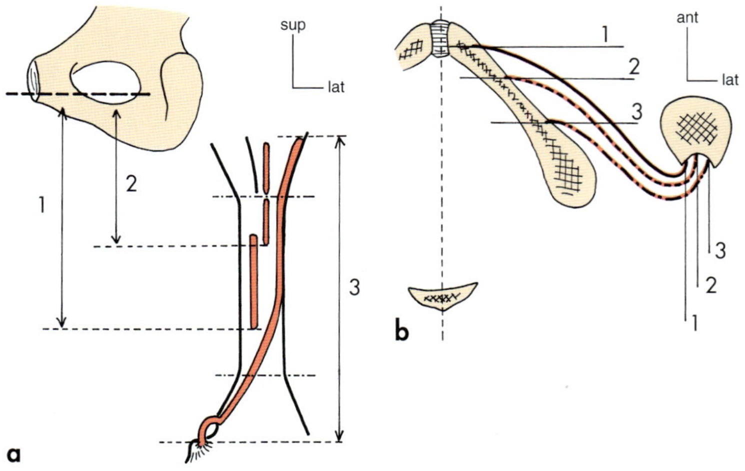

Bord postérieur ou ligne âpre

C'est la seule partie complexe de la diaphyse. En effet, sur un secteur allongé et très étroit (fig. 2-34) on trouve des insertions musculaires dont l'ordre est le reflet de leur provenance ou destination (fig. 2-35). La clarté descriptive nécessite de procéder en 2 étapes : la morphologie osseuse de la ligne âpre, puis ses insertions.

Morphologie osseuse

On divise la **ligne âpre** en 3 parties (fig. 2-36). La partie moyenne, la plus longue, présente 2 lèvres parallèles, séparées par un interstice. La partie haute montre ce que l'on nomme la **trifurcation**, c'est-à-dire la continuité des 2 lèvres de la diaphyse, qui divergent fortement en haut, avec une crête intercalée. La branche latérale contourne inférieurement le grand trochanter (*cf.* extrémité supérieure) jusqu'en avant, la branche médiale contourne inférieurement le petit trochanter, la branche intermédiaire reste postérieure et verticale. La partie basse de la ligne âpre s'élargit, formant la **bifurcation**. Sa branche latérale est plus marquée, car la médiale est effacée au niveau du hiatus de l'adducteur (entre le 2e et le 3e faisceau du grand adducteur).

Insertions

La partie moyenne (fig. 2-37) présente :
- sur le versant latéral de la lèvre latérale : le **vaste latéral** (VL);
- *sur le sommet de la lèvre latérale* : le **grand glutéal** au tiers supérieur et le **court biceps** aux 2/3 inférieurs;
- *sur le versant médial de la lèvre latérale* : le **grand adducteur**. À la partie basse il oblique médialement vers son 3e faisceau (sur le condyle médial);
- *sur la lèvre médiale* : le **vaste médial** (VM);
- *dans l'interstice des 2 lèvres :* le **long adducteur** occupe la portion moyenne de la ligne âpre. Le **court adducteur** (faisceau inférieur), plus court se termine donc plus haut, chevauchant la trifurcation et la partie moyenne dont il n'occupe que la portion supérieure (entre les long et grand adducteurs, puisqu'il est plus profond que le long et moins que le grand) (fig. 2-38).

La trifurcation présente :
- sur les branches latérale et médiale, le prolongement des insertions précédentes, à savoir : les **VL** et **VM** ainsi que le **grand glutéal** et le **grand adducteur** (branche latérale) et le débordement du **court adducteur** (faisceau supérieur, entre les branches intermédiaire et latérale);
- sur la branche moyenne ou ligne pectinéale, le **pectiné**.

Sur la bifurcation on trouve :
- sur la branche latérale, prolongement du **court biceps**, et du **VL** sur le versant latéral;
- sur la branche médiale, prolongement du **VM**, et du **grand adducteur** sur son versant latéral.

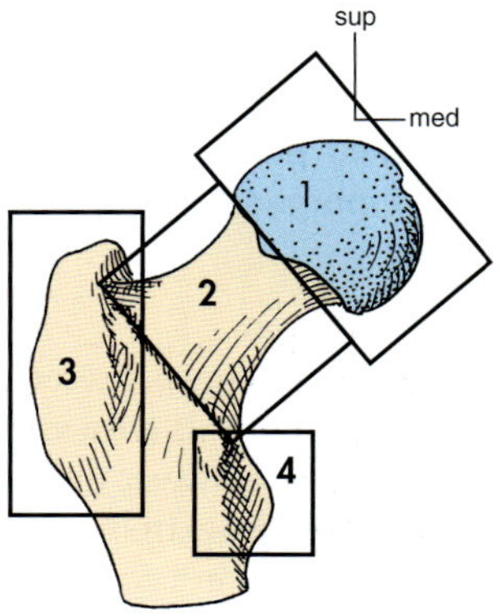

2-39

Extrémité supérieure du fémur (vue antérieure).
1. Tête
2. Col
3. Grand trochanter
4. Petit trochanter

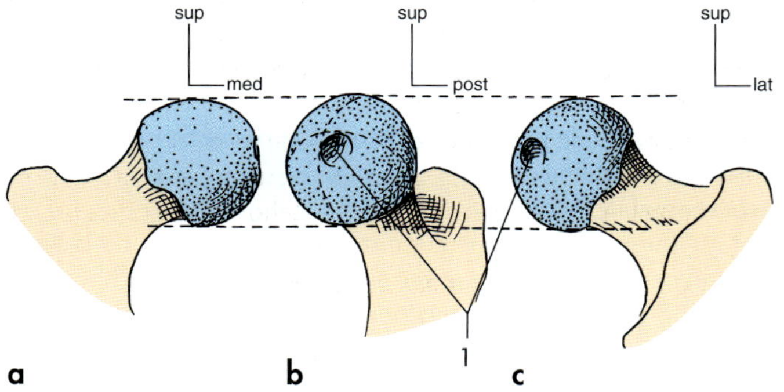

2-40

Extrémité supérieure du fémur : vues antérieure (a), médiale (b), postérieure (c).
1. Fovéa

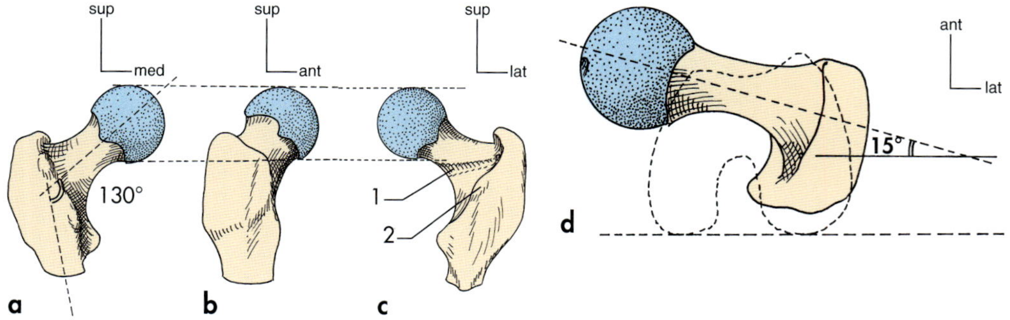

2-41

Col fémoral : vues antérieure (a), latérale (b), postérieure (c), supérieure (d).
1. Sillon de l'obturateur externe
2. Crête intertrochantérique

Description des extrémités

Extrémité supérieure

Caractéristique par sa forme recourbée en dedans, on la divise en 4 parties (fig. 2-39).

Tête

C'est une surface articulaire (fig. 2-40), située à la partie supéromédiale, répondant à la surface semi-lunaire de l'acétabulum et à son ligament transverse, ainsi qu'au labrum. Elle est de type **sphéroïde**, congruente. Sa forme représente les 2/3 d'une sphère de 4 à 5 cm de diamètre[53]. À sa partie centrale[54] on trouve la **fovéa**, petite excavation qui donne insertion au **ligament de la tête** et au passage de son artère. La tête regarde en **dedans**, en **haut** et en **avant**[55]. Elle est encroûtée de cartilage hyalin[56].

Col

Il supporte la tête et la sépare des tubérosités (fig. 2-41). Il est long, formant une section cylindrique plus large en dehors qu'en dedans. Son extrémité latérale donne insertion à la **capsule** de l'articulation coxo-fémorale[57]. Il est orienté en dedans et en haut, formant un **angle cervicodiaphysaire** d'environ 130°[58], il se dirige vers l'avant, représentant une **antéversion** de 15° chez l'adulte[59].

- Sa face antérieure est légèrement aplatie et est limitée en dehors par la **ligne intertrochantérique**, oblique en bas et en dedans, qui donne insertion à la capsule et au **ligament iliofémoral** (Il-F)[60]. Cette ligne est limitée à ses extrémités par les tubercules supérieur et inférieur, donnant respectivement insertion aux faisceaux supérieur et inférieur de ce ligament.
- Sa face postérieure est concave selon le grand axe du col et convexe transversalement à lui. Elle est traversée obliquement vers le dehors et le haut par le **sillon de l'obturateur externe**, dont la lèvre supérieure donne insertion à la capsule. Cette face est limitée en dehors par la **crête intertrochantérique**, saillante (fig. 2-41c).
- Les bords supérieur et inférieur du col sont tous les deux concaves.

[53] Ce chiffre, variable selon la taille des individus, est seulement à rapprocher de celui de la tête humérale. La tête fémorale est plus petite car elle doit pénétrer plus facilement l'acétabulum et ainsi offrir une meilleure stabilité. Les têtes de prothèses totales sont encore plus petites du fait que l'acétabulum prothétique prend une place supplémentaire.

[54] Plus précisément à la partie antérosupérieure du quadrant postéro-inférieur de la tête.

[55] Ce dernier point est à noter, car, contrairement à la tête humérale qui regarde logiquement en arrière, celle-ci ne répond pas à l'orientation de l'acétabulum, qui est également dirigé vers l'avant. Il s'ensuit une découverture antérieure qui nécessite une protection ligamentaire et musculaire de première qualité.

[56] Sauf en regard de la fovéa.

[57] Ce qui explique qu'une fracture du col soit intra-articulaire, fait aggravant pour une fracture.

[58] L'angle est de 150° à la naissance et décroît ensuite (G. Paturet. Traité d'anatomie humaine. Masson, Paris, 1951, t II, p. 527).

[59] L'antéversion est de 40° chez le jeune enfant et diminue jusqu'à l'âge adulte.

[60] Anciennement nommé ligament de Bertin.

2-42

Faces supérieure, antérieure et latérale du grand trochanter.

1. Vaste latéral
2. Moyen glutéal
3. Piriforme
4. Droit fémoral (récurrent)
5. Petit glutéal
6. Ligament iliofémoral

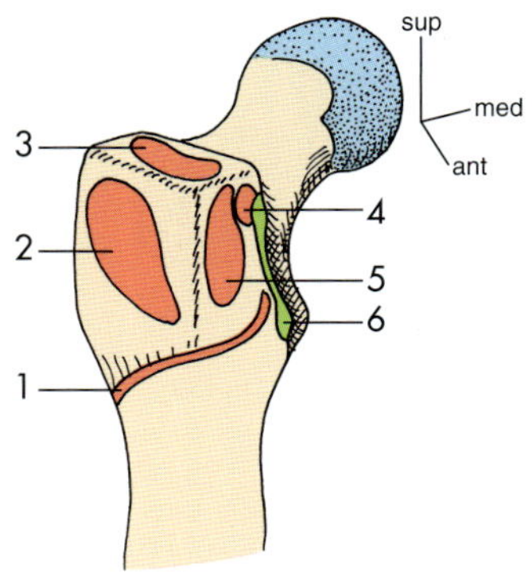

2-43

Face médiale du grand trochanter.

1. Ligament ischiofémoral
2. Obturateur interne et jumeaux
3. Obturateur externe

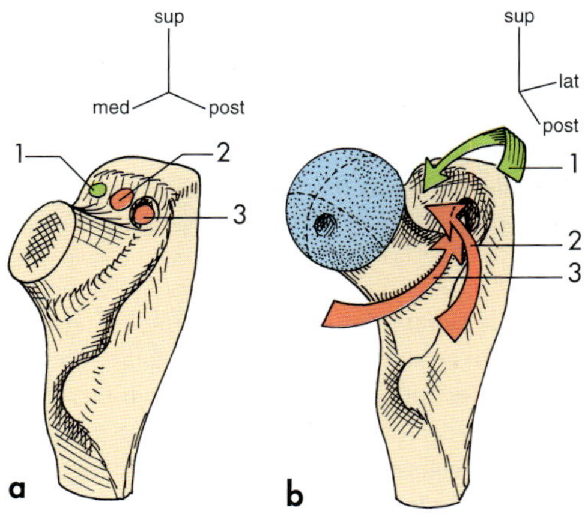

2-44

Face postérieure du grand trochanter : carré fémoral (1).

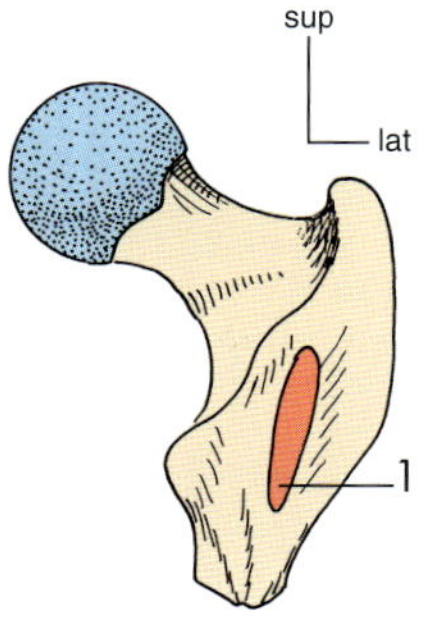

2-45

Petit trochanter en vues antérieure (a), postérieure (b), supérieure (c).

1. Ligament pubofémoral
2. Muscle iliopsoas

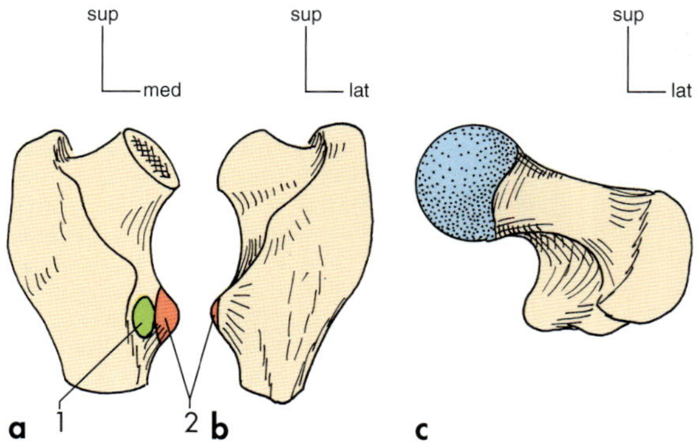

2-46

Extrémité inférieure du fémur (vue postéro-supéro-latérale).

1. Segment de transition
2. Surface patellaire
3. Condyles

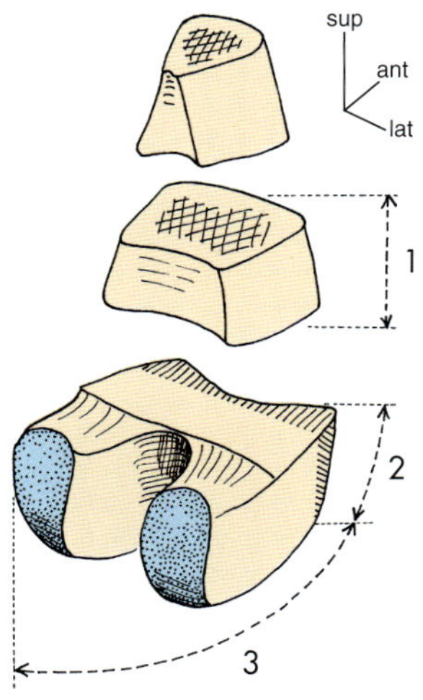

Grand trochanter[61]

C'est une tubérosité volumineuse, située à la partie supérolatérale de l'extrémité supérieure, de forme grossièrement cubique (fig. 2-42), ce qui permet de décrire les faces suivantes :

- *la face supérieure.* Étroite et allongée d'avant en arrière, elle donne insertion au muscle **piriforme**[62] ;
- *la face latérale.* Large, elle donne insertion au muscle **moyen glutéal**. Le bord inférieur reçoit le prolongement de l'insertion du **vaste latéral** (VL) (*cf.* trifurcation) ;
- *la face antérieure.* Étroite et allongée de haut en bas, elle donne insertion au muscle **petit glutéal**. Son angle supéromédial reçoit les fibres **récurrentes** du muscle droit fémoral[63]. Le bord inférieur reçoit la partie la plus haute de l'insertion du **VL** (*cf.* trifurcation) ;
- *la face médiale* (fig. 2-43) surplombe le col. Elle est étendue d'avant en arrière et peu haute. On y trouve, en arrière, la **fosse trochantérique** qui donne insertion au tendon de l'**obturateur externe**, en avant d'elle l'insertion conjointe de l'**obturateur interne** et des **jumeaux**, enfin, tout en avant, celle du **ligament ischiofémoral** (Is-F) ;
- *la face postérieure* (fig. 2-44), légèrement convexe en tous sens, présente l'insertion verticale du muscle **carré fémoral**.

Petit trochanter

Nettement moins volumineux que le grand (fig. 2-45), il est situé dans la concavité de l'angle cervico-diaphysaire et en retrait du plan frontal. Il a la forme d'une saillie conique, sur laquelle s'insère le tendon du muscle **psoas-iliaque** ou iliopsoas. Ce tubercule est bordé, en avant, par une petite fosse qui donne insertion au **ligament pubofémoral** (Pu-F)[64].

Extrémité inférieure

Elle est élargie en tous sens : sagittalement et frontalement. On lui distingue 3 parties (fig. 2-46) : une zone de transition, une face antérieure ou surface patellaire, et les condyles formant chacun une saillie déjetée en arrière.

Zone de transition

C'est la portion comprise entre la bifurcation de la ligne âpre et les condyles. La bifurcation fait apparaître une 4e face, postérieure, dite **surface poplitée** : lisse et libre de toute insertion, elle correspond à la partie supérieure et profonde de la fosse poplitée. Les 3 autres faces sont en continuité avec celles de la diaphyse.

[61] Le terme de trochanter, d'origine grecque, évoque la course et la rotation, ce qui est en rapport avec les insertions musculaires s'y rapportant.

[62] Ancien pyramidal du bassin.

[63] Cette localisation est logique, puisque ces fibres tendineuses renforcent le faisceau supérieur du ligament iliofémoral, tout proche.

[64] Lequel est ainsi très proche du faisceau inférieur du ligament iliofémoral. De plus, il existe parfois quelques fibres isolées du muscle iliaque, qui forment le muscle inconstant du petit iliaque et se terminent dans cette fosse.

2-47
Surface patellaire (ou trochlée).

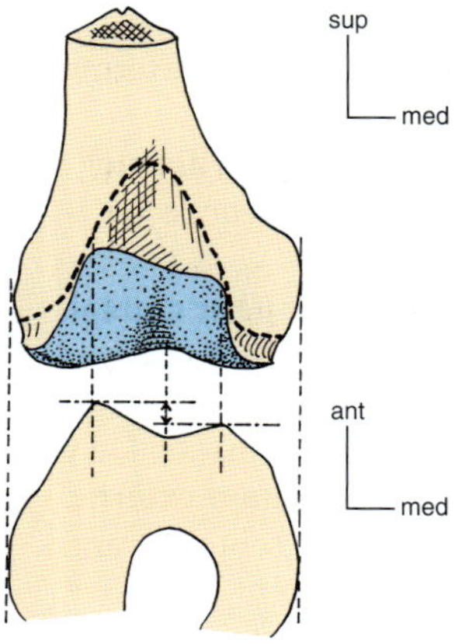

2-48
Vue inférieure des condyles fémoraux.

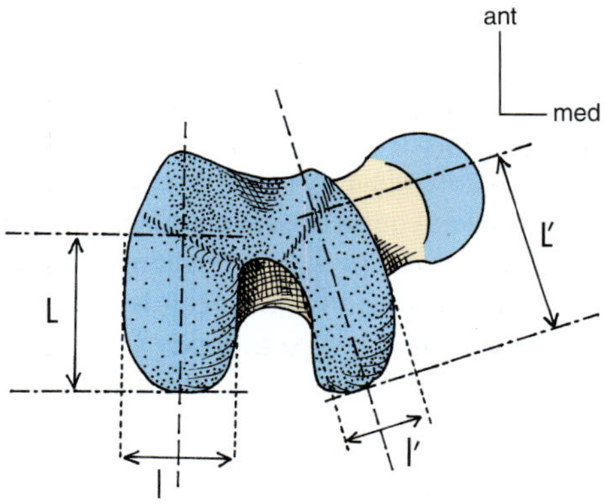

2-49
Face latérale du condyle latéral.
1. Épicondyle latéral
2. Sillon condylaire
3. Fosse du poplité
4. Poplité
5. Rétinaculum patellaire latéral
6. Gastrocnémien (chef latéral)
7. Ligament collatéral fibulaire
8. Capsule

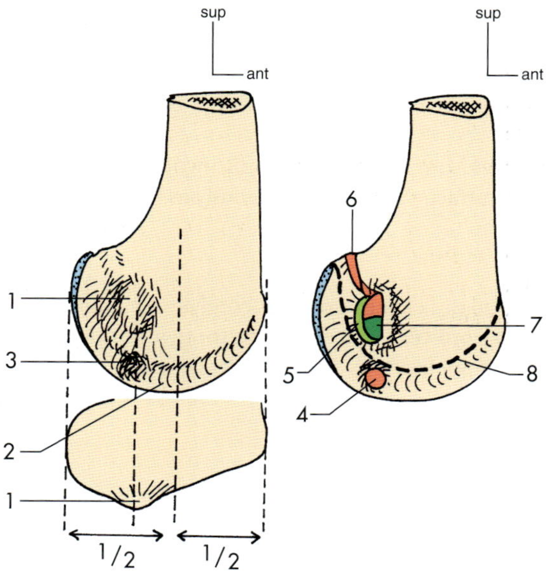

2-50
Vue postéro-supéro-médiale du condyle latéral et ligament croisé antérieur (1).

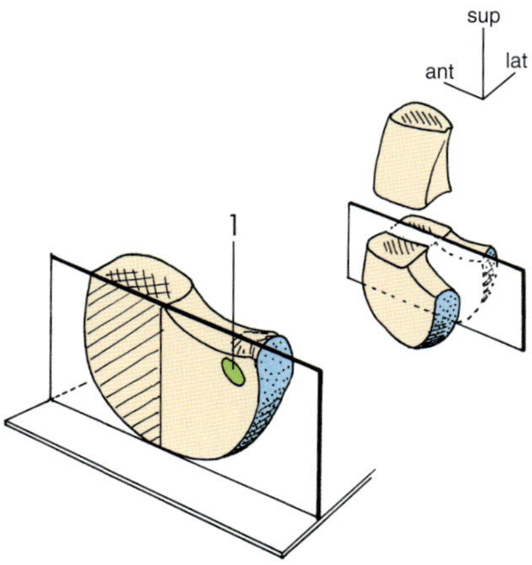

Surface patellaire ou trochlée

C'est une surface articulaire (fig. 2-47), située à la partie inféro-antérieure de cette extrémité et répondant à la face postérieure de la patella. Elle est de type **ginglyme**.

Sa forme est celle d'une portion de poulie pleine, à grand axe transversal. Elle présente une gorge verticale et 2 joues : la latérale est plus haute, plus large et plus saillante que la médiale[65]. La surface est limitée par un bord supérieur, oblique en bas et en dedans, concave vers le haut, et inférieurement par deux crêtes obliques, dites condylo-trochléaires[66], séparant cette surface de celles des condyles, ainsi que par la fosse intercondylaire au centre. La trochlée regarde globalement en **avant** et très légèrement en **bas**. Chaque joue regarde axialement vers la gorge sagittale. Cette surface est encroûtée de cartilage hyalin.

Condyles fémoraux

Ils sont au nombre de 2 (fig. 2-48), légèrement divergents vers l'arrière. Nous décrivons ici le condyle latéral, son homologue médial lui étant grossièrement symétrique, à part les quelques remarques qui suivront.

Condyle latéral

Il est **plus large** et **plus court** que le médial, il est aussi **plus sagittal**. De forme grossièrement cubique, on ne lui décrit que 5 faces, la 6e, antérieure, correspondant à la trochlée :

- *la face latérale* (fig. 2-49), sous-cutanée, est divisée en 2 parties. Une antérieure, plane et lisse, qui répond au glissement des fibres ligamento-tendineuses formant l'aileron patellaire (dit chirurgical). Une postérieure qui présente une saillie, l'épicondyle latéral. Celui-ci, palpable, comporte une portion antérieure, libre, et une postérieure où s'insèrent : en haut le **chef latéral du gastrocnémien**, en bas le **ligament collatéral fibulaire** (LCF) du genou, et en arrière le **rétinaculum patellaire**[67]. La partie inférieure de cette face longe le bord de l'os sous forme d'une dépression : le **sillon condylaire**. Sa lèvre supérieure donne insertion à la capsule (cette lèvre est surnommée « rampe capsulaire » – de Chevrier). De plus, juste en dessous de l'épicondyle, ce sillon présente une petite fosse donnant insertion au tendon du muscle **poplité**[68] ;
- *la face médiale* ou face axiale[69], lisse, limite la fosse intercondylaire (fig. 2-50). À sa partie postéro-supérieure, on trouve l'insertion du **ligament croisé antérieur** du genou (LCA) ;

[65] Ces particularités sont en rapport avec le fait que la patella, au sommet de l'angle fémorotibial, ouvert en dehors, a tendance à se subluxer en dehors sous l'action du quadriceps. La parade osseuse est la saillie plus forte de la berge latérale de la trochlée et, la pression risquant d'être plus forte sur la joue latérale, celle-ci est plus haute et plus large, offrant donc une surface plus grande, capable de diminuer ainsi la pression unitaire.

[66] La limite de ces crêtes est palpable de chaque côté sous forme d'une petite encoche, surtout en dehors, lorsque le genou est fléchi au maximum.

[67] Anciennement appelé « aileron anatomique », par opposition à l'aileron chirurgical, il se termine au bord latéral de la patella.

[68] De ce fait, ce tendon est intracapsulaire, bien qu'extra-articulaire car protégé par un manchon synovial propre.

[69] Car regardant le centre du genou.

▶ 2-51

Vue postéro-supéro-latérale du condyle latéral.

1. Plantaire
2. Gastrocnémien (chef latéral)

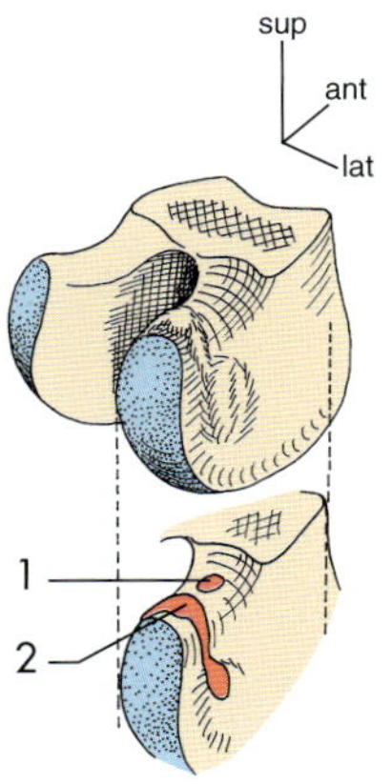

▶ 2-52

Vue postérieure des condyles.

1. Tubercule de l'adducteur
2. Tubercules supra-condylaires et leurs crêtes
3. Fosse intercondylaire
4. Gastrocnémien médial
5. 3e faisceau du grand adducteur
6. Plantaire
7. Gastrocnémien latéral
8. Capsule
9. Ligament croisé postérieur

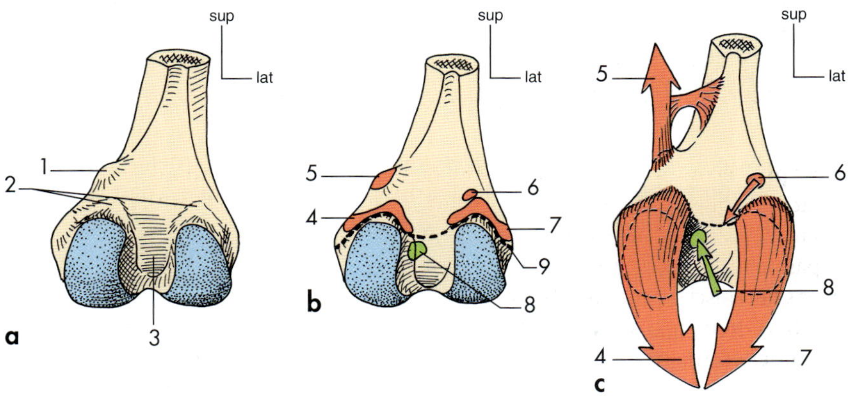

▶ 2-53

Continuité des faces inférieure et postérieure des condyles (portion de tore).

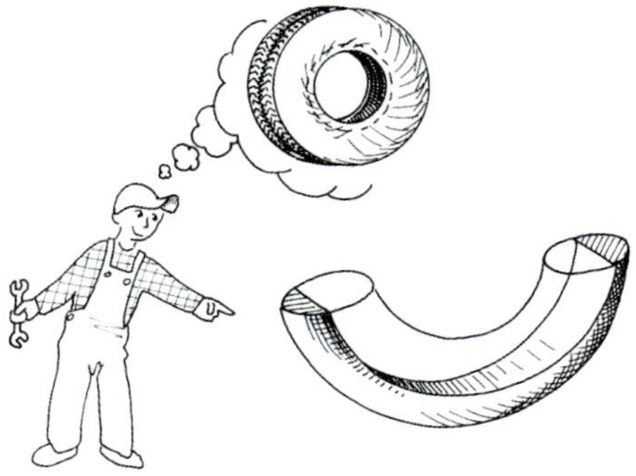

▶ 2-54

Vue postéro-supéro-latérale du condyle médial et ligament croisé postérieur (LCP).

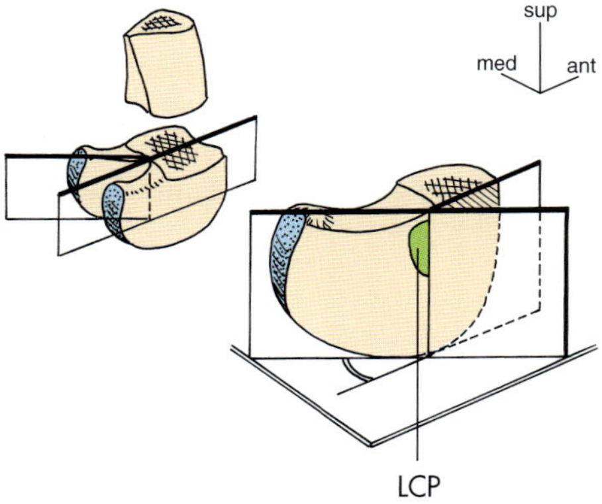

▶ 2-55

Face médiale du condyle médial.

1. Épicondyle médial
2. Sillon condylaire
3. Tubercule de l'adducteur
4. 3e faisceau du grand adducteur
5. Gastrocnémien médial
6. Rétinaculum patellaire médial
7. Ligament collatéral tibial
8. Capsule

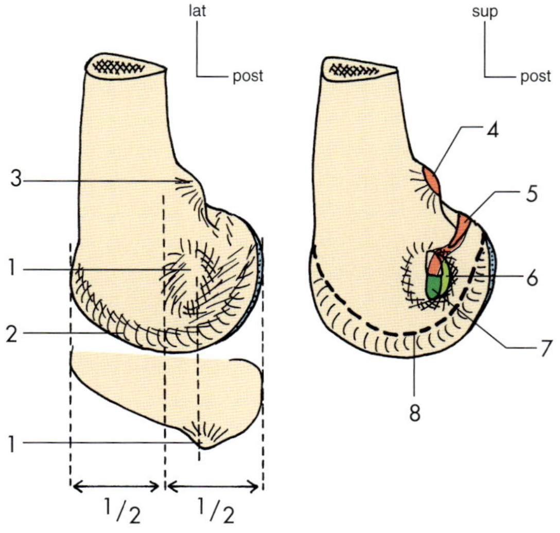

- *la face supérieure* (fig. 2-51 et 2-52), réduite car limitée en avant par le segment de transition, a une forme concave d'avant en arrière et convexe transversalement. On y trouve un tubercule supracondylaire, prolongé de chaque côté par 2 crêtes obliques divergentes vers le bas, l'ensemble a la forme d'un accent circonflexe ouvert en bas, donnant insertion au **chef latéral du gastrocnémien**[70]. Juste en avant de ce tubercule se trouve l'insertion d'un muscle inconstant : le **plantaire**[71] ;
- *les faces inférieure et postérieure* (fig. 2-53) sont en totale continuité et forment la **surface articulaire** pour le tibia et le ménisque correspondant. Avec celles du condyle médial ces surfaces constituent une articulation **bicondylaire**. Leur forme est celle d'un segment de tore, convexe d'avant en arrière et légèrement transversalement. À noter que le rayon de courbure décroît d'avant en arrière. Cette surface regarde en bas et en arrière, elle est encroûtée de cartilage hyalin.

Condyle médial

Il est **plus étroit**, **plus long**, et se situe dans un plan **oblique en arrière et dedans** (fig. 2-54)[72]. Les caractéristiques sont symétriques, il suffit de remplacer le qualificatif de latéral par celui de médial. En revanche, certains points diffèrent (fig. 2-55) :

- pas de muscle poplité dans le sillon condylaire ;
- pas de muscle plantaire à la face supérieure ;
- rétinaculum patellaire plus important[73] ;
- Au-dessus de la face supérieure, et dans la continuité de la branche médiale de bifurcation de la ligne âpre, on trouve le **tubercule de l'adducteur**, qui donne insertion au 3e faisceau du grand adducteur[74] ;
- la face latérale, ou axiale (fig. 2-54), donne insertion au **ligament croisé postérieur** (LCP) à sa partie tout antérieure ;
- l'épicondyle médial donne insertion au ligament collatéral tibial.

Fosse intercondylaire

Elle est limitée de chaque côté par la face axiale des condyles, en haut par la surface poplitée, et en avant par le bord inférieur de la trochlée. Elle loge les ligaments croisés du genou (*cf.* Arthrologie).

[70] Cette insertion s'étant jusqu'à l'épicondyle latéral.

[71] Mal nommé puisque ne se terminant pas à la plante du pied mais, avec le triceps sural, sur le calcanéus. Il en constitue, en quelque sorte, un 4e chef.

[72] Son grand axe est légèrement concave en dehors (fig. 2-48).

[73] Il constitue un frein au déplacement latéral de la patella lors de la contraction du quadriceps, alors que le rétinaculum latéral est quasi inexistant.

[74] Ce faisceau délimite, avec le deuxième, le hiatus de l'adducteur, passage des vaisseaux qui sont fémoraux superficiels en amont du hiatus et poplités, en aval.

▶ **2-56**

Vue antérieure de la cuisse.

1. Droit fémoral
2. Vaste latéral
3. TFL
4. Trigone fémoral
5. Long adducteur
6. Sartorius
7. Vaste médial

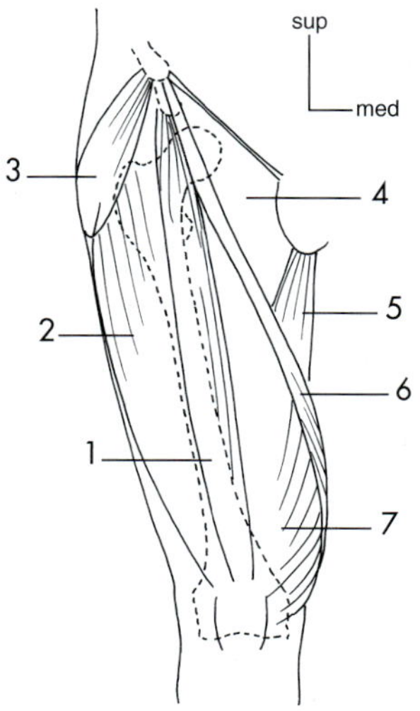

▶ **2-57**

Vue latérale de la cuisse.

1. Court biceps fémoral
2. Grand glutéal
3. Moyen glutéal
4. TFL
5. Droit fémoral
6. Vaste latéral
7. Tractus iliotibial

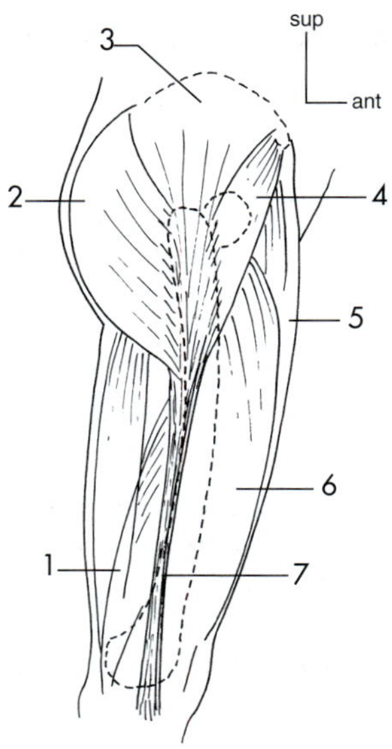

▶ **2-58**

Bras de levier (a) du moyen glutéal et col (b).

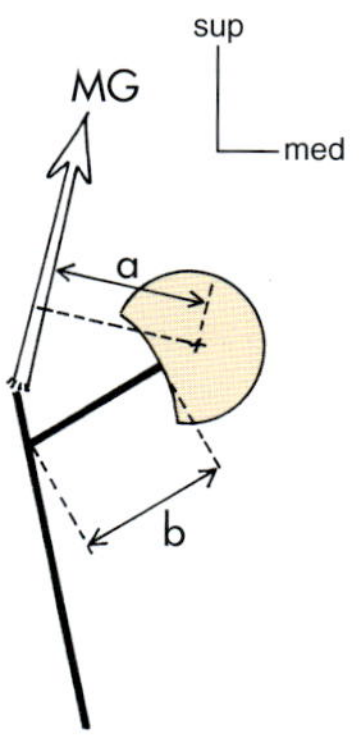

▶ **2-59**

Les travées osseuses de l'extrémité supérieure du fémur.

1. Faisceau arciforme céphalique
2. Point faible (triangle de Ward)
3. Faisceau cortical du grand trochanter
4. Éperon cervical supérieur
5. Faisceau céphalique sous-cervical
6. Éperon cervical inférieur (Merckel)
7. Faisceau arciforme trochantérien

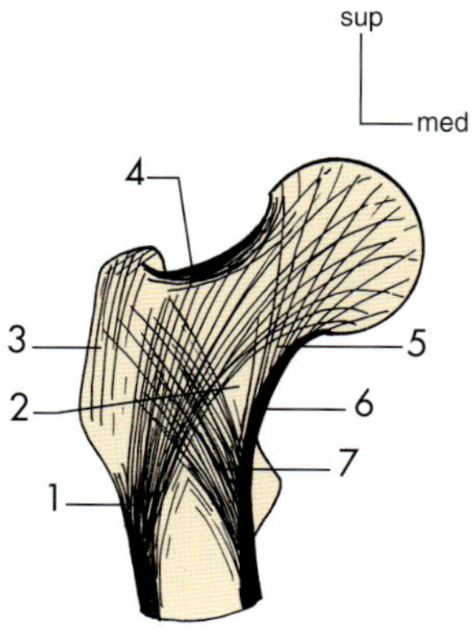

Incidences pratiques

Elles sont liées à la portance du poids du corps assurée par cet os.

Sur le plan morpho-palpatoire

L'axe de la cuisse est nettement oblique en bas et en dedans.

- *La vue antérieure* (fig. 2-56) permet de voir le relief oblong du **quadriceps**, dont l'obliquité est encore plus marquée, avec un relief en haut et en dehors (VL) et un autre en bas et en dedans (VM). La diaphyse fémorale n'est palpable que dans les fortes amyotrophies. Aux extrémités, le grand trochanter, en haut (s'il n'est pas trop recouvert par la graisse), et les condyles, en bas, sont faciles à repérer et palper.
- *À la partie antérosupéromédiale*, le **trigone fémoral**[75] (zone de passage des vaisseaux fémoraux et de division du nerf fémoral[76]) forme une dépression triangulaire, accentuée par une flexion active de la hanche.
- *La vue latérale* montre une face plane. Une adduction étire le fascia lata et fait ainsi apparaître un sillon cutané vertical à son emplacement, qui plaque le vaste latéral contre l'os (fig. 2-57).
- *La vue médiale* laisse parfois apparaître le trajet vertical de la veine **grande saphène**[77]. Une abduction montre, tout en haut, l'étirement du tendon du muscle **long adducteur**, qui masque totalement le court. Le reste du volume de cette loge est peu différencié[78].
- *La vue postérieure* montre le relief des **ischiojambiers**. Leur volume forme un ensemble en haut mais, à la partie basse, les tendons permettent de dissocier le biceps en dehors et les 2 autres en dedans, surtout le semi-tendineux, plus fin et plus superficiel.

Sur le plan mécanique et pathologique

- *La mécanique* de cet os est conditionnée par plusieurs choses :
  - son **flambage** (*cf.* fig. 1-7a) ;
  - le rapprochement des genoux, formant le **valgus** du genou ;
  - la longueur de son col, contrairement à celui de l'humérus, du fait de la charge du corps et du **bras de levier** nécessaire au muscle moyen glutéal pour assurer la stabilité latérale (fig. 2-58) ;
  - la taille de la tête, relativement petite, afin de faciliter la **congruence** et donc la **stabilité** ;
  - les **travées** osseuses qui expliquent les contraintes subies par l'os. Elles font apparaître des points faibles (fig. 2-59), notamment au col fémoral, et elles sont reproduites par le chirurgien lorsque ce dernier utilise des clous de Ender, entrés par la face médiale du genou, remontant le long de la corticale latérale et pénétrant dans le col et la tête ;

[75] Ancien triangle de Scarpa.

[76] Ancien nerf crural.

[77] Le mot « saphène », grec, signifie transparent, vue par transparence donc superficielle.

[78] Sur la couture du pantalon on palpe le gracile, délicat à sentir en raison de sa faible texture (d'où son nom) et du fait qu'il n'y a pas de plan dur sous-jacent. Le grand adducteur est moins palpable qu'on ne le croit : seule la partie haute, serrée entre le gracile, en avant, et le semi-membraneux, en arrière, est atteignable.

▶ 2-60
Élargissement épiphysaire inférieur du fémur.

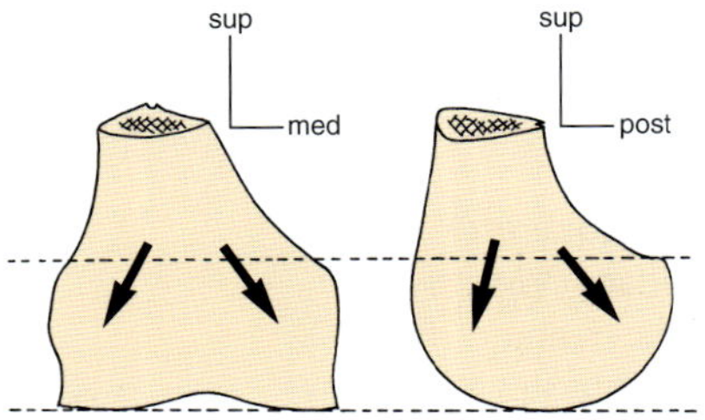

▶ 2-61
Le galet patellaire dans la poulie trochléenne.

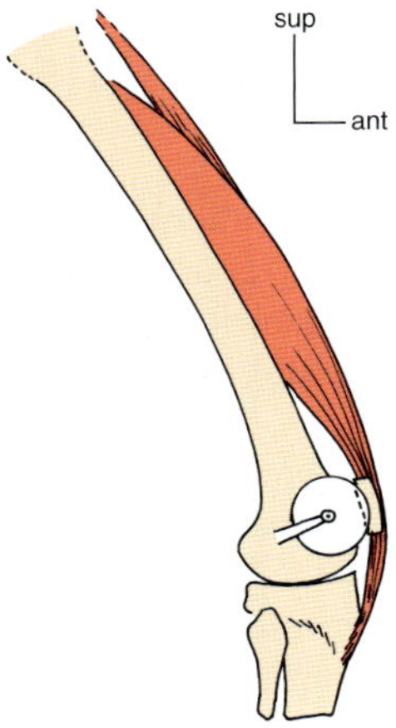

▶ 2-62
Représentation antérieure du fémur (*cf.* texte).

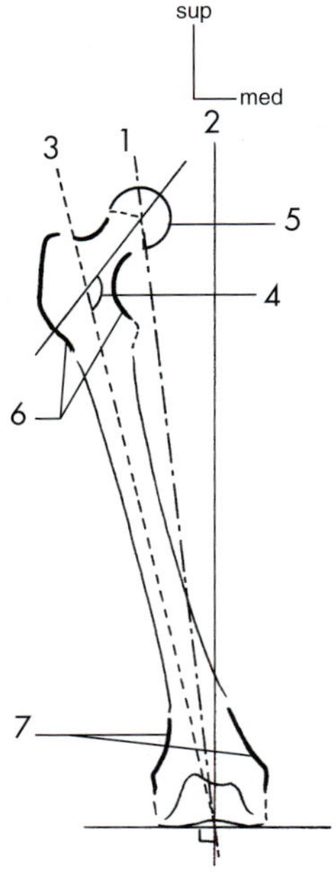

▶ 2-63
Représentation latérale du fémur (*cf.* texte).

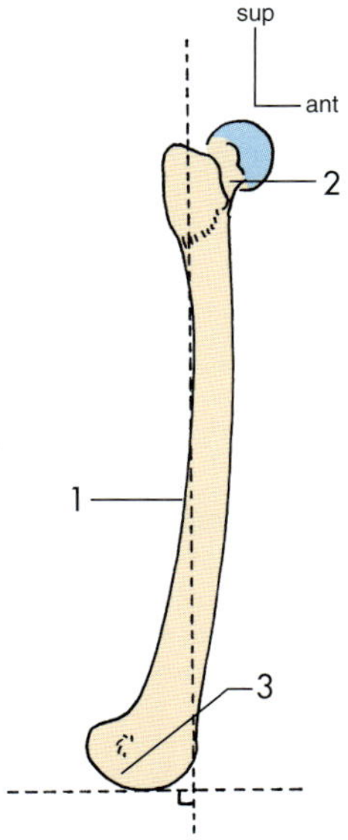

▶ 2-64
Incurvation sagittale du fémur (*cf.* texte).

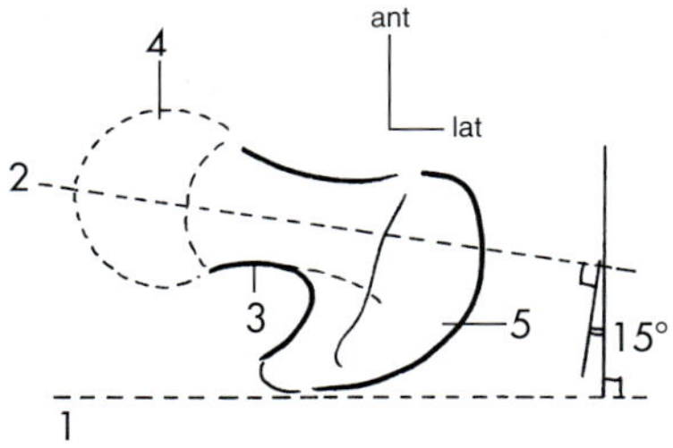

▶ 2-65
Asymétrie des condyles (*cf.* texte).

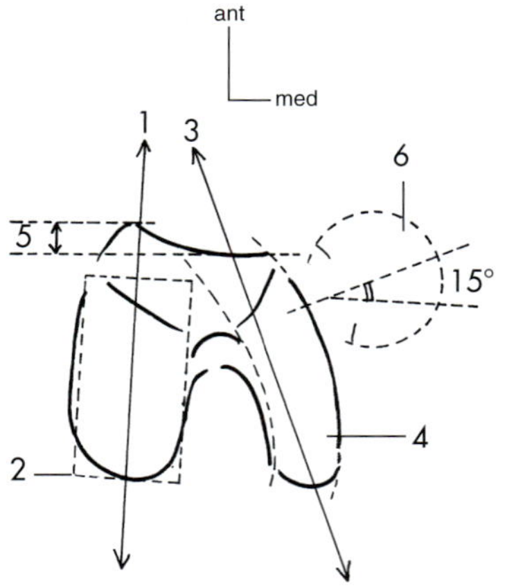

- le double **élargissement** de l'épiphyse inférieure, qui assure une meilleure stabilité transversale en même temps qu'un large débattement antéropostérieur (fig. 2-60);
- la présence de la trochlée fémorale, non concernée par l'articulation avec la jambe, mais qui offre ainsi le glissement d'un galet (la patella) à l'**appareil extenseur** du quadriceps augmentant son bras de levier (fig. 2-61), en même temps qu'offrant une structure de glissement beaucoup plus efficace qu'une simple bourse synoviale.

- *Les pathologies* se situent aux trois zones de l'os :
  - à l'extrémité supérieure : pas d'entorse possible vue la profondeur et la congruence articulaire, pas de luxation non plus, pour les mêmes raisons, sinon dans de graves accidents associant souvent une fracture. En revanche, le bras de levier cervical peut casser, notamment en cas d'ostéoporose (**fractures du col** des personnes âgées). De plus, l'usure occasionnée par la charge corporelle au long de la vie explique la fréquence de l'arthrose à ce niveau (**coxarthrose**);
  - à l'extrémité inférieure : mêmes conséquences de la pesanteur : la **gonarthrose**. Par ailleurs les troubles orthopédiques exagérant le **valgus**, ou l'inversant en **varus**, fournissent un lot appréciable de pathologies;
  - à la diaphyse, sa longueur explique les **fractures**, parfois à multiples fragments.

Schématisation du fémur

- *La vue antérieure* (fig. 2-62) : situer l'axe mécanique de l'os (1), un peu oblique en haut et en dehors par rapport à la verticale (2), puis le grand axe de l'os (3). Placer le coude formé par l'extrémité du col (4), les 2/3 de sphère de la tête (5) à son extrémité médiale, enfin la saillie des trochanters (6) et l'évasement de l'épiphyse inférieure (7).
- *La vue de profil* (fig. 2-63) : figurer la concavité postérieure globale (1), ainsi que le dépassement antérieur de la tête (antéversion) (2) et le déjettement postérieur des condyles (3).
- *La vue supérieure* (fig. 2-64) : situer le plan frontal (1), l'axe d'antéversion du col (2), les bords du col, dont le postérieur est très concave (3), les 2/3 de sphère de la tête (4) et la saillie latérale du grand trochanter (5) (*cf.* fig. 2-41d).
- *La vue inférieure* (fig. 2-65) : situer le plan sagittal (1), y inclure un rectangle pour le condyle latéral, court et large (2), dessiner un axe oblique en arrière et en dedans du précédent (3) pour y figurer le condyle médial, plus allongé et étroit et légèrement concave en dehors (4). Ensuite, réunir la partie antérieure des 2 condyles par la trochlée (5), en faisant saillir sa limite latérale (5). On peut dessiner, en arrière-plan, la tête fémorale avec son angle de 15° d'antéversion et ses 2/3 de sphère (6) (*cf.* fig. 2-48).

QROC sur le fémur

Corrigés p. 507

1. Citez les insertions musculaires de l'extrémité supérieure du fémur.
2. Donnez l'orientation des différentes surfaces articulaires du fémur.
3. Citez les insertions musculaires du condyle fémoral médial.
4. Citez les insertions musculaires de l'ensemble de la ligne âpre.
5. Décrivez la surface patellaire ou trochlée.
6. Décrivez la fosse intercondylaire.
7. Situez les principales insertions ligamentaires de l'extrémité supérieure du fémur.
8. Situez les principales insertions ligamentaires de l'extrémité inférieure du fémur.
9. Situez les insertions fémorales du quadriceps.
10. Donnez les différences entre les deux condyles fémoraux.

PATELLA

2-66

Face antérieure du genou : patella au centre de l'angulation entre tendons quadricipital et patellaire.

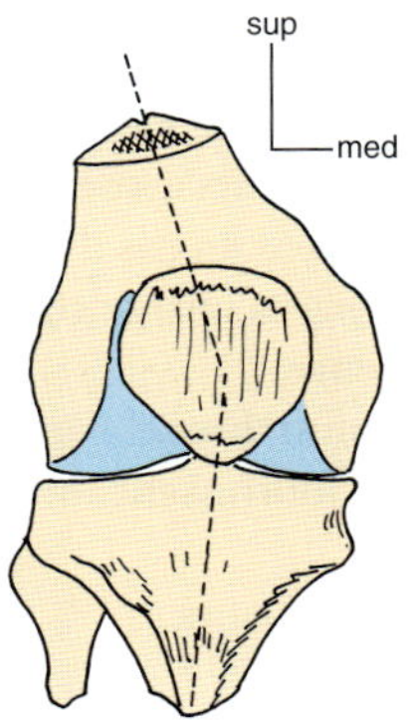

2-67

Sésamoïde patellaire : surface de glissement et bras de levier de l'appareil extenseur.

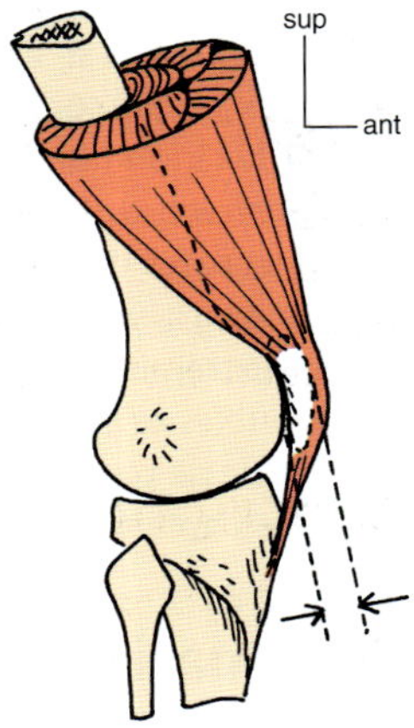

2-68

Face antérieure de la patella.

1. Droit fémoral
2. Ligament patellaire

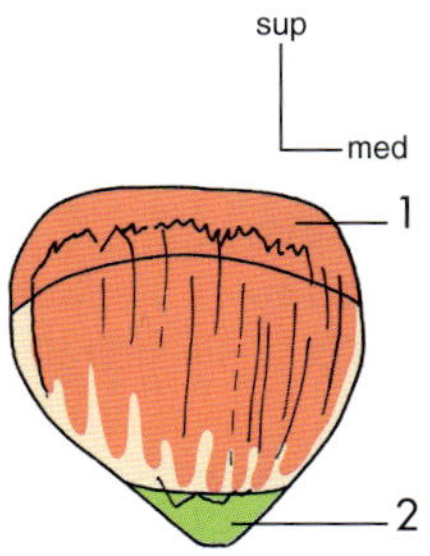

2-69

Patella : vues médiale (a), postérieure (b) et supérieure (c).

1. Capsule
2. Vaste intermédiaire
3. Droit fémoral
4. Vaste médial (4' : vaste latéral)
5. Rétinaculum patellaire médial
6. Ligament patellaire

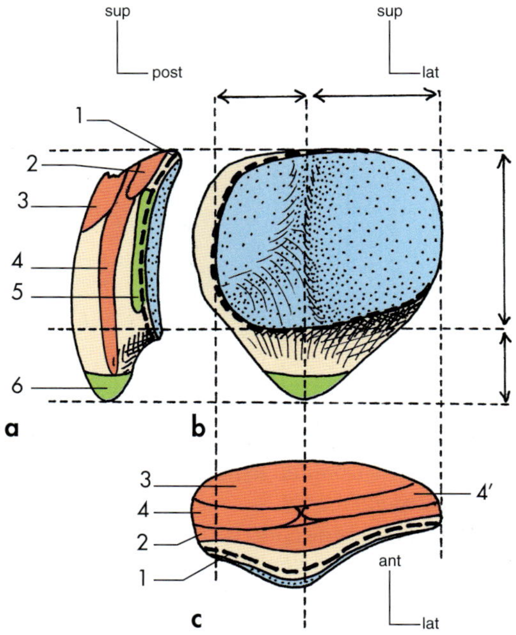

Présentation

La patella est un os plat, apparenté à un **sésamoïde**[79], **pair** et **non symétrique**, formant le squelette antérieur du genou (fig. 2-66). Elle est articulée avec le fémur, mais solidaire du tibia par le tendon patellaire. On place son apex en bas, sa face articulaire en arrière et la joue la plus large de cette surface en dehors.

Organisation anatomique

La patella fait partie de **l'appareil extenseur** antérieur du genou. Elle est prise en sésamoïde au sein de la puissante terminaison musculaire du tendon quadricipital devenant ensuite tendon patellaire et, à ce titre, est prise dans les insertions du quadriceps, en même temps que glissant contre la partie distale du fémur (fig. 2-67).

Description de l'os

La patella est aplatie d'avant en arrière, grossièrement triangulaire à sommet inférieur. On lui décrit donc 2 faces, 2 bords latéraux, 1 base supérieure et 1 apex inférieur.

Face antérieure

Triangulaire (fig. 2-68), elle reçoit le débordement de l'insertion du **tendon quadricipital** (fibres du droit fémoral). Elle est parcourue de stries verticales correspondant à l'insertion des fibres de ce faisceau. En bas, on trouve le débordement d'insertion du **ligament patellaire**.

Face postérieure

Elle est divisée en 2 parties (fig. 2-69b) :

- *les 2/3 supérieurs* sont occupés par une **surface articulaire**, répondant à la trochlée fémorale et de type ginglyme. La forme de cette surface est grossièrement quadrangulaire à grand axe transversal. Elle présente 2 joues séparées par une crête verticale mousse. La joue latérale est plus large et plus concave transversalement. La médiale, plus courte, est plus convexe[80]. La surface regarde en arrière et est encroûtée de cartilage hyalin.
- *Le tiers inférieur* est situé en retrait de la surface ci-dessus, il n'est pas articulaire[81].

Bords latéraux (latéral et médial)

Ils sont épais et convexes (fig. 2-69a). On y trouve, d'arrière en avant, les insertions de la capsule, des **rétinaculum** patellaire et ligament méniscopatellaire correspondants, puis l'insertion du vaste **homolatéral** (fibres directes)[82].

Apex (ou sommet)

Il est arrondi (fig. 2-69), extra-articulaire et donne insertion au **ligament patellaire**[83].

Base (ou bord supérieur)

Elle est mince et large, située dans un plan oblique en avant et en bas[84]. Elle donne insertion, d'arrière en avant :

- à la capsule, le long de la surface articulaire postérieure ;
- au vaste intermédiaire, médian et plus profond que les autres chefs ;
- aux vastes médial et latéral, sur le même plan mais chacun de son côté ;
- au droit fémoral, tout en avant.

[79] En effet, c'est un os du squelette appendiculaire mais il est inclus dans l'appareil extenseur antérieur du genou et possède les deux caractéristiques fonctionnelles d'un os sésamoïde : il majore le bras de levier du tendon patellaire et il offre une surface de glissement cartilagineuse bien supérieure à une bourse synoviale.

[80] Cette convexité est le fait d'une petite crête oblique en bas et en dedans, peu visible.

[81] Il répond au logement du corps adipeux du genou.

[82] Les fibres du vaste latéral ne s'étendent pas jusqu'en bas du bord correspondant de la patella, contrairement au vaste médial. En réalité, la totalité des bords de cet os donne insertion au tendon quadricipital mais ce sont les fibres charnues du vaste médial qui descendent, effectivement, plus bas que celles du vaste latéral et sont plus obliques. Ce fait est en rapport avec la nécessité de retenir plus fortement la patella en dedans lors de la contraction du quadriceps qui tend à la chasser vers le dehors. C'est donc un mécanisme d'autorégulation. Lorsqu'une anomalie d'insertion empêche cet équilibre, c'est la chirurgie qui le rétablit soit en abaissant les fibres médiales, soit en réséquant une partie des fibres latérales.

[83] La fracture éventuelle de l'apex est donc extra-articulaire. Le tendon patellaire est formé de fibres courtes, tibio-patellaires, appelées ligament patellaire, et de fibres longues appartenant au tendon du droit fémoral.

[84] La délimitation avec la face antérieure est surtout marquée par les saillies rugueuses soulevées par les fibres du droit fémoral.

▶ **2-70**

La force F (3) de plaquage fémoropatellaire se décompose en 2 forces : une médiale fm (1) et une latérale fl (2).

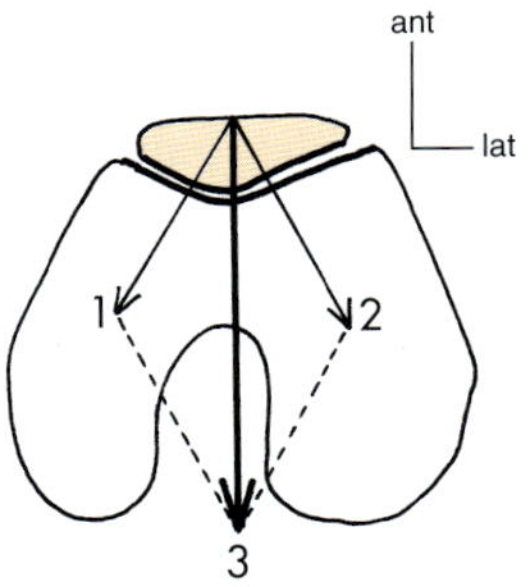

▶ **2-71**

La flexion du genou augmente les pressions fémoropatellaires. La traction quadricipitale fq (3) et la réaction du tendon patellaire fp (2) donnent une résultante R (1) d'autant plus importante que le genou est fléchi.

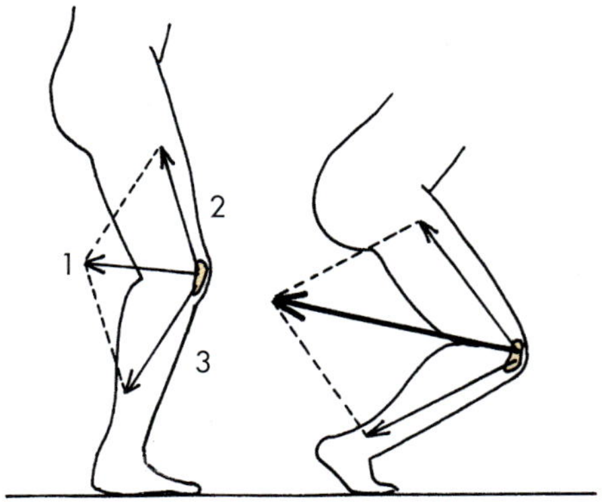

▶ **2-72**

Représentations schématiques de la patella (*cf.* texte).

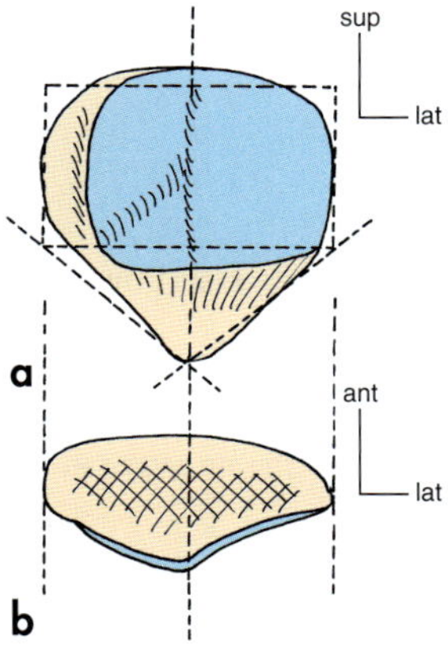

Incidences pratiques

Sur le plan morpho-palpatoire

La patella est parfaitement **visible** sur un genou en rectitude. En flexion, elle l'est moins car surplombée par la trochlée fémorale, notamment par sa berge latérale. De part et d'autre de la patella on note un méplat, moins visible sur les genoux empâtés ou inflammatoires. Les reliefs voisins sont ceux du **quadriceps** (notamment du VM) et, en dessous, celui du **tendon patellaire**[85].

La **face antérieure**, les **bords** et **l'apex** sont palpables. En flexion de genou, la **trochlée** fémorale est accessible, surtout sa partie latérale. Lors d'un épanchement synovial associé à une fonte musculaire, le **cul-de-sac subquadricipital** est à la fois visible et palpable. En cas d'adhérence capsulaire, on note un moindre glissement de ce cul-de-sac ainsi qu'une moindre mobilité des **rampes capsulaires** sur les côtés. Enfin, les reliefs musculaires et tendineux forment une genouillère péripatellaire palpable : les 3 chefs superficiels du **quadriceps**, les tendons de la **patte d'oie**, en dedans, et du **TFL**, en dehors (tractus iliotibial). En arrière, les tendons **ischiojambiers** sont palpables.

Sur le plan mécanique et pathologique

La patella représente un **bras de levier** pour l'appareil extenseur antérieur (*cf.* fig. 2-67), en même temps qu'une **surface antifriction** beaucoup plus résistante qu'une simple bourse synoviale. Tout le problème fémoropatellaire consiste à contenir les contraintes consécutives dans une marge acceptable. Cela veut dire qu'il faut, d'une part, les répartir aussi harmonieusement que possible entre les surfaces médiale et latérale de la trochlée fémorale (fig. 2-70) et que, d'autre part, il faut éviter les positions très fléchies, génératrices d'une usure excessive (fig. 2-71).

La patella est au premier plan lors des traumatismes **directs** sur le genou, qui peuvent aller jusqu'à entraîner sa **fracture** (syndrome du « tableau de bord »). Les luxations existent, notamment en dehors. Les autres pathologies fréquentes sont les **syndromes fémoropatellaires** et l'usure sous forme d'**arthrose**.

Schématisation de la patella

- *La vue antérieure, ou postérieure* (fig. 2-72a). Tracer une partie supérieure grossièrement rectangulaire et la prolonger vers le bas par un triangle isocèle très évasé.
- *La coupe transversale* (fig. 2-72b). À partir d'une forme légèrement en croissant, marquer la crête postérieure, verticale, et la joue latérale, plus étendue que la médiale et plus concave.

QROC sur la patella Corrigés p. 507

1. Décrivez la surface articulaire de la patella.
2. Quelles sont les insertions musculaires de la patella ?
3. Quelles sont les insertions ligamentaires de la patella ?
4. Quelle est la caractéristique de l'apex patellaire ?
5. Quelle est la caractéristique de l'insertion du vaste médial sur la patella ?

[85] De part et d'autre de ce dernier le méplat se continue, il est diminué lors de la contraction du quadriceps en rectitude car celui-ci plaque le corps adipeux du genou contre le plan osseux, ce qui le fait déborder sur les côtés.

TIBIA

2-73
Vue antérieure du tibia et inclinaison de l'axe mécanique.

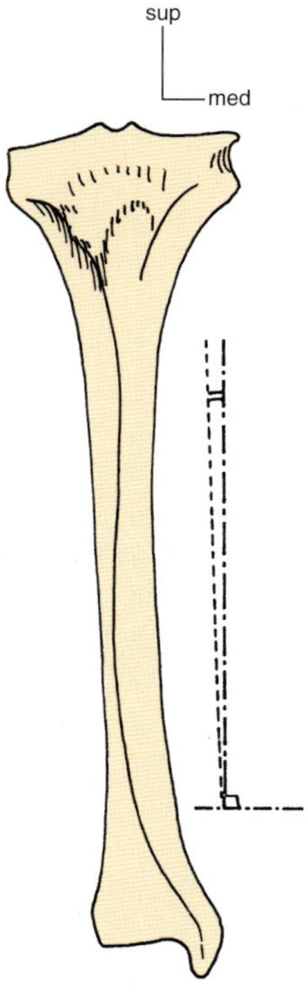

2-74
Insertions musculaires du corps.
1. Tibial antérieur
2. Long fléchisseur des orteils
3. Tibial postérieur

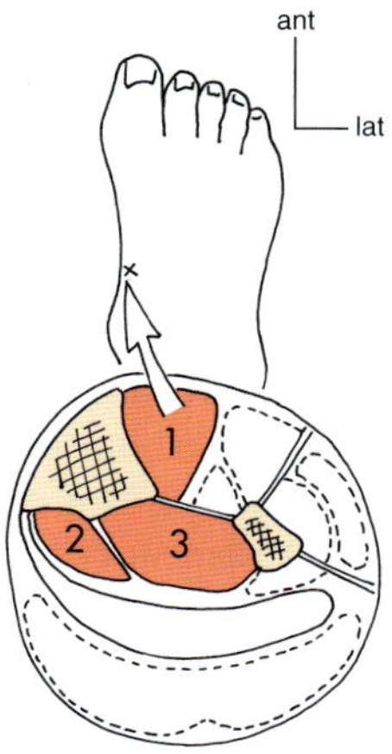

2-75
Face latérale du corps, avec l'insertion du tibial antérieur (1).

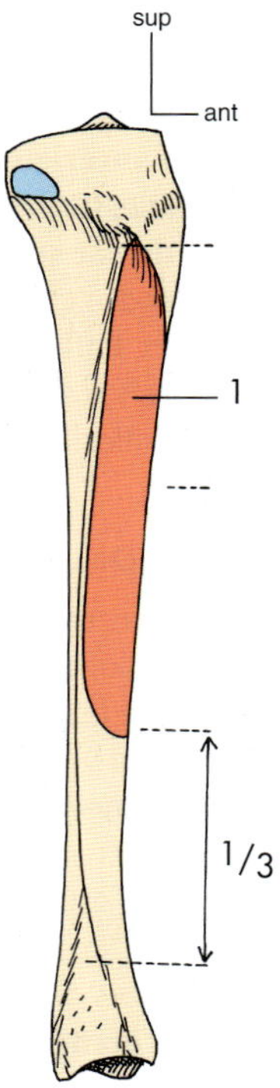

2-76
Face médiale du corps.
Au quart sup. : la patte d'oie.
1. Gracile
2. Sartorius
3. Semi-tendineux
4. LCT du genou

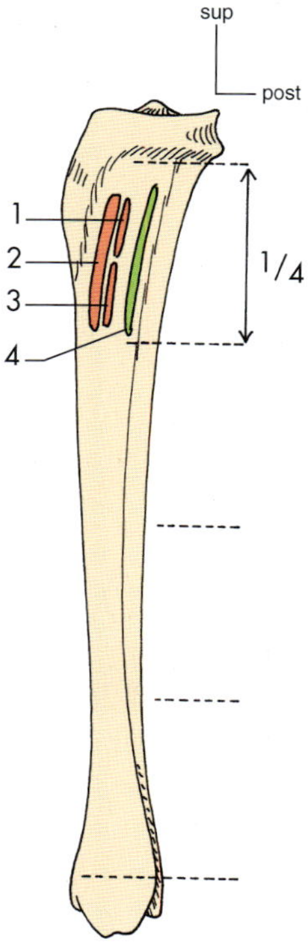

2-77
Face postérieure du corps.
1. Poplité
2. Soléaire
3. Long fléchisseur des orteils (LFO)
4. Tibial postérieur
5. Arcade du LFO

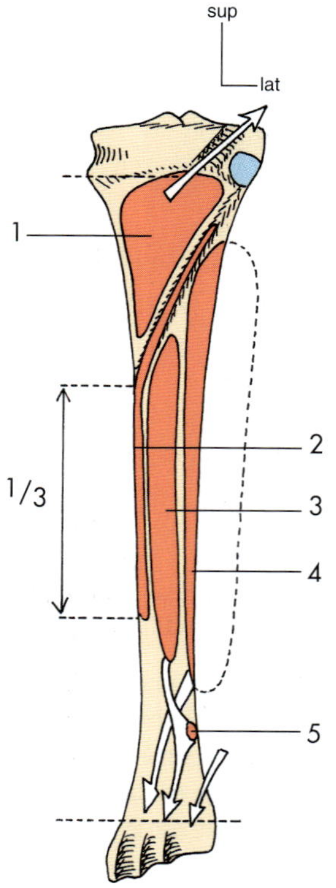

Présentation

Le tibia[86] est un os **long**, **pair** et **non symétrique**. Il forme le squelette médial du **segment jambier**. Il est articulé en haut avec le fémur (avec interposition partielle des ménisques), en bas avec le talus, et aux deux niveaux avec la fibula (fig. 2-73). Son orientation fait placer en haut la plus grosse extrémité et en arrière la partie déjetée de cette extrémité. Le dedans est facilement reconnaissable en bas par la saillie de la malléole médiale.

Organisation anatomique

Cet os forme, avec son voisin, le **cadre tibiofibulaire**. Cet ensemble est dominé par le tibia, plus massif et assurant l'essentiel de la portance du poids corporel. De plus, le couple tibiofibulaire joue un rôle important à la cheville, formant la **pince malléolaire** (*cf.* Incidences pratiques). Le tibia possède une volumineuse épiphyse supérieure, en rapport avec les tendons venant de la cuisse. Sa diaphyse est relativement pauvre en insertions parce qu'elle en partage avec la fibula et qu'il n'y a pas de loge médiale, donc pas de muscle de ce côté de l'os (patte d'oie mise à part). L'extrémité inférieure est représentée par sa surface articulaire et sa malléole. La seule particularité à signaler est l'ordre, apparemment peu logique, des insertions postérieures de la diaphyse (*cf.* Incidences pratiques).

Description du corps

La diaphyse est fortement triangulaire à la coupe (fig. 2-74).

Face latérale

Elle est plane, lisse, légèrement plus large à sa partie moyenne (fig. 2-75). Sur les 2/3 supérieurs se trouve l'insertion du muscle **tibial antérieur**. Le tiers inférieur est libre et répond au glissement des fibres de ce muscle.

Face médiale

Elle est plane de haut en bas et très légèrement convexe d'avant en arrière (fig. 2-76). On la divise en deux :

- *le quart supérieur* présente 2 rugosités verticales. L'une, le long du bord antérieur, donne insertion aux 3 tendons formant la **patte d'oie**, soit : en avant le **sartorius** et en arrière de lui le **gracile** et le **semi-tendineux** (le premier étant au-dessus du second). L'autre zone rugueuse est en arrière de la précédente, elle donne insertion au **ligament collatéral tibial** (LCT) du genou[87] ;
- *les 3/4 inférieurs* sont lisses et sous-cutanés, ils donnent insertion au fascia superficiel.

Face postérieure

Plus large à la partie haute, elle est divisée en 2 par une crête oblique (fig. 2-77). De ce fait, on décrit 3 zones :

- *la **crête oblique***. Elle est rugueuse et occupe le tiers supérieur de la face, dirigée obliquement en haut et en dehors[88]. Sauf à sa partie toute supérieure, la crête donne insertion au muscle **soléaire**[89] ;
- *la surface au-dessus de la crête*. Elle est de forme triangulaire, effilée en bas, lisse, et donne insertion au muscle **poplité**[90] ;
- *la surface au-dessous de la crête*. Cette partie est divisée en 2 par une petite crête verticale séparant 2 insertions musculaires qui occupent environ les 2/3 supérieurs de cette partie, avec : en dedans, l'insertion du **long fléchisseur des orteils** (LFO), et en dehors celle du **tibial postérieur** (TP), cette dernière descendant plus bas que la précédente[91]. La partie tout inférieure est lisse et répond au glissement des fibres des muscles postérieurs profonds. Seule la partie inférolatérale donne une petite insertion, celle de l'**arcade** du LFO[92], sous laquelle s'engage le TP.

[86] Le mot *tibia* désigne une flûte, en latin. C'est en effet dans cet os que les anciens sculptaient des flûtes.

[87] À noter que ce ligament, venant de l'épicondyle médial du fémur, est épiphyso-diaphysaire, ce qui est inhabituel.

[88] Elle s'étend donc du bord médial de l'os, à l'union du tiers supérieur et des 2/3 inférieurs, jusqu'à la surface fibulaire du tibia.

[89] Cette insertion se prolonge, en bas, sur le bord médial du tibia, et, en haut, sur l'épiphyse supérieure de la fibula. Cette dernière insertion est rattachée à la première par une arcade fibreuse sous laquelle s'engage le paquet vasculonerveux de la loge postérieure de la jambe. C'est la forme de l'ensemble de cette insertion qui, avec celle du corps charnu, a fait mériter son nom au soléaire. En effet, la morphologie de cet ensemble évoque la forme d'une semelle de chaussure, une « tong » (fig. 2-97b), ce qui traduit le latin *solea*.

[90] La direction du muscle est vers le haut et le dehors, ce qui doit être rapproché du sillon de la face postérieure du condyle latéral du tibia, lequel donne passage au tendon de ce muscle (*cf.* Épiphyse supérieure).

[91] En raison de son engagement sous l'arcade du LFO (*cf.* note ci-après).

[92] En effet, le tibial postérieur croise le LFO à sa face profonde car c'est celui des 3 muscles profonds qui se termine le plus en dedans, au niveau du pied.

2-78

Bords interosseux (a) et médial (b).

1. MIO
2. Corde oblique
3. LCT du genou
4. Soléaire

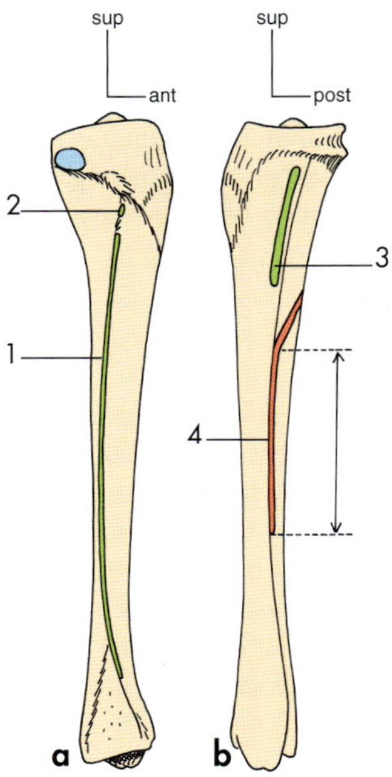

2-79

Aspect de l'extrémité supérieure.

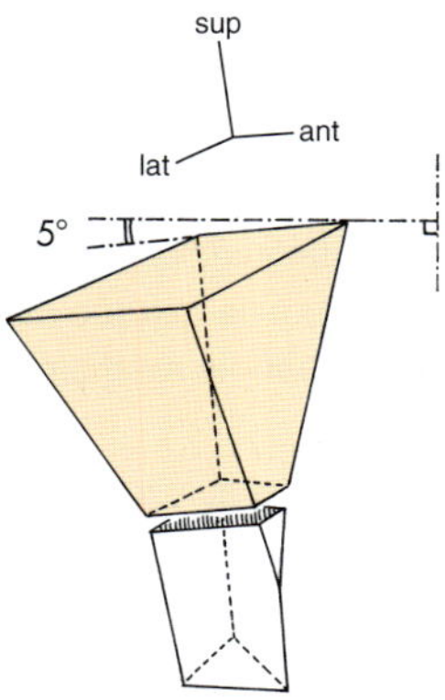

2-80

Face supérieure de l'extrémité supérieure : 3 parties (a, b, c), l'intermédiaire divisée en 3 (d, e, f).

1. Freins du ménisque médial
2. Tubérosité tibiale
3. Tubercule infracondylaire
4. LCA
5. Freins du ménisque latéral
6. Emplacement du ménisque latéral
7. LCP
8. Emplacement du ménisque médial

L = latéral ; M = médial

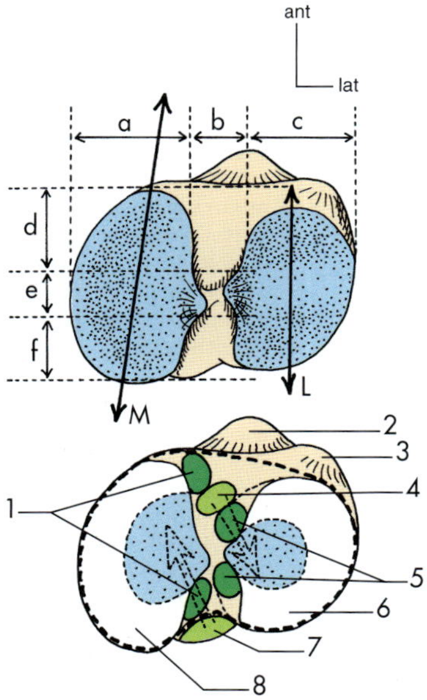

2-81

Extrémité supérieure, vues latérale (a), antérieure (b), médiale (c).

1. Facette fibulaire
2. Tubercule infracondylaire
3. Crête latérale
4. Tubérosité tibiale
5. Tubercules intercondylaires
6. Crête médiale
7. Surface de la bourse synoviale
8. Sillon du tendon réfléchi du semi-membraneux

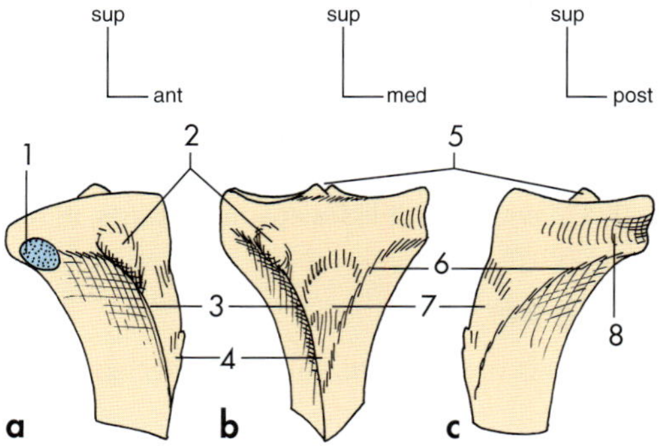

Bord antérieur ou crête tibiale

Il est très saillant et sous-cutané[93] (*cf.* fig. 2-73). Il s'étend de la crête latérale de la tubérosité tibiale au bord antérieur de la malléole médiale. Il a la forme d'un S italique, concave en dehors à sa partie supérieure, puis en dedans à sa partie inférieure. Il donne insertion au fascia superficiel.

Bord latéral ou interosseux

Marqué, légèrement concave en avant (fig. 2-78a), il donne insertion à la **membrane interosseuse** (MIO) et, à sa partie supérieure, à la corde oblique.

Bord médial

Il est légèrement convexe en avant (fig. 2-78b) et, à son tiers moyen, donne insertion au muscle **soléaire**[94].

Description des extrémités

Extrémité supérieure

Elle est volumineuse, élargie sagittalement et frontalement, déjetée en arrière. Elle a grossièrement la forme d'une pyramide quadrangulaire à base supérieure (fig. 2-79), ce qui fait qu'on lui décrit 5 faces.

Face supérieure ou plateau tibial

Elle est située dans un plan oblique en arrière et en bas d'environ 5°[95] et est divisée en 3 parties : 2 condyles tibiaux séparés par une zone intercondylaire (fig. 2-80).

Condyle latéral

C'est une **surface articulaire** (fig. 2-80c), située sur le plateau tibial, qui répond au condyle latéral du fémur (sa périphérie répond au ménisque). Elle est de type bicondylaire, sa forme est ovalaire à grand axe antéropostérieur, légèrement convexe selon son grand axe et concave transversalement. Elle regarde en haut et est encroûtée de cartilage hyalin.

Condyle médial

Il est grossièrement symétrique (fig. 2-81a), à grand axe légèrement oblique en arrière et en dedans, plus allongé et plus étroit[96], légèrement concave en tous sens.

Zone intercondylaire

Elle a la forme d'un sablier (fig. 2-80 et *cf.* fig. 2-92). On la divise en 3 parties.

Aire intercondylaire antérieure

Elle est triangulaire à base antérieure et située dans un plan horizontal. On y trouve des insertions, d'avant en arrière : la capsule, le frein de la corne antérieure du ménisque médial, le **ligament croisé antérieur** près du condyle médial et le frein de la corne antérieure du ménisque latéral.

[93] Facilement palpable, c'est une zone de choc direct que l'on protège dans certains sports par des « protège-tibias ».

[94] Cette insertion est la suite de celle de la crête oblique.

[95] Le chiffre moyen est de 5,6° (fourchette entre 5 et 10°). À noter que cette pente est plus forte que celle du plateau avec ses ménisques, la pente méniscale est grossièrement perpendiculaire à l'axe diaphysaire proximal du tibia [2].

[96] *Cf.* Condyle fémoral médial.

2-82

Face antérieure (fa)de l'extrémité supérieure.
1. Tendon quadricipatal
2, 2'. Fibres croisées des vastes latéral et médial
3, 3'. Fibres directes des vastes latéral et médial
4. Insertion du tractus iliotibial (TFL)
5. Emplacement de la bourse synoviale rétrotendineuse
6. Tendon patellaire

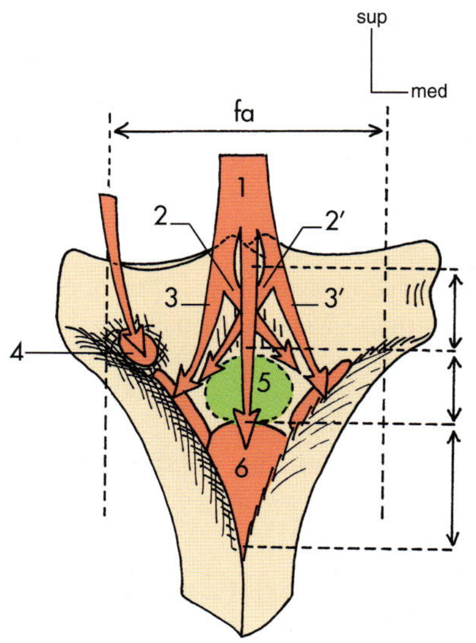

2-83

Face postérieure de l'extrémité supérieure.
1. Tendon direct du semi-membraneux
2. Tendon réfléchi du semi-membraneux
3. LCP
4. Ligament poplité arqué
5. Sillon du poplité
6. Facette fibulaire

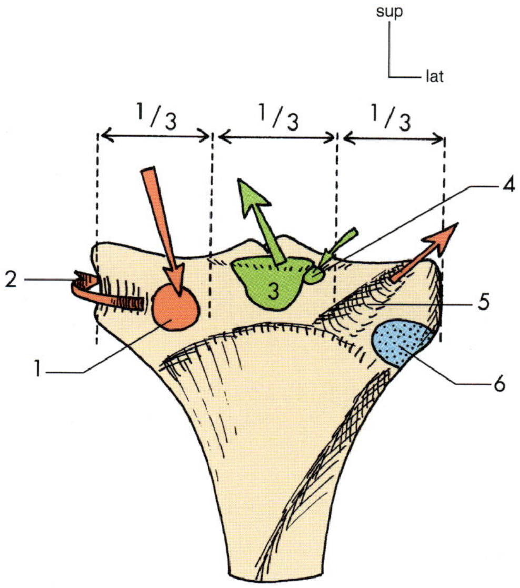

2-84

Faces latérale (fl) et médiale (fm) de l'extrémité supérieure.
1. Expansion du biceps
2. Expansion du long fibulaire
3. Expansion du LEO
4. Tendon réfléchi du semi-membraneux

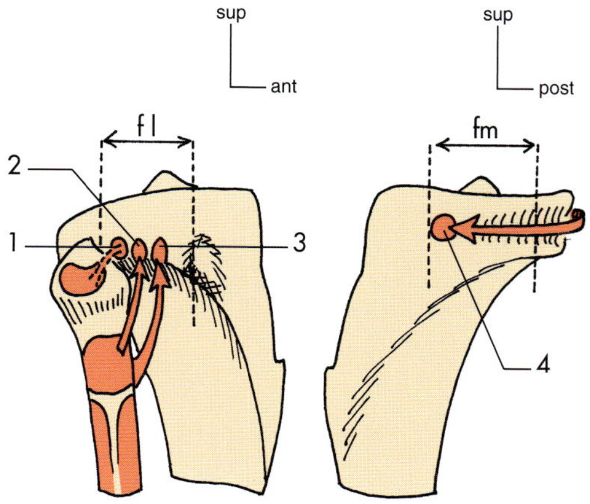

Aire intercondylaire postérieure

Elle est triangulaire à base postérieure et située dans un plan oblique en arrière et en bas. On y trouve des insertions, d'arrière en avant : la capsule[97], le **ligament croisé postérieur**[98], le frein de la corne postérieure du ménisque médial, près du condyle médial et le frein de la corne postérieure du ménisque latéral près du condyle latéral.

Zone intermédiaire

Elle est formée par le massif des 2 tubercules intercondylaires[99] : un latéral (un peu décalé vers l'avant) et un médial.

Face antérieure

On la divise en 2 parties (fig. 2-82) :

- *une partie médiane*, avec :
  - une forte saillie inférieure, rugueuse : la **tubérosité tibiale**, triangulaire à base supérieure elle donne insertion au **tendon patellaire**. Elle est surmontée d'une zone lisse, répondant à la bourse synoviale[100] rétrotendineuse,
  - un méplat supérieur, en retrait, répondant au **corps adipeux** du genou[101] ;
- *deux crêtes latérales*, divergentes en haut, qui donnent insertion aux **fibres directes et croisées** des vastes médial et latéral du quadriceps. La latérale est plus marquée et présente le **tubercule infracondylaire**[102] où s'insère le tractus iliotibial (et indirectement, par l'intermédiaire de ce dernier, le **tenseur du fascia lata**).

Face postérieure

Elle occupe toute la largeur de l'épiphyse mais est très peu haute (fig. 2-83). On la divise en 3 parties :

- *une partie centrale*, avec le débordement du LCP et l'insertion tibiale du **ligament poplité arqué**[103] ;
- *une partie latérale*, qui présente 2 éléments : en dedans un sillon oblique en haut et en dehors, répondant au passage du tendon du poplité, et en dehors une **facette articulaire** pour la fibula. Située en arrière du condyle latéral, elle répond à la tête fibulaire et est de type surface plane. Elle a une forme grossièrement ovalaire, plane, regardant en arrière, en dehors et plus ou moins en bas[104]. Elle est encroûtée de cartilage hyalin[105] ;
- *une partie médiale*, présentant l'insertion directe du tendon du **semi-membraneux**. Cette insertion est prolongée en dedans par un sillon horizontal que l'on retrouve en face médiale.

Face latérale

Elle est mince et forme la marge tibiale latérale (fig. 2-84a). À sa partie antérieure, on trouve 3 expansions musculaires, d'arrière en avant : le **biceps** fémoral, le **long fibulaire** (LF), le **long extenseur des orteils** (LEO)[106].

Face médiale

Elle forme la marge tibiale médiale (fig. 2-84b). Mince également, elle est creusée d'un sillon postéro-antérieur donnant passage au **tendon réfléchi** du semi-membraneux. La portion antérieure de ce sillon donne insertion à ce tendon.

[97] L'insertion de la capsule est indifférenciée de celle du LCP, lequel, comme le LCA, est intracapsulaire mais extrasynovial.

[98] Son insertion déborde sur la face postérieure de l'extrémité supérieure du tibia.

[99] Anciennes épines tibiales. Ils ne supportent aucune insertion et sont, en fait, le reflet du placement des condyles fémoraux et de leur jeu sur leurs homologues tibiaux.

[100] Utile lors de la flexion du genou (le tendon s'enroule à la face antérieure de l'articulation).

[101] Il forme un matelas sous le tendon patellaire, on le voit saillir de part et d'autre du tendon lors de la contraction du quadriceps sur un genou en rectitude. Il est prolongé vers la profondeur de l'articulation par le ligament adipeux, vestige d'un septum de séparation du genou en 2 compartiments, chez le fœtus. Ce corps adipeux était appelé paquet de Hoffa.

[102] Ancien tubercule de Gerdy.

[103] Ce ligament mérite son nom du fait qu'il passe en pont au-dessus du tendon du muscle poplité, transformant le sillon osseux en tunnel ostéofibreux (TOF).

[104] Selon que la surface est plus horizontale ou plus oblique, la fibula transmet plus ou moins du poids du corps.

[105] Ce qui n'est pas le cas de son homologue inférieure.

[106] L'insertion principale de ces muscles est toute proche : le biceps sur la tête fibulaire, le LF sur le col fibulaire et le LEO sur la diaphyse de cet os mais remontant très haut.

2-85

Vue postérolatérale de l'extrémité inférieure.

1. Bord postérieur de la malléole médiale
2. Face postérieure
3. Face latérale

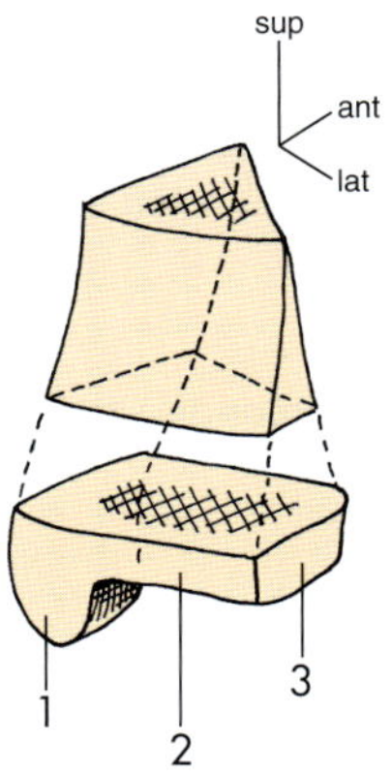

2-86

Extrémité inférieure : faces latérale (a), antérieure (b), médiale (c), postérieure (d).

1. Crête oblique
2. Bord latéral de l'os
3. Tubercules de la face latérale
4. Malléole médiale
5. Plan profond du LCT de la cheville (faisceau ant.)
6. Plan superficiel du LCT de la cheville
7. Plan profond du LCT de la cheville (faisceau post.)
8. Sillon du TP
9. Sillon du LFO
10. Sillon du LFH

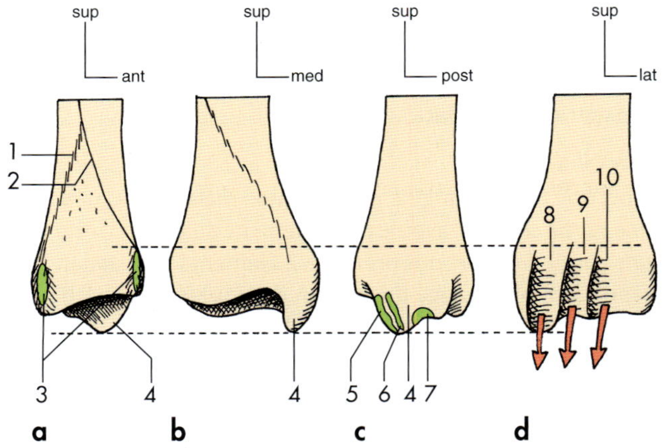

2-87

Face inférieure de l'extrémité inférieure (gd axe oblique en dh. et en arr.). Le bord antérieur (a) est plus long que le postérieur (p), et le latéral (l) plus que le médial (m).

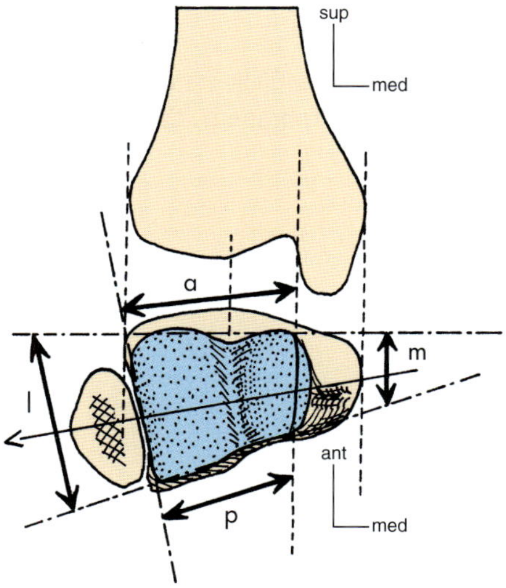

2-88

Coupe sagittale de l'extrémité inférieure.

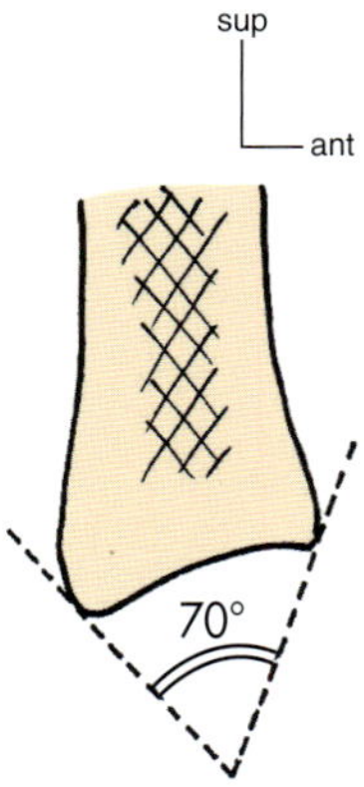

Extrémité inférieure

Elle est réduite à un **pilon** (fig. 2-85) se prolongeant en dedans par la malléole[107] médiale. Ce pilon a une forme grossièrement cubique du fait d'une crête, oblique en bas et en arrière, se détachant de la partie basse du bord interosseux et créant ainsi une face latérale qui n'existe pas sur la diaphyse. De ce fait, on décrit 5 faces.

Face antérieure

Elle fait suite à la face latérale de l'os (fig. 2-86b). Elle est lisse et légèrement déjetée vers l'avant. Elle répond au glissement des tendons releveurs du pied.

Face postérieure

Lisse à sa partie supérieure du fait des glissements tendineux, elle est ensuite creusée de 3 sillons parallèles et obliques en bas et en dedans (fig. 2-86d). Cela lui confère une certaine irrégularité près de son bord inférieur. Ces sillons donnent passage aux 3 tendons profonds de la loge postérieure, à savoir, de dedans en dehors : le tibial postérieur (TP), le long fléchisseur des orteils (LFO) et le long fléchisseur de l'hallux[108] (LFH).

Face latérale

Elle apparaît du fait de la présence d'une crête issue à la partie basse du bord interosseux et oblique en bas et en arrière (fig. 2-86a). Elle est donc triangulaire à base inférieure. Sa partie basse est limitée en avant et en arrière par 2 tubercules sur lesquels s'insèrent les ligaments tibiofibulaires inférieurs, antérieur et postérieur. Entre ces tubercules se situe le champ fibulaire qui est une surface articulaire **non encroûtée** de cartilage hyalin[109] et donc aux contours mal délimités. C'est une **syndesmose**.

Face médiale

Elle est sous-cutanée, lisse, convexe en tous sens et se prolonge en bas par la malléole médiale (fig. 2-86c). Cette aspérité est aplatie de dedans en dehors, dévoilant ainsi une face latérale qui n'est autre que le débordement de la surface articulaire de la face inférieure du pilon. Cette petite surface est grossièrement triangulaire effilée en arrière et répond à la surface médiale du talus, appelée surface en virgule, du fait de sa forme. L'apex malléolaire est bifide[110]. Le bord postérieur est très épais et déprimé en sillon pour le passage du tendon du tibial postérieur[111]. Le bord antérieur est épais.

Face inférieure

C'est une **surface articulaire** (fig. 2-87) située sous le pilon tibial (*cf.* fig. 2-93). Elle répond à la trochlée du talus, est de type ginglyme et de forme quadrangulaire à grand axe oblique en dehors et en arrière. Son bord antérieur est plus large que le postérieur et le latéral plus que le médial[112]. Cette surface se continue avec la face latérale de la malléole médiale. Elle est partagée en 2 par une crête sagittale, mousse, qui délimite 2 versants, le latéral étant plus large que le médial. L'ensemble est donc concave d'avant en arrière et grossièrement convexe transversalement. Son bord postérieur descend plus bas que l'antérieur[113]. Le développement de cette surface est un arc d'environ 70° (fig. 2-88). Elle regarde en bas, légèrement en avant et est encroûtée de cartilage hyalin.

[107] *Malleolus* signifie « petit marteau », ce qu'évoque la saillie osseuse sous-cutanée.

[108] À noter qu'à ce stade TP et LFO se sont croisés, reste à faire se croiser le LFO et le LFH, ce qui sera fait au pied.

[109] De ce fait on comprend que cette articulation n'est pas destinée à glisser mais à jouer en écartement-rapprochement, ce qui est la définition de la pince. Entre les 2 surfaces osseuses se trouve un récessus capsulo-synovial appartenant à l'articulation talocrurale, qui s'interpose en cul-de-sac entre les os, permettant leur jeu.

[110] Entre les 2 pointes de cette extrémité s'insère le faisceau profond et postérieur du ligament collatéral tibial de la cheville. Le faisceau antérieur du plan profond et le plan superficiel s'insèrent le long du bord antérieur de la malléole.

[111] C'est la continuité du sillon de la face postérieure du pilon tibial.

[112] Ce qui correspond à la forme de la trochlée du talus.

[113] Ce bord constitue ce que l'on appelle parfois la 3e malléole, dite de Destot.

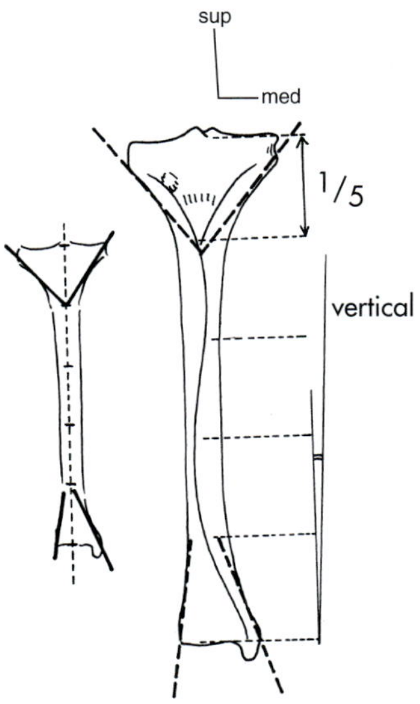

▶ 2-89
Construction d'une vue antérieure (*cf.* texte).

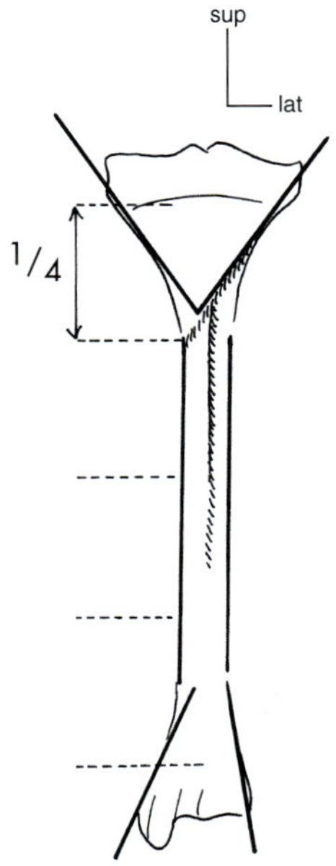

▶ 2-90
Construction d'une vue postérieure (*cf.* texte).

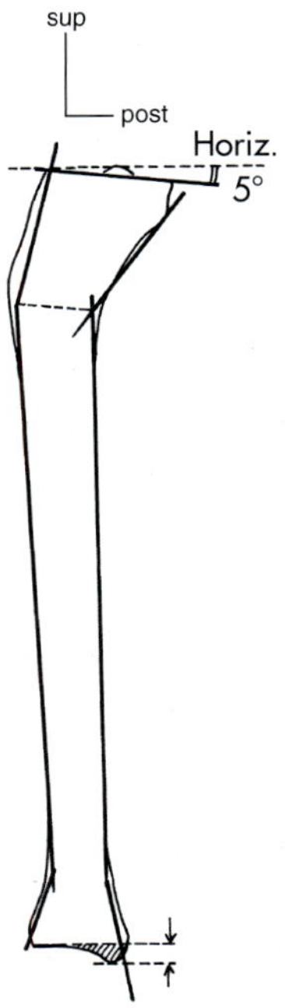

▶ 2-91
Construction d'une vue de profil (*cf.* texte).

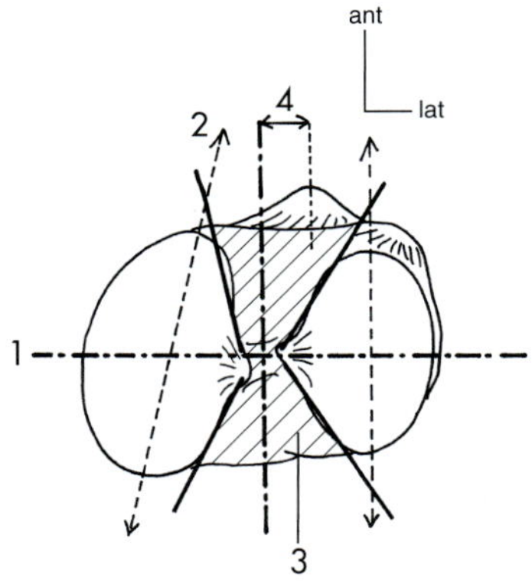

▶ 2-92
Construction d'une vue supérieure (*cf.* texte).

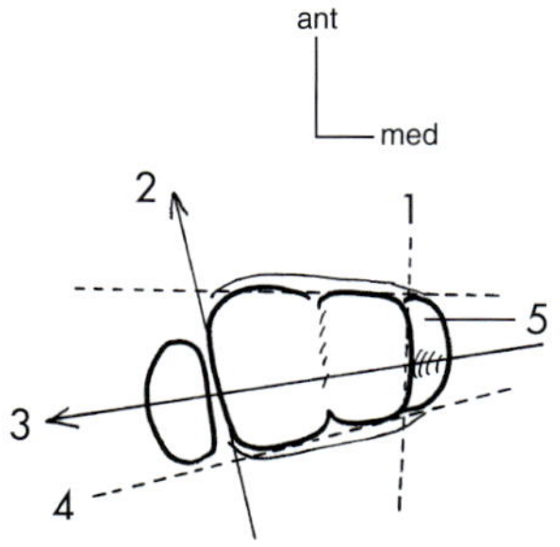

▶ 2-93
Construction d'une vue inférieure (*cf.* texte).

QROC sur le tibia

Corrigés p. 507

1. Citez les insertions musculaires de l'épiphyse supérieure du tibia.
2. Énumérez les surfaces articulaires du tibia.
3. Donnez le contenu des sillons postérieurs de l'épiphyse inférieure du tibia.
4. Décrivez la surface articulaire du condyle tibial médial.
5. Donnez les caractéristiques essentielles de la surface intercondylaire du tibia.
6. Quelles sont les insertions diaphysaires de la face postérieure ?
7. Citez et situez les insertions capsulaires du tibia.
8. Quelle est la forme de l'épiphyse supérieure ?
9. Donnez l'orientation de la facette de la tibiofibulaire supérieure.
10. Décrivez brièvement la malléole médiale.

Incidences pratiques

Sur le plan morpho-palpatoire

Le tibia est nettement repérable sur l'ensemble de sa longueur :
- en haut, grâce à l'évasement des condyles et à la **tubérosité tibiale** ;
- tout le long de la diaphyse grâce à la **crête** antérieure et à la face médiale de l'os ;
- enfin à l'extrémité inférieure, grâce à la saillie **malléolaire**.

Le tibia est limité par les reliefs musculaires du TA (tibial antérieur) en avant, et du triceps sural en arrière.
Tout ce qui est visible est palpable. On peut ajouter le relief plus discret du **tubercule infracondylaire** et des crêtes partant de la tubérosité tibiale, ainsi que le sillon du semi-membraneux. En bas, on palpe le bord antérieur du pilon tibial, en arrière des tendons releveurs, et médialement la malléole avec son extrémité bifide.

Sur le plan mécanique et pathologique

La **pince tibiofibulaire** est, par définition, mobile, et non une mortaise (fixe). Le segment mobile de la pince est représenté par la fibula, le tibia lui offrant un contre-appui stable. On comprend donc que l'articulation tibiofibulaire supérieure, même si elle est liée anatomiquement au genou par le ligament collatéral fibulaire et le tendon du biceps fémoral, est mécaniquement et fonctionnellement liée à la cheville, dont elle assure le pivot de la pince.
Par ailleurs, le tibia transmet au pied l'essentiel de l'appui du corps, ce qui expose fortement ses surfaces articulaires à l'usure. Le rôle des **ménisques** y est important, pas seulement pour augmenter la stabilité, mais aussi pour fractionner la transmission des contraintes[114].
Vu son rôle prépondérant dans l'appui et sa position exposée, le tibia est riche en lésions **traumatiques**. Il est concerné par les **entorses** du genou (médiales, mais aussi atteintes du pivot central) et de la cheville (en dehors). Il faut ajouter les traumatismes plus sévères que sont les fractures avec enfoncement de tout ou partie du plateau tibial, les fractures diaphysaires, parfois spiroïdales, les fractures malléolaires et les fracas du pilon tibial. Sur le plan orthopédique, on trouve les **désaxations** du genou, de type valgus et varus, quant au plan rhumatologique, il est surtout représenté par les **gonarthroses**.

Schématisation du tibia

- *La vue antérieure* (fig. 2-89). Tracer 2 bords diaphysaires parallèles, avec un large évasement en haut et un moindre en bas, débordant en dedans et se prolongeant par la malléole médiale. Le milieu est parcouru par la crête en S italique.
- *La vue postérieure* (fig. 2-90) est semblable. Figurer les 2 crêtes, une oblique (tiers sup.) et l'autre verticale (en dessous), qui délimitent ainsi des plages d'insertion musculaire.
- *Les vues latérale et médiale* (fig. 2-91) sont issues de la coupe sagittale de l'os. Marquer le déjettement postérieur de l'extrémité supérieure, la légère inclinaison postérieure du plateau tibial, la tubérosité tibiale en avant, et, en bas, le bord postérieur descendant plus bas que l'antérieur.
- *La vue supérieure* (fig. 2-92), 3 choses sont à noter : la forme générale ovalaire à grand axe transversal (1), le condyle médial plus allongé, étroit et oblique que le latéral (2), la zone intercondylaire en forme de sablier (3), et le relief de la tubérosité tibiale décalé en dehors (4).
- *La vue inférieure* (fig. 2-93). Situer le bord médial dans le plan sagittal (1), le bord latéral oblique en avant et en dehors (2), l'axe bimalléolaire (3) oblique en dehors et en arrière et celui du bord postérieur encore un peu plus oblique (4). Placer le relief de la malléole médiale (5).

[114] C'est la raison pour laquelle les chirurgiens répugnent à enlever trop facilement un ménisque et tentent d'en sauvegarder la plus grande partie.

FIBULA

▶ **2-94**
Les 3 points de contact de la fibula.

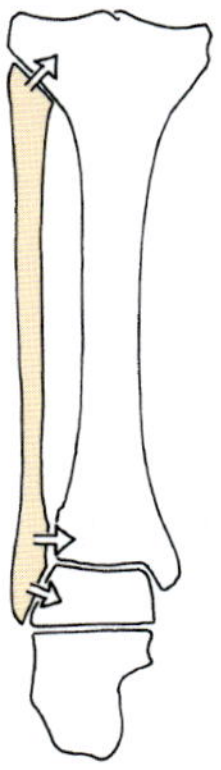

▶ **2-95**
Les 3 parties de la fibula : un pivot en haut, un fibulotibia au milieu, et une pince en bas.

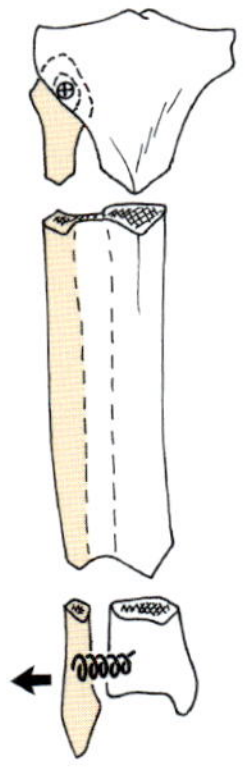

▶ **2-96**
Face latérale de la fibula.
1. Long fibulaire
2. Nerf fibulaire commun
3. Nerf fibulaire profond
4. Nerf fibulaire superficiel
5. Court fibulaire

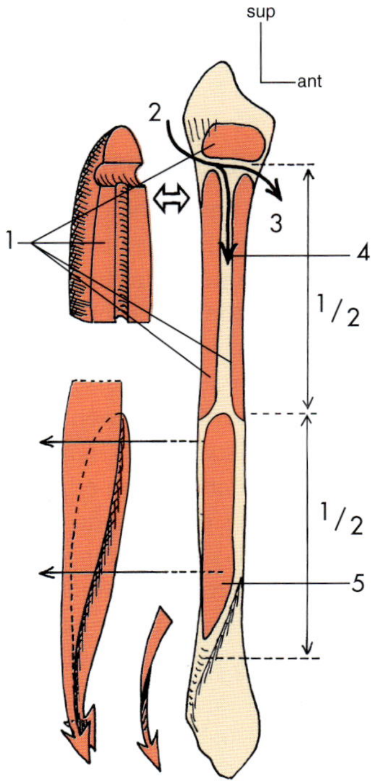

▶ **2-97**
a) Face postérieure de la fibula.
1. TP
2. Soléaire
3. LFH
b) Vue postérieure du soléaire.
c) Vue postérieure des insertions profondes.
d) Coupe transversale (T), en vue plongeante postérieure.

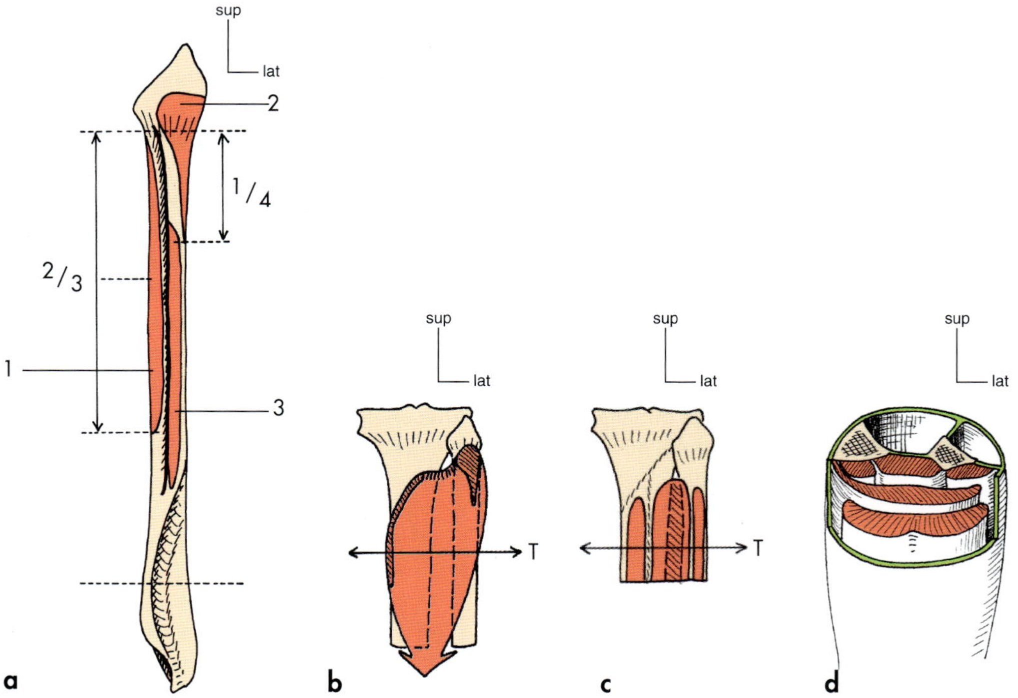

Présentation

La fibula[115] est un os **long, pair** et **non symétrique**. Il forme la partie latérale du squelette **jambier** et s'articule en haut et en bas avec le tibia, ainsi qu'avec le talus (fig. 2-94). Très fin, il ne transmet qu'une petite partie des contraintes d'appui du membre inférieur. On l'oriente surtout grâce à son extrémité inférieure avec : en bas la pointe en forme de lance de cette extrémité, en dedans sa facette articulaire, en arrière la petite fosse, nettement visible, qui borde cette facette.

Organisation anatomique

Cet os se partage en 3 zones (fig. 2-95) :

- d'une part, une extrémité supérieure qui, si ce n'est une jonction-pivot avec le tibia, représente l'équivalent d'une excroissance tibiale (avec l'insertion du ligament collatéral fibulaire du genou et la terminaison du biceps, similaire à celle du TFL);
- d'autre part, une diaphyse représentant, en quelque sorte, l'élargissement latéral de celle du tibia, avec ses plages d'insertions musculaires. On comprend que certains animaux présentent une fusion entre ces deux os;
- enfin, l'extrémité inférieure se présente comme la partie mobile de la pince tibiofibulaire : aplatie de dedans en dehors, elle comporte essentiellement une facette articulaire et un sillon postérieur pour la réflexion des muscles fibulaires.

Description du corps

Face latérale

Étroite et allongée, on la divise en 2 parties (fig. 2-96) :

- *la moitié supérieure* donne insertion au muscle **long fibulaire**. Cette insertion est divisée en 2 par le passage vertical du **nerf fibulaire superficiel**[116], ce qui fait décrire une insertion postérieure et une antérieure[117];
- *la moitié inférieure* donne insertion au muscle **court fibulaire**. L'insertion s'effile en pointe vers le bas et l'arrière, et remonte également en pointe contre celle du long fibulaire[118].

Le quart inférieur est parcouru par une **crête oblique** en bas et en arrière. L'avant de cette crête se prolonge en bas par la face latérale de la malléole. L'arrière se creuse en sillon vertical (sillon de muscles fibulaires) et se prolonge en bas par le bord postérieur de la malléole latérale.

Face postérieure

Elle est divisée en 2 par une **crête verticale**[119] la séparant ainsi en 2 champs (fig. 2-97) :

- *un champ médial* fortement déprimé verticalement, qui donne insertion au muscle **tibial postérieur** sur les 2/3 supérieurs de la diaphyse;
- *un champ latéral* qui donne insertion au muscle **long fléchisseur de l'hallux**[120] sur sa partie moyenne, débordant un peu plus bas, et au débordement du **soléaire** à son quart supérieur (le long du bord latéral).

[115] Ancien péroné. Ce terme signifiait « cheville », alors que fibula désigne une aiguille, ce qui correspond bien à la forme de cet os.

[116] Ancien nerf musculocutané. Il provient de la division du nerf fibulaire commun en nerfs fibulaires superficiel et profond.

[117] Il existe une autre insertion à l'extrémité supérieure; l'ensemble de ces trois insertions n'en forment en réalité qu'une seule : il ne s'agit pas d'un triceps.

[118] Il existe un muscle 4e fibulaire, inconstant (présent chez 20 % des sujets) dont l'insertion est située en bas et en arrière du court fibulaire, décrit, entre autres, par Sobel [3]. Pour Hecker, ce muscle serait même une évolution propre à la bipédie dans le contrôle latéral de la cheville [4].

[119] Ancien bord postérieur. Cette crête est marquée surtout aux 2/3 supérieurs de l'os.

[120] Ce muscle est le plus latéral au niveau de la jambe et le plus médial au pied. Ce trajet extrêmement oblique lui permet d'abaisser la fibula et de soutenir le sustentaculum tali en empêchant sa bascule en dedans (*cf.* Incidences pratiques).

▶ **2-98**

Face médiale de la fibula.
1. LEO
2. LEH
3. 3e fibulaire

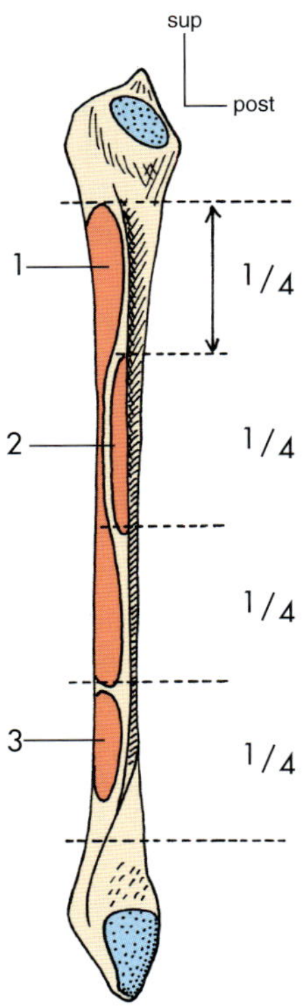

▶ **2-99**

a) Face méd.
b) Face lat.
c) Face post.
1. Crête de la face post.*
2. Face lat. de la malléole lat.
3. Sillon du bord post. de la malléole lat.

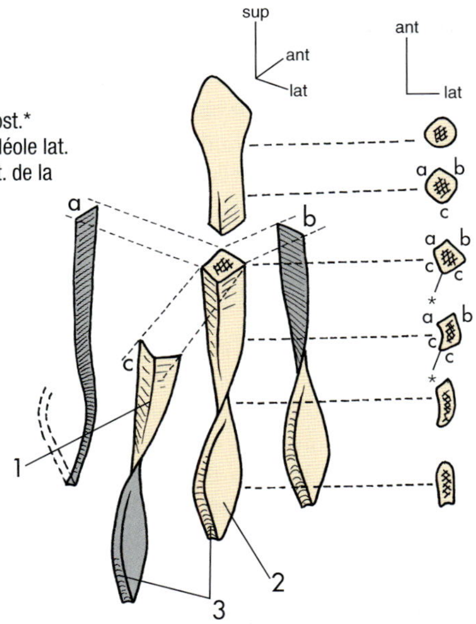

▶ **2-100**

Extrémité supérieure de la fibula. Vues postérieure (a), latérale (b), antérolatérale (c), antéromédiale (d).
1. Soléaire
2. Long fibulaire
3. Biceps fémoral
4. LCF du genou
5. Facette tibiale
6. Corde oblique

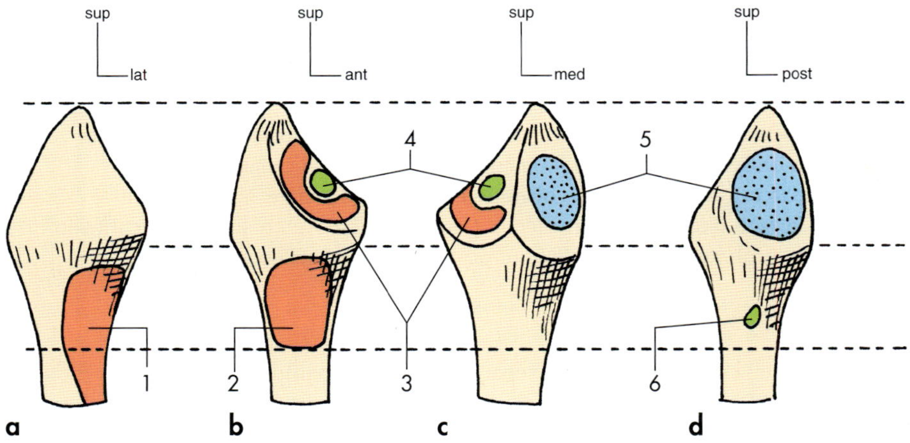

▶ **2-101**

Jonction tibiofibulaire supérieure.
1. Ligament poplité arqué
2. Tendon du biceps
3. LCF du genou
4. Insertion du biceps

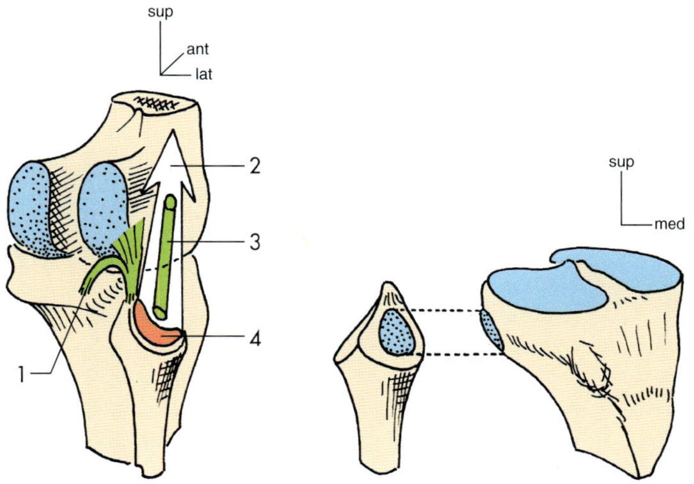

Face médiale

Elle est extrêmement étroite (fig. 2-98) et donne insertion à 3 muscles :

- *au quart supérieur* : insertion du **long extenseur des orteils** (LEO) sur toute la largeur ;
- *au quart moyen-supérieur* : prolongement du LEO le long du bord antérieur, avec, en arrière de lui, l'insertion du **long extenseur de l'hallux** (LEH)[121] ;
- *au quart moyen-inférieur* : prolongement du LEO sur toute la largeur ;
- *au quart inférieur* : insertion du muscle **3e fibulaire**[122] (muscle inconstant[123]).

Bords

L'os subissant une torsion (*cf.* fig. 2-103), les bords sont assez différents selon l'étage. De plus, la crête de la face postérieure (fig. 2-99) ajoute sa saillie.

Bord antérieur

Marqué seulement à la partie moyenne, il donne insertion au **septum intermusculaire antérolatéral** (SIMAL). Il se prolonge en bas par le bord antérieur de la malléole latérale.

Bord postérieur

Plus marqué à sa moitié inférieure, il donne insertion au **septum intermusculaire postérolatéral** (SIMPL). Il se prolonge en bas par la lèvre médiale du bord postérieur de la malléole latérale.

Bord interosseux[124] ou médial

Il est très proche du bord antérieur. Marqué, il donne insertion à la membrane interosseuse (**MIO**). En bas il bifurque pour encadrer le champ articulaire avec le tibia.

Description des extrémités

Extrémité supérieure

Elle est renflée et divisée en 2 parties (fig. 2-100).

Tête

Elle est formée des 2 versants d'un angle dièdre ouvert en bas : un postérolatéral et un antéromédial, surplombés par un apex (ou processus styloïde).

- *Le versant postérolatéral* reçoit l'insertion du tendon du **biceps fémoral**, sur une surface en croissant à concavité supérieure. Dans cette concavité s'insère le **ligament collatéral fibulaire**[125] (fig. 2-101a).
- *Le versant antéromédial* est occupé par une **facette articulaire** répondant à celle du condyle tibial latéral. C'est une surface plane, de forme grossièrement ovalaire, orientée en dedans, en avant et plus ou moins en haut (*cf.* Tibia), elle est encroûtée de cartilage hyalin (fig. 2-101b).
- *L'apex* est implanté à la partie postérieure de l'arête du dièdre. Il supporte l'insertion du **ligament poplité arqué**.

Col

Il est cylindrique, rétréci et supporte la tête. Il prolonge les faces de l'os vers le haut. On y trouve donc :

- *sur sa face postérieure*, la large insertion du **soléaire** (fig. 2-100a) ;
- *sur sa face latérale*, l'insertion épiphysaire du **long fibulaire** (fig. 2-100b) ;
- *sur sa face médiale*, l'insertion de la **corde oblique** de la jambe[126] (fig. 2-100d).

[121] On comprend ainsi que ce muscle ne soit pas visible à la jambe, vu qu'il est recouvert par le LEO. En revanche, son tendon est visible et palpable dès au-dessus de la cheville.

[122] Ce muscle est considéré par certains comme un chef aberrant du LEO, ce qui semble assez justifié, si ce n'est qu'il ne va pas aux orteils et qu'il a une innervation généralement différente.

[123] Présent dans 91,5 % des cas (*cf.* Myologie). Son tendon est isolable au niveau du pied.

[124] Ancienne crête interosseuse.

[125] Il est à noter que ce ligament est distinct de la capsule fémoro-patello-tibiale et que, d'autre part, il est masqué par le tendon du biceps. Sa palpation nécessite donc de fléchir le genou afin de mettre le ligament et le tendon en rapport orthogonal.

[126] Ancien ligament de Barkow.

▶ 2-102

a) Faces médiale et latérale de l'extrémité inférieure de la fibula.

1. Ligament tibiofibulaire inf. et post.
2. Ligament tibiofibulaire inf. et ant.
3. LCF de la cheville (faisceau ant.)
4. LCF de la cheville (faisceau moy.)
5. LCF de la cheville (faisceau post.)

b) Vue latérale de la malléole fibulaire.

6. Sillon du bord post. de la malléole lat.
7. Tendons des muscles court et long fibulaires
8. Crête de la face post.
9. Face post.
10. Face méd.
11. Crête oblique de la face lat.
12. Fibres accessoires annexées au faisc. moy.

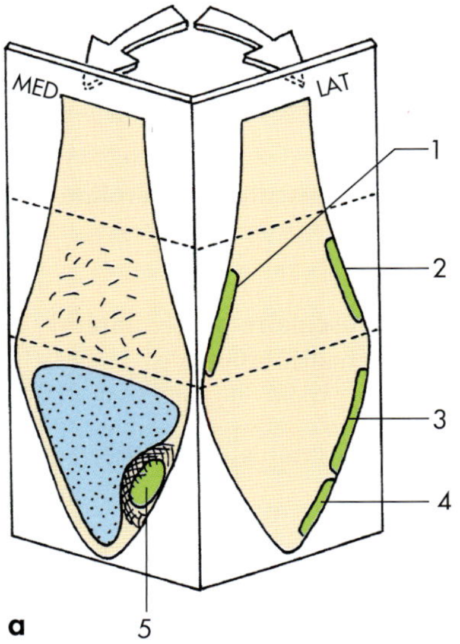

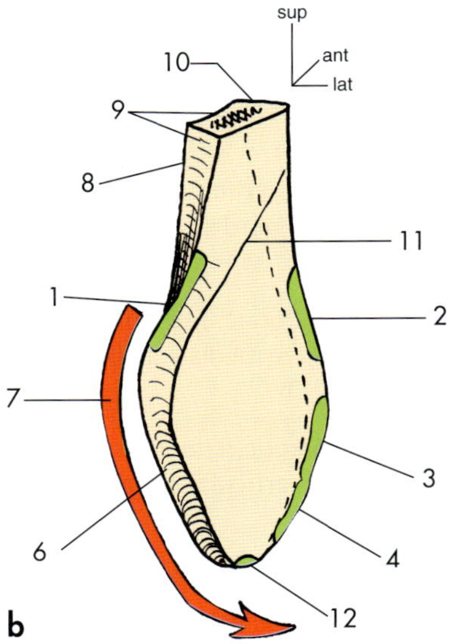

Extrémité inférieure

Elle a une forme dite en « fer de lance », ce qui évoque le fait qu'elle soit aplatie de dedans en dehors et soit pointue à son extrémité[127] (fig. 2-102). De ce fait, on lui décrit 2 faces, 2 bords et un apex.

Face latérale

Elle est sous-cutanée, convexe en tous sens, libre.

Face médiale

Elle est divisée en 2 parties :

- *une moitié supérieure* correspond au **champ tibial** articulaire avec le tibia, sans cartilage ni forme déterminée (syndesmose) ;
- *une moitié inférieure* correspond à une **surface articulaire** à synoviale : située à la partie inférieure de la malléole, elle répond à la face latérale du corps du talus. Elle fait partie de la ginglyme talocrurale. De forme triangulaire à sommet inférieur, elle est légèrement convexe de haut en bas (surtout en bas) et très peu d'avant en arrière. Elle regarde en dedans (et légèrement en bas et en avant) et est encroûtée de cartilage hyalin.

En arrière de la surface on trouve la **fosse malléolaire**, où s'insère le **faisceau postérieur** du ligament collatéral fibulaire de la cheville.

Bord antérieur

Il est épais et convexe verticalement. De haut en bas, on trouve les insertions des ligaments : tibio-fibulaire inférieur (TFI) antérieur et collatéral fibulaire de la cheville (faisceau antérieur puis moyen en dessous) (fig. 2-102).

Bord postérieur

Épais, il est creusé en **sillon vertical** (*cf.* fig. 2-97a) pour le passage des tendons court et long fibulaires[128]. La partie haute de son bord médial donne insertion au ligament TFI postérieur (fig. 2-102).

Apex

Il est pointu, arrondi à son extrémité et donne insertion à un faisceau accessoire du ligament collatéral fibulaire de la cheville. Il est plus bas et postérieur que celui de la malléole médiale.

Incidences pratiques

Sur le plan morpho-palpatoire

Les 2 seules parties visibles de l'os sont ses **extrémités**. Le relief des muscles fibulaires, fin et allongé, est rendu peu visible en raison de son encadrement par le volumineux triceps en arrière et les releveurs du pied en avant.
La **tête** est palpable et ne doit pas être confondue avec le tubercule infracondylaire du tibia (parfois très proéminent, mais plus antérieur que la tête fibulaire). La **malléole** n'appelle pas de remarque tant elle est facile à circonscrire ; elle est plus basse et plus postérieure que la malléole médiale. La partie diaphysaire permet de palper le muscle **long fibulaire** à la moitié supérieure et le **court** à la partie inférieure, en avant du tendon du long, qui le recouvre.

Sur le plan mécanique et pathologique

La justification de cet os, distinct du tibia, est l'existence d'une **pince tibiofibulaire**. Il arrive qu'un chirurgien soit obligé de prélever la diaphyse fibulaire pour s'en servir de greffon osseux. L'extrémité supérieure se résume donc à n'être plus qu'un tubercule annexé au tibia, avec ses insertions. L'extrémité inférieure est fixée au tibia, rigidifiant la pince, qui devient alors une mortaise et limite ainsi un peu les amplitudes de flexion dorsale de la cheville. Les insertions reforment leurs attaches sur les membranes et septums et le seul autre changement est la fatigue accrue du tibia par rapport aux contraintes jambières du poids du corps qu'il est alors seul à supporter[129].

[127] Paturet la comparait à une tête de serpent, ce qui est plus problématique pour la description mais peut-être plus exact morphologiquement.

[128] Ils sont recouverts par le rétinaculum de ces muscles.

[129] Avec un risque de fracture de fatigue.

▶ 2-103

Les faces de la fibula et leur torsion s'expliquent par la destination des muscles qui s'y insèrent :
– ceux de la face médiale (1) vont vers l'avant,
– ceux de la face latérale (2) vers l'arrière,
– ceux de la face postérieure (3) vers le dedans.

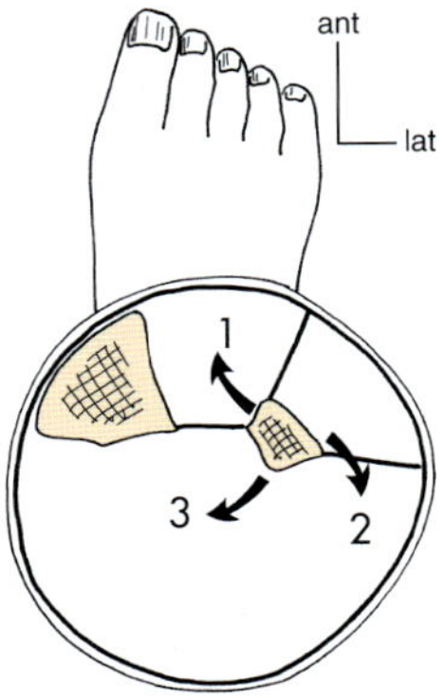

▶ 2-104

Les 3 reliefs de l'extrémité supérieure (a).

1. Apex de la tête
2. Tête
3. Col

Analogie de structure de la tête fibulaire avec le double biseau de l'embout d'un pot de colle (b).

4. Biceps fémoral
5. LCF du genou
6. Apex (styloïde) et ligament poplité arqué
7. Facette articulaire pour le tibia

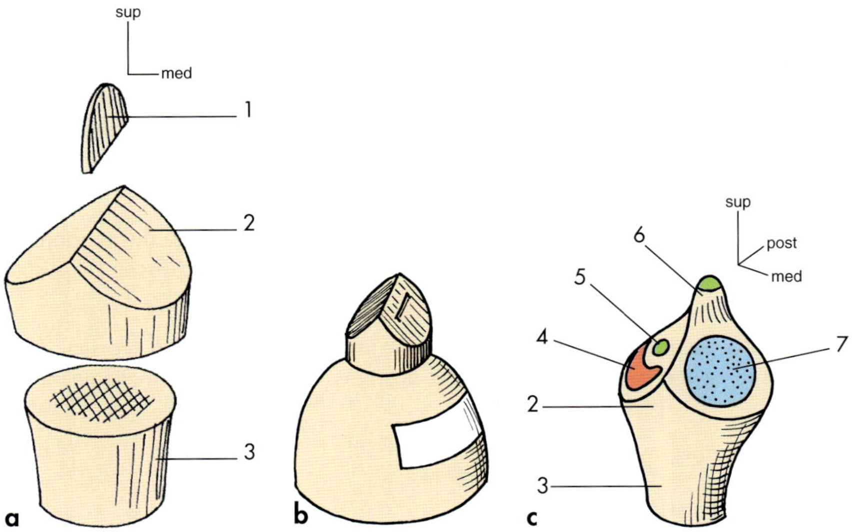

QROC sur la fibula

Corrigés p. 508

1. Donnez la forme de l'épiphyse supérieure.
2. Situez les faces et les bords du corps de la fibula.
3. Citez les insertions musculaires de l'épiphyse supérieure.
4. Décrivez brièvement la malléole latérale.
5. Situez les insertions ligamentaires de l'épiphyse supérieure.
6. Situez les insertions ligamentaires de l'épiphyse inférieure.
7. Situez les insertions du muscle long fibulaire sur la fibula.
8. Quelle est la caractéristique la plus importante du col fibulaire ?
9. Quels muscles s'insèrent sur la face médiale ?
10. Quelle est l'insertion principale du bord médial de la fibula ?

Compte tenu de ce qui a été dit ci-dessus, les fractures de la fibula ne sont d'aucune gravité sur le plan osseux. Les plus fréquentes sont celle du col de la fibula et celle de la malléole latérale. La première n'a qu'un seul danger : l'atteinte du nerf fibulaire commun ou de sa division, avec comme résultat la paralysie des **releveurs du pied**. La seconde est souvent une complication des entorses de la cheville[130].

Schématisation de la fibula

Vu sa longueur et son étroitesse, il est pédagogiquement vain de vouloir représenter la fibula telle qu'elle est. On la représente donc plus trapue.

- *La coupe* (fig. 2-103). Elle est intéressante pour bien réaliser l'agencement des faces et des bords par rapport aux loges, car la difficulté réside dans la compréhension de la torsion distale de l'os qui permet de comprendre la destination des muscles : ceux de la face médiale vont en avant (1), ceux de la latérale vers l'arrière (2), et les postérieurs vers le dedans (3). Il faut noter que la face médiale est particulièrement étroite.
- *L'extrémité supérieure* (fig. 2-104). En vue antérieure, il suffit de représenter un angle dièdre (3) circonscrit par un col étroit (3) et de rajouter un processus styloïde (1) à la partie postérieure de l'arête du dièdre.
- *L'extrémité inférieure* (*cf.* fig. 2-102). La représentation caricaturale en est un fer de lance losangique à pointe inférieure (5) et dont les bords sont convexes (6). La vue médiale diffère de la latérale seulement par la présence de la surface articulaire triangulaire à sommet inférieur (7).

[130] Une mauvaise réparation de celles-ci expose au diastasis, lourd de conséquence pour la stabilité ultérieure de cette articulation.

TARSE

▶ **2-105**
Tarse et articulation transverse du tarse (TT).
1. Cunéiforme intermédiaire
2. Cunéiforme médial
3. Cunéiforme latéral
4. Cuboïde
5. Talus
6. Calcanéus

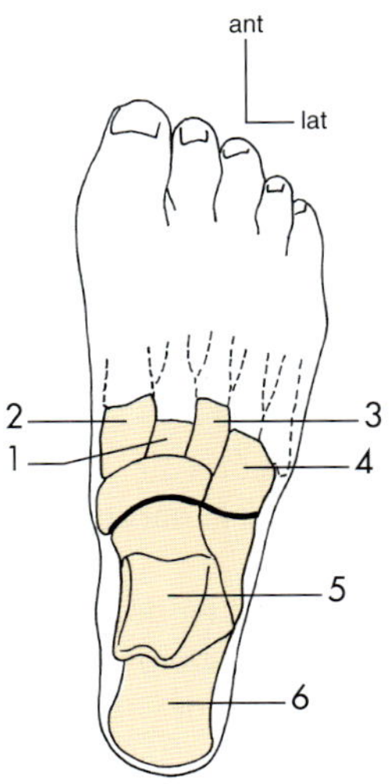

▶ **2-106**
Passage de la verticale jambière à l'horizontale du pied.

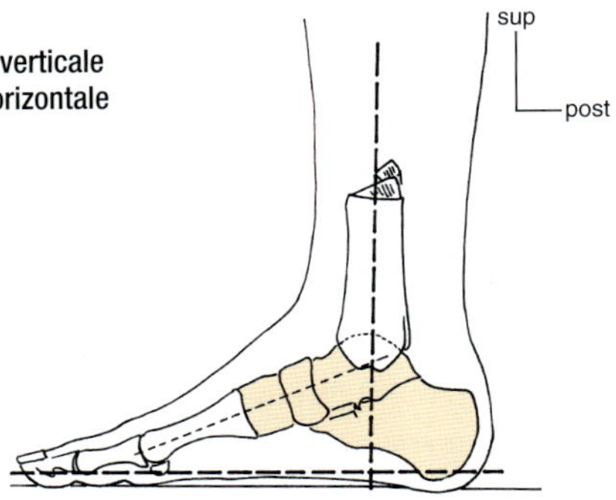

▶ **2-107**
Muscles extrinsèques (1) et intrinsèques (2) du pied.

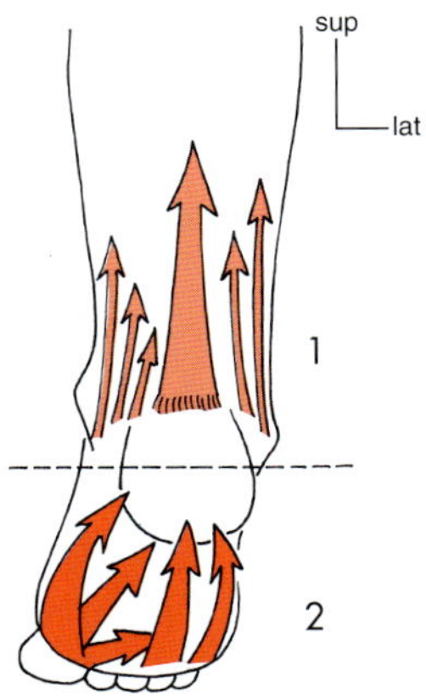

▶ **2-108**
Travées osseuses de l'arrière-pied.

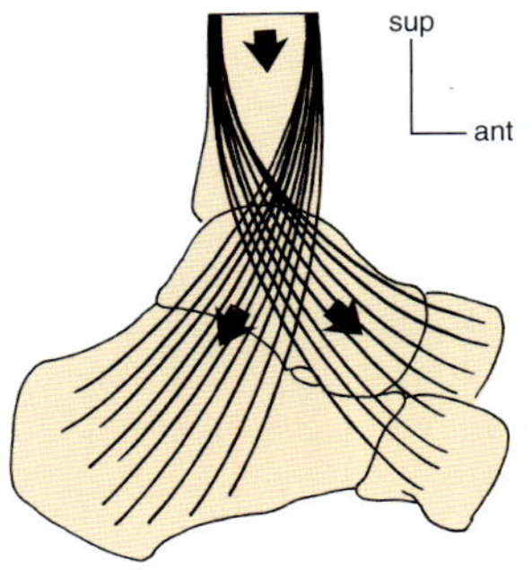

▶ **2-109**
Angles du talus (*cf.* texte).

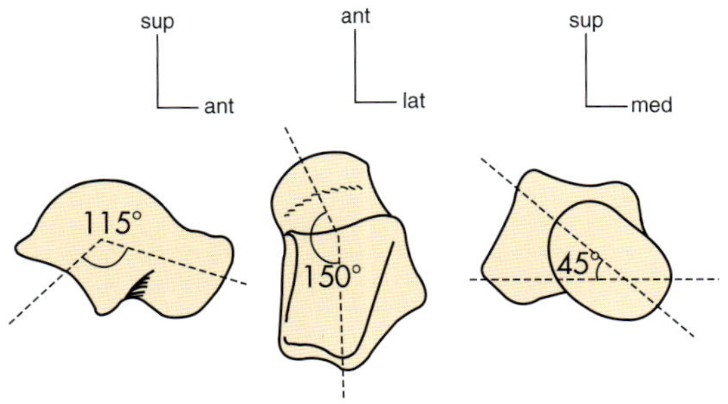

▶ **2-110**
Face supérieure du talus (*cf.* texte).

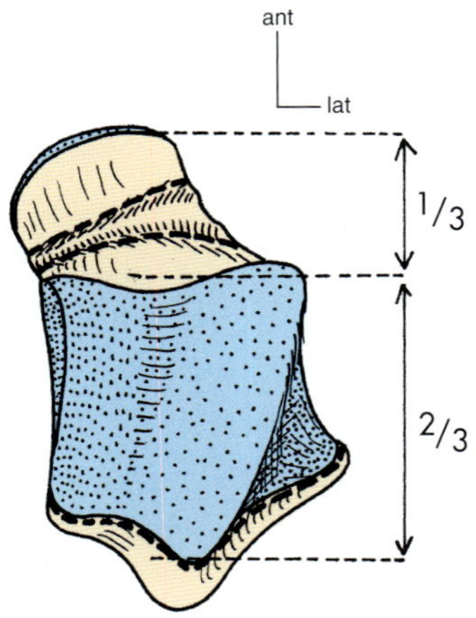

Présentation

Le tarse est un ensemble de **7 os** (fig. 2-105) formant l'arrière-pied[131]. Il est lui-même décomposé en tarse postérieur (talus et calcanéus) et tarse antérieur (naviculaire, cunéiformes et cuboïde). Chaque os est **court**, **pair** et **non symétrique**, articulé avec les os voisins et contribuant à former le squelette du pied.

Organisation anatomique

Le tarse représente la jonction entre un segment vertical (la jambe) et un horizontal (le pied) (fig. 2-106). Il amorce la **diversification** entre un squelette axial (les 2 os de la jambe) et celui des 5 rayons de l'avant-pied. Cette zone est aussi un carrefour entre les tendons des muscles **extrinsèques** (venant de la jambe) (fig. 2-107) et la naissance des muscles **intrinsèques**. Les premiers sont eux-mêmes répartis en muscles propres à l'arrière-pied et muscles des orteils. Enfin, cette zone comporte l'un des points de **contact** de l'individu avec le sol : le talon.

Description du talus (ancien astragale)

Cet os est situé à la partie postérosupérieure du pied. Articulé avec les 2 os de la jambe et le tarse (calcanéus et naviculaire[132]), il transmet les pressions jambières au pied (fig. 2-108) et, de ce fait, est un os très compact, peu vascularisé[133].

Bien que le décrivant ostéologiquement comme un cube, avec 6 faces, on lui reconnaît un corps, un col et une tête, en raison de 3 angles importants qui expliquent l'orientation antéro-inféro-médiale de sa tête (fig. 2-109) :

- un angle d'**inclinaison** de 115°, qui porte la tête en bas et en avant;
- un angle de **déclinaison** de 150 à 160°, qui la porte en dedans;
- un angle de **torsion** de 45°, qui la place dans un plan oblique en bas et en dedans par rapport à l'horizontale.

Face supérieure

On la divise en 2 parties (fig. 2-110) :

- *une postérieure*, occupant les 2/3 de la face et occupée par une **surface articulaire** appelée trochlée ou poulie. Elle répond à la face inférieure du pilon tibial et est de type ginglyme. Sa forme est une portion de poulie pleine à axe transversal, quadrangulaire, avec un bord médial grossièrement sagittal, un latéral oblique en avant et en dehors, un antérieur plus large que le postérieur[134]. La gorge médiane est douce et légèrement oblique en avant et en dehors. La joue latérale est plus large et plus haute que la médiale. La surface regarde en haut et est encroûtée de cartilage hyalin;
- *une antérieure*, occupant le tiers restant, correspond au col. Il est plus large que long et est traversé par une **crête transversale**[135]. Celle-ci donne insertion aux capsules talocrurale, sur son versant postérieur, et talonaviculaire, sur l'antérieur.

[131] L'avant-pied est constitué des 5 métatarsiens et de leurs phalanges.

[132] Il offre aussi une petite facette pour le fibrocartilage calcanéo-naviculaire plantaire.

[133] Ce qui est un élément défavorable pour la consolidation des fractures de cet os.

[134] Ce fait est important mécaniquement, puisqu'en flexion dorsale ce bord vient écarter la pince malléolaire et la rendre plus stable.

[135] Anciennement « collier de Farabeuf ».

▶ 2-111

Face inférieure du talus et son vis-à-vis calcanéen.

1. Faisceau latéral du ligament talocalcanéen interosseux
2. Faisceau antérieur du même ligament
3. Faisceau postérieur du même ligament

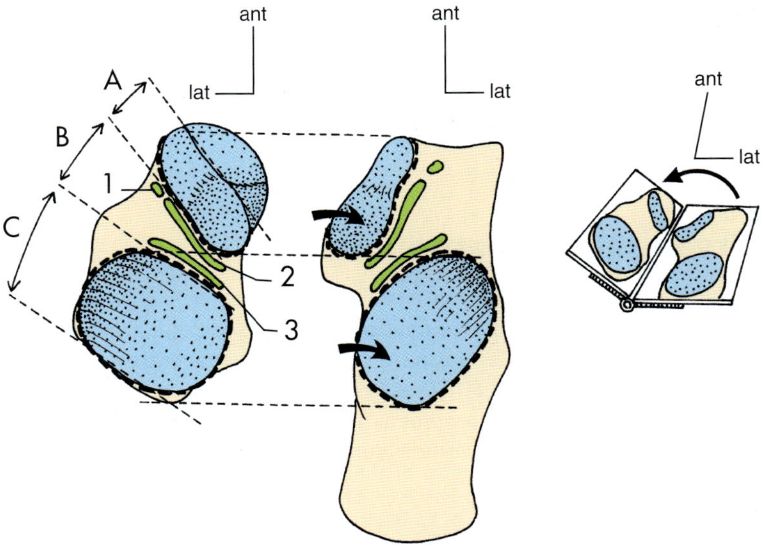

▶ 2-112

Face latérale du talus.

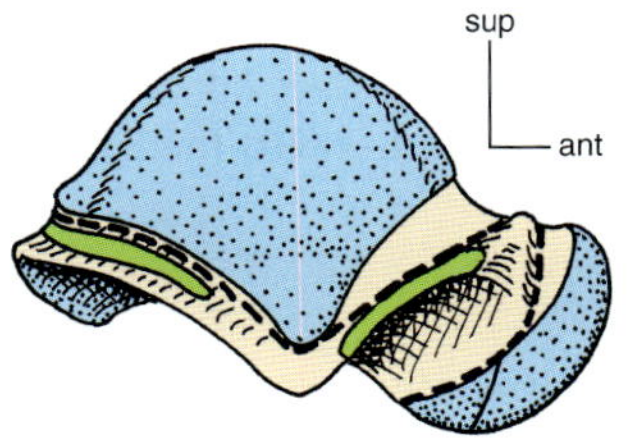

▶ 2-113

Face médiale du talus : 3 parties (A, B, C).

1. Faisceau ant. du plan profond du LCT de la cheville
2. Faisceau post. du même ligament

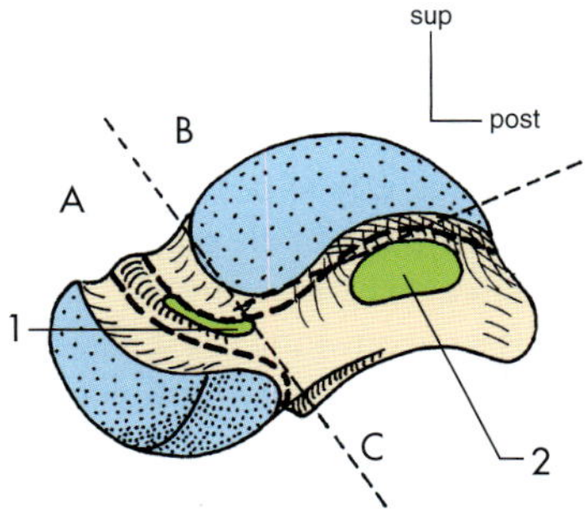

▶ 2-114

Vue antérieure du talus (flèche = gd axe de la tête).

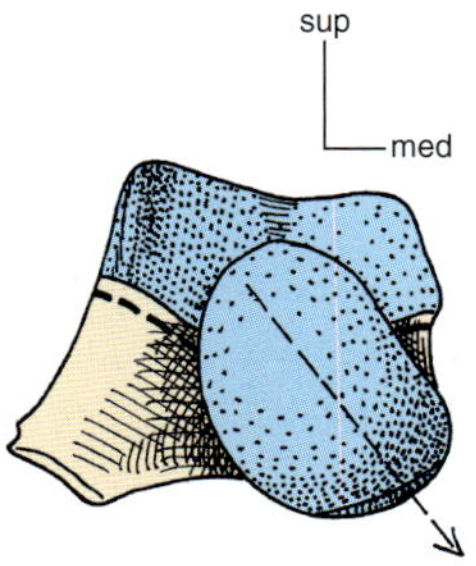

Face inférieure

On la divise en 3 parties disposées parallèlement et obliquement vers l'avant et le dehors (fig. 2-111) :

- *une postérieure*, occupée par la **surface articulaire** postérieure de l'articulation subtalaire, répondant au thalamus calcanéen, de type trochoïde. Elle est de forme ovalaire à grand axe oblique en avant et en dehors, concave selon son grand axe et plane transversalement à lui. Elle regarde en bas et en arrière et est encroûtée de cartilage hyalin ;
- *une antérieure*, occupée par la **surface articulaire** antérieure de l'articulation subtalaire, répondant à la surface antérieure du calcanéus, de type trochoïde. Elle est de forme ovalaire à grand axe oblique en avant et en dehors, convexe[136] selon son grand axe et plane transversalement à lui[137]. Elle regarde en bas et est encroûtée de cartilage hyalin ;
- *une intermédiaire*, étroite et réduite à un sillon parallèle aux surfaces. Ce **sillon subtalaire** forme la partie haute du **sinus tarsi**[138]. Il donne insertion au **ligament talocalcanéen interosseux**[139] : un faisceau antérieur longe la surface antérieure, un faisceau postérieur longe la postérieure[140]. Un faisceau latéral, parfois décrit, déborde le faisceau antérieur latéralement.

Face latérale

On la divise en 2 parties (fig. 2-112) :

- *une postérieure*, occupée par une **surface articulaire** répondant à la face médiale de la malléole latérale. Elle se rattache à la ginglyme talocrurale et est de forme triangulaire à sommet inférieur. Elle est grossièrement plane mais déjetée en dehors à sa pointe inférieure[141]. Elle est légèrement convexe d'avant en arrière, son bord supérieur est convexe et est biseauté à ses extrémités[142]. Elle regarde en dehors et légèrement en arrière, ainsi qu'un peu en haut à sa partie inférieure. Elle est encroûtée de cartilage hyalin.

En arrière et en bas de la surface, on trouve un sillon déprimé le long du bord de l'os, il donne insertion au faisceau postérieur du **ligament collatéral fibulaire** de la cheville ;

- *une antérieure*, correspondant au col, est en retrait par rapport au plan du corps. On y trouve l'extrémité latérale de la crête transversale du col. Celle-ci bifurque, sa branche postérieure donne insertion au faisceau antérieur du **ligament collatéral fibulaire** de la cheville. Au contact du corps, cette partie du col est déprimée et correspond à l'orifice latéral du sinus du tarse, visible en face inférieure.

Face médiale

On la divise en 3 parties (fig. 2-113) :

- *une postérosupérieure*, occupée par une **surface articulaire** répondant à la face latérale de la malléole médiale. Elle se rattache à la ginglyme talocrurale, est plane et en forme de virgule à grosse extrémité antérieure et concavité inférieure. Elle regarde en dedans et est encroûtée de cartilage hyalin ;
- *une postéro-inférieure*, située dans la concavité de la surface en virgule, donne insertion au faisceau postérieur du plan profond du **ligament collatéral tibial** de la cheville ;
- *une antérieure*, située au niveau du col du talus. On y note l'extrémité médiale de la crête transversale et ses insertions. Son versant postérieur y ajoute celle du faisceau antérieur du plan profond du **ligament collatéral tibial** de la cheville.

Face antérieure

Elle est entièrement occupée par une **surface articulaire** : la tête du talus, qui répond à la face postérieure du naviculaire et au fibrocartilage qui la prolonge en bas. Elle présente donc 2 parties (fig. 2-114) :

- *une antérieure*, de type sphéroïde, qui répond à la face postérieure du naviculaire. Occupant la majeure partie de la surface, c'est une saillie ovalaire, convexe en tous sens, à grand axe oblique en bas et en dedans[143]. Elle regarde en avant, en bas et en dedans et est encroûtée de cartilage hyalin[144] ;
- *une portion inféromédiale*, réduite, triangulaire à base médiale, appelée « champ ligamentaire » car répondant à la face profonde du ligament calcanéo-naviculaire plantaire[145]. Elle regarde fortement en bas, et légèrement en dedans et en avant.

[136] Convexe car faisant inférieurement suite à la convexité de la tête du talus.

[137] Ce qui fait que cette surface a une emboîture inverse de celle de la subtalaire postérieure.

[138] Ce sinus ne livre aucun passage. C'est une zone évidée occupée par un système ligamentaire. Les 2 surfaces jouent l'une par rapport à l'autre, de part et d'autre du sinus, à la manière des pieds d'un surfeur sur sa planche, gérant les mouvements d'inclinaisons latérales, sagittale, et de rotation (*cf.* fig. 3-42).

[139] Appelé aussi ligament en haie, du fait du parallélisme de ses 2 faisceaux allongés.

[140] Ce sont, en fait, des épaississements des capsules subtalaires.

[141] C'est la partie qui reçoit une partie de la charge transmise par la fibula.

[142] Ces biseaux répondent au plaquage des fibres des ligaments tibiofibulaires inférieurs, antérieur et postérieur, lors des mouvements de flexion plantaire et dorsale.

[143] Ce grand axe est logique : il répond au débattement du mouvement d'éversion/inversion.

[144] Elle est située dans la même capsule que la facette suivante et que la subtalaire antérieure, il n'y a donc qu'une légère crête cartilagineuse qui sépare ces surfaces.

[145] Il s'agit d'un fibrocartilage dont la face profonde est encroûtée de cartilage hyalin.

2-115

Vue postérieure du talus (le pointillé délimite la face postérieure).

1. Ligament transverse du talus (flèche = tendon du long fléchisseur de l'hallux)
2. Faisceau post. du LCF de la cheville

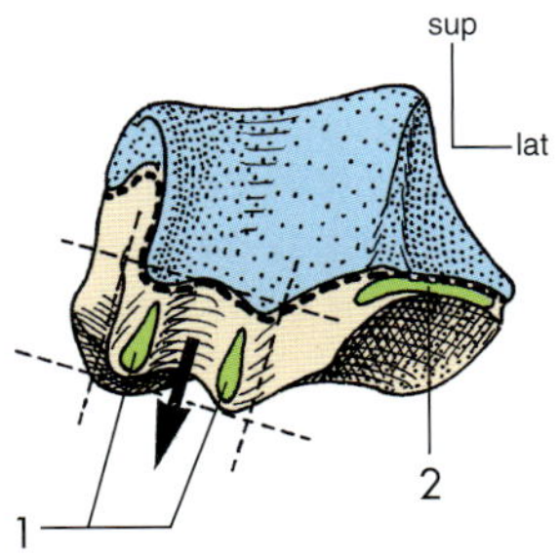

2-116

Reproduction d'un calcanéus présentant des excroissances osseuses au niveau des insertions plantaires.

1. Ligament calcanéo-cuboïdien plantaire
2. Ligament plantaire long et muscle carré plantaire
3. CFO
4. Aponévrose plantaire

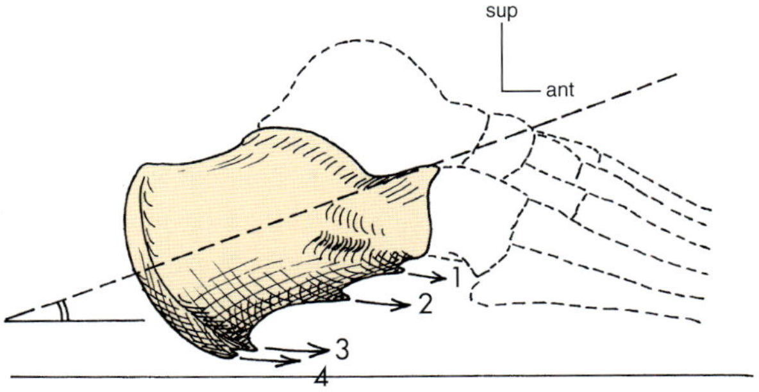

2-117

Face supérieure du calcanéus divisée en 4 parties A, B, C, D.

1. Ligament bifurqué
2. CEO (et CEH)
3. Rétinaculum des muscles extenseurs (RME) et jonction avec celui des muscles fibulaires (RMF)
4. Ligament fibulo-talo-calcanéen
5. Ligament talocalcanéen interosseux

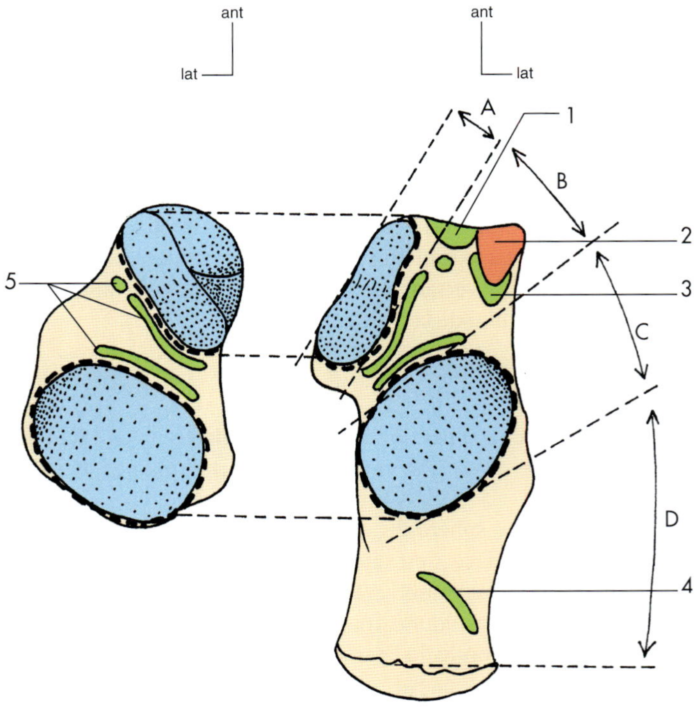

Face postérieure

Elle est réduite à un **sillon** avec ses 2 lèvres (fig. 2-115) :

- *le sillon* donne passage au tendon du long fléchisseur de l'hallux (LFH). Il est oblique en bas et en dedans[146] ;
- *la lèvre latérale* est saillante, elle donne insertion au ligament transverse du talus. Sa partie postérieure se termine par un tubercule postérolatéral assez marqué[147] ;
- *la lèvre médiale* donne également insertion au ligament transverse.

Description du calcanéus (ancien calcanéum)

Cet os est situé à la partie postéro-inférieure du pied, dont il est l'os le plus volumineux. Il comporte l'un des points d'appui importants du pied au sol et amorce la voûte plantaire vers l'avant. De ce fait, le grand axe de l'os se situe à 20° vers l'avant et le haut (fig. 2-116). Grossièrement parallélépipédique, on lui décrit 6 faces.

Face supérieure

Elle comporte 4 parties, d'avant en arrière (fig. 2-117) :

- *la surface articulaire antérieure*, appelée **surface en semelle** en raison de sa forme, et répondant à la surface antérieure de la face inférieure du talus, est de type trochoïde. Ovalaire à grand axe oblique en avant et en dehors, elle est souvent rétrécie en son milieu, la portion antérieure étant souvent plus petite (d'où le terme de semelle), voire inexistante. Elle est concave selon son grand axe et plane transversalement à lui. Elle regarde en haut et est encroûtée de cartilage hyalin ;
- *le **sillon calcanéen*** limite postérieurement la surface précédente et forme la partie basse du sinus tarsi (*cf.* Talus). Il se prolonge en avant et en dehors par une surface large donnant 3 insertions :
  - le long du bord antérieur de l'os et en dedans : insertion du ligament bifurqué[148],
  - le long du bord antérieur de l'os et en dehors : insertion du muscle court extenseur des orteils[149],
  - en arrière de ces insertions, celle du rétinaculum des muscles extenseurs (RME) [150], ainsi que de celui des muscles fibulaires.

Le bord antérieur de cette portion forme le **rostre** du calcanéus, car il est saillant et surplombe l'interligne sous-jacent[151] ;

- *une partie moyenne* occupée par la surface articulaire postérieure, ou **thalamus**[152], répondant à la surface postérieure de la face inférieure du talus, de type trochoïde. Elle est de forme ovalaire à grand axe antérolatéral, convexe selon son grand axe et plane transversalement à lui. Elle regarde en haut et en avant et est encroûtée de cartilage hyalin ;
- *une partie postérieure* allongée et étroite, offre un bras de levier utile au tendon calcanéen. Elle est concave selon son grand axe et convexe transversalement. À sa partie latérale, on trouve l'insertion du **ligament fibulo-talo-calcanéen**.

[146] Puisqu'en provenance de la fibula et dirigé vers l'hallux. Il est transformé en tunnel ostéofibreux par un ligament transverse.

[147] Ce tubercule s'articule parfois avec un petit os surnuméraire appelé os trigone. Il ne faut pas le confondre, radiologiquement, avec une fracture de cette extrémité.

[148] Anciennement ligament en Y de Chopart, destiné au tarse antérieur.

[149] Ancien muscle pédieux.

[150] Ancien ligament annulaire antérieur du tarse.

[151] Un « rostre » est un éperon. Il est mécaniquement important : il empêche le calcanéus de glisser plus bas que le cuboïde, lequel est fortement soutenu en position haute par le muscle long fibulaire. C'est donc un élément de maintien de la voûte plantaire.

[152] Ce mot signifie « couche, litière », c'est sur cette surface que vient reposer le talus.

2-118

Face plantaire du calcanéus : vues inférieure (a) et latérale (b).

1. Aponévrose plantaire
2. CFO
3. Abducteur du V
4. Ligament plantaire long
5. Carré plantaire
6. Ligament calcanéo-cuboïdien-plantaire
7. Expansion du TP
8. Abducteur du I

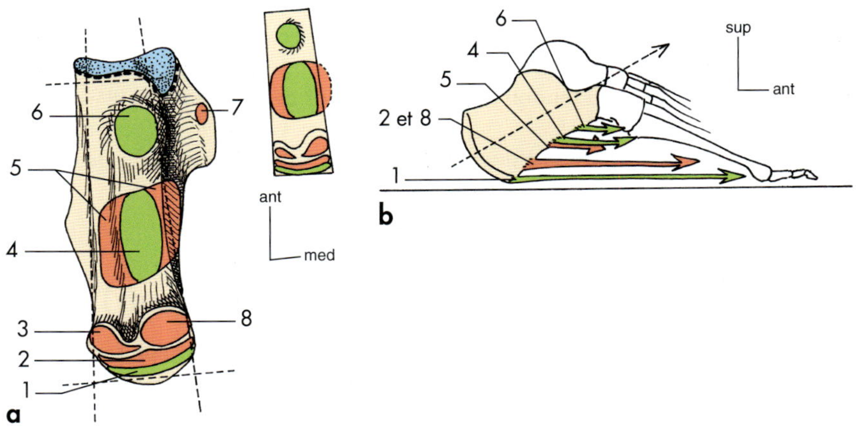

2-119

Face latérale du calcanéus (les flèches figurent le passage des muscles fibulaires : en haut le court, en bas le long).

1. Ligament fibulo-talo-calcanéen
2. Faisceau moyen du LCF de la cheville
3. RMFi

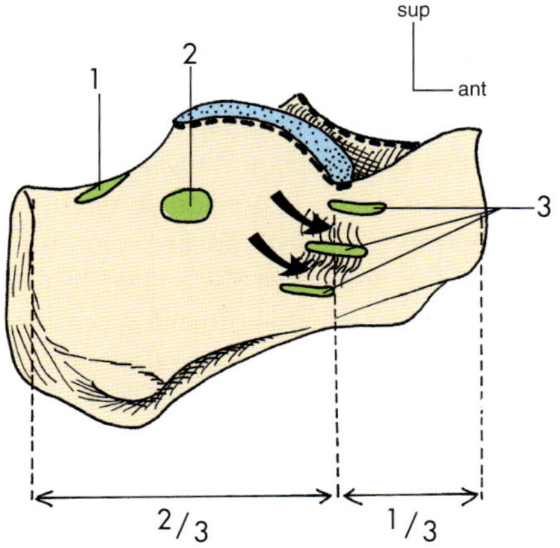

2-120

Face médiale du calcanéus (les flèches figurent le passage des muscles LFO en haut, LFH au milieu et du PVN en bas).

1. Plan superficiel du LCT de la cheville
2. Expansion du RMF
3. Carré plantaire (chef médial)
4. Abducteur du I

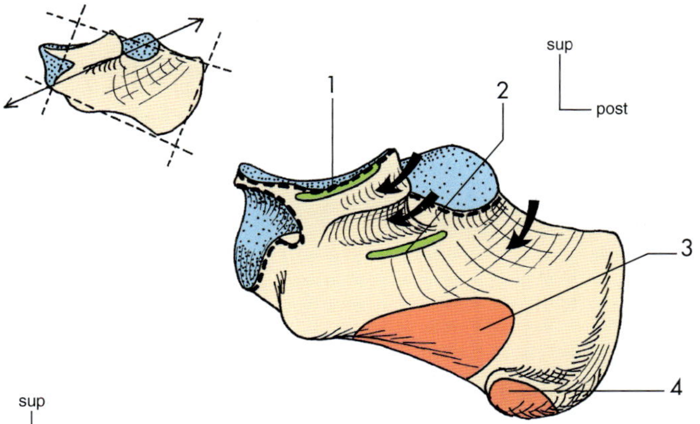

2-121

Vue antérieure du calcanéus (les pointillés délimitent la face antérieure).

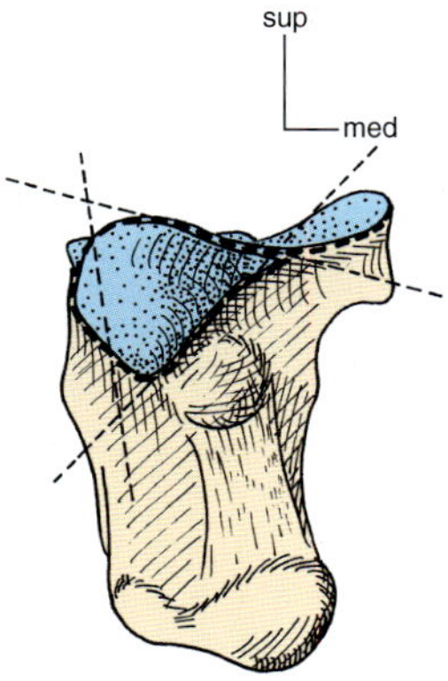

Face inférieure

Elle se situe dans un plan oblique en avant et en haut (fig. 2-118a), ce qui explique que les insertions les plus antérieures soient les plus profondes (fig. 2-118b). Étroite et allongée, on lui décrit 3 parties :

- *un tubercule antérieur*, qui donne insertion au ligament calcanéo-cuboïdien plantaire[153] ;
- *une zone moyenne* donnant insertion au ligament plantaire long[154]. De part et d'autre de cette insertion déborde celle du muscle carré plantaire, qui s'insère sur le ligament[155] ;
- *une zone postérieure* ou tubérosité, qui forme une saillie transversale limitée par 2 tubercules. On y trouve les insertions d'avant en arrière :
  - sur le tubercule médial (le plus développé[156]) : de l'**abducteur de l'hallux**,
  - sur le tubercule latéral : de l'**abducteur du 5e orteil**,
  - sur toute la largeur : du **court fléchisseur des orteils** (CFO),
  - en arrière et sur toute la largeur : de l'**aponévrose plantaire**.

Face latérale

Elle est quadrangulaire à grand axe oblique en avant et en haut, plus haute en arrière qu'en avant (fig. 2-119). À l'union de son tiers antérieur et des 2/3 postérieurs on trouve la **trochlée fibulaire**, formée d'un tubercule bordé par 2 sillons obliques en avant et en bas :

- *le sillon supérieur* donne passage au tendon du court fibulaire ;
- *le sillon inférieur* donne passage au tendon du long fibulaire ;
- *le tubercule* donne insertion au rétinaculum des muscles fibulaires (RMFi), qui transforme les sillons en tunnels ostéofibreux, se prolongeant de part et d'autre.

En arrière et un peu au-dessus de la trochlée fibulaire, on note une petite empreinte correspondant à l'insertion du faisceau moyen du **ligament collatéral fibulaire** de la cheville[157].

Face médiale

Elle est quadrangulaire à grand axe oblique en avant et en haut, plus haute en arrière qu'en avant (fig. 2-120). On la divise en 2 parties :

- *la partie antérosupérieure*, formant une saillie parallélépipédique plaquée en console perpendiculairement à la face de l'os : le **sustentaculum** tali. Il présente donc 2 faces et 3 bords, le 4e étant soudé à l'os :
  - la face supérieure, répond à la surface dite en semelle, décrite avec la face supérieure de l'os,
  - la face inférieure, lisse, légèrement convexe d'avant en arrière et concave transversalement, forme la limite haute du canal calcanéen et reçoit une expansion du tibial postérieur,
  - le bord antérieur donne insertion à un fibrocartilage : le **ligament calcanéo-naviculaire plantaire**[158],
  - le bord postérieur est libre,
  - le bord médial est déprimé en sillon axial donnant passage au tendon du **long fléchisseur des orteils**[159] ;
- *La partie postéro-inférieure*, formant une dépression à grand axe oblique en avant et en bas : le **canal calcanéen** (passage du long fléchisseur de l'hallux et division du PVN tibial en PVN plantaires médial et latéral).

Face antérieure

Elle est entièrement occupée par une **surface articulaire** répondant à la face postérieure du cuboïde[160] (fig. 2-121). De type en selle, elle a une forme triangulaire à base supérieure. Verticalement, la surface est concave à sa partie supérieure et convexe à sa partie inférieure, elle est convexe grossièrement transversalement[161] (exactement : selon un axe oblique en bas et en dedans, tout à fait parallèlement à celui de la tête du talus). Elle regarde en avant et est encroûtée de cartilage hyalin.

[153] Ancien faisceau profond du ligament calcanéo-cuboïdien plantaire.

[154] Ancien faisceau superficiel du ligament calcanéo-cuboïdien plantaire.

[155] Du côté médial, l'os étant amputé de sa masse par le canal calcanéen, l'insertion déborde et remonte sur la face médiale.

[156] C'est à son niveau que s'effectue le contact avec le sol.

[157] Ou ligament fibulo-calcanéen.

[158] Appelé aussi ligament-ressort (*spring ligament*) en raison de la retenue souple qu'il offre à la tête du talus.

[159] Les bords de ce sillon reçoivent des expansions du rétinaculum des muscles fléchisseurs qui le transforment en tunnel ostéofibreux.

[160] Il existe parfois un petit processus articulaire (dit coronoïdien) répondant au naviculaire. Il est situé à la partie supéromédiale.

[161] Toutefois, en vue supérieure elle paraît être concave en raison du surplomb du rostre qui déborde médialement la surface articulaire, donnant une incurvation concave.

2-122

Vue postérieure du calcanéus (les pointillés délimitent la face postérieure).

1. Canal calcanéen (creusé aux dépens de l'os)
2. Plantaire
3. Tendon calcanéen

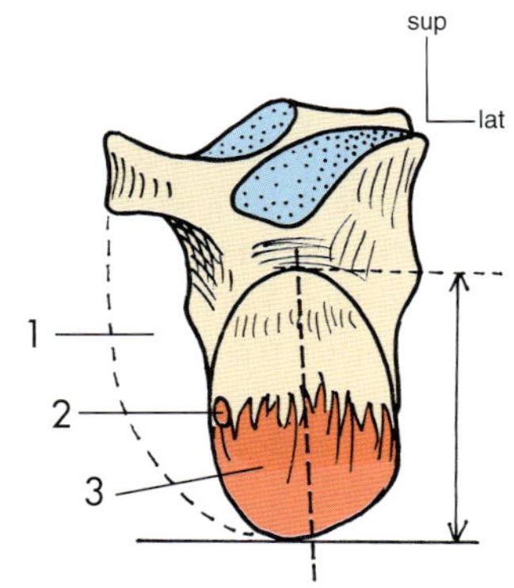

2-123

Naviculaire : vues supérieure (a), antérieure (b), inférieure (c), postérieure (d).

1. Tibial postérieur
2. Ligament calcanéo-naviculaire plantaire

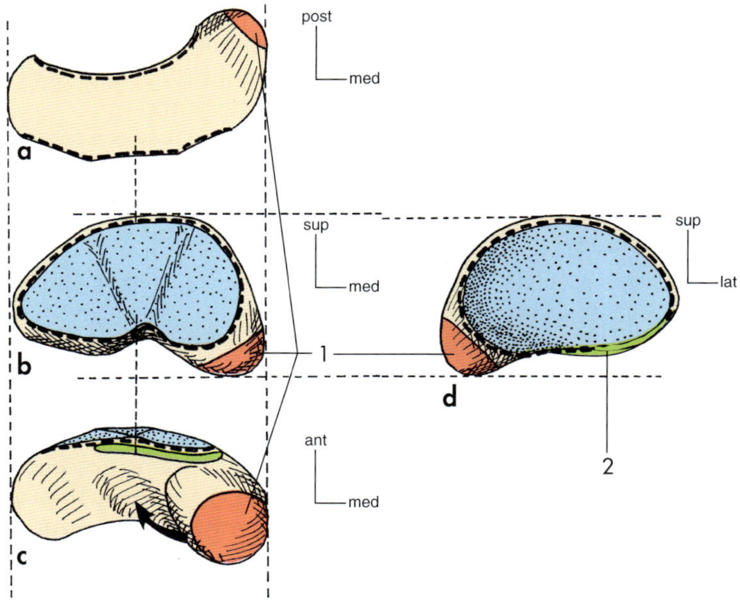

2-124

Vue médiale du naviculaire.

1. Tibial postérieur
2. Plan superficiel du LCT de la cheville
3. Ligament calcanéo-naviculaire plantaire

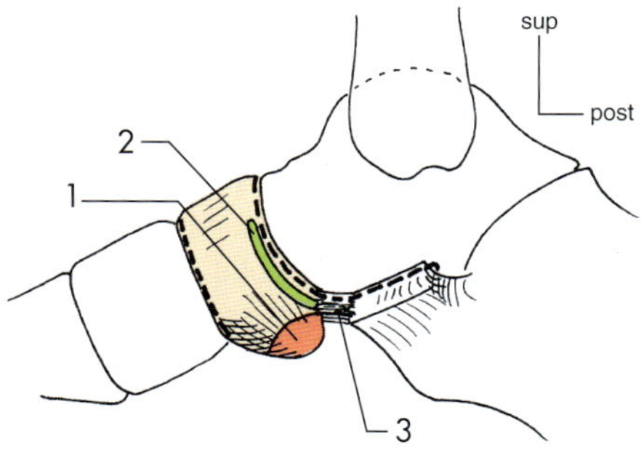

Face postérieure

Elle forme la saillie du talon. Ovalaire à grand axe grossièrement vertical (légèrement oblique en bas et en dehors), plus large en bas qu'en haut, elle est légèrement convexe en tous sens (fig. 2-122). On lui décrit 3 parties :

- *une supérieure*, libre, répond à la **bourse synoviale** prétendineuse du tendon calcanéen ;
- *une moyenne*, saillante, striée verticalement, donne insertion au **tendon calcanéen**, tendon terminal du triceps sural. À sa partie médiale on trouve l'insertion terminale du muscle **plantaire** lorsqu'il existe ;
- *une inférieure*, mince, se prolonge vers l'avant par la crête rugueuse transversale sur laquelle s'insère l'aponévrose plantaire (*cf.* Face inférieure)[162].

Description du naviculaire

Cet os[163] est situé à la partie antéromédiale du tarse. Il est articulé avec un seul os en arrière : le talus, et avec 3 en avant : les cunéiformes. Cela explique que le talus régisse les 3 premiers rayons du pied. Il a grossièrement une forme de croissant aplati d'avant en arrière et à concavité inférieure, la corne médiale étant la plus importante. On lui décrit 6 faces.

Face antérieure

C'est une **surface articulaire**, répondant aux 3 cunéiformes, de type surface plane. Elle a la forme d'un croissant à concavité inférieure, divisé en 3 par 2 crêtes divergentes en haut (fig. 2-123b). Le champ médial est triangulaire à sommet supérieur et répond au cunéiforme médial (C1), le champ intermédiaire est triangulaire à sommet inférieur et répond au cunéiforme intermédiaire (C2), le champ latéral est triangulaire à sommet inféromédial et répond au cunéiforme latéral (C3). Ces 3 surfaces ne forment qu'une seule poche articulaire incluant les interlignes intercunéens. Elles regardent en avant et sont encroûtées de cartilage hyalin.

Face postérieure

Occupée par une **surface articulaire**, c'est elle qui fait mériter son nom à l'os : naviculaire signifiant en forme de bateau, le creux de cette barque est représenté par cette face concave en tous sens, ovalaire à grand axe oblique en haut et en dehors[164] (fig. 2-123d). Nommée **glène**, c'est une sphéroïde qui regarde en arrière en haut et en dehors et est encroûté de cartilage hyalin. Son bord inférieur donne insertion au ligament calcanéo-naviculaire plantaire.

Face supérieure

Elle est plus large que longue, plane d'avant en arrière et convexe transversalement (fig. 2-123a). Elle est libre.

Face inférieure

Elle est réduite à une zone plus ou moins régulière, déprimée selon un axe oblique en avant et en dehors, ce qui répond au passage des expansions du tibial postérieur (fig. 2-123c).

Face latérale

Elle est réduite, sans forme définie. On y trouve une petite facette articulaire, irrégulière, pour le cuboïde[165].

Face médiale

Elle est dominée par une saillie importante et facilement palpable : la **tubérosité** du naviculaire[166], qui reçoit l'insertion principale du **tibial postérieur**[167] (fig. 2-124). Le long de son bord postérieur s'insère le ligament collatéral tibial de la cheville (plan superficiel).

[162] Cette continuité fait fonctionnellement parler d'appareil tricipito-calcanéo-plantaire.

[163] Ancien scaphoïde tarsien. Le terme de scaphoïde est maintenant réservé à un os du carpe.

[164] Comme la tête du talus.

[165] Il peut exister parfois un simple contact avec la partie supéromédiale de la face antérieure du calcanéus (*cf.* cet os).

[166] Cette tubérosité peut s'articuler avec un os surnuméraire : l'os naviculaire accessoire.

[167] À noter, dès à présent, que ce muscle donne des expansions sur tous les os du tarse sauf le talus (en situation haute) et tous les métatarsiens sauf les 2 extrêmes.

2-125

Vue antéro-supéro-latérale du cuboïde.

1. Face postérieure
2. Face supérieure
3. Ligament bifurqué (faisceau latéral)
4. Facette médiale de la face antérieure (→ M4)
5. Facette latérale de la face antérieure (→ M5)
6. Encoche du sillon de la face inférieure

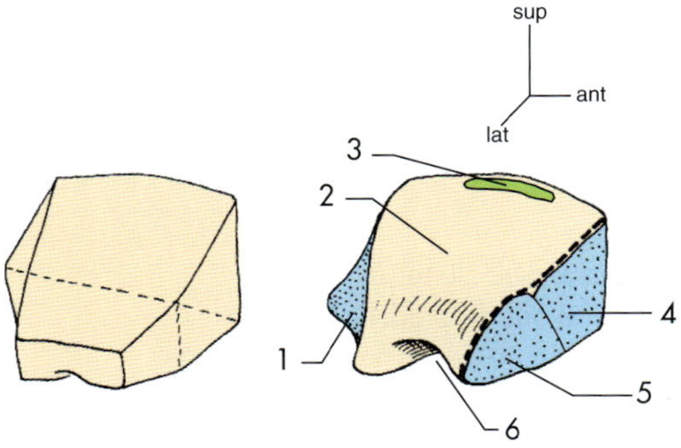

2-126

Face inférieure du cuboïde (les flèches figurent le passage du long fibulaire).

1. Adducteur oblique du I
2. Court fléchisseur du I
3. Expansion du tibial postérieur
4. Ligament calcanéo-cuboïdien plantaire
5. Opposant du V
6. Court fléchisseur du V
7. Ligament plantaire long
8. Ligaments cuboïdo-métatarsiens (M4 et M5)

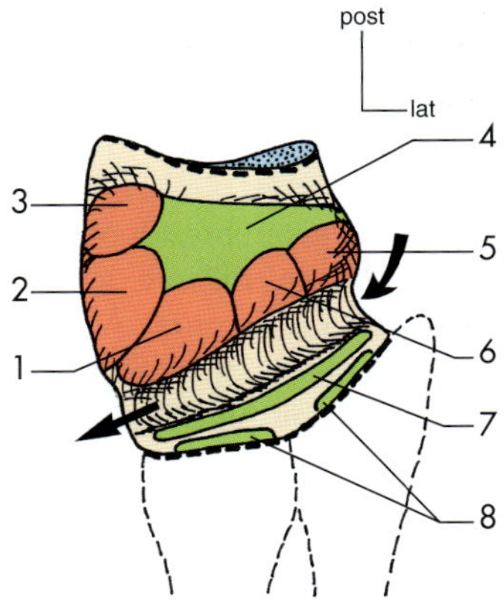

2-127

Vue latérale de la face inférieure.

1. Ligament calcanéo-cuboïdien plantaire
2. Ligament plantaire long
3. Tendon du long fibulaire

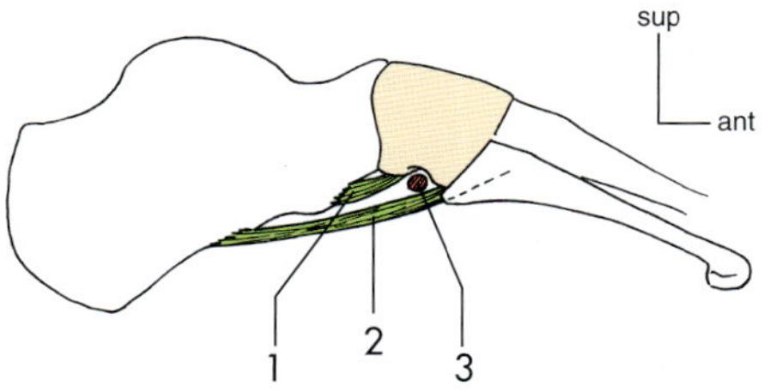

2-128

Face inférieure du cuboïde (les flèches figurent le trajet des muscles).

Mêmes légendes que fig. 2-126 (les pointillés figurent le TP en dd. et le long fibulaire en dh.).

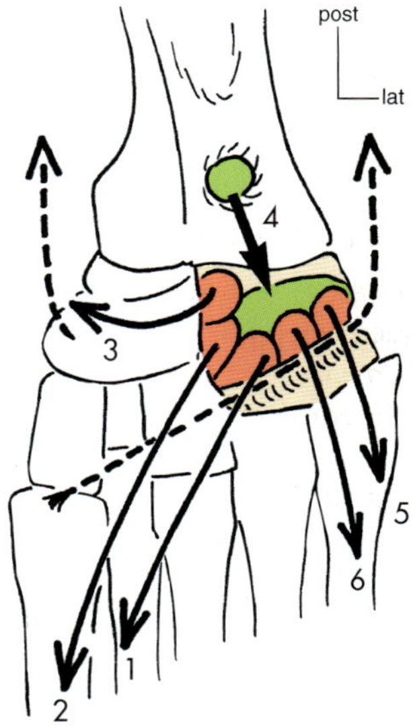

2-129

Face médiale du cuboïde (3 parties).

1. Ligament interosseux cunéo-cuboïdien
2. Facette pour le 3e cunéiforme
3. Petite facette pour le naviculaire

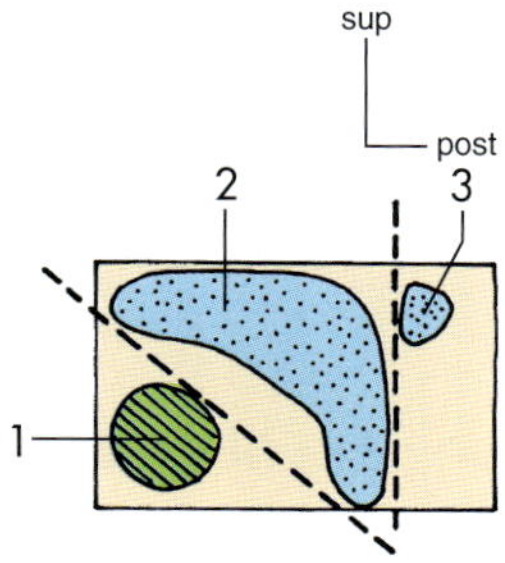

Description du cuboïde

C'est le seul os latéral du tarse antérieur. Il est articulé avec le calcanéus, le cunéiforme latéral et le naviculaire, ainsi qu'avec les 4e et 5e métatarsiens. Sa forme cubique fait décrire 6 faces.

Face supérieure

Elle est située dans un plan oblique en dehors et en bas, répondant au glissement de la partie charnue du court extenseur des orteils (fig. 2-125). Près du bord médial on trouve l'insertion du faisceau latéral du **ligament bifurqué** (ou ligament calcanéo-cuboïdien médial).

Face inférieure

Elle est divisée en 2 parties (fig. 2-126) :

- *un* ***sillon*** *antérieur*, donne passage au tendon du long fibulaire. Il est oblique en avant et en dedans, très marqué, et transformé en tunnel ostéofibreux par les fibres du **ligament plantaire long** (fig. 2-126 à 2-128) ;
- *une* ***tubérosité*** *postérieure*[168], donne insertion au **ligament calcanéo-cuboïdien plantaire**. Sur la tubérosité et les fibres ligamentaires s'insèrent des muscles intrinsèques, en dedans pour l'hallux[169] et en dehors pour le 5e orteil (fig. 2-126 et 2-128), soit, de dehors en dedans : l'**opposant du V**, le **court fléchisseur du V**, l'**adducteur oblique du I**, le **court fléchisseur du I** et, un peu en arrière, l'expansion du tibial postérieur.

Face latérale

Elle est réduite à une **encoche** correspondant à l'orifice latéral du sillon de la face inférieure (fig. 2-125).

Face médiale

Elle est rectangulaire à grand axe antéropostérieur (fig. 2-129). On peut lui distinguer très schématiquement 3 parties[170] :

- *la partie antéro-inférieure*, avec l'insertion du **ligament interosseux** cunéo-cuboïdien ;
- *la partie moyenne*, avec **une surface articulaire** en équerre à concavité antéro-inférieure répondant au cunéiforme latéral ;
- *la partie postérieure* comporte une petite **facette articulaire**, irrégulière, pour le naviculaire.

Face antérieure

Elle est occupée par une **surface articulaire**, de type surface plane. Elle est allongée, à grand axe oblique en dehors et en bas, séparée en 2 facettes par une crête oblique en haut et en dehors (fig. 2-125). Le champ médial, quadrangulaire (rétréci en bas), répond au 4e métatarsien et le latéral, triangulaire à sommet latéral, au 5e. Ils regardent en avant, et un peu en dehors pour la facette latérale, ils sont encroûtés de cartilage hyalin[171].

Face postérieure

C'est une **surface articulaire** répondant au calcanéus, elle est inversement conformée à celui-ci (fig. 2-125 ; *cf.* Face antérieure du calcanéus).

[168] Anciennement crête du cuboïde.

[169] Compte tenu du creusement de la voûte plantaire et de son rétrécissement postérieur, on trouve ainsi 2 muscles pour l'hallux s'insérant sur un os latéral (de ce fait, ils ont une composante adductrice).

[170] Cette face est à rapprocher de la configuration des faces latérales des cunéiformes (*cf.* ces derniers).

[171] Ils sont regroupés au sein d'une même capsule.

2-130

Faces interosseuses du cuboïde et des cunéiformes en vue inférieure (hachurés : les ligaments interosseux) (a).

1. Cuboïde
2. Cunéiforme latéral
3. Cunéiforme intermédiaire
4. Cunéiforme médial
5. Ligaments interosseux intercunéens
6. Ligament interosseux cunéo-cuboïdien

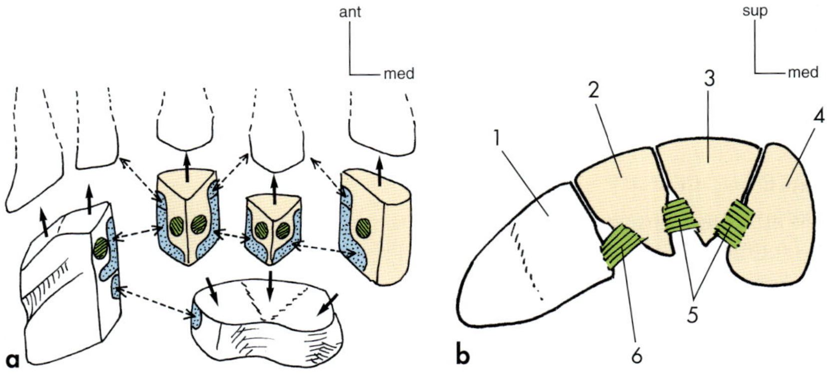

2-131

Les 3 cunéiformes en vues dorsale (a) et plantaire (b).

1. Tibial antérieur
2. Expansions du tibial postérieur
3. Court fléchisseur du I
4. Adducteur oblique du I

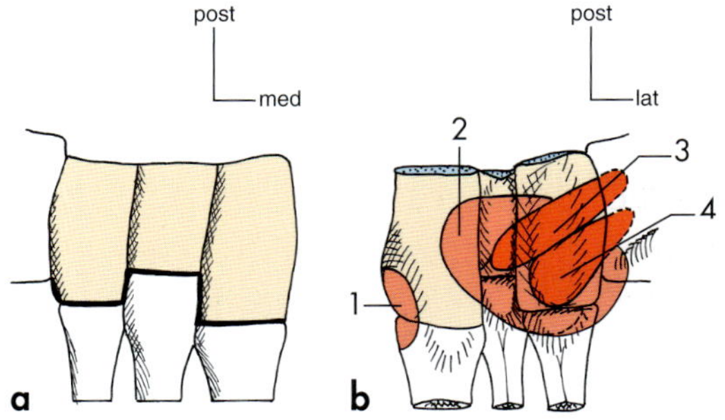

2-132

Faces latérales du 2e (a) et du 3e cunéiforme (b).

1. Surface articulaire
2. Ligament interosseux

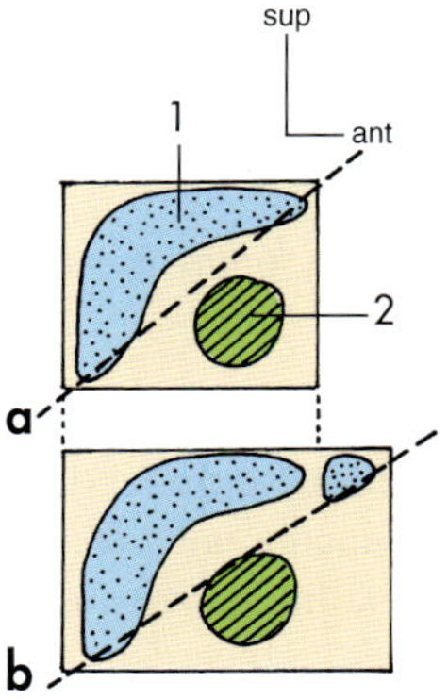

2-133

Face médiale (a) et latérale (b) du 1er cunéiforme.

1. Tibial antérieur
2. Sillon du tibial antérieur
3. Facette pour le 2e cunéiforme
4. Facette pour M2
5. Ligament interosseux intercunéiforme

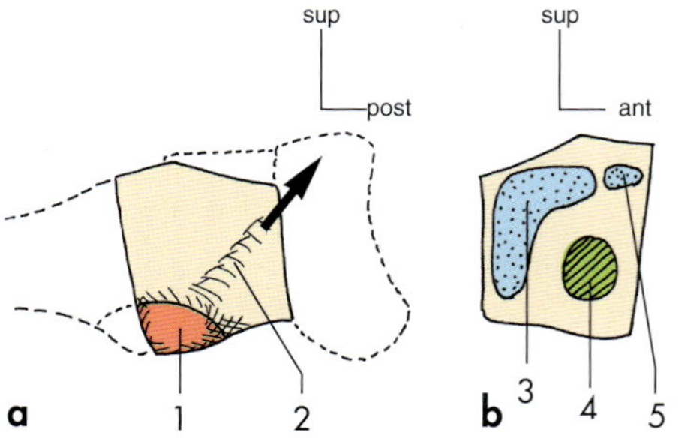

Description des cunéiformes

Caractéristiques communes

Au nombre de 3, ces os sont situés à la partie antéromédiale du tarse. Ils sont assez semblables, tous 3 articulés avec le naviculaire, en arrière, et avec les 3 premiers métatarsiens, en avant. Comme leur nom l'indique, ils sont en forme de coins, c'est-à-dire de forme prismatique triangulaire à grand axe antéropostérieur, avec 3 faces et 2 bases (fig. 2-130).

- *La base postérieure* est **articulaire** avec la facette correspondante du naviculaire, de type surface plane.
- *La base antérieure* est **articulaire** avec le métatarsien correspondant, de type surface plane.
- *La face supérieure* (fig. 2-131a), ou bord pour le 1er, répond au glissement des tendons extenseurs des orteils.
- *Le bord inférieur* (ou face pour le 1er) reçoit l'insertion de muscles intrinsèques de l'hallux et celle des expansions du tibial postérieur (fig. 2-131b), ainsi que la terminaison du ligament plantaire long.
- *Les faces intercunéennes*, quadrangulaires, ont toutes la même forme, schématiquement divisées en 2 parties :
  - la partie postérosupérieure est occupée par une **surface articulaire en équerre** à concavité antéro-inférieure (fig. 2-132) ;
  - la partie antéro-inférieure donne insertion à un **ligament interosseux**.

Caractéristiques du cunéiforme médial

- *Nommé* aussi 1er cunéiforme (C1), c'est le plus gros (fig. 2-133).
- *Forme :* il est triangulaire à la coupe, à base inférieure.
- *Sa face médiale* est sous-cutanée. L'angle postérosupérieur de cette face est tronqué (pour le logement de C2) ; l'angle antéro-inférieur donne insertion au tendon du **tibial antérieur**[172].
- *Sa face latérale* correspond à une face intercunéenne type (*cf. supra*). L'articulation en équerre répond au 2e métatarsien (M2) à sa partie tout antérieure et au 2e cunéiforme pour le reste.
- *Sa face inférieure* donne insertion aux **expansions** du tibial antérieur, en avant, et du tibial postérieur, en arrière.
- *Sa face postérieure*, articulaire avec la facette médiale du naviculaire, est une surface plane.
- *Sa face antérieure*, articulaire avec M1, est réniforme à hile latéral.

Caractéristiques du cunéiforme intermédiaire

- *Nommé* aussi 2e cunéiforme (C2), c'est le plus petit.
- *Forme :* il est triangulaire à la coupe, à base supérieure (fig. 2-130 à 2-132).
- *Ses faces médiale et latérale* correspondent à une face intercunéenne type (*cf. supra*). L'articulation en équerre répond au cunéiforme voisin (C1 ou C3 selon la face).
- *Son bord inférieur* donne insertion au **court fléchisseur de l'hallux**, en avant, et à l'expansion du tibial postérieur en arrière.
- *Sa face postérieure*, articulaire avec la facette intermédiaire du naviculaire, est une surface plane.
- *Sa face antérieure*, articulaire avec M2, est aussi une surface plane.

Caractéristiques du cunéiforme latéral

- *Nommé* aussi 3e cunéiforme (C3) (fig. 2-130 à 2-132), il est plus allongé que le 2e.
- *Forme :* il est triangulaire à la coupe, à base supérolatérale.
- *Sa face médiale* correspond à une face intercunéenne type (*cf. supra*). L'articulation en équerre répond au 2e cunéiforme et à M2, à sa partie tout antérieure.
- *Sa face latérale* ressemble à une face intercunéenne type, mais l'articulation en équerre répond à M4, à sa partie tout antérieure, et au cuboïde pour le reste de sa surface.
- *Son bord inférieur* donne insertion à l'**adducteur oblique** et au **court fléchisseur de l'hallux**, en avant, et à l'expansion du tibial postérieur en arrière.
- *Sa face postérieure*, articulaire avec la facette latérale du naviculaire, est une surface plane.
- *Sa face antérieure*, articulaire avec M3, est aussi une surface plane.

[172] Cette face est traversée par un léger sillon, trace de ce tendon, donc oblique en bas et en avant.

▶ **2-134**

Passage d'os empilés à des os juxtaposés. Coupes transversales aux niveaux postérieur (a), moyen (b) et antérieur (c).

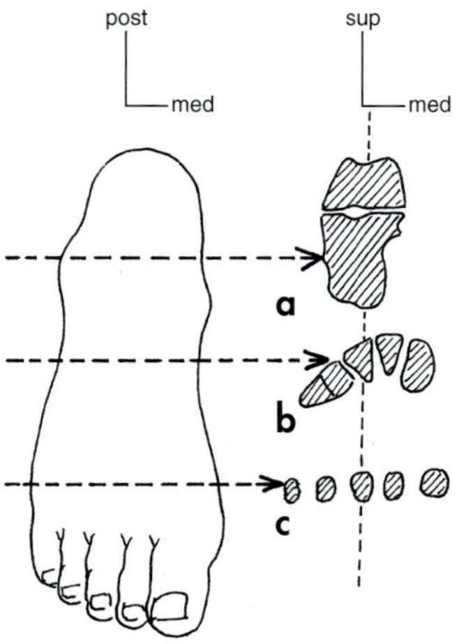

▶ **2-135**

Vue supérieure du tarse (*cf.* texte).

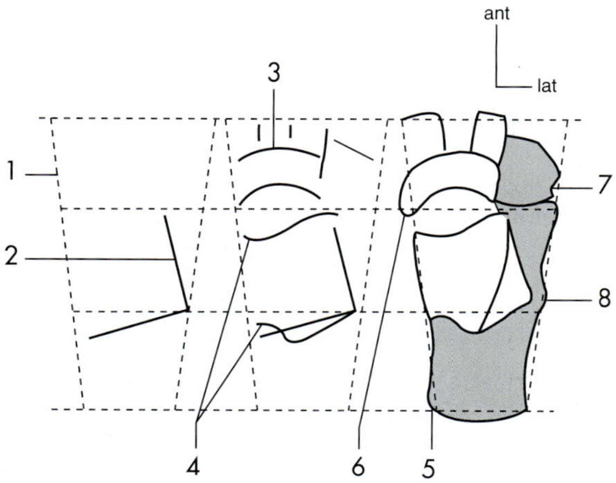

▶ **2-136**

Vue latérale du tarse (*cf.* texte).

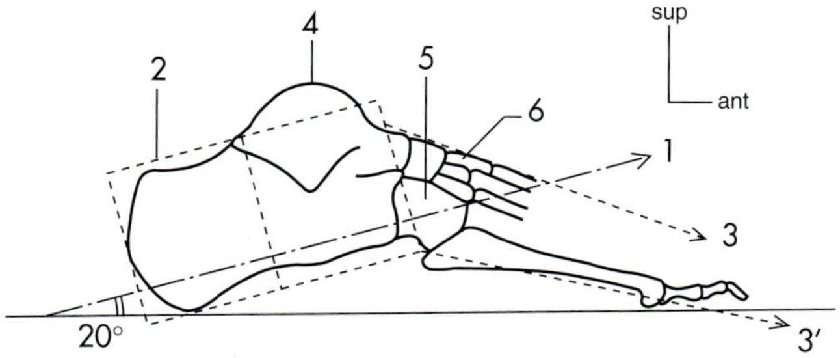

Incidences pratiques

Sur le plan morpho-palpatoire

L'arrière-pied est dominé par l'émergence osseuse et postérieure du **talon**. Sa forme rétrécie fait suite au **cou-de-pied**[173]. Le tarse est surplombé par la saillie bimalléolaire. On peut ajouter la saillie médiale du **naviculaire**.
Les morphologies pathologiques, évocatrices de pied-bot ou de simples déformations du pied, peuvent modifier l'aspect général parfois de façon importante.
Si l'on excepte le talon, les reliefs osseux palpables sont, en dedans, le **sustentaculum** puis la tubérosité du **naviculaire**, et, en dehors, la **trochlée fibulaire**. Les interlignes et le relief des autres os, importants à dissocier, sont plus délicats à délimiter. Un mouvement associant flexion plantaire, abduction et pronation permet de sentir la **tête talaire** qui saille entre le sustentaculum et la tubérosité du naviculaire. Les interlignes du tarse antérieur sont à palper en suivant l'axe du métatarsien correspondant et en connaissant la forme caractéristique en ligne brisée des articulations tarso-métatarsiennes (*cf.* Arthrologie).
Les reliefs tendineux extrinsèques concernent les **releveurs** du pied en avant, le **tendon calcanéen** en arrière et les tendons **rétromalléolaires** de part et d'autre de celui-ci. Les intrinsèques, en face inférieure et débordant sur les côtés, n'ont qu'un seul représentant en dorsal : le court extenseur des orteils. Les **rétinaculums** sont palpables lorsque la contraction musculaire les met sous tension. Les **téguments** sont différents selon que l'on palpe le cou-de-pied, la partie calleuse du talon, ou celle, non calleuse mais adhérente, du dessous du pied.

Sur le plan mécanique et pathologique

On peut constater qu'au niveau du pied la masse osseuse diminue, par rapport au reste du corps, alors que l'appui des segments en charge augmente. De plus, l'activité cinétique suppose des efforts conséquents en matière de réception et d'impulsion. Cette région est donc dominée par d'importantes exigences de **stabilité**. La mobilité, un peu antinomique à cette notion, est disséminée en plusieurs **interlignes interdépendants**.
L'organisation évoquée en début de chapitre se traduit par une modification importante en passant du tarse postérieur au tarse antérieur : la partie arrière est occupée par 2 os **empilés**, la partie antérieure est occupée par des os basculés sur une ligne **oblique** en bas et en dehors, annonciatrice de l'horizontalisation de l'avant-pied (fig. 2-134). De plus, on note nettement la **divergence du pied en 2 parties** : une supéromédiale, ou talaire, et une inférolatérale, ou calcanéenne (fig. 2-135).
L'arrière-pied, globalement oblique en avant et en haut, amorce la **voûte plantaire**. Il débute donc la **poutre composite** du pied, qui répartit les os en face dorsale et les muscles en face plantaire.
La **complexité** des placements osseux et le précaire **équilibrage entre muscles extrinsèques et intrinsèques** expliquent la fréquence des troubles orthopédiques à ce niveau. De même, le surmenage de ces structures et leur vieillissement sont responsables de souffrances qui, même localisées, ont vite un retentissement sur l'ensemble du comportement stato-dynamique de ce complexe articulaire. Cela justifie l'intérêt d'un ciblage technologique bien différencié, basé sur de bonnes connaissances anatomiques.

Schématisation du tarse

Cinq à six vues sont à connaître :
1. *La vue supérieure* (fig. 2-135). Dessiner un trapèze vertical à grande base supérieure, le diviser en 3 tiers (1) et ajouter un angle droit tel que représenté (2). Porter la trace des interlignes antérieurs (3), des limites du talus (4), de l'extrémité postérieure du calcanéus (5). Terminer par les points remarquables : tubérosité du naviculaire (6), bord échancré du cuboïde (7), trochlée fibulaire (8).
2. *La vue latérale* (fig. 2-136). Tirer l'horizontale et un axe oblique à 20° en avant et en haut (1). Y placer le calcanéus sous forme de 2 carrés (2). Prolonger la limite antéro-inférieure du rectangle par une oblique en avant et en bas (3) grossièrement symétrique; en superposer une autre (3') légèrement convergente. Dessiner le dôme talaire (4), le trapèze du cuboïde (5) et les os du tarse antéromédial (6). Noter les points remarquables : face latérale du corps du talus, rostre du calcanéus, le 2e cunéiforme plus court, le sillon du cuboïde, la tubérosité de la face inférieure du calcanéus.

173 Ne pas écrire « coup de pied », c'est une partie rétrécie formant un « cou ».

2-137
Vue médiale du tarse (*cf.* texte).

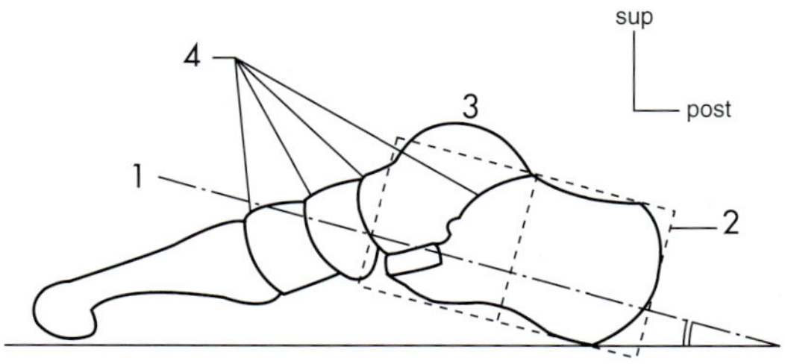

2-138
Vue éclatée du tarse postérieur (*cf.* texte).

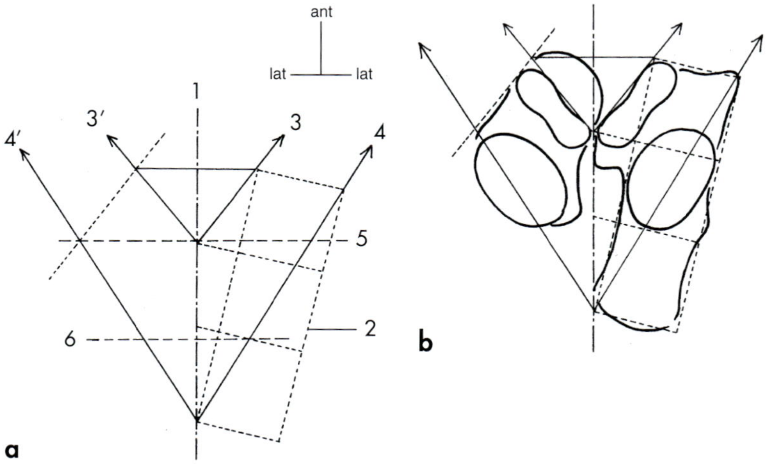

2-139
Vue antérieure du tarse postérieur, et coupe frontale modifiée (*cf.* texte).

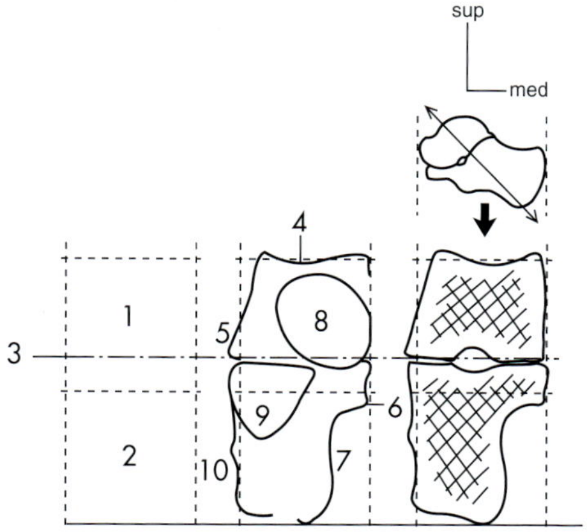

3. *La vue médiale* (fig. 2-137). Elle est proche de la vue latérale. Tracer l'axe à 20° (1), le rectangle calcanéen (2) surmonté du dôme talaire (3), puis porter les 4 arcs de cercle correspondant aux interlignes (4).

4. *Une vue éclatée de l'arrière-pied* (fig. 2-138). Figurer un axe de symétrie antéropostérieur (1). Dessiner d'un côté un rectangle oblique, formé de 3 carrés (2). Tracer les 2 obliques (3 et 4) issues de l'axe central, comme figuré, ainsi que leur symétrique (3'et 4'). À partir de là, tirer des perpendiculaires à l'axe central (5 et 6). Reste à marquer : sur le calcanéus, les 2 surfaces articulaires : celle en forme de semelle le long de l'axe 3 et celle ovalaire dans l'axe 4, ainsi que leur symétrique sur le talus et coiffer l'antérieure par la convexité de la tête. Finir le rectangle calcanéen en marquant la trochlée fibulaire et le décroché du sustentaculum.

5. *La vue antérieure* (fig. 2-139). Empiler 2 carrés (1, 2). Tirer un trait au quart inf. du carré supérieur (3). Porter un bord supérieur concave (4) et un latéral oblique (5). Figurer le sustentaculum (6) et amputer le carré inférieur du volume du canal calcanéen (7). Représenter les surfaces articulaires du talus (8) et du calcanéus (9), ainsi que la trochlée fibulaire (10).

6. *La vue inférieure*. Elle est moins intéressante du fait que les insertions sont plus compréhensibles en vue latérale.

QROC sur le tarse

Corrigés p. 508

1. Quelles sont les insertions musculaires du calcanéus ?
2. Quelles sont les insertions musculaires du talus ?
3. Quelle est l'orientation du sinus du tarse ?
4. Décrivez le thalamus.
5. Donnez l'orientation des surfaces articulaires du naviculaire.
6. Énumérez les insertions musculaires de la face inférieure du cuboïde.
7. Décrivez la face latérale du cunéiforme intermédiaire.
8. Quelle est la caractéristique essentielle des insertions ligamentaires de l'arrière-pied ?
9. Qu'est-ce que l'os trigone et où se situe-t-il ?
10. Expliquez la localisation des insertions de la face inférieure du calcanéus.

AVANT-PIED

2-140

Les 3 parties d'un métatarsien.

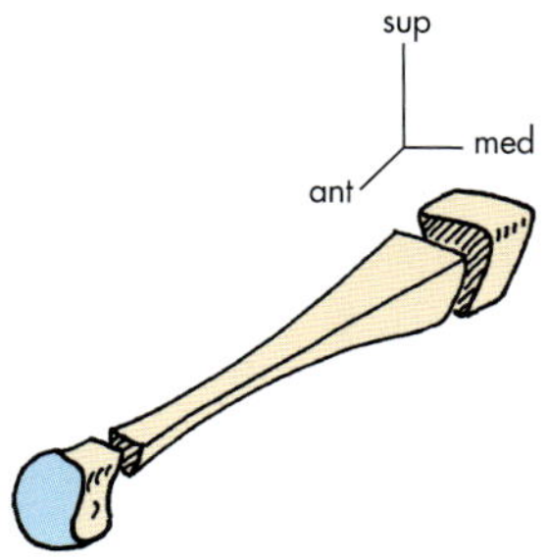

2-141

La torsion axiale d'un métatarsien.

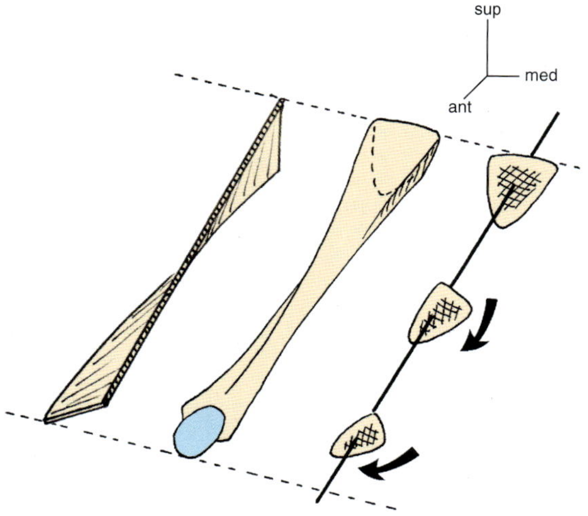

2-142

Coupe transversale du métatarse.

1. Adducteur oblique du I
2. IOD
3. IOP

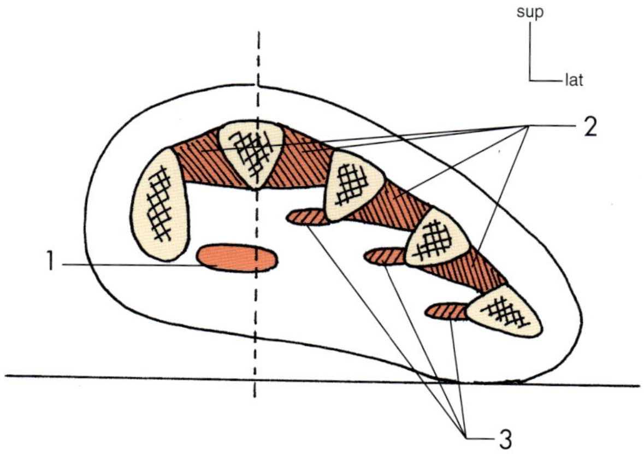

Présentation

L'avant-pied est composé de la grille des 5 **métatarsiens**, prolongés chacun par les 3 **phalanges** de l'orteil correspondant — 2 seulement pour l'hallux. L'ensemble des métatarsiens forme la partie antérieure de la voûte plantaire, les phalanges permettent la pliure de l'avant-pied au moment de la perte de contact avec le sol, dans la marche.

Organisation anatomique

L'avant-pied termine la **voûte plantaire** et dispose les têtes métatarsiennes et les phalanges au **contact du sol**. Cette voûte montre des os situés en face dorsale et des parties molles (ligaments et muscles intrinsèques) en face plantaire, réalisant ainsi une **poutre composite**.
Par ailleurs, l'organisation osseuse reflète une diversification en 5 rayons quasiment **parallèles** (l'hallux n'étant pas opposable comme le pouce à la main). L'organisation musculaire présente, comme à la main, l'interaction de 2 systèmes musculaires : **extrinsèque** et **intrinsèque**.

Métatarsiens

Caractéristiques du métatarsien type

Le métatarsien est un os **long**, **pair** et **non symétrique**, contribuant à former le squelette de la **voûte plantaire**. Plus grêle que son homologue métacarpien, il est beaucoup plus menu en distal (fig. 2-140). On l'oriente en plaçant en bas le bord concave de l'os et en avant la tête, l'orientation médiale ou latérale dépend du nombre de facettes articulaires de sa base. On lui décrit 3 parties.

Corps

Il est grêle et triangulaire à la coupe. Il subit une légère torsion axiale telle que la diaphyse se couche sur sa face médiale au fur et à mesure que l'on va vers le distal (fig. 2-141). Cela s'accentue de M2 vers M5. La face dorsale est lisse et répond au glissement des tendons extenseurs des orteils. Les faces latérales donnent insertion aux muscles interosseux. Ceux-ci sont disposés relativement symétriquement de part et d'autre de l'axe anatomique du pied (fig. 2-142), à savoir le 2e rayon[174].

Base

Elle est volumineuse et prismatique triangulaire (fig. 2-141). On lui décrit 4 faces :
- *sa face postérieure* est une **surface articulaire** répondant au tarse. Elle est triangulaire à sommet inférieur, plane, regardant en arrière et encroûtée de cartilage hyalin ;
- *sa face supérieure* répond au glissement des tendons dorsaux ;
- *ses faces latérales* comportent des **surfaces articulaires** intermétatarsiennes. De petite taille, ce sont des surfaces planes dont les capsules sont communes avec l'interligne tarso-métatarsien correspondant (*cf.* Arthrologie).

Tête

C'est une **surface articulaire**, située à l'extrémité distale de l'os, répondant à la base de la 1re phalange et à son fibrocartilage plantaire. De type ellipsoïde, c'est une saillie ovalaire à grand axe vertical, donc convexe en tous sens et aplatie transversalement, ressemblant à un grain de maïs (fig. 2-140). Elle est plus étendue en plantaire qu'en dorsal, ses faces latérales comportent un petit tubercule donnant insertion au ligament collatéral correspondant. La surface regarde en avant et légèrement en bas. Elle est encroûtée de cartilage hyalin.

[174] L'axe morphologique est le 3e rayon, l'axe mécanique est situé entre le 2e et le 3e rayon.

▶ 2-143

M1 : vues dorsale (a), latérale (b), antérieure (c), médiale (d), postérieure (e), plantaire (f).

1. 1er IOD
2. Long fibulaire
3. Tibial antérieur

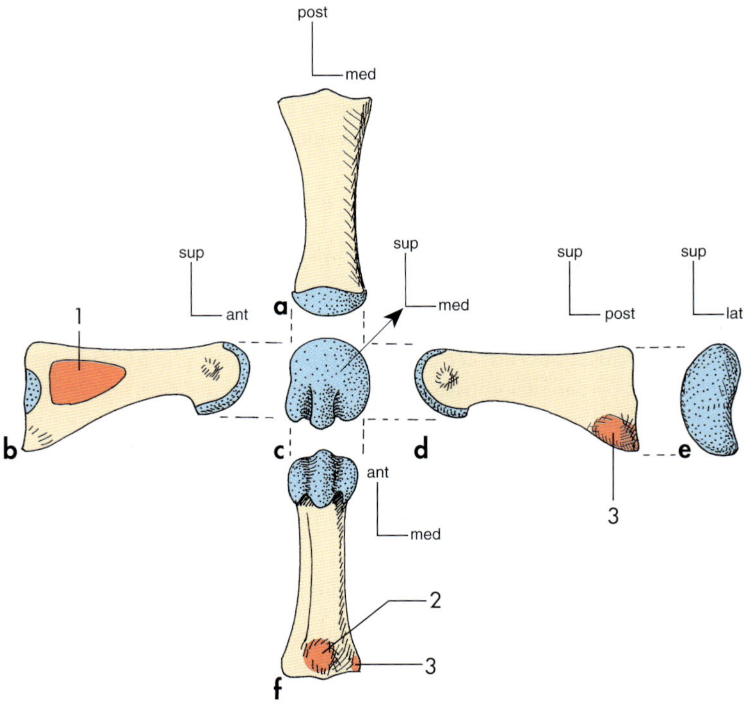

▶ 2-144

Caractéristiques des métatarsiens.

– Le 1er : trapu (1)
– Le II : le plus long (2), encastré (3), au faîte de la voûte (4)
– Le IV : col étroit (5)
– Le V : le plus tordu (6)

a. 3e fibulaire
b. Court fibulaire

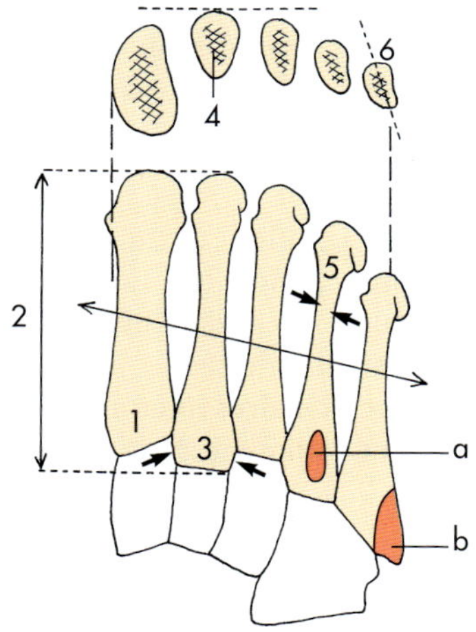

Caractéristiques de chaque métatarsien

Premier métatarsien (M1) (fig. 2-143 et 2-144)

- *Le corps* est massif, **trapu**, sagittalement triangulaire. Sa face médiale est sous-cutanée, convexe de haut en bas. Sa face latérale est légèrement déprimée, donnant insertion au 1er interosseux dorsal (IOD).
- *La base*, articulaire avec le 1er cunéiforme, est, comme lui, **réniforme** à hile latéral. Sa face inférieure présente un tubercule où s'insère le tendon du **long fibulaire**. Sa face médiale reçoit le débordement de l'insertion du **tibial antérieur**. Sa face latérale présente une petite facette articulaire pour M2.
- *La tête*, volumineuse, présente à sa moitié plantaire une **crête sagittale**, médiane, limitée de part et d'autre par un sillon répondant au glissement du sésamoïde correspondant. Ces derniers, plus volumineux qu'à la main, possèdent ainsi une crête sagittale à leur face profonde, qui répond au sillon correspondant de la tête. Ils sont solidaires du fibrocartilage de la base de la première phalange. La tête regarde en avant et légèrement en bas et en dedans, elle est encroûtée de cartilage hyalin.

Deuxième métatarsien (M2)

- *Le corps* : c'est le métatarsien dont le corps est le plus long (fig. 2-144) et le plus haut situé dans la voûte plantaire, formant son **faîte** (*cf.* fig. 2-142). C'est l'axe anatomique du pied. Sa face médiale donne insertion au 1er IOD et sa face latérale au 2e IOD.
- *La base* est **encastrée** entre les 1er et 3e cunéiformes[175] (C1 et C3). Elle présente donc 5 facettes : pour C1, C2 et C3 ainsi que pour M1 et M3. À la partie inférieure on trouve une expansion du tibial postérieur.

Troisième métatarsien (M3) (fig. 2-144)

- *Le corps* donne insertion médialement au 2e IOD, latéralement au 3e IOD (*cf.* fig. 2-142) et son bord inférieur au 1er interosseux plantaire (IOP).
- *La base* comporte 3 facettes articulaires, pour C3, M2 et M4. Sa partie inférieure donne insertion à l'**adducteur oblique de l'hallux**, et à une expansion du tibial postérieur.

Quatrième métatarsien (M4) (fig. 2-144)

- *Le corps* est très étroit en distal. Il donne insertion médialement au 3e IOD et latéralement au 4e IOD. Son bord inférieur donne insertion au 2e IOP (*cf.* fig. 2-142).
- *La base* comporte 4 facettes articulaires, pour le cuboïde et parfois C3, pour M3 et M5. Sa partie inférieure donne insertion à l'**adducteur oblique de l'hallux**, et à une expansion du tibial postérieur.

Cinquième métatarsien (M5) (fig. 2-144)

- *Le corps* : c'est le métatarsien dont le corps est le plus tordu sur son axe. Il donne insertion médialement au 4e IOD et latéralement à l'**opposant du V**. Son bord inférieur donne insertion au 3e IOP.
- *La base* est plus volumineuse, elle comporte 2 facettes articulaires, pour le cuboïde et M4. Sa face dorsale donne insertion au **3e fibulaire**, sa partie latérale forme le processus **styloïde** de M5 avec l'insertion du **court fibulaire**[176]. En plantaire on trouve les insertions des **court fléchisseur** et **abducteur du 5e orteil**.

Remarque : il n'est pas utile de mémoriser les insertions des interosseux, en ostéologie, il est plus facile de les apprendre en myologie.

[175] Avec pour conséquence une mobilité très réduite et, en corollaire, une moins bonne résistance aux sollicitations dynamiques, ce qui explique la fréquence des fractures de fatigue à ce niveau.

[176] Il arrive que ce processus soit articulaire avec un os surnuméraire du pied : l'os de Vésale ou vésalien.

▶ **2-145**

Vue supérieure (a), latérale (b) et plantaire (c) des phalanges.

1. Mm. interosseux
2. LEO
3. LFO
4. CFO

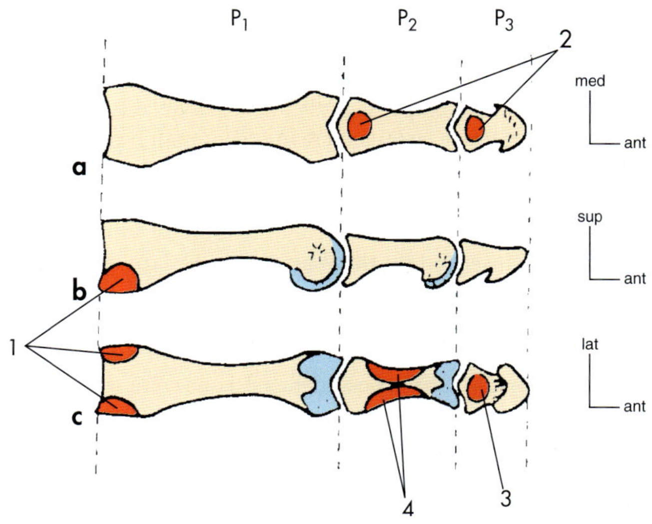

▶ **2-146**

Insertions et trajets des muscles intrinsèques du I et du V.

1. Adducteur oblique du I
2. Court fléchisseur du I
3. Abducteur du I
4. Abducteur du V
5. Opposant du V
6. Court fléchisseur du V
7. Adducteur transverse du I

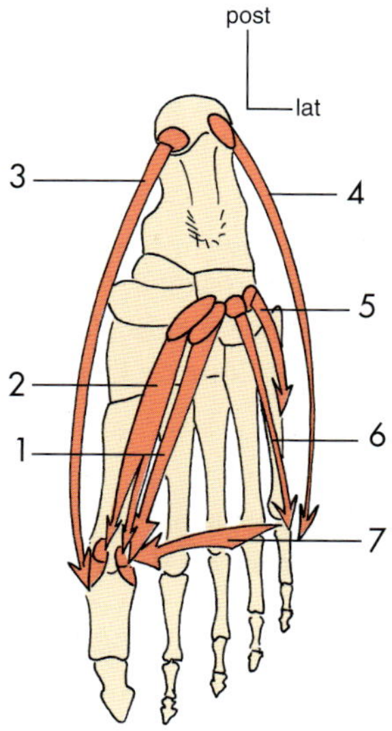

Phalanges

Caractéristiques de la phalange type

Cet os est **long**, **pair** et **non symétrique**. Il forme le squelette articulé des orteils. Chaque orteil en possède 3 (fig. 2-145), réparties en phalanges proximale (P1), intermédiaire (P2) et distale (P3). L'hallux n'en a que 2 : proximale (P1) et distale (P2).

Corps

Il est beaucoup plus **court** que celui de leurs homologues à la main. Il est aplati, se divisant en **2 faces**, plantaire et dorsale. Cette dernière est lisse et répond au passage du tendon extenseur. La face plantaire est déprimée en sillon axial, transformé en tunnel ostéofibreux par des coulisses s'insérant sur les bords et donnant passage aux tendons fléchisseurs.

Base

Elle est grossièrement cuboïde, aplatie de haut en bas. Sa face postérieure est une **surface articulaire** dont le type dépend de la phalange (fig. 2-145). Son bord plantaire donne insertion à un **fibrocartilage**. Les faces dorsale et plantaire reçoivent les insertions de muscles respectivement extenseur et fléchisseur. Sur les côtés se trouvent les insertions des ligaments collatéraux.

Tête

Située à l'extrémité distale, c'est une **surface articulaire** répondant à la base de la phalange suivante et à son fibrocartilage. De type **ginglyme** (fig. 2-145), elle a une forme de portion de poulie pleine à grand axe transversal, comportant une gorge médiane, sagittale, et 2 joues latérales. Plus étendue en plantaire qu'en dorsal, elle regarde en avant et un peu en bas, et est encroûtée de cartilage hyalin. Elle est limitée sur les côtés par de petits tubercules donnant insertion aux ligaments collatéraux.

Caractéristiques de chaque phalange (fig. 2-145 et 2-146)

Phalange proximale (P1)

- *Le corps* est aplati et **trapu.**
- *La base* présente une surface articulaire répondant à la tête métatarsienne. C'est un **ellipsoïde** à grand axe transversal, concave en tous sens. Elle regarde en arrière et est encroûtée de cartilage hyalin. De part et d'autre on trouve l'insertion des **interosseux** et sur la face médiale celle des **lombricaux**.

Phalange intermédiaire (P2)

- *Le corps* est très **grêle**. Sur les bords de sa face plantaire on trouve l'insertion du **court fléchisseur des orteils** (ce tendon est perforé par celui du long fléchisseur des orteils, ce qui explique qu'il se termine avant ce dernier bien qu'étant plus superficiel). La face dorsale est lisse.
- *La base* présente une surface articulaire, **ginglyme** répondant à la tête de P1. En forme de portion de poulie creuse à grand axe transversal, elle présente une crête médiane, sagittale, et 2 joues latérales. Elle regarde en arrière et est encroûtée de cartilage hyalin. La face dorsale donne insertion au **long extenseur des orteils**.

Phalange distale (P3)

- *Le corps* est extrêmement réduit.
- *La base*, large par rapport à l'ensemble de l'os, donne insertion au **long extenseur des orteils**, face dorsale, et au **long fléchisseur des orteils**, face plantaire.
- *L'extrémité distale* n'est pas une tête mais une extrémité **spatulée**, très aplatie, en forme de fer de lance, dont la face dorsale donne insertion à la matrice de l'**ongle**.

▶ **2-147**

Vue du pied avec insertions plantaires (a) et dorsales (b).

1. Opposant du V
2. Abducteur du V
3. Long fléchisseur du I
4. Adducteur et court fléchisseur du I
5. Abducteur et court fléchisseur du I
6. Long extenseur du I
7. Court extenseur du I
8. Long fibulaire

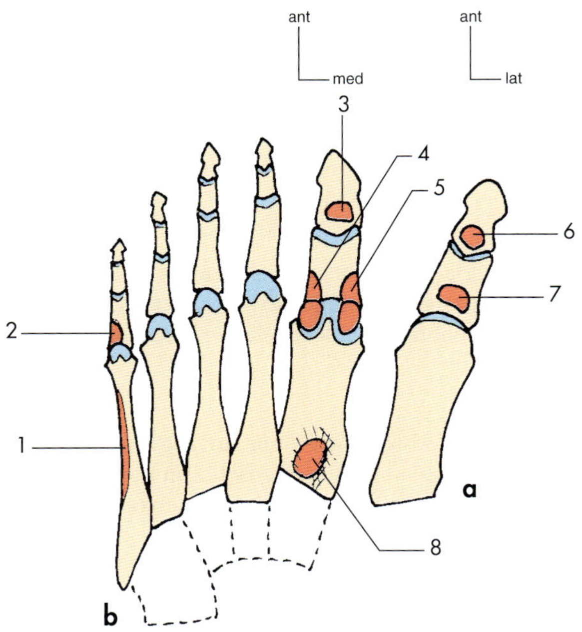

▶ **2-148**

Pieds égyptien (a), grec (b), carré (c).

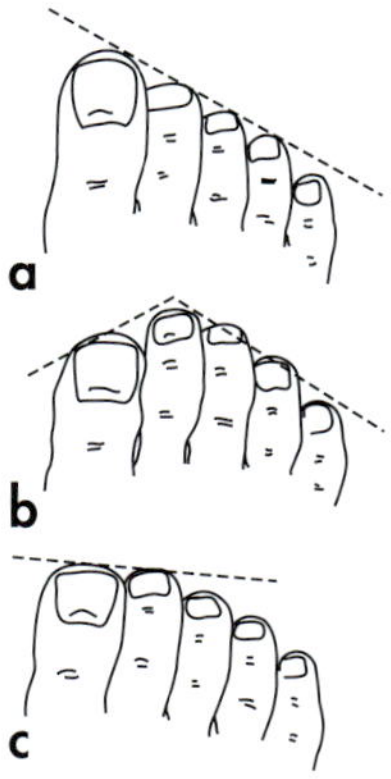

▶ **2-149**

Avant-pied et pied (vue dorsale).

1. Col M1
2. Col M5
3. Tarso-métatarsienne latérale
4. Tarso-métatarsienne médiale

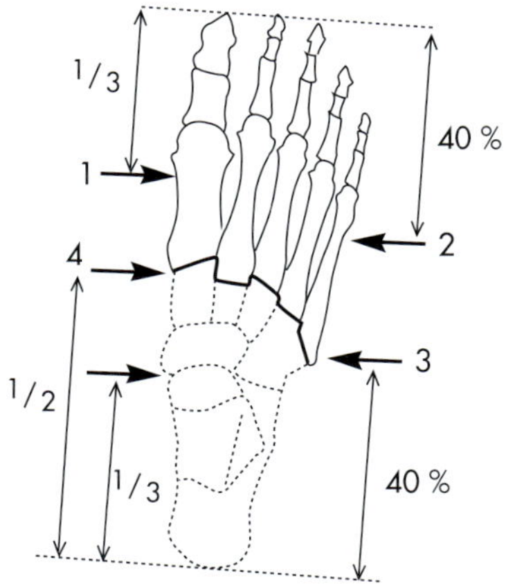

▶ **2-150**

Avant-pied et pied (vue latérale).

1. Col M1
2. Col M5
3. Tarso-métatarsienne latérale
4. Tarso-métatarsienne médiale

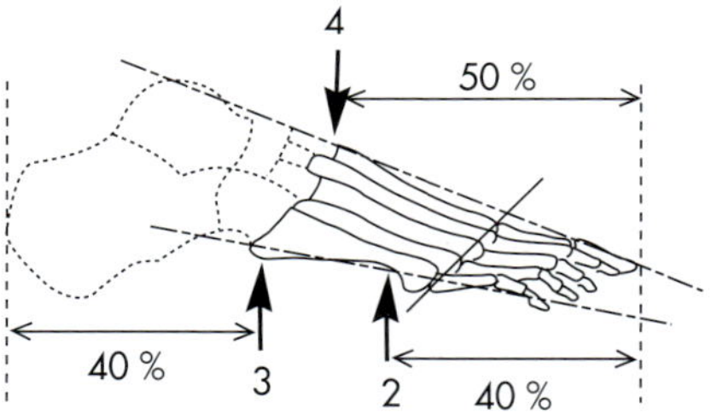

QROC sur l'avant-pied

Corrigés p. 509

1. Quelle est la caractéristique essentielle de la base du 2e métatarsien ?
2. Décrivez la tête du 1er métatarsien.
3. Décrivez la face postérieure de la base de la 3e phalange d'un orteil.
4. Énumérez, en les situant, les insertions des muscles extrinsèques sur les métatarsiens.
5. Énumérez les insertions des muscles intrinsèques sur les métatarsiens.
6. Quel est l'aspect d'une diaphyse métatarsienne ?

Caractéristiques de certains orteils (fig. 2-147)

Hallux

La 1re phalange est plus **massive** que pour les autres orteils et est **déviée** en avant et en dehors de l'axe métatarsien d'environ 10°[177].

- *La base* : ses insertions sont, en dorsal celle du **court extenseur de l'hallux**[178], en plantaire et en dedans (et sésamoïde médial) celles du faisceau médial du **court fléchisseur de l'hallux** et de l'**abducteur de l'hallux**, en plantaire et en dehors (et sésamoïde latéral) celles du faisceau latéral du **court fléchisseur de l'hallux** et de l'**adducteur de l'hallux**.
- *Le corps* reçoit dorsalement, de part et d'autre, des expansions du long extenseur de l'hallux.

La 2e phalange est la distale, plus massive que pour les autres orteils. Sa base donne insertion au **long extenseur de l'hallux**, en dorsal, et au **long fléchisseur de l'hallux**, en plantaire.

5e orteil

La 1re phalange reçoit 2 insertions : en plantaire, le **court fléchisseur du 5e orteil** et en latéral celle de l'**abducteur du 5e orteil** (fig. 2-147).

Incidences pratiques

Sur le plan morpho-palpatoire

En ce qui concerne les faces inférieures des os, l'épaisseur des masses charnues plantaires empêche de déceler tout relief osseux, tant à la vue qu'au toucher. En dorsal, en revanche, la grille métatarsienne est décelable et palpable. Au niveau phalangien, l'exiguïté et les fréquentes déformations rendent cette palpation délicate.

Des variables morphologiques font parler de pied carré, égyptien ou grec[179] (fig. 2-148) selon la longueur de ces segments (faisant intervenir celle des métatarsiens et des phalanges).

Sur le plan mécanique et pathologique

La mobilité de l'avant-pied est différenciée en **3 palettes**[180] qui font distinguer le rayon médial, les 2 latéraux, très mobiles, et les 2 rayons médians, peu mobiles et stables.

La stabilité est le fruit de la bonne gestion du placement des rayons du pied, principalement sous la dépendance des muscles intrinsèques et de l'appareil ligamentaire. La 1re tête métatarsienne et ses sésamoïdes représentent un appui important lorsque le pied quitte le sol dans la marche et lors des mouvements de pivotement au sol.

Le **nombre** et l'**intrication** des structures de l'avant-pied permettent de comprendre le retentissement fonctionnel des unes sur les autres. La **petitesse** des formations osseuses et la **complexité** de l'organisation des parties molles expliquent les faciles déformations orthopédiques.

Schématisation de l'avant-pied

Deux schémas sont utiles (fig. 2-149 et 2-150) :

- 1. *La vue supérieure* (fig. 2-149). Elle précise le pourcentage de longueur des segments, la divergence des métatarsiens et la relative convergence des phalanges.
- 2. *La vue latérale* (fig. 2-150). Intéressante pour noter l'inclinaison de l'avant-pied par rapport au sol et les interlignes. Dessiner un triangle très aplati en reportant les pourcentages précités. La forme des métatarsiens est effilée vers l'avant et les phalanges sont menues.

[177] Cette déviation peut augmenter pathologiquement et donner un « hallux valgus », plus fréquent chez les femmes et les personnes âgées.

[178] Il s'agit d'un chef plus ou moins séparé du CEO, venant du calcanéus.

[179] Pour Lelièvre, le type égyptien est le plus répandu (64,2 %), puis le carré (20 %) et le grec (14,8 %).

[180] Théorie de Lapidus, reprise par de Doncker et vérifiée par Faure.

ARTHROLOGIE

3

COXO-FÉMORALE

▶ 3-1

Éléments en présence à la hanche : tête fémorale (1), labrum (2), surface semi-lunaire (3) ligament transverse (4).

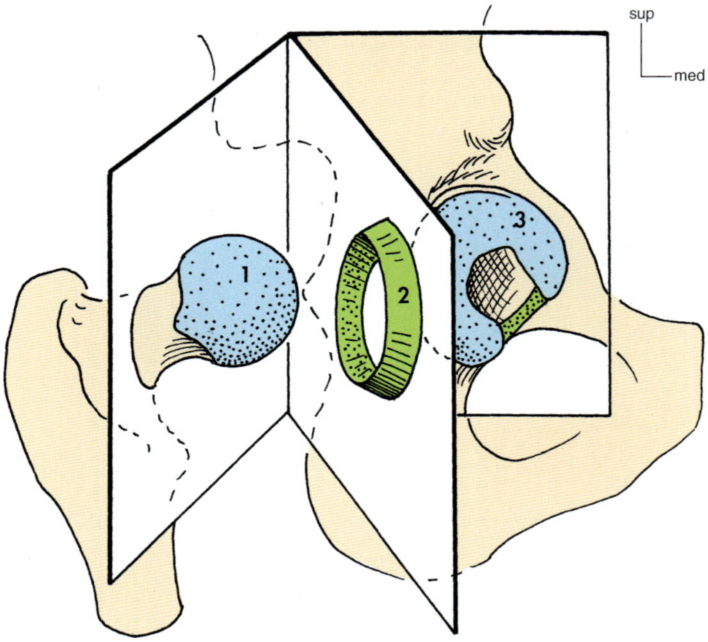

Présentation

L'articulation de la hanche, ou coxo-fémorale, est la plus grosse articulation du corps. Située à la racine du membre inférieur, elle règle l'orientation du membre dans l'espace, ce qui explique son type articulaire. Portante, elle nécessite une excellente stabilité, ce qui justifie la concordance et la congruence[1] de ses surfaces.

Éléments en présence

Ils sont au nombre de 4 (fig. 3-1).

Surface semi-lunaire

C'est la partie articulaire de l'acétabulum :

située	– à la face externe de la partie moyenne de l'os coxal – occupe la partie sup. et périphérique de l'acétabulum
répond	– à la tête fémorale
type	– sphéroïde congruente
forme	– hémisphère creux taillé en croissant à concavité inférieure – la corne postérieure est plus large et plus saillante
regarde	– en dh en bas et en avt
SAECH	Surface articulaire encroûtée de cartilage hyalin

Ligament transverse

Il complète la surface coxale en réunissant les 2 cornes de la surface semi-lunaire. Il s'insère à leur niveau et est tendu transversalement. Il est encroûté de cartilage à sa face externe. Sa partie supéro-interne donne insertion à l'une des 3 racines du ligament de la tête.

Tête fémorale

C'est la partie la plus saillante de l'extrémité supérieure, séparée du reste de l'os par un long col anatomique.

située	– à la partie supéromédiale de l'extrémité supérieure du fémur
répond	– à la surface semi-lunaire de l'acétabulum et à son labrum
type	– sphéroïde congruente
forme	– 2/3 de sphère pleine d'environ 4 à 5 cm de Ø
regarde	– en dd en ht et en avt[1]
SAECH	Surface articulaire encroûtée de cartilage hyalin

[1] À noter qu'elle regarde en avant, tout comme l'acétabulum, ce qui laisse supposer une moindre couverture de la tête à ce niveau et donc une protection ligamentaire obligatoire à ce niveau.

Labrum[2]

C'est un fibrocartilage en forme d'anneau s'insérant sur le limbus (pourtour de l'acétabulum) et sur le bord inférieur du ligament transverse. Il est triangulaire à la coupe :

- sa face axiale regarde l'articulation et est encroûtée de cartilage hyalin. Elle répond à la tête fémorale ;
- sa face périphérique est accolée à la capsule ;
- sa face profonde s'insère sur le limbus.

[1] À comparer avec la scapulo-humérale, articulation de racine de membre également, de même type articulaire, mais vouée au mouvement plus qu'à la stabilité donc non congruente. La tête fémorale est plus petite, permettant ainsi une meilleure pénétration dans la cavité coxale.

[2] Ancien bourrelet articulaire.

▶ 3-2

Insertions capsulaires en vues antérieure (a), latérale (b), postérieure (c) et labrum (d).

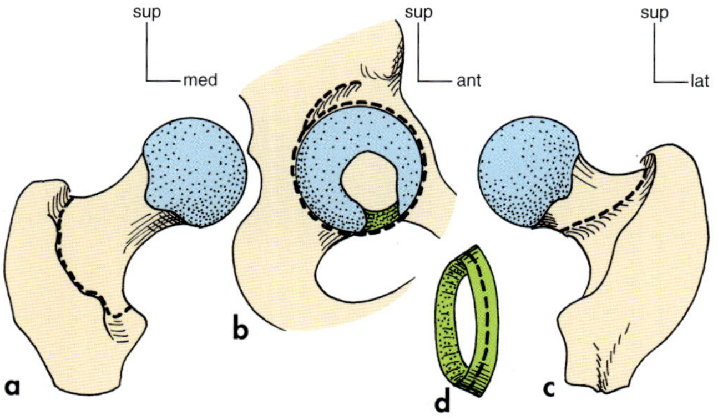

▶ 3-3

Vue antérieure de la capsule coxo-fémorale, rétrécie au milieu. Fibres longitudinales (1), circulaires (2), arciformes (3).

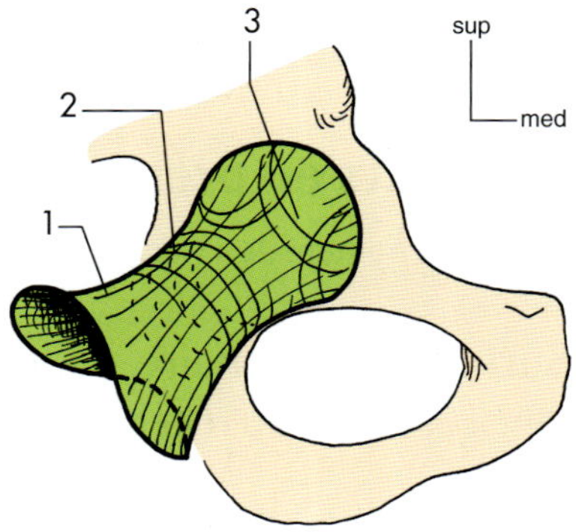

▶ 3-4

Coupe transversale de la hanche.

1. Capsule
2. Synoviale
3. Gaine du ligament de la tête
4. Ligament de la tête
5. Freins de la capsule

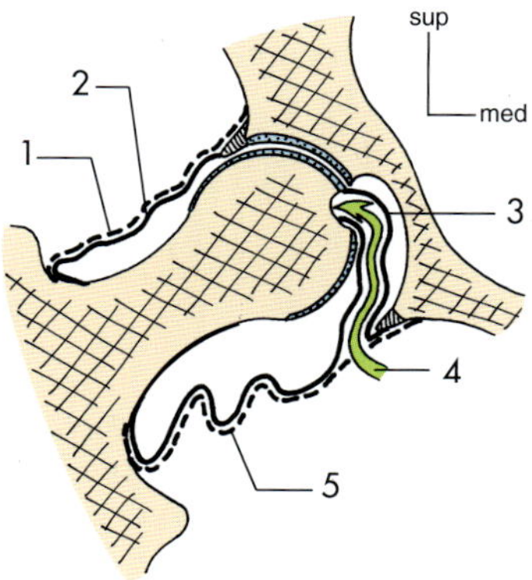

▶ 3-5

Ligament iliofémoral (vue antérieure).

1. Petit glutéal et son expansion
2. Faisceau supérieur
3. Tendon direct du DF
4. Faisceau inférieur
5. Tendon récurrent du droit fémoral (DF)
6. Tendon réfléchi du DF
7. Fibres intermédiaires

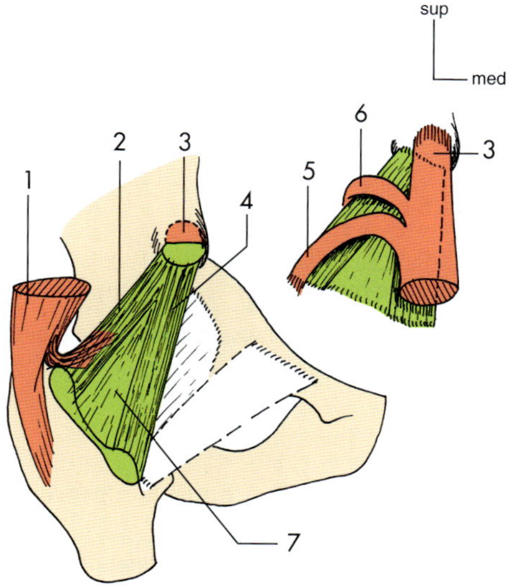

Moyens d'union

On dénombre 6 types d'éléments.

Capsule

C'est un manchon fibreux cylindrique, rétréci à sa partie moyenne.
Elle s'insère au pourtour des surfaces cartilagineuses (fig. 3-2) :
- sur l'os coxal (limbus) et sur la lèvre supérieure du sillon supra-acétabulaire ;
- sur le ligament transverse, à son bord inférieur ;
- sur le labrum, à sa face périphérique ;
- sur le fémur, à la partie latérale du col[3] (le long de la ligne intertrochantérique en avant, et du bord supérieur du sillon de l'obturateur externe en arrière).

Elle est formée de 3 types de fibres (fig. 3-3) :
- longitudinales : tendues de l'os coxal au fémur ;
- circulaires (ou orbiculaires) : elles resserrent la capsule dans sa portion sous-capitale ;
- arciformes : qui partent de l'os coxal et y retournent après un trajet en arc de cercle, renforçant ainsi les autres fibres en les croisant. Elles accentuent la rétention de la tête.

Elle présente des replis inférieurs, renforcés par des fibres épaisses qui remontent un peu le long du col fémoral, formant ce que l'on appelle : les freins de la capsule[4].

Synoviale

Elle tapisse la face profonde de la capsule, y compris au niveau de ses freins inférieurs. Elle s'insère au pourtour des surfaces articulaires et présente un repli cylindrique, au centre de l'acétabulum, formant la gaine du ligament de la tête (fig. 3-4).

Labrum

Déjà décrit avec les éléments en présence, c'est aussi un moyen d'union, lié à la capsule.

Ligaments

Ce sont, pour la plupart, des éléments antérieurs.

Ligament iliofémoral (fig. 3-5)		
	faisceau supérieur	**faisceau inférieur**
origine	– os coxal – partie inf. de l'EIAI	
trajet	– oblique en dh et en bas	– oblique en bas et légèrement en dh
terminaison	– à la face ant. de l'extrémité sup. du fémur – sur le tubercule sup. de la ligne intertrochantérique	– à la face ant. de l'extrémité sup. du fémur – sur le tubercule inférieur de la ligne intertrochantérique
rmq	– c'est un ligament composé de 2 faisceaux s'élargissant en éventail et passant directement en avant de la tête fémorale – entre les 2 faisceaux le ligament présente des fibres éparses qui les relient – anciennement nommé ligament de Bertin	

[3] Les fractures du col sont donc intra-articulaires.

[4] Les « frenula capsulae » limitent physiologiquement l'abduction de hanche.

▶ **3-6**

Ligament pubofémoral (vue ant.).

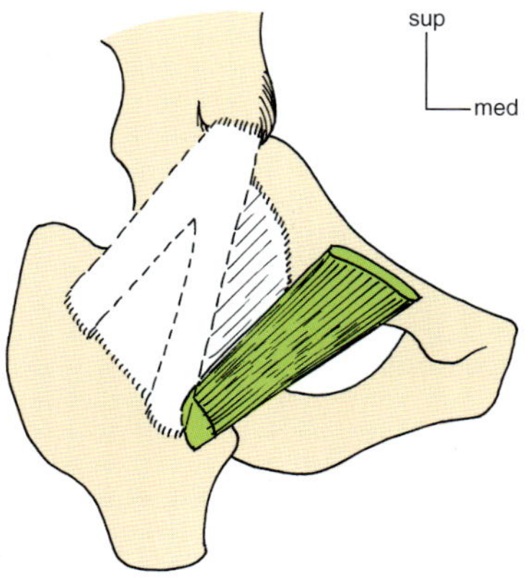

▶ **3-7**

Les 3 ligaments : ilio (1) ischio (2) et pubofémoraux (3) partant des 3 os constitutifs de l'os coxal (a). Le ligament ischiofémoral (b) avec ses 3 faisceaux.

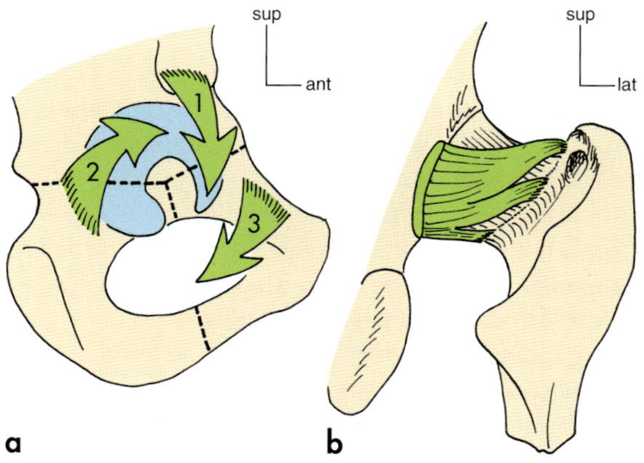

▶ **3-8**

1. Ligament de la tête et ses 3 racines.
2. Ligament transverse de l'acétabulum.
3. Artère du ligament de la tête.

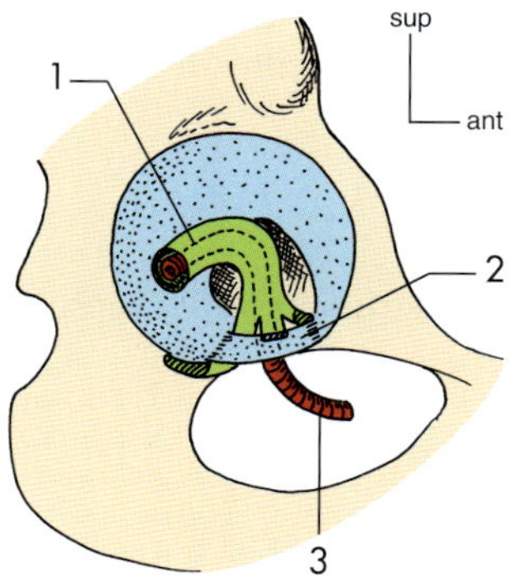

▶ **3-9**

Tractus iliotibial et son action sur le grand trochanter.

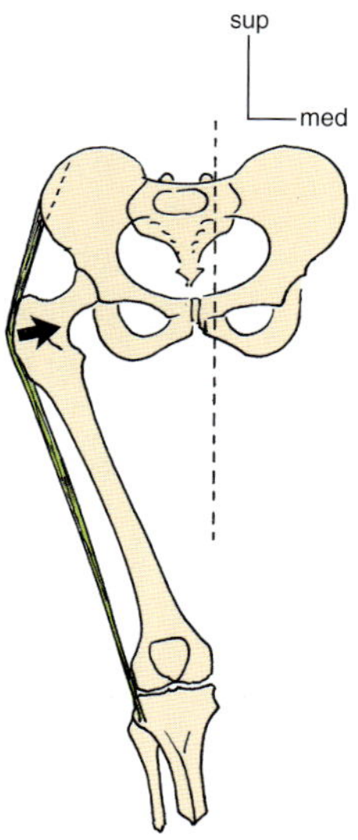

Ligament pubofémoral (fig. 3-6)	
origine	– os coxal – branche sup. du pubis, au contact de l'acétabulum – le long de la crête pectinéale
trajet	– oblique en dh et en bas – large en ht et rétréci en bas
terminaison	– à la face antérieure de l'extrémité supérieure du fémur – en arrière du tubercule inf. de la ligne intertrochantérique
rmq	– il s'ajoute au précédent pour former un « Z » qui barre la coxo-fémorale et interdit les luxations antérieures

Ligament ischiofémoral (fig. 3-7)	
origine	– os coxal – sur l'ischion, au contact de l'acétabulum – le long de la corne postérieure
trajet	– dirigé en dh, en avt et légèrement en haut – divisé en 3 faisceaux (sup., moy., inf.) peu différenciés, dont le sup. est le plus important
terminaison	1. le sup. : face med. du grand trochanter, à sa partie antérieure 2. le moy. : sur la partie post. de la capsule, dans sa portion latérale 3. l'inf. : à la partie inf. de la capsule
rmq	– c'est le seul ligament postérieur[1]

[1] Mais, du fait de son trajet, il se comporte comme les ligaments antérieurs, limitant l'extension de hanche.

Ligament de la tête (fig. 3-8)	
origine	– au niveau coxal – par 3 racines : – 1 ant. : en arr. de la corne ant. – 1 moy. : au bord sup. du ligament transverse – 1 post. : en arr. de la corne post.
trajet	– les racines se réunissent dans la fosse acétabulaire – elles se portent en ht et en dh, enroulant la tête
terminaison	– sur la tête fémorale – dans la fovéa, située dans le cadran postéro-inférieur
rmq	– c'est un ligament original à 2 titres : d'une part, il est intracapsulaire, bien qu'extra-articulaire et, d'autre part, il est creux et renferme une artère[1]

[1] L'artère de la tête participe à la vascularisation cette dernière, surtout chez le jeune enfant.

Ligament transverse de l'acétabulum (*cf.* fig. 3-2b)
Petit fibrocartilage qui unit les cornes ant. et post. de la surface semi-lunaire Encroûté de cartilage hyalin à sa face superficielle et passe en pont au-dessus de l'incisure ischiopubienne de l'acétabulum

Ligament à distance

Il s'agit du fascia lata ou **tractus iliotibial**. Cette structure fibreuse est tendue du tubercule glutéal, de la crête iliaque, au tubercule infracondylaire du tibia. C'est un hauban latéral passif qui, plaqué contre le grand trochanter, exerce une poussée coaptatrice (fig. 3-9).

▶ 3-10
Vue latérale de la réflexion de l'iliopsoas.

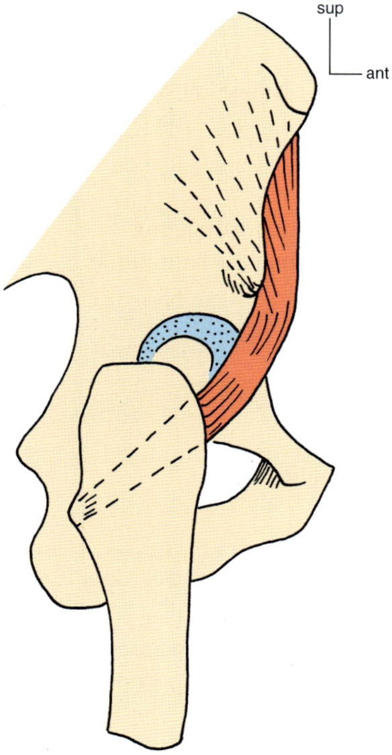

▶ 3-11
Vue antérieure de l'obturateur externe (col sectionné).

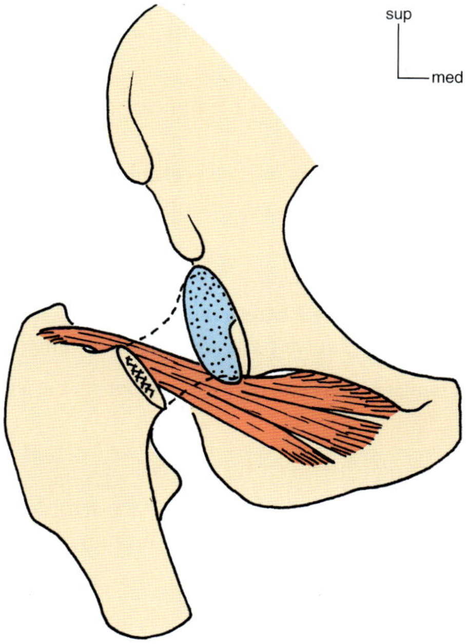

Éléments stabilisateurs

Cinq muscles méritent d'être notés :
- le **droit fémoral**, à cause de ses 3 tendons (*cf.* fig. 3-5) qui chapeautent la tête en la plaquant dans l'acétabulum[5]. De plus, son tendon récurrent est un renfort direct du faisceau supérieur du ligament iliofémoral ;
- le **petit glutéal** qui, profond, donne également des fibres à ce même ligament ;
- l'**iliopsoas**, dont le puissant tendon se réfléchit contre la tête fémorale (fig. 3-10) et la plaque fortement dans l'acétabulum ;
- l'**obturateur externe**, dont le trajet est remarquable pour 2 raisons (fig. 3-11). D'une part, il passe dans le sillon infra-acétabulaire, exerçant une force ascensionnelle contre la corne postérieure[6]. D'autre part, il enroule le col fémoral par l'arrière, au contact de la capsule. C'est donc un intime de l'articulation ;
- le **pectiné** qui renforce le ligament pubofémoral.

Incidences pratiques

- *Sur le plan morpho-palpatoire*, l'aspect est limité puisque l'articulation est entièrement **enfouie** sous un épais revêtement de corps charnus musculaires, particulièrement puissants, et de nombreux muscles profonds. Le relief est donc celui de l'enveloppe des muscles larges et du revêtement cellulograisseux.
- *Sur le plan mécanique et pathologique*, la coxo-fémorale fait partie du **complexe lombo-pelvi-fémoral** (LPF), complexe fonctionnel qui représente la jonction tronc – membre inférieur. C'est une pièce importante vu sa taille et sa place dans le corps humain. Cela veut dire que la **stabilité** prend le pas sur la mobilité : une arthrodèse de hanche donne de bons résultats, si ce n'est, à terme, le retentissement au sein du complexe LPF (lombalgies).

Par ailleurs, la notion d'appui étant synonyme d'usure, à terme, il faut noter la fréquence des **coxarthroses**, primitives ou secondaires. Enfin, les **dysplasies** sont responsables d'une mauvaise répartition des contraintes et de leur augmentation, ce qui explique la fréquence des interventions correctrices (sur coxa-valga, coxa-vara, coxa-retrorsa, etc.).

QROC sur la coxo-fémorale

Corrigés p. 509

1. Citez, en les situant, les ligaments de cette articulation.
2. Énumérez tous les éléments en présence.
3. Quels sont les renforts ligamentaires ?
4. Donnez l'orientation des surfaces articulaires en jeu.
5. Décrivez la tête fémorale.

[5] Notamment dans les débattements postérieurs du membre inférieur : extension de hanche + flexion de genou.

[6] D'où l'expression de « hamac obturateur » de Dolto, à ce sujet.

GENOU

▶ 3-12
Articulation du genou.
1. Fémur
2. Patella
3. Ménisques
4. Tibia

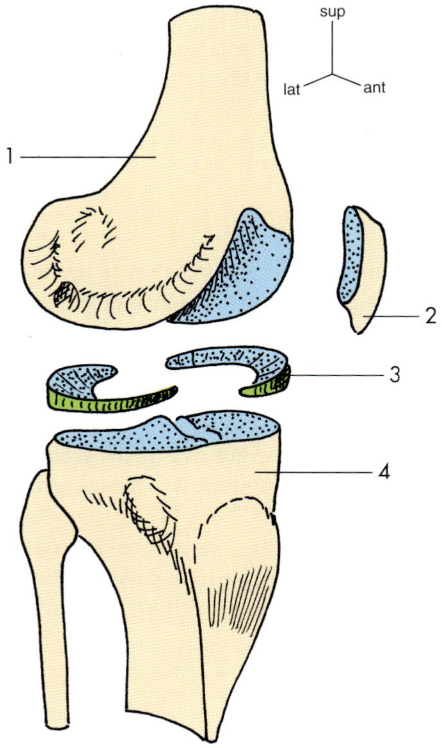

Présentation

Le genou est composé de **2 articulations** au sein d'une même poche articulaire : la fémoropatellaire et la fémorotibiale. Elles sont **indissociables**, anatomiquement et fonctionnellement.
L'articulation tibiofibulaire supérieure, située aussi à la région du genou, n'est pas comprise dans cet ensemble. En effet, si elle partage certains éléments avec le genou (ligament collatéral fibulaire, tendon du biceps), elle est fonctionnellement liée à la cheville. Un blocage de cette jonction retentit sur la cheville et non sur le genou.

Éléments en présence

Ils sont au nombre de 4 (fig. 3-12).

Fémur

Sa surface articulaire est double.

Surface patellaire ou trochlée (*cf.* fig. 2-47)

C'est la portion la plus haute de la surface fémorale :

située	– à la face ant. de l'extrémité inf. du fémur
répond	– à la face post. de la patella
type	– ginglyme
forme	– poulie pleine transversale – 1 gorge sagittale + 2 joues – joue latérale = plus haute, large et saillante[1]
regarde	– en avant
SAECH	

[1] Plus large et haute, elle représente ainsi une surface plus grande, capable de mieux supporter les contraintes fémoropatellaires qui ont tendance à plus charger le compartiment latéral. Plus saillante, elle offre ainsi un frein osseux au dégagement latéral de la patella.

Condyles fémoraux (*cf.* fig. 2-48 à 2-54)

Au nombre de 2, chacun a une partie de sa surface qui forme une surface articulaire :

située	– aux faces inf. et post. des condyles fémoraux
répond	– au ménisque et au condyle tibial correspondants
type	– bicondylaire
forme	– en portion de tore à grand axe antéropost. – le médial est oblique en avt et en dh, plus étroit et plus long – le latéral est sagittal, plus large et moins long
regarde	– en bas et en arrière
SAECH	

3-13

Vue supérieure du tibia (et coupe frontale).
1. Freins du ménisque médial
2. LCA
3. Ménisque latéral
4. Capsule
5. LCP

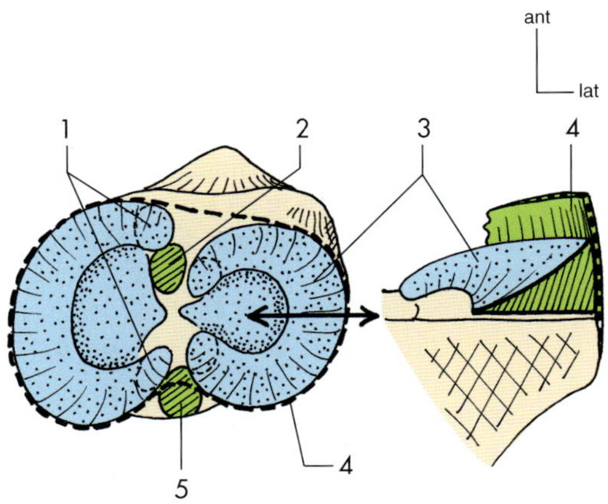

3-14

Similitude d'axialité et de morphologie entre les condyles fémoraux (a), tibiaux (c) et les ménisques (b).

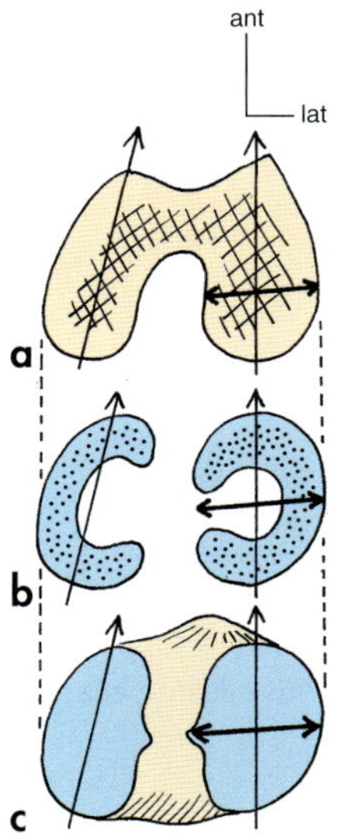

3-15

Les attaches méniscales.
1. Frein post. du ménisque méd.
2. Tendon du semi-membraneux
3. LCT
4. Ligament méniscopatellaire médial
5. Ligament méniscofémoral (post.)
6. Ligament transverse du genou
7. Ligament méniscopatellaire latéral
8. Capsule
9. Frein ant. du ménisque lat.
10. Tendon du biceps
11. Tendon du poplité

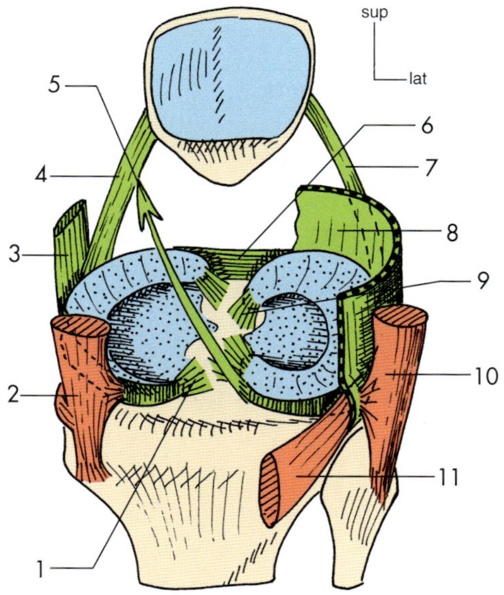

Tibia (*cf.* fig. 2-80)

La surface est double, sur les parties médiale et latérale du plateau tibial. Chacune est :

située	– à la face sup. des 2 condyles tibiaux
répond	– au ménisque correspondant, à sa périphérie – au condyle fémoral correspondant, sur le reste de sa surface
type	– bicondylaire
forme	– ovalaire, relevée à la partie moyenne de son bord axial – la médiale est oblique en avt et en dh, elle est concave en tous sens, plus étroite et plus longue – la latérale est sagittale, convexe sagittalement et plane ou légèrement concave transversalement. Elle est plus large et moins longue
regarde	– en haut
SAECH	

Patella (*cf.* fig. 2-69)

Sa surface est :

située	– face postérieure de la patella
répond	– à la surface patellaire du fémur (trochlée)
type	– ginglyme
forme	– grossièrement quadrangulaire – concave verticalement – séparée en 2 joues par une crête verticale : – la joue latérale est plus large et légèrement concave de dd en dh – la joue médiale est plus étroite et légèrement convexe de dd en dh
regarde	– en arrière
SAECH	

Ménisques (fig. 3-13)

Au nombre de 2, ce sont des **fibrocartilages** en forme de **croissant**, disposés sur les bords périphériques des condyles tibiaux et solidaires de cet os par des freins fixés à chaque extrémité. Ils sont triangulaires à la coupe :

- la face périphérique est adhérente à la capsule ;
- la face axiale est encroûtée de cartilage hyalin ;
- la face inférieure est posée sur le condyle tibial correspondant.

Les ménisques ont une forme semblable à celle des surfaces osseuses correspondantes, autrement dit : le médial, plus étroit et plus long, est en forme de « C », le latéral, plus large et moins long, est en forme de « O » (fig. 3-14).

Ce sont des structures légèrement déformables au cours des mouvements, mais solidement amarrées (fig. 3-15) par des attaches méniscales (*cf.* Moyens d'union) :

au tibia	par les freins des cornes des ménisques
à la patella	par les ligaments méniscopatellaires
au fémur	par le ligament méniscofémoral
entre eux	par le ligament jugal (ou interméniscal ant.)
à la capsule	par leur face périphérique
aux muscles proches	au poplité et au biceps pour le latéral au semi-membraneux pour le médial

▶ 3-16
Insertions capsulaires du genou.

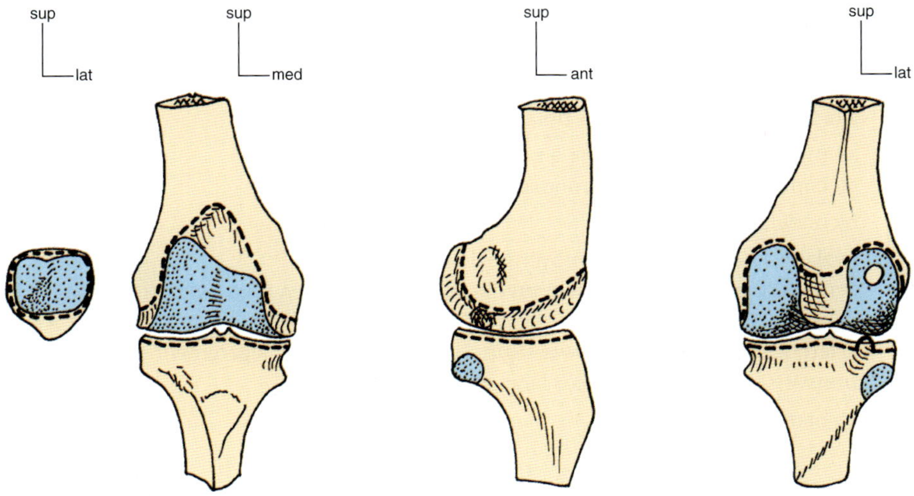

▶ 3-17
Culs-de-sac capsulaires.
1. Expansion du poplité et biceps
2. Expansion du semi-membraneux
3. Muscle articulaire du genou
4. Corps adipeux

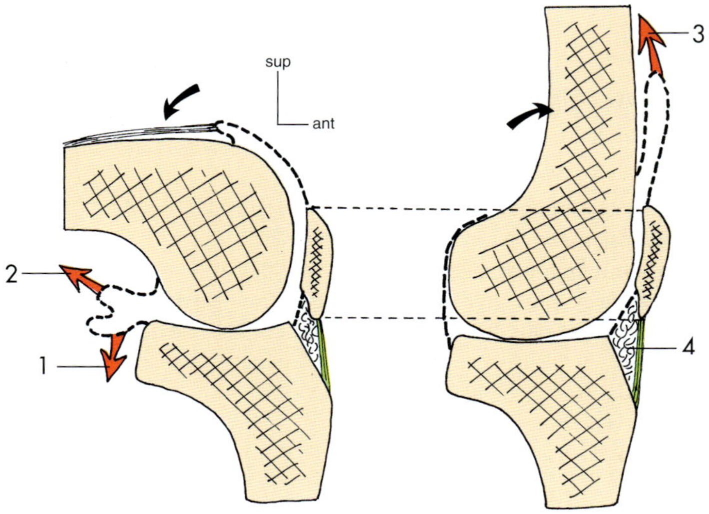

▶ 3-18
Position des ligaments croisés.
1. LCA
2. LCP
3. Synoviale
4. Capsule

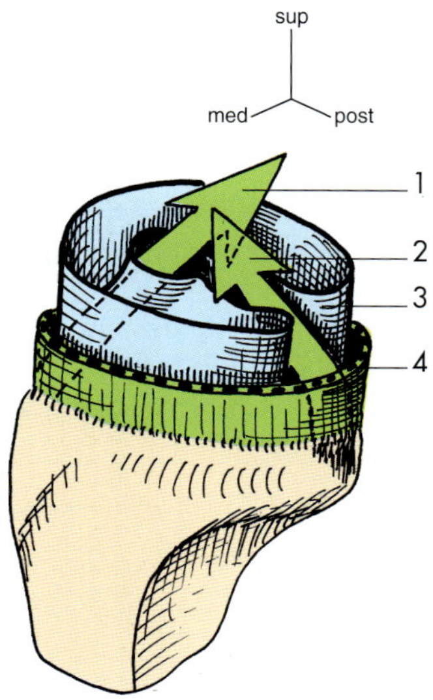

Moyens d'union

On dénombre 6 types d éléments.

Capsule

Elle s'insère plus ou moins près du cartilage (fig. 3-16) :

- sur le fémur, la capsule est au contact de la surface patellaire, sauf au niveau du bord supérieur où elle s'écarte à distance, ainsi qu'aux bords latéraux des condyles, où elle s'insère sur la lèvre supérieure du sillon condylaire[7]. Elle englobe la fosse intercondylaire ;
- sur la patella, au pourtour du cartilage, laissant libre l'apex patellaire ;
- sur le tibia, au pourtour des condyles et sur la ligne les rejoignant en avant et en arrière[8] ;
- sur les ménisques, elle adhère à leur face périphérique (*cf.* fig. 3-13).

Ses caractéristiques sont importantes :

- elle est indépendante de celle de l'articulation tibiofibulaire supérieure ;
- elle est lâche sagittalement et tendue sur les côtés ;
- elle présente un important **cul-de-sac sous-quadricipital** (en rectitude de genou) ;
- elle reçoit des fibres musculaires qui forment des **tenseurs** des culs-de-sac (fig. 3-17) :
  - en avant celles du muscle articulaire du genou[9],
  - en arrière celles du poplité et du biceps, en dehors, du semi-membraneux, en dedans ;
- latéralement, elle présente un petit **repli supraméniscal** correspondant à la rampe capsulaire ;
- elle est renforcée à sa partie postérieure en regard des condyles fémoraux, où elle forme les **coques condyliennes**, elles-mêmes renforcées par les fibres tendineuses du gastrocnémien ;
- la coque condylienne latérale renferme un sésamoïde, inconstant : la **fabella** (*cf.* fig. 3-25, fabella signifie « petite fable, anecdote »). Sa partie inférieure donne passage au tendon du poplité (TOF).
- la coque condylienne médiale est parfois déhiscente en un point de communication avec la bourse synoviale du muscle semi-membraneux.
- l'espace entre les 2 coques laisse passer le ligament croisé postérieur.

Synoviale

Elle tapisse la face profonde de la capsule et présente les mêmes caractéristiques (cul-de-sac, etc.). À cela il faut ajouter 2 éléments :

- d'une part, la **tente** des croisés, qui forme un repli engainant les 2 ligaments croisés (fig. 3-18) ;
- d'autre part, la communication éventuelle avec la **bourse** synoviale du semi-membraneux.

Ménisques

À la fois éléments en présence et moyens d'union, ils ont été décrits page précédente.

Ligaments

Articulation fortement sollicitée mécaniquement et non congruente, le genou doit être servi par un réseau ligamentaire très puissant.

[7] Lèvre appelée « rampe capsulaire de Chevrier »

[8] En arrière cette ligne fusionne avec l'insertion du ligament croisé postérieur, en arrière de l'aire intercondylaire postérieure.

[9] Ancien sous-crural.

▶ **3-19**

Ligament collatéral tibial du genou (LCT).

1. Plan superficiel (fémorotibial)
2. Ménisque médial
3. Plan profond (fémoroméniscal)
4. Tendon réfléchi du semi-membraneux
5. Plan profond (tibioméniscal)
6. Plan profond (tibiotibial)

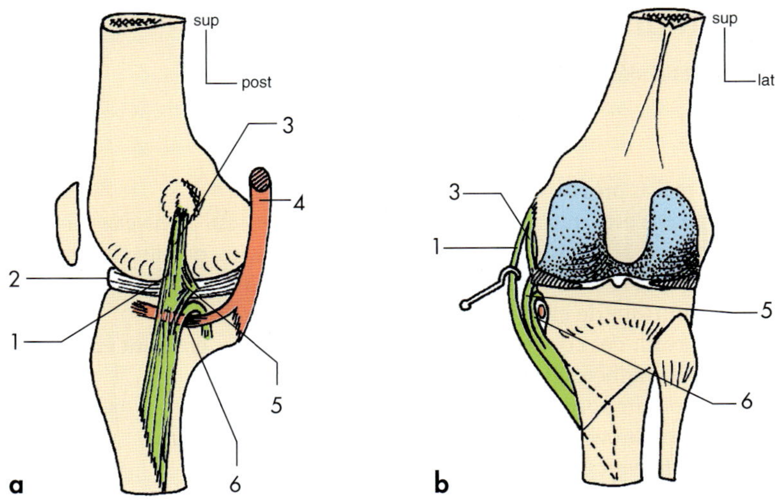

▶ **3-20**

a) Différence de rapports entre le ligament collatéral fibulaire (LCF) du genou (2) et le biceps (1) en rectitude et en flexion.
b) Vue postérieure.

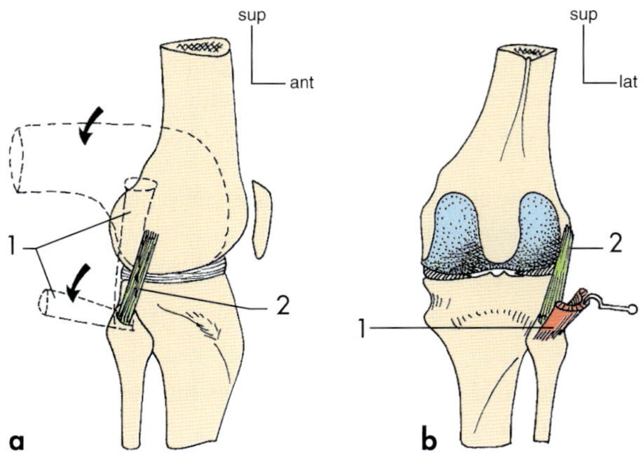

▶ **3-21**

Ligaments croisés en vues sagittale (a) et frontale (b).

1. LCP
2. LCA
3. Ligament méniscofémoral

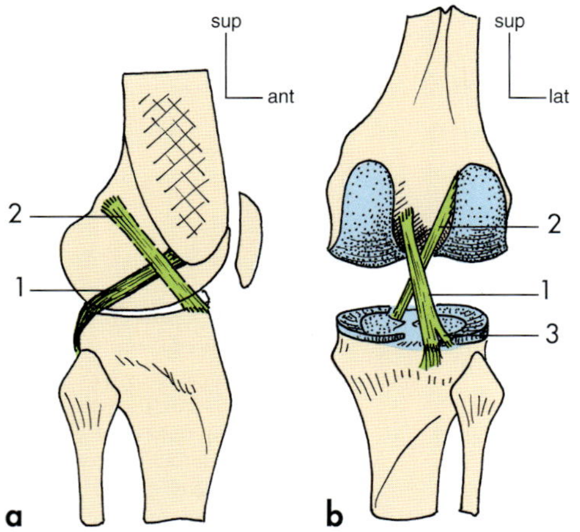

▶ **3-22**

LCA : faisceau antéromédial (1) et postérolatéral (2), en rectitude (a) et flexion (b).

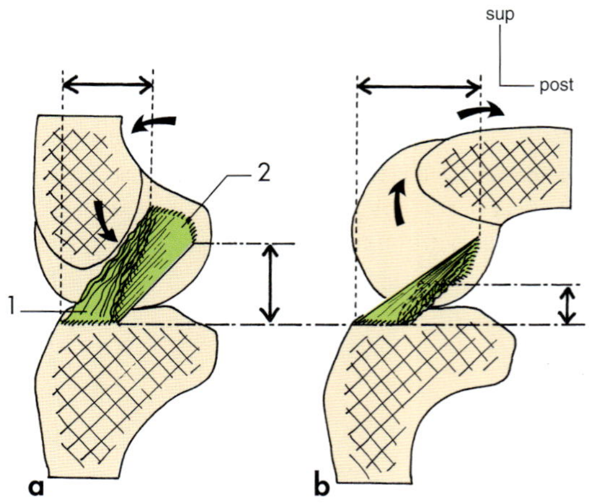

Système collatéral

Ligament collatéral tibial (fig. 3-19)	
origine	– épicondyle fémoral médial – partie postéro-inférieure
trajet	– en bas, en avt, légèrement en dh – long : épiphyso-diaphysaire (8 à 12 cm) et aplati – présente 2 plans : – plan superficiel : fémorotibial – plan profond, avec 3 types de fibres : fémoroméniscales, tibioméniscales et tibiotibiales[1]
terminaison	– tibia : face médiale du corps – au quart sup., en arrière de la patte d'oie
rmq	– c'est le ligament de l'entorse. Placé au sommet du valgus, il est très étendu et confondu avec le plan capsulaire en son milieu

[1] Les 2 premières sont fortement arrimées au ménisque, les 3es s'incurvent en pont par-dessus le tendon réfléchi du semi-membraneux (TOF), empêchant sa déviation lors de l'extension du genou (il est rectiligne en flexion).

Ligament collatéral fibulaire (fig. 3-20)	
origine	– épicondyle fémoral latéral – partie postéro-inférieure
trajet	– oblique en bas, en arr., légèrement en dd et cylindrique.
terminaison	– tête de la fibula – sur le versant postérolatéral, dans la concavité du biceps

Système pivot central

Ligament croisé antérieur (fig. 3-22)	
origine	– tibia, aire intercondylaire antérieure – contre le frein du ménisque médial (*cf.* fig. 3-13)
trajet	– oblique en ht, en arr., en dh (près de 4 cm) – torsadé en 2 fascicules : antéroméd. et postérolat.[1] – moins bien vascularisé que le LCP
terminaison	– condyle latéral du fémur – partie postérosupérieure de la face médiale (ou axiale)
rmq	– c'est un système particulier puisque situé en plein centre de l'articulation[2], tout en restant extra-articulaire (*cf.* fig. 3-18) car isolé par un repli synovial propre. Il est formé de 2 ligaments croisés entre eux dans le plan sagittal et le frontal (fig. 3-21)

[1] Cet aspect torsadé permet à ces ligaments de toujours garder certaines fibres sous tension quelle que soit la position articulaire. Ils s'insèrent sur de larges surfaces (entre 1,5 et 1,8 cm^2) [5].

[2] On peut noter cette particularité du membre inférieur, qui possède un ligament au centre de la coxo-fémorale, un autre au centre du genou, et un autre au centre de l'articulation subtalaire.

3-23

LCP : faisceau postérolatéral (1) et antéromédial (2), en flexion (a) et rectitude (b).

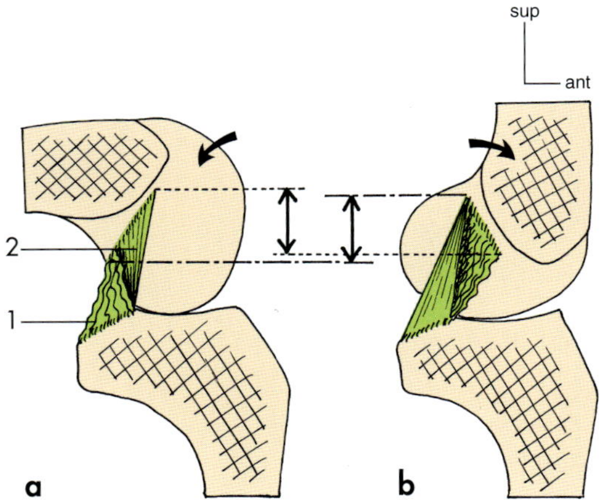

3-24

Vue antérieure du système ligamentaire.

1. Ménisque latéral
2 et 2'. Ligament méniscopatellaire latéral et médial
3 et 3'. Rétinaculum patellaire latéral et médial
4. Tendon quadricipital
5. Ligament patellaire

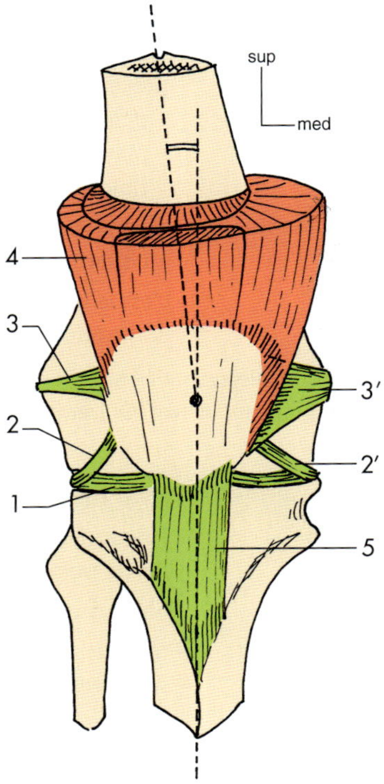

3-25

Vue postérieure du système ligamentaire.

1. Poplité
2. Tendon réfléchi du semi-membraneux
3. Semi-membraneux (SM)
4. Fabella
5. Coque condylienne latérale
6. Tendon récurrent du SM ou ligament poplité oblique
7. Ligament poplité arqué
8. LCF du genou
9. Biceps

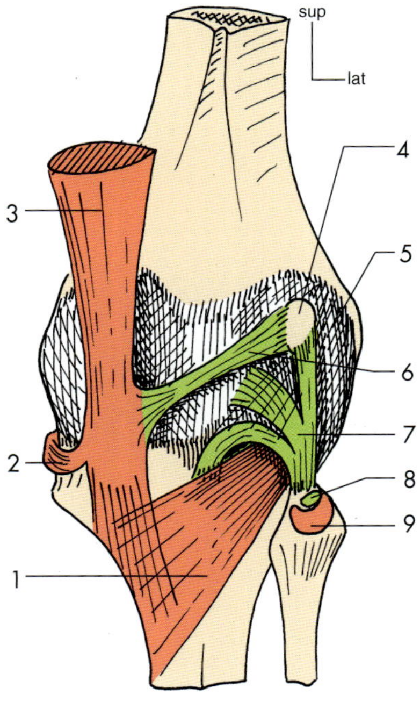

3-26

Vue médiale du système ligamentaire.

1. Ligament patellaire
2. Corps adipeux
3. Ligament méniscopatellaire médial
4. Rétinaculum patellaire médial
5. Tendon quadricipital
6. LCT du genou

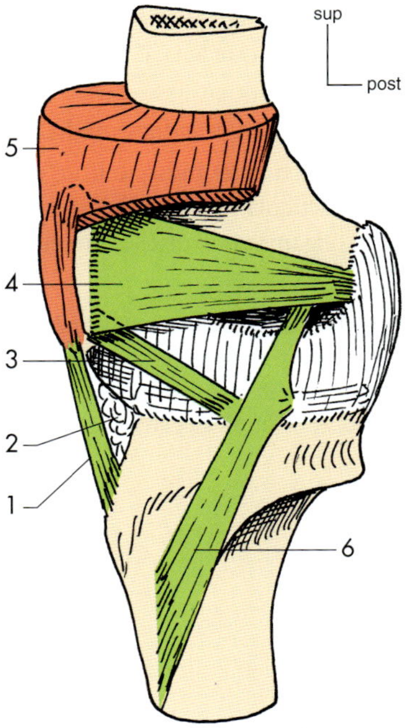

Ligament croisé postérieur (fig. 3-23)	
origine	– tibia, aire intercondylaire postérieure – débordant à la face postérieure de l'os (*cf.* fig. 3-13)
trajet	– oblique en ht, en avt, en dd (près de 3 cm) – torsadé en 2 faisceaux : antéroméd. et postérolat. – bien vascularisé
terminaison	– condyle médial du fémur – partie antérosupérieure de la face latérale (ou axiale)

Système sagittal

Ligament patellaire (fig. 3-24)	
origine	– apex patellaire
trajet	– oblique en bas et en dehors
terminaison	– tubérosité tibiale
rmq	– il est indissociable du tendon patellaire, dont il forme la partie profonde et monoarticulaire

Ligament poplité oblique (fig. 3-25)	
origine	– bord latéral du tendon du semi-membraneux
trajet	– en ht et en dh en éventail
terminaison	– coque condylienne latérale et fabella
rmq	– cette formation est à la fois considérée comme un ligament et comme la terminaison récurrente du muscle semi-membraneux (*cf.* Myologie).

Partant de la fibula, ce ligament est fondu avec la coque condylienne[10].

Ligament poplité arqué (fig. 3-25)	
origine	– apex fibulaire
trajet	– en éventail, en ht et en dd : – faisceau sup. : vertical[1] – faisceau inf. : s'incurve en dd et en bas – faisceau moyen : fibres intermédiaires
terminaison	– faisceau sup. : coque condylienne + fabella
rmq	– faisceau inf. : tibia, en dd. du sillon du poplité[2] – un ligament, dit de Kaplan, a été décrit. Peu différencié, parfois assimilé au faisceau vertical du ligament poplité arqué, il est postérolatéral et associe des fibres issues du fascia lata, du septum intermusculaire latéral et du biceps

[1] Ancien ligament latéral court de Vallois.
[2] Ce faisceau transforme le sillon du muscle poplité en TOF.

Rétinaculums patellaires

Ils sont au nombre de 2, un de chaque côté du genou (fig. 3-26). Ils sont symétriques sur le plan de leur description, mais le médial est le seul important en taille (largeur) et en fonction, le latéral est quasi inexistant.

origine	– épicondyle fémoral – partie toute postérieure
trajet	– en avant, en éventail
terminaison	– bord de la patella du même côté

[10] Paturet décrit 2 faisceaux à point de départ condylien, l'un dirigé vers le tibia, l'autre vers la fibula. Ce qui revient à peu près au même : un tunnel ostéofibreux (TOF) pour le muscle poplité.

Attaches méniscales

Mentionnées à propos des ménisques (*cf.* fig. 3-15), ce sont des plans fibreux d'importance et d'anatomie variables :

- les freins de cornes méniscales s'insèrent sur les aires intercondylaires antérieure et postérieure, en regard des cornes de chaque ménisque ;
- les ligaments méniscopatellaires sont tendus bilatéralement entre la face périphérique des ménisques et les bords latéraux de la patella ;
- le ligament méniscofémoral est tendu de la corne postérieure du ménisque latéral au fond de la fosse intercondylaire (*cf.* fig. 3-21). Il est, en fait, rattaché au ligament croisé postérieur[11] ;
- le ligament transverse du genou (ancien l. jugal) antérieur est tendu entre les 2 cornes antérieures des ménisques.

Ligament à distance

Le genou étant superficiel, tous les ligaments sont dans l'environnement immédiat de l'articulation. Une seule structure, importante, est à signaler : le **tractus iliotibial**, mentionné à la fois à propos du muscle TFL et du fascia. C'est le hauban latéral indispensable à la stabilité de l'appui monopodal (*cf.* fig. 3-9).

Éléments stabilisateurs

Les muscles périarticulaires sont plaqués contre le plan osseux et forment des bandes tendineuses pratiquement toutes liées à la stabilité articulaire. Parmi eux, notons :

- le **poplité**, en raison de son trajet très intime dans la capsule, partie latérale ;
- le **semi-membraneux**, en raison de son triple tendon stabilisateur (*cf.* fig. 4-112) ;
- les **ailerons patellaires**, formés des rétinaculums et des fibres croisées et arciformes qui passent en genouillère devant l'articulation (expansions du TFL, du sartorius, fibres croisées des VM et VL du quadriceps). Une mention particulière pour les fibres obliques du vaste médial (VMO), qui contrôlent plus spécialement le déplacement latéral de la patella ;
- la **patte d'oie**, avec ses 3 tendons ;
- le **hauban latéral** du TFL (déjà évoqué à propos des ligaments à distance) ;
- le **gastrocnémien**, qui renforce les coques condyliennes ;
- le **tendon patellaire**, qui renforce le ligament du même nom.

[11] Il a été décrit un homologue antérieur, plus rare : partant de la corne antérieure du ménisque médial et se terminant avec le ligament croisé antérieur sur le condyle latéral du fémur.

Incidences pratiques

- *Sur le plan morpho-palpatoire,* le genou est une grosse articulation sous-cutanée. Ces 2 faits soulignent l'importance de la palpation. Cela est accru lorsque la masse musculaire est atrophiée et le cul-de-sac capsulaire gonflé (hydarthrose).
- *Sur le plan mécanique et pathologique,* il s'agit d'une articulation **portante**. Intermédiaire entre le tronc et le sol, Dolto disait que c'était « un valet soumis à 2 maîtres ». Cela veut dire qu'un problème, qu'il parte du dessus ou du dessous, retentit toujours sur le genou, pris entre 2 feux. Son **valgus** répond à l'exigence d'un transfert économique du centre de gravité sus-jacent lors des déplacements.

Point très spécifique au genou : l'existence d'un bouclier osseux antérieur, la **patella**, qui sert de galet de **glissement** dans la gorge fémorale (plus résistant qu'une bourse synoviale), ainsi que de **bras de levier** pour le quadriceps. L'angle entre le quadriceps et le tendon patellaire explique la fréquence des syndromes fémoropatellaires et pose le problème de l'économie : en chaîne fermée, il existe un **appareil extenseur postérieur** (gastrocnémien et ischiojambiers) capable de soulager les contraintes de cette articulation.

La mobilité sagittale est rendue possible par le cul-de-sac sous quadricipital, la mobilité transversale par des replis supra-méniscaux (et détente des ligaments collatéraux).

La mécanique du genou est faite pour travailler en **flexion-rotation** (le verrouillage en extension nie le genou).

Les pathologies sont nombreuses. La portance et les déviations orthopédiques sont sources d'**arthrose**. Les bras de leviers en jeu expliquent la fréquence des **traumatismes** du genou (entorses, luxations, fractures) et celle des réparations chirurgicales (ligamentoplasties). L'importance des glissements fait comprendre le retentissement des **adhérences** des parties molles et l'importance donnée aux traitements mobilisateurs.

QROC sur le genou

Corrigés p. 509

1. Citez les éléments en présence au niveau du genou.
2. Énumérez les attaches méniscales.
3. Énumérez les ligaments du genou.
4. Donnez les caractéristiques essentielles du ménisque médial.
5. Donnez les caractéristiques de la capsule du genou.
6. Quelles sont les caractéristiques essentielles du condyle tibial latéral ?
7. Qu'est-ce que le ligament adipeux ?
8. Comparez les caractéristiques essentielles des ligaments collatéraux.
9. Comparez les caractéristiques essentielles des ligaments croisés.
10. Donnez les éléments renforçant la partie postéromédiale du genou.

TALOCRURALE (CHEVILLE)

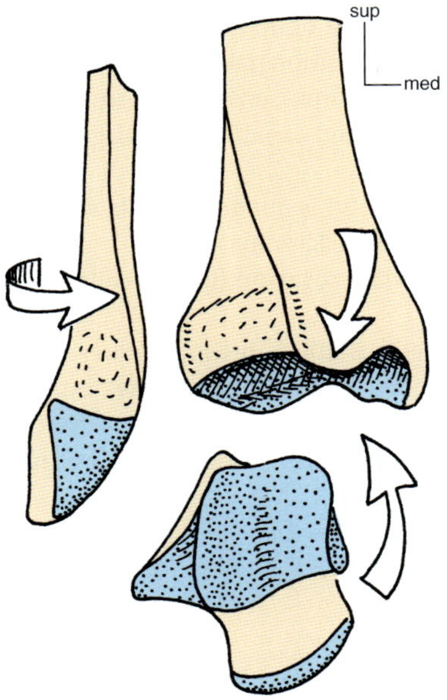

▶ 3-27
Articulations talocrurale (TC) et tibiofibulaire inférieure (TFI) : les flèches remettent les os en place.

Présentation[12]

L'articulation de la cheville est liée à la mobilité de la malléole latérale, autrement dit à celle des articulations tibiofibulaires (traitées en fin de chapitre).

Éléments en présence

Ils sont représentés par trois os (fig. 3-27).

Tibia

La surface est formée par la face inférieure du pilon tibial, et par la face latérale de la malléole médiale, qui la prolonge en dedans sans discontinuité.

Surface inférieure (*cf.* fig. 2-87 et 2-88)	
située	– à la face inférieure du pilon tibial
répond	– à la face sup. du corps du talus (trochlée)
type	– ginglyme
forme	– quadrangulaire à grand axe oblique en dh et en arr. – présente une crête postéro-antérieure oblique en avt et légèrement en dh – le bord ant. est plus large que le post. – le bord latéral est plus large que le médial – le bord postérieur descend plus bas que l'antérieur[1]
regarde	– en bas (et très légèrement en avt)
SAECH	

[1] Il constitue ce que l'on appelle la 3e malléole ou malléole de Destot.

Surface malléolaire (*cf.* fig. 2-87)	
située	– à la face latérale de la malléole médiale
répond	– à la surface en virgule du talus
type	– plane, mais associée au ginglyme talocrural
forme	– triangulaire à base antérieure
regarde	– en dehors
SAECH	

Fibula

C'est une des 2 surfaces de la malléole latérale (*cf.* fig. 2-101).

située	– à la moitié inf. de la face médiale de la malléole fibulaire
répond	– à la face latérale du corps du talus
type	– associée au ginglyme talocrural
forme	– triangulaire à sommet inférieur – légèrement convexe verticalement (surtout en bas) et d'avt en arr.
regarde	– en dedans et légèrement en avant
SAECH	

[12] Ancienne tibiotarsienne.

▶ 3-28
Insertions capsulaires de la cheville.

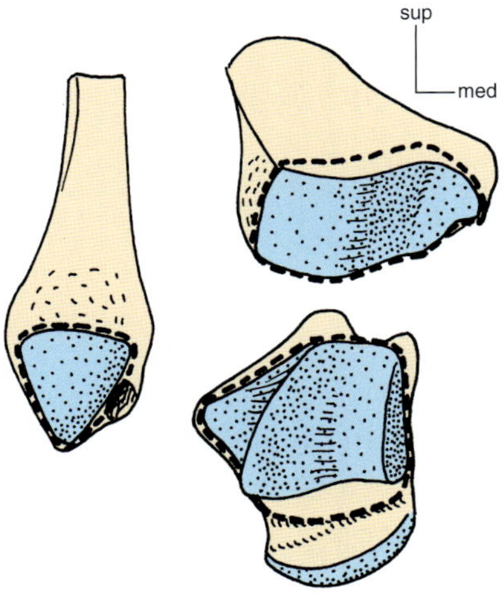

▶ 3-29
Récessus capsulaire tibiofibulaire inférieur (flèche).

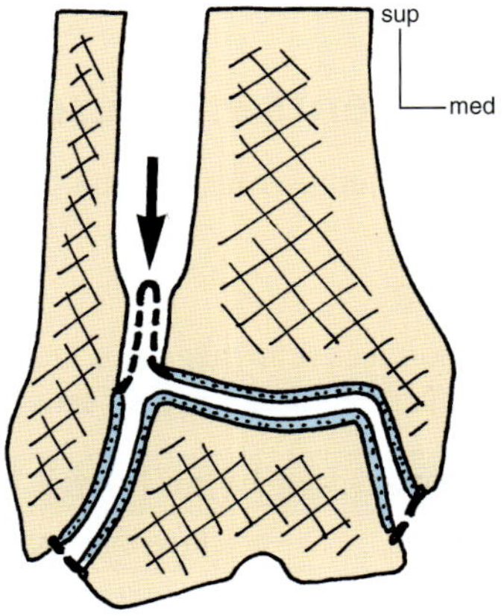

▶ 3-30
Culs-de-sac (cds) et éléments tenseurs : cds ant. et releveurs du pied (a), cds post. et rétromalléolaires latéraux.

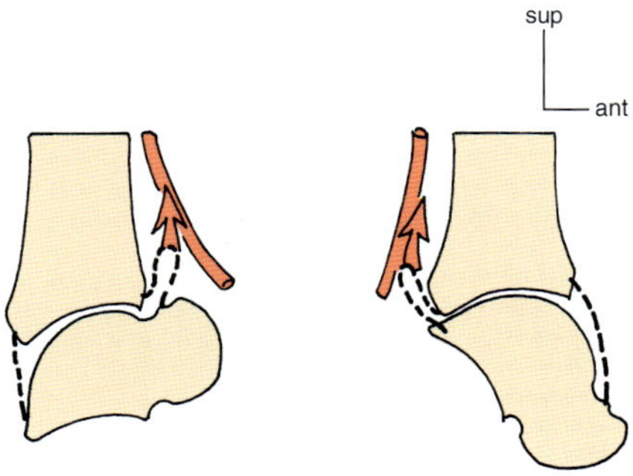

▶ 3-31
Innervation capsulaire et motrice.
Arr. : 1. nerf tibial (rétromalléolaires médiaux)
Ant. : 2. nerf fibulaire profond (releveurs du pied)
Lat. : 3. nerf sural ou 4. nerf fibulaire superficiel (rétromalléolaires latéraux)

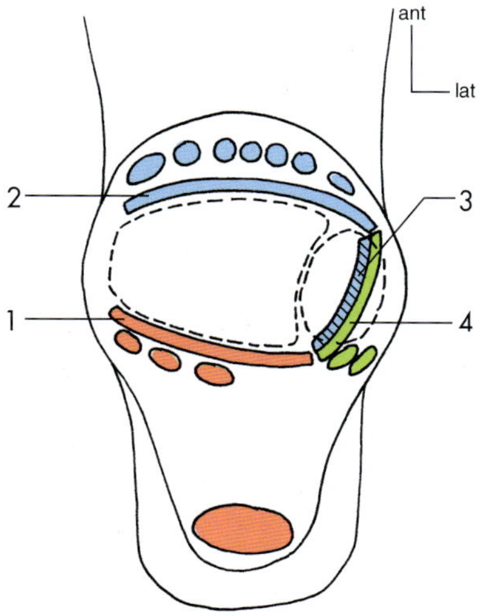

Talus

La surface est située au niveau du corps du talus et formée de 3 parties.

Surface trochléaire (*cf.* fig. 2-110) (ou poulie)	
située	– à la face sup. du corps
répond	– à la face inf. du pilon tibial
type	– ginglyme
forme	– quadrangulaire à grand axe oblique en avt et légèrement en dh – plus large en avt qu'en arr.
regarde	– en haut
SAECH	

Surface médiale, en virgule (*cf.* fig. 2-113)	
située	– à la partie sup. de la face médiale du corps
répond	– à la face latérale de la malléole médiale
type	– plane mais associée à la ginglyme talocrurale
forme	– virgule à grosse extrémité antérieure et concavité inf.
regarde	– en dedans
SAECH	

Surface latérale (*cf.* fig. 2-112)	
située	– à la face latérale du corps
répond	– à la 1/2 inf. de la face médiale de la malléole latérale
type	– associée à la ginglyme talocrurale
forme	– triangulaire à base sup. et à sommet déjeté en dh – verticalement plane mais concave à la partie inf. – d'avt en arr. légèrement convexe
regarde	– en dh et légèrement en arr.
SAECH	

Moyens d'union

On dénombre 5 types d'éléments.

Capsule

Elle s'insère au pourtour du cartilage, sauf en avant, où elle est en retrait du bord antérieur du tibia et sur la crête transversale du col du talus (fig. 3-28).

Ses caractéristiques sont les suivantes :

- elle est lâche sagittalement et tendue sur les côtés ;
- elle comporte un **récessus** au niveau tibiofibulaire inférieur (fig. 3-29) ;
- elle présente 2 **culs-de-sac**, un en avant (lors de la flexion dorsale) et un en arrière (lors de la flexion plantaire) ;
- ses culs-de-sac sont tractés par des fibres profondes issues des muscles voisins (fig. 3-30), notamment des releveurs pour la capsule antérieure[13] et le long fléchisseur de l'hallux (LFH) pour la postérieure ;
- enfin, son innervation, classique sur 3 de ses faces[14], est parfois différente sur la face latérale (fig. 3-31) : dans 20 % des cas, la capsule n'est pas innervée par le nerf fibulaire superficiel, qui innerve aussi les muscles de même nom, mais par le nerf sural, purement sensitif[15].

[13] Ce fait est à ne pas perdre de vue lors de la récupération de la flexion dorsale, laquelle risque de comprimer un cul-de-sac qui ne se déroulait pas normalement.

[14] C'est-à-dire qu'une portion de capsule est innervée par le même nerf que les muscles qui la croisent.

[15] Ce décalage sensori-moteur pourrait expliquer la propension de certains sujets à se faire des entorses.

▶ 3-32

LCF de la cheville.

1 et 1'. Faisceau moyen et ligament accessoire de ce faisceau
2. Faisceau postérieur
3. Faisceau antérieur

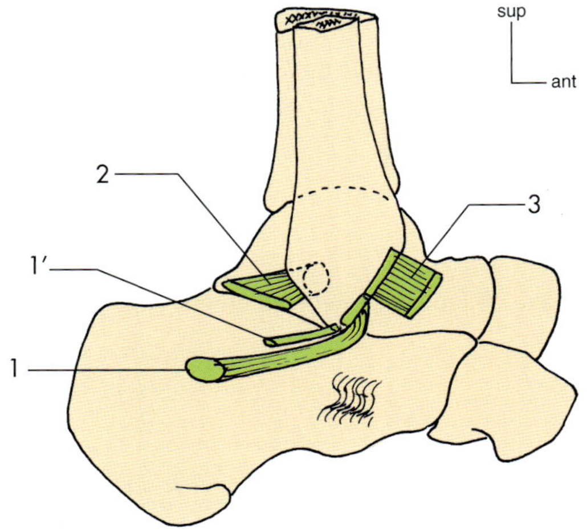

▶ 3-33

Plans profond (a) et superficiel (b) du LCT de la cheville.

1. Faisceau antérieur
2. Faisceau postérieur
3. Tendon du tibial postérieur
4. Faisceau superficiel ou deltoïdien
5. Ligament calcanéo-naviculaire plantaire

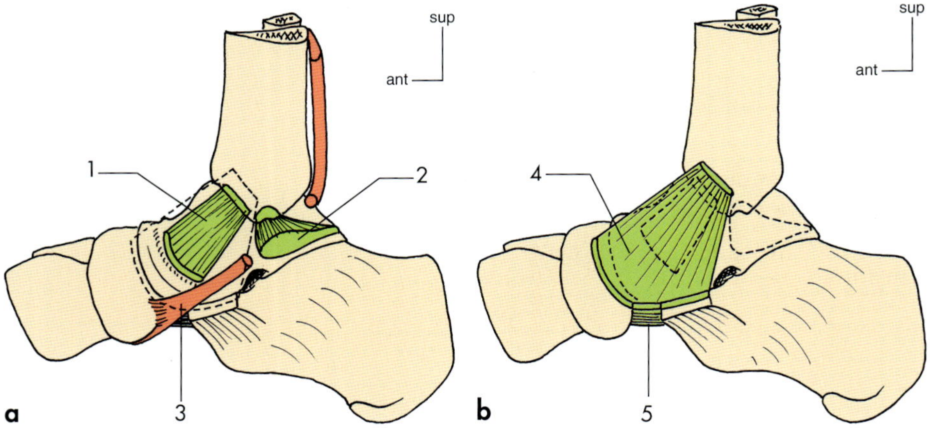

▶ 3-34

Ensemble ligamentaire postérieur.

1. Faisceau post. du LCT de la cheville
2. Ligament tibiofibulaire inf. et post.
3. Faisceau post. du LCF de la cheville
4. Ligament fibulo-talo-calcanéen

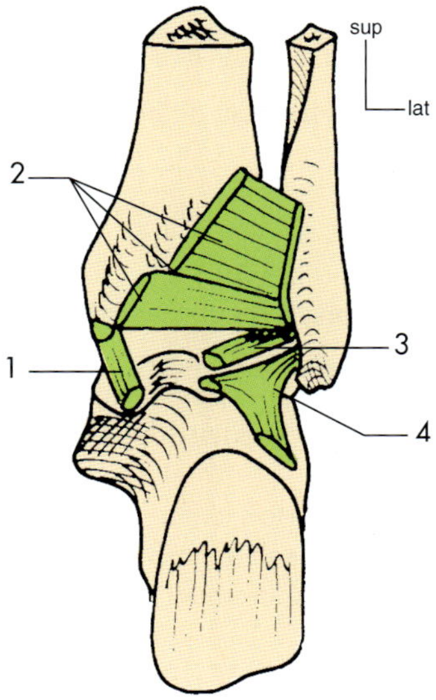

Synoviale

Elle tapisse la face profonde de la capsule et en reprend les caractéristiques.

Ligaments

Il existe 2 ligaments principaux, collatéraux, et un accessoire.

Ligament collatéral fibulaire (LCF) (fig. 3-32)			
	faisceau antérieur	**faisceau moyen**[1]	**faisceau postérieur**
origine	– bord ant. de la malléole lat. – partie moyenne	– bord ant. de la malléole lat. – partie inf.	– face med. de la malléole lat. – en arr. de la surface articulaire (fosse malléolaire)
trajet	– oblique en avt, bas et dd.	– oblique en bas et arr.	– oblique en arr. et dd.
terminaison	– talus – col – partie lat. de la crête transversale	– calcanéus – face latérale – en arr. et au-dessus de la trochlée fibulaire	– talus – sillon limitant en bas et arr. – la surface lat. du corps

[1] Il existe un faisceau accessoire, tendu de l'apex de la malléole à la face lat. du calcanéus, au-dessus et en arrière de celle du faisceau moyen (ancien l. de Bessel-Hagen) (fig. 3-31).

Ligament collatéral tibial (LCT)			
	plan profond (fig. 3-33a)		**plan superficiel** (fig. 3-33b)
	faisceau antérieur	**faisceau postérieur**	**faisceau dit « deltoïdien »**
origine	– tibia – face médiale – le long du bord ant.	– tibia – apex malléolaire – dans son échancrure	– tibia – face médiale – en arrière du faisceau ant. du plan profond
trajet	– oblique en avt, bas et dh – large	– oblique en arr., bas – épais	– oblique en avt, bas et dh – très large, en éventail
terminaison	– talus – col – partie médiale de la crête transversale	– talus – face med. du corps – dans la concavité de la surface en virgule	1. naviculaire 2. ligament calcanéo-naviculaire plant. 3. sustentaculum tali (bord sup.)

Ligament fibulo-talo-calcanéen	
origine	– fibula : lèvre médiale du bord post. de la malléole lat.
trajet	– en bas et en dd. – se sépare en 2 branches
terminaison	1. talus : processus latéral de la face post. 2. calcanéus : à la partie postérolatérale de la face supérieure (entre le thalamus et la tubérosité)
rmq	– l'ensemble à la forme d'un Y à pointe postérieure – mal défini de forme et d'étendue, c'est un ensemble fibreux postérieur (fig. 3-34). On peut situer grossièrement ses insertions : – malléole latérale – processus postérolatéral du talus – partie post. de la face sup. du calcanéus

▶ 3-35

Jeu transversal de l'articulation TFI en flexion plantaire (a) et dorsale (b) de la cheville (avec la plus grande largeur du talus).

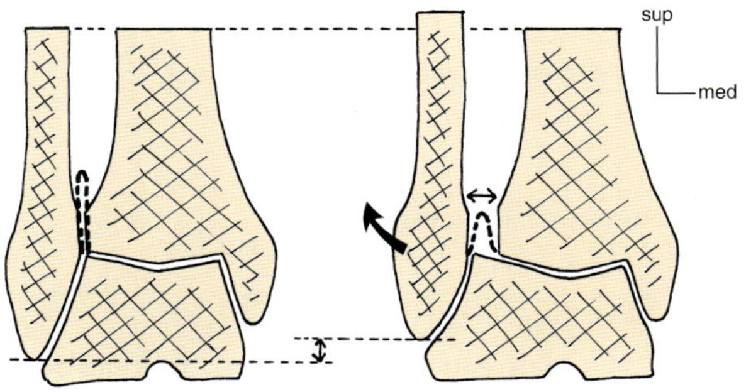

▶ 3-36

Facette fibulaire du tibia (articulation TFS) en vue postérolatérale.

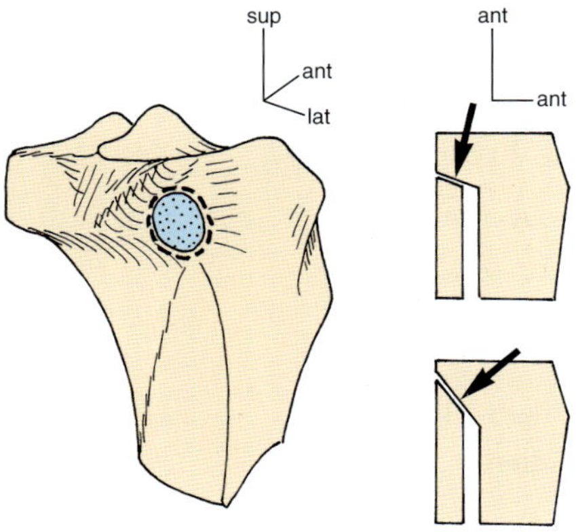

▶ 3-37

Vue antérieure de la jambe.

1. Corde oblique
2. MIO
3. Ligament tibiofibulaire inf. et ant.

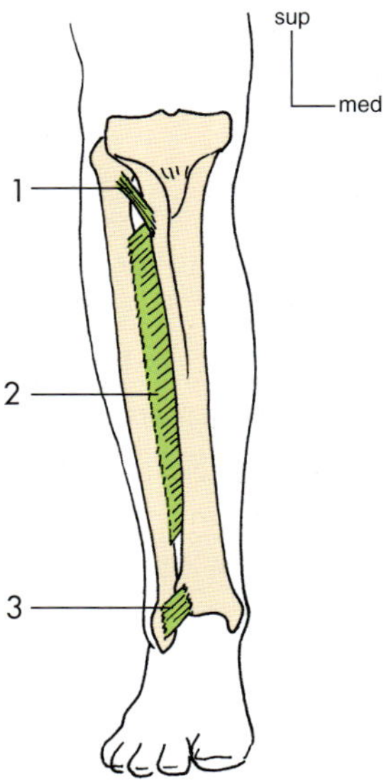

▶ 3-38

Vue antérieure de la cheville.

1. Ligament tibiofibulaire inf. et ant.
2. Insertion du faisceau ant. du LCF de la cheville

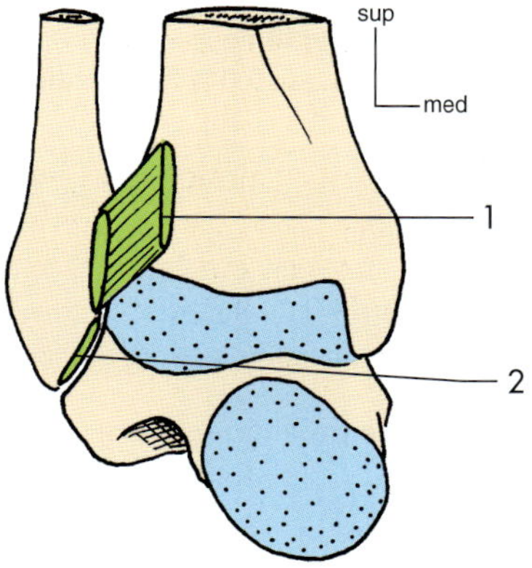

Ligaments à distance

Ce sont :

- les ligaments tibiofibulaires inférieurs (antérieur et postérieur) ;
- la membrane interosseuse (MIO) ;
- le ligament calcanéo-naviculaire plantaire, qui offre insertion au faisceau superficiel du LCT, dit deltoïdien ;
- les rétinaculums : le latéral (RMFi) et le médial (RMF).

Éléments stabilisateurs

Ce sont essentiellement les tendons **rétromalléolaires**, médiaux et latéraux.

Articulations tibiofibulaires

Elles concernent mécaniquement la cheville et doivent être traitées à cette occasion.

Éléments en présence

Types articulaires

- **L'articulation supérieure** est une **surface plane**, encroûtée de cartilage hyalin, c'est-à-dire permettant des glissements-bâillements. Elle possède une capsule propre. En revanche, le ligament collatéral fibulaire, qui la franchit, est partagé avec l'articulation du genou. De même le tendon du biceps fémoral, qui constitue un élément de stabilité active important.
- **L'articulation inférieure** est différente, il s'agit d'une **syndesmose**, c'est-à-dire permettant non pas des glissements mais des écartements-rapprochements, et cela beaucoup plus nettement qu'une symphyse (fig. 3-35). Les surfaces ne sont pas encroûtées de cartilage hyalin mais donnent insertion à du tissu fibreux interosseux.

Surfaces en présence

Il s'agit des 2 os de la jambe.

- **Pour le tibia**, la surface supérieure est située à la partie postérolatérale du condyle latéral (fig. 3-36). Elle regarde en bas, en dehors et en arrière[16]. La surface inférieure, sans cartilage, est située à la face latérale de l'extrémité distale (*cf.* fig. 2-86), elle est limitée en avant et en arrière par 2 tubercules qui donnent insertion aux ligaments tibiofibulaires inférieurs antérieur et postérieur.
- **Pour la fibula**, la surface supérieure est située sur le versant antéromédial de la tête fibulaire. L'inférieure, sans cartilage, est située à la moitié supérieure de la face médiale de la malléole latérale.

Moyens d'union

- **La tibiofibulaire supérieure** possède une capsule, une synoviale, quelques ligaments indifférenciés et, indirectement, un gros ligament : le collatéral fibulaire du genou. À distance on peut noter la corde oblique[17] puis la membrane interosseuse (fig. 3-37).
- **La tibiofibulaire inférieure** ne possède ni capsule ni synoviale. Les surfaces interposent du tissu fibreux et un coussinet formé par un récessus (ou repli, ou cul-de-sac) de la capsule talocrurale (fig. 3-35). Il s'invagine entre les 2 os et, comme un soufflet, permet leur écartement-rapprochement. Cette articulation possède 2 forts ligaments : un antérieur (fig. 3-38) et surtout un postérieur (*cf.* fig. 3-34), lequel s'étend jusqu'à la malléole médiale. À distance, on trouve le rétinaculum des muscles fibulaires (RMFi) et la membrane interosseuse.

[16] Cette surface est plus ou moins inclinée par rapport à l'horizontale. Lorsqu'elle est plus verticale l'articulation est plus mobile, lorsqu'elle est plus horizontale elle est plus statique, transmettant davantage la charge d'appui.

[17] Ancienne corde de Barkow. C'est l'équivalent de la corde oblique de l'avant-bras, ancienne corde de Weitbrecht.

▶ **3-39**
Vue postérieure du cou-de-pied (valgus calcanéen).
a) Angle tricipito-calcanéen
b) Angle d'aplomb du calcanéus au sol

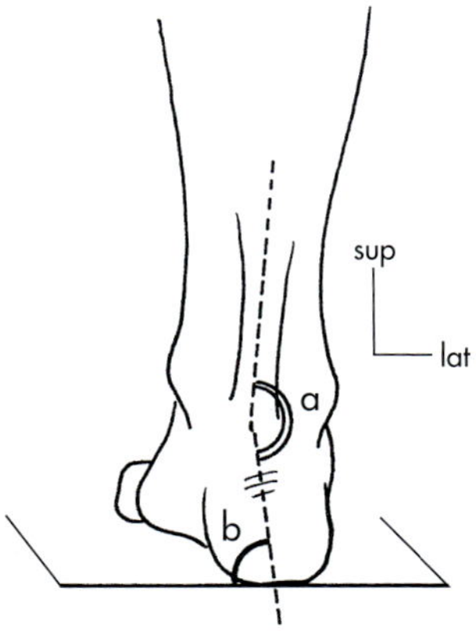

Incidences pratiques

- *Sur le plan morpho-palpatoire*, les malléoles étant sous-cutanées et saillantes, elles sont parfaitement visibles. La latérale, plus fine, est plus postérieure et plus basse que la médiale. Elles délimitent le **cou-de-pied**, dont la région antérieure, large, montre le relief des tendons **releveurs** du pied, lors de la contraction musculaire. À cette occasion, il suffit de passer le doigt le long des tendons contractés pour sentir le rétinaculum des muscles extenseurs (RME). La région postérieure est occupée par les 2 **gouttières rétromalléolaires**, séparées par le tendon calcanéen. Celui-ci est oblique en bas et légèrement en dehors, marquant ainsi un angle avec le calcanéus, **angle ouvert en dehors** (fig. 3-39). Les gouttières contiennent les tendons de même nom. Normalement déprimées, elles sont vite comblées par l'œdème en cas de pathologie.
- *Sur le plan mécanique et pathologique*, la **pince malléolaire** fait référence à la mobilité de la fibula. Lors de la flexion dorsale du pied, la partie large du talus vient se placer entre les 2 os et provoque l'écartement. C'est la fibula, plaquée contre le tibia, qui s'écarte, tout en remontant légèrement et en pivotant en rotation variable. Le mouvement inverse accompagne la flexion plantaire : la partie étroite du talus se loge dans la pince et peut même être insuffisamment tenue lorsqu'il existe un **diastasis** ou un simple défaut de serrage. On assiste alors à un ballottement du talus se traduisant par une instabilité de la cheville. C'est parfois ce qui se produit lorsqu'une femme marche avec des talons hauts, à polygone de sustentation réduit. Le risque est alors **l'entorse** de cheville.

QROC sur la cheville

Corrigés p. 510

1. Citez les différentes surfaces articulaires directement en cause.
2. Donnez la caractéristique essentielle de l'articulation tibiofibulaire inférieure.
3. Donnez les 4 caractéristiques essentielles du ligament collatéral tibial de la cheville.
4. Donnez les caractéristiques de la capsule talocrurale.
5. Quelle est la conséquence d'une flexion dorsale talocrurale pour les 2 os de la jambe ?

SUBTALAIRE

▶ **3-40**

Répartition des interlignes de la transverse du tarse médial (TT_m) et latéral (TT_l), et subtalaire antérieur (ST_a) et postérieur (ST_p). En pointillés : les 3 capsules.

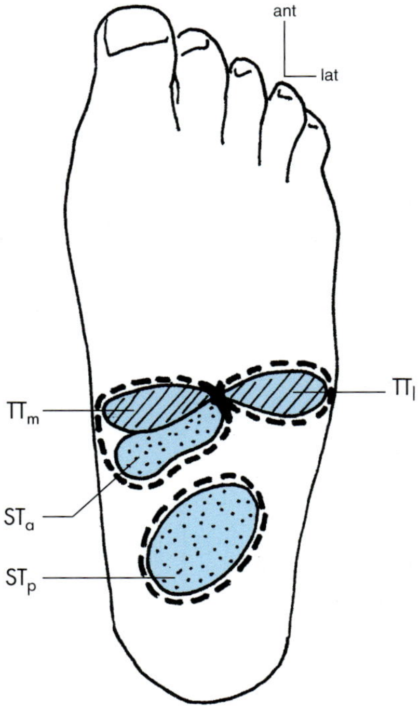

Présentation[18]

L'articulation subtalaire est particulière car composée de 2 surfaces anatomiquement indépendantes, dont l'une, l'antérieure, partage sa capsule avec une autre articulation : la transverse du tarse (TT) médiale (fig. 3-40). C'est une articulation qui fait la transition entre les empilements des interlignes proximaux et la juxtaposition verticale des interlignes distaux.

Éléments en présence

Ils sont au nombre de 2.

Talus

Il possède 2 surfaces articulaires.

Surface postérieure (*cf.* fig. 2-111)	
située	– à la face inférieure du corps du talus
répond	– au thalamus (partie moyenne de la face sup. du calcanéus)
type	– trochoïde
forme	– ovalaire à grand axe oblique en avt et en dh – concave selon son grand axe et plane transversalement
regarde	– en bas et légèrement en arr.
SAECH	
rmq	– possède une capsule propre

Surface antérieure (*cf.* fig. 2-111)	
située	– à la face inférieure de la tête du talus
répond	– à la surface dite en semelle du calcanéus (partie ant. de la face sup.)
type	– trochoïde
forme	– ovalaire à grand axe oblique en avt et en dh – convexe selon son grand axe et plane transversalement
regarde	– en bas
SAECH	
rmq	– partage sa capsule avec la TT médiale

Calcanéus

Il présente les 2 surfaces équivalentes.

Surface postérieure ou thalamus[1] (*cf.* fig. 2-117)	
située	– partie moyenne de la face sup. du calcanéus
répond	– surface post. du talus
type	– trochoïde
forme	– inversement conformée à celle du talus
regarde	– en haut
SAECH	
rmq	– capsule propre

[1] Thalamus signifie « couche, lit », c'est sur lui que vient se reposer le corps du talus.

[18] Ancienne sous-astragalienne.

▶ **3-41**

Vue antérieure éclatée du talus (T) et du calcanéus (C).
1. Articulation subtalaire postérieure
2. Facette antérieure de la tête
3. Champ ligamentaire de la tête
4. Articulation subtalaire antérieure

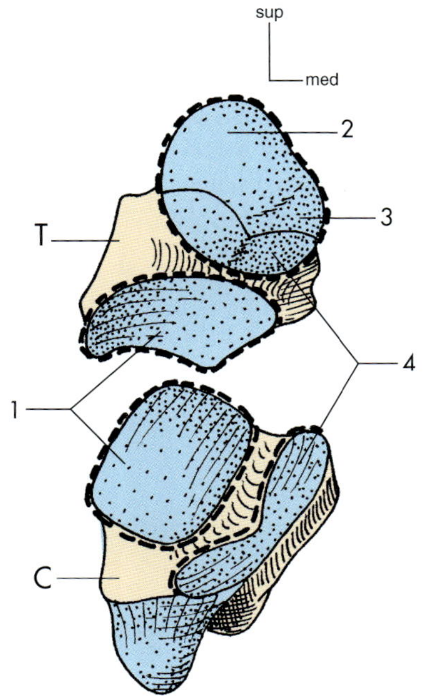

▶ **3-42**

Projection du ligament talocalcanéen interosseux dans une vue supérieure du tarse postérieur : la croix symbolise la partie centrale de l'articulation ; le surfeur symbolise la position et la fonction des surfaces articulaires.
1. Faisceau antérieur
2. Faisceau latéral
3. Faisceau postérieur

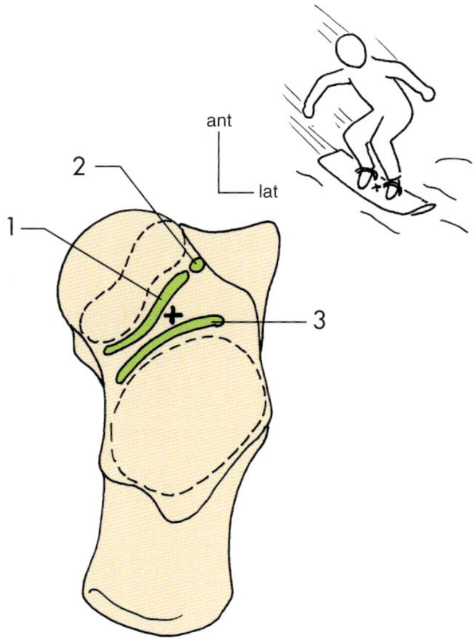

▶ **3-43**

Les 2 faisceaux du ligament talocalcanéen interosseux, vus en enfilade du sinus tarsi.
1. Faisceau postérieur
2. Faisceau antérieur

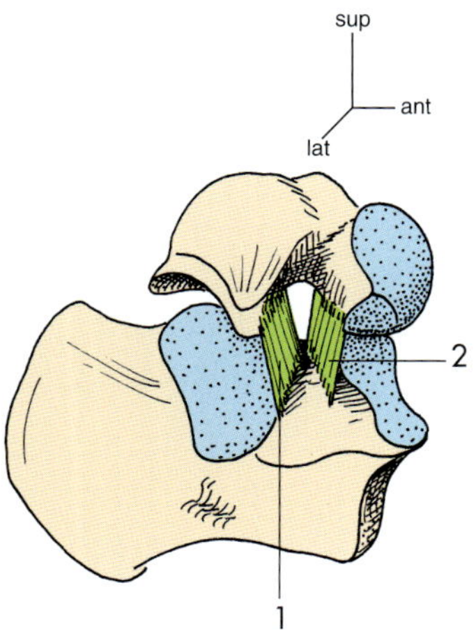

Surface antérieure, dite « en semelle » (*cf.* fig. 2-117)	
située	– partie antéroméd. de la face sup. du calcanéus
répond	– surface ant. du talus
type	– trochoïde
forme	– inversement conformée à celle du talus – sa partie moyenne est rétrécie et lui donne un aspect en « semelle »[1]
regarde	– en haut
SAECH	
rmq	– capsule commune avec la TT médiale

[1] La partie antérieure de cette semelle est souvent plus petite que la postérieure, accentuant l'aspect « semelle de chaussure avec talon », il arrive même que les 2 parties soient séparées par un sillon, voire que la partie antérieure soit absente.

Moyens d'union

On dénombre 5 types d'éléments.

Capsules

Elles sont au nombre de 2 (fig. 3-41).

Capsule postérieure

Son insertion se fait tout autour de la surface cartilagineuse. Elle n'offre pas de caractéristique particulière.

Capsule antérieure

- Son insertion se fait uniquement à la limite postérieure de la surface articulaire. En effet, la surface se continue en avant avec celle de l'articulation médiale de la transverse du tarse et la capsule poursuit son insertion au pourtour de celle-ci.
- Ses caractéristiques sont la communauté articulaire formée par ces 2 articulations et le fait que la capsule soit plus lâche en dedans qu'en dehors.

Synoviales

Elles sont également au nombre de 2 et tapissent la face profonde des 2 capsules.

Ligaments

Il existe un seul ligament très important, les autres sont mineurs.

Ligament talocalcanéen interosseux	
origine	– talus – face inf. du col, dans le sinus
trajet	– court, vertical – étendue sur toute la longueur du sinus tarsi
terminaison	– calcanéus – face sup., dans le sinus – le long de la surface ant.

rmq	– ce ligament possède 2 faisceaux :
	  – 1 ant. : le long de la surface ant.
	  – 1 post. : le long de la surface post.
	– il est appelé aussi ligament en haie (fig. 3-42 et 3-43), en raison de sa forme verticale, étendue et peu haute. Il est composé de 2 faisceaux ; un 3e, dit latéral, est parfois décrit : ce n'est que la partie latérale du faisceau antérieur

▶ 3-44

Ligament talocalcanéen latéral.

1. Ligament collatéral fibulaire (faisceau moyen)
2. Ligament talocalcanéen latéral

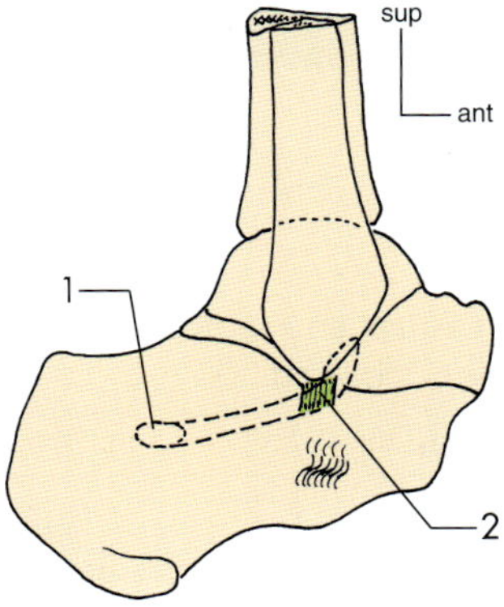

▶ 3-45

Vue éclatée du talus et du calcanéus (ligaments situés aux 4 points cardinaux).

1. Ligament talocalcanéen latéral
2. Ligament talocalcanéen postérieur
3. Faisceau post. du ligament talocalcanéen interosseux
4. Ligament talocalcanéen médial

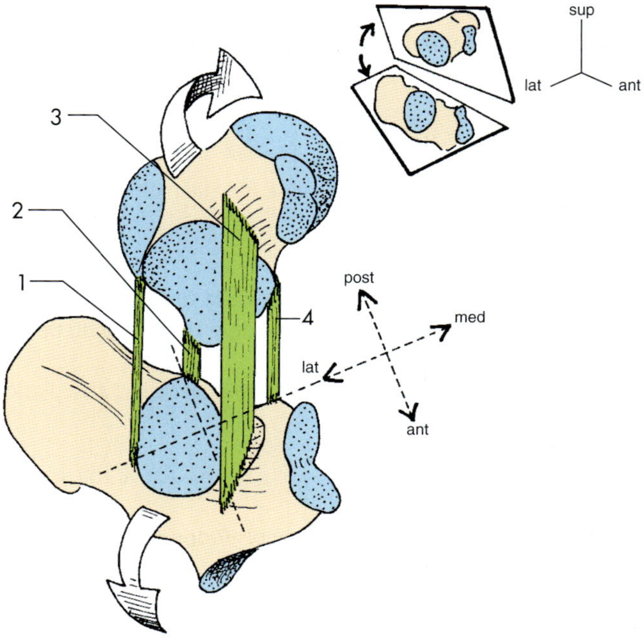

Ligament talocalcanéen latéral	
origine	– talus – apex de la face latérale du corps
trajet	– vertical, court
terminaison	– calcanéus – bord latéral du thalamus
rmq	– il est très court (fig. 3-44) et doublé par le ligament collatéral fibulaire de la cheville[1]

[1] Il a une importance inversement proportionnelle à celui-ci : quand l'un est fort l'autre l'est moins et vice versa, ce qui ne revient pas au même sur le plan fonctionnel.

Ligament talocalcanéen médial	
origine	– talus – bord médial de la surface articulaire post.
trajet	– vertical, court
terminaison	– calcanéus – bord médial du thalamus
rmq	– il est très peu développé, mais c'est le symétrique du latéral et, à ce titre, entre dans une systématisation simple (fig. 3-45)

Ligament talocalcanéen postérieur (fig. 3-45)	
origine	– talus – processus latéral de la face post. débordant à la face latérale
trajet	– court, aplati – oblique en bas, arr. et dh
terminaison	– calcanéus – face sup. – partie postéromédiale (à 1 cm du thalamus)

Ligaments à distance

Ce sont 3 ligaments qui interviennent indirectement, car allant de la jambe au calcanéus :

- le ligament **fibulo-talo-calcanéen** (*cf.* Talocrurale) ;
- le ligament collatéral tibial, son plan superficiel dit **« deltoïdien »** ;
- le ligament collatéral fibulaire, son **faisceau moyen**.

Éléments stabilisateurs

Ce sont les muscles qui ont une action coaptatrice : les muscles rétromalléolaires, avec une mention particulière pour le **long fléchisseur de l'hallux**, qui sangle le talus par l'arrière avant de se plaquer sous le sustentaculum.

Incidences pratiques

- *Sur le plan morpho-palpatoire*, la subtalaire n'est pas accessible, non qu'elle soit très profonde mais parce que située entre 2 os empilés dont les côtés sont surplombés par les malléoles. On ne peut donc qu'approcher l'interligne.
- *Sur le plan mécanique et pathologique*, cette jonction est responsable de la stabilité de l'arrière-pied. On dit, classiquement, qu'elle « tangue, vire et roule ». Cette comparaison marine veut dire que le mouvement, réduit, induit des déplacements tridimensionnels. Sa récupération est indispensable pour un bon aplomb du pied au sol. Le plus remarquable est l'interligne, vu sous ses 4 faces : c'est à chaque fois une **ligne brisée**, ce qui évoque bien la propension de cette articulation à la **stabilité** liée à l'appui de la charge du corps. De plus, la communauté capsulaire réalisée entre la surface antérieure et la transverse du tarse doit indiquer que ces articulations, liées anatomiquement, le sont aussi fonctionnellement. C'est donc bien un **complexe d'arrière-pied** qui est en jeu.

TRANSVERSE DU TARSE MÉDIALE

3-46

Insertion des 2 capsules de la transverse du tarse.

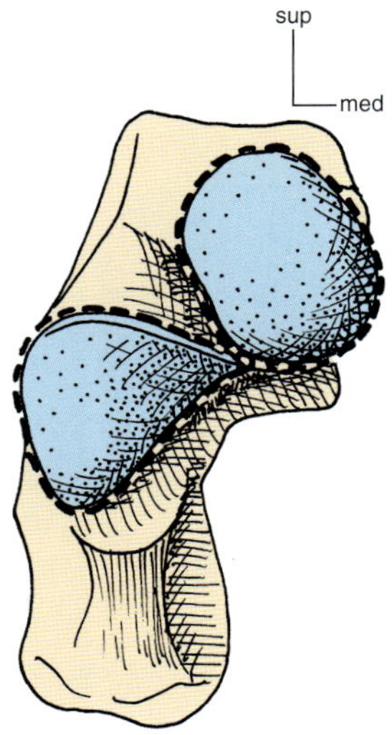

3-47

Répartition des interlignes de la transverse du tarse médial (TT_m) et latéral (TT_l), et subtalaire antérieur (ST_a) et postérieur (ST_p). En pointillés : les 3 capsules.

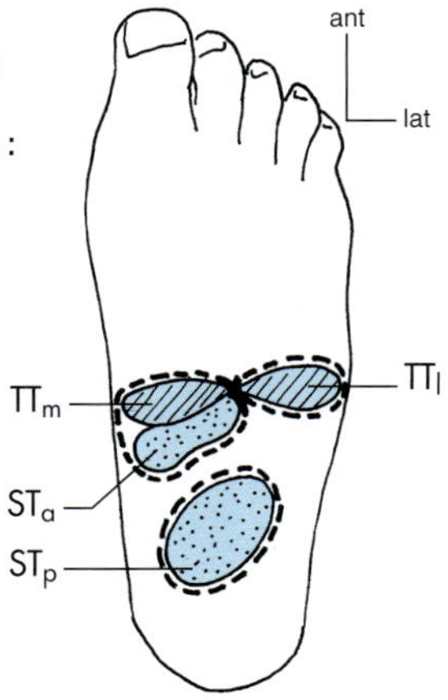

3-48

Vue supérieure du ligament calcanéo-naviculaire plantaire.

1. Naviculaire
2. Ligament
3. Calcanéus

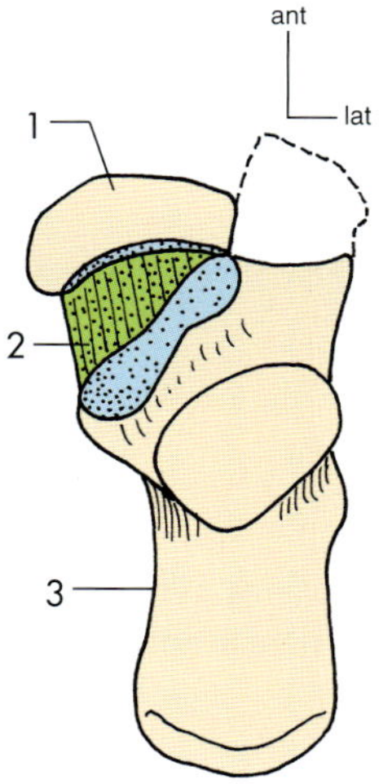

3-49

Vue médiale du ligament calcanéo-naviculaire plantaire (mêmes légendes que fig. 3-48). Les flèches indiquent les poussées du talus, notamment sur le ligament.

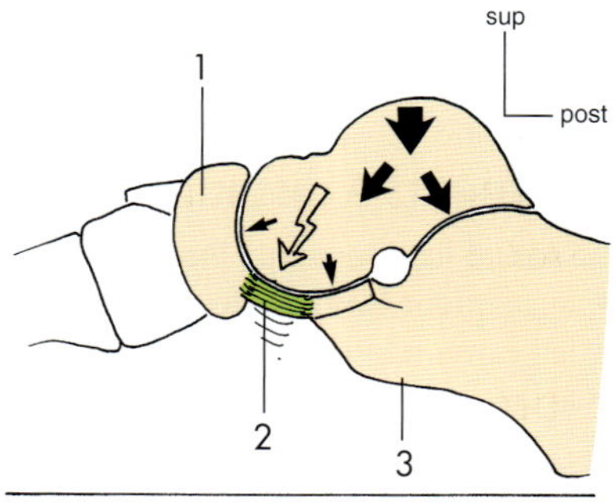

3-50

Insertions de la capsule transverse du tarse médiale (mêmes légendes que fig. 3-48).

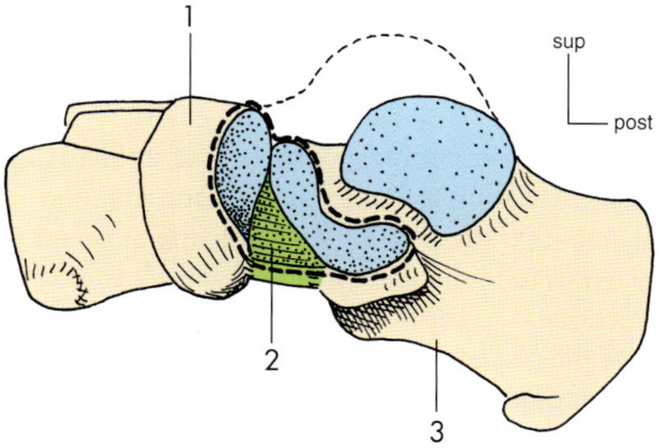

L'articulation transverse du tarse (TT)[19] est divisée en 2 compartiments : un latéral, calcanéo-cuboïdien, et un médial, talonaviculaire (fig. 3-46).
Ce compartiment a une singularité : il partage sa capsule avec la subtalaire antérieure (*cf.* fig. 3-40), ce qui en fait une zone clé[20] pour la voûte plantaire[21].

Éléments en présence

Ils sont au nombre de trois (fig. 3-47).

Talus

Il s'agit de la tête de l'os :

située	– face antérieure
répond	– à la glène du naviculaire et fibrocartilage
type	– sphéroïde
forme	– ovalaire grand axe oblique en ht et en dh
regarde	– en avant, en bas, en dedans
SAECH	

Naviculaire

Sa surface articulaire porte le nom de glène en raison de sa concavité.

située	– à la face postérieure du naviculaire
répond	– à la tête du talus
type	– sphéroïde
forme	– ovalaire grand axe oblique en ht et en dh
regarde	– en arrière, en haut, en dehors
SAECH	

Fibrocartilage glénoïdien

C'est le plan profond du ligament **calcanéo-naviculaire plantaire**. Il est triangulaire à base médiale, très épais[22], formant un support souple pour la partie inféromédiale de la tête du talus (fig. 3-48), ce qui lui fait mériter son nom de « ligament ressort »[23] (fig. 3-49).

Moyens d'union

On dénombre 5 types d'éléments.

Capsule

- Son insertion se fait sur les 3 structures en jeu (fig. 3-50) :
  - au contact du cartilage du naviculaire, sauf en bas où elle double le fibrocartilage ;
  - au bord libre du ligament calcanéo-naviculaire plantaire ;
  - sur le talus, elle s'insère en retrait à la face supérieure du col, sur la crête transversale, et elle englobe la surface subtalaire antérieure de la face inférieure, s'insérant en arrière d'elle.
- Ses caractéristiques sont :
  - mince à la partie médiale et épaisse, résistante à la partie latérale[24] ;
  - commune à la subtalaire antérieure.

[19] Ancienne articulation de Chopart.
[20] Une arthrodèse à ce niveau bloque les 3 articulations : transverse du tarse médiale, latérale et subtalaire.
[21] La flèche naviculaire – sol en est la mesure radiologique.
[22] Environ 8 mm.
[23] *Spring ligament* des Anglo-Saxons.
[24] C'est-à-dire au contact de la TT latérale, localisation du ligament bifurqué.

▶ 3-51

Ligament bifurqué (1) en coupe (a) et en vue supérieure (b).

1. Ligament bifurqué
2. Ligament calcanéo-naviculaire plantaire

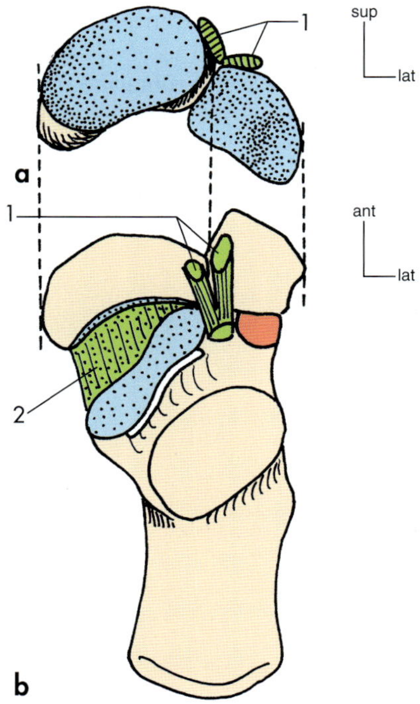

Synoviale

Elle tapisse la face profonde de la capsule et offre les mêmes caractéristiques.

Ligaments

Les ligaments du pied sont essentiellement plantaires. C'est à ce seul niveau qu'ils ont un rôle à jouer. Deux sont importants, un 3e est accessoire :

Ligament calcanéo-naviculaire plantaire (fig. 3-51)	
origine	– calcanéus – bord ant. du sustentaculum
trajet	– en avant
terminaison	– naviculaire – bord inférieur de la glène
rmq	– il s'agit du plan superficiel de ce **fibrocartilage**

Faisceau médial du ligament bifurqué	
origine	– calcanéus – face sup., à la partie latérale du sinus tarsi, en dd. de l'insertion du CEO
trajet	– en avt et en dd. – situé dans un plan sagittal
terminaison	– naviculaire – partie sup. de la face latérale
rmq	– appelé également ligament calcanéo-naviculaire latéral (fig. 3-51)

Ligament talonaviculaire dorsal
Sans importance mécanique, c'est un petit épaississement capsulaire.

Ligaments à distance

Ce sont ceux des articulations voisines :

- le ligament **cuboïdo-naviculaire plantaire**, puissant ligament interosseux unissant les interlignes transverses du tarse médial et latéral (*cf.* fig. 3.59b) ;
- le ligament plantaire long[25], de la transverse du tarse latérale (*cf.* fig. 3-54) ;
- le faisceau latéral du ligament bifurqué (fig. 3-51) ;
- le faisceau antérieur du ligament talocalcanéen interosseux (*cf.* fig. 3-43) ;
- le ligament deltoïdien ou plan superficiel du LCT de la cheville (*cf.* fig. 3-33b) ;
- l'aponévrose plantaire.

Éléments stabilisateurs

Ce sont les tendons des muscles rétromalléolaires médiaux, notamment le tibial postérieur, qui éclate en expansions sous tout le tarse.

[25] Ancien faisceau superficiel du ligament calcanéo-cuboïdien plantaire.

TRANSVERSE DU TARSE LATÉRALE

▶ 3-52

Insertions de la capsule transverse du tarse latérale.

1. Calcanéus
2. Cuboïde

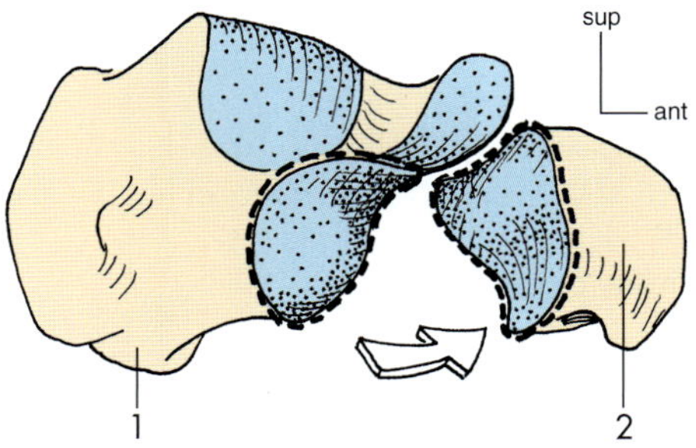

▶ 3-53

Vue inférieure du tarse.

1. Tendon du long fibulaire
2. Ligament calcanéo-cuboïdien plantaire
3. Ligament calcanéo-naviculaire plantaire

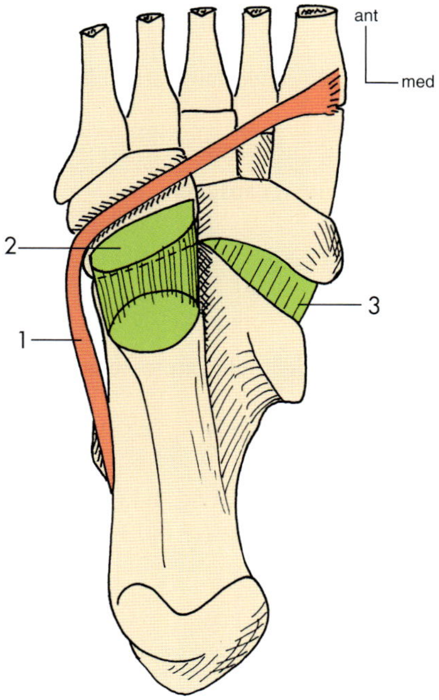

Éléments en présence

Ils sont au nombre de deux (fig. 3-52).

Calcanéus

Sa surface articulaire est :

située	– à la face ant. du calcanéus
répond	– à la face post. du cuboïde
type	– en selle
forme	– triangulaire à sommet inférieur – sa partie supérieure est limitée par le **rostre** calcanéen – concave verticalement dans sa moitié sup. et convexe dans l'inf. – convexe[1] transversalement
regarde	– en avant
SAECH	
rmq	– à la partie supéromédiale, il peut exister une petite facette pour le naviculaire

[1] En vue supérieure, l'interligne paraît concave transversalement. Cela est dû au fait que la vue supérieure montre le rostre du calcanéus, qui déborde la surface articulaire, notamment en dedans, masquant sa convexité.

Cuboïde

Sa surface articulaire est inversement conformée.

Moyens d'union

On dénombre 5 types d'éléments.

Capsule

Elle s'insère au pourtour des surfaces cartilagineuses. Elle est plus mince en dehors et épaisse en dedans. C'est dire qu'il existe un point fort entre la TT médiale et la TT latérale, zone renforcée par le ligament bifurqué.

Synoviale

Elle tapisse la face profonde de la capsule.

Ligaments

Il en existe surtout 3 importants, et un accessoire :

Ligament calcanéo-cuboïdien plantaire (fig. 3-53)	
origine	– calcanéus – tubérosité de la face plantaire
trajet	– en avant
terminaison	– cuboïde – sur la tubérosité plantaire, en arr. du sillon du long fibulaire, entremêlé avec les insertions des court fléchisseur et opposant du V et les court fléchisseur et adducteur oblique du I

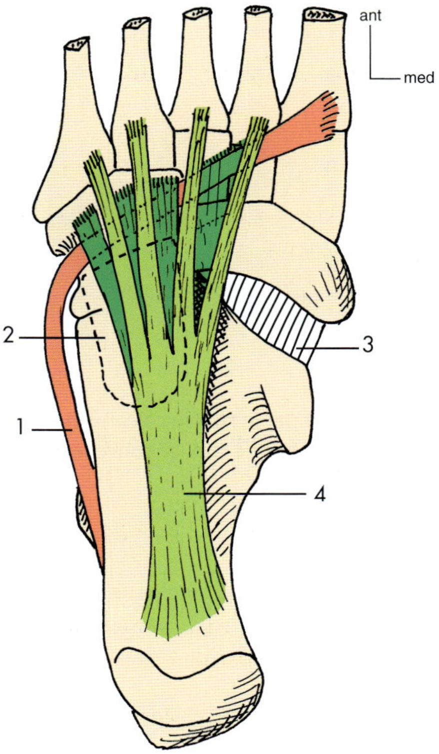

▶ 3-54
Vue inférieure du tarse.
1. Tendon du long fibulaire
2. Ligament calcanéo-cuboïdien plantaire
3. Ligament calcanéo-naviculaire plantaire
4. Ligament plantaire long : fibre tarsienne (vert foncé) et métatarsienne (vert clair)

Ligament plantaire long (fig. 3-54)	
origine	– calcanéus – partie moyenne de la face plantaire (recouvert par le carré plantaire)
trajet	– en avant
terminaison	1. cuboïde : en avt du sillon du long fibulaire 2. bases métatarsiennes : face plantaire des 4 derniers
rmq	– considéré comme le plan superficiel du ligament précédent

Faisceau latéral du ligament bifurqué (fig. 3-54)	
origine	– calcanéus – face sup., à la partie latérale du sinus tarsi, en dd. de l'insertion du CEO
trajet	– en avt – situé dans un plan horizontal
terminaison	– cuboïde – partie médiale de la face sup.
rmq	– appelé également ligament calcanéo-cuboïdien médial

Ligament calcanéo-cuboïdien dorsal
Sans grand intérêt mécanique, c'est un petit épaississement capsulaire

Ligaments à distance

Ce sont essentiellement le faisceau médial du ligament **bifurqué** (de la TT médiale) et l'aponévrose plantaire.

Éléments stabilisateurs

Ce sont des muscles intrinsèques de l'hallux (court fléchisseur et adducteur oblique) et du 5e orteil (opposant et court fléchisseur). Il faut ajouter, en dorsal, le court extenseur des orteils (CEO) et, latéralement, les tendons fibulaires.

Incidences pratiques

- *Sur le plan morpho-palpatoire :*
  - en dorsal : compte tenu de la poutre composite du pied (os en dorsal et entrait musculo-ligamentaire en plantaire), le squelette est palpable uniquement à ce niveau, notamment les **interlignes**, malgré la présence des tendons extrinsèques ;
  - en plantaire : le **capiton** plantaire masque l'**aponévrose** de même nom, que l'on peut toutefois mettre en tension par un étirement axial. Le système capsulo-ligamentaire est repérable mais hors d'atteinte ;
  - médialement : 3 éléments clés sont à palper. Le **sustentaculum** et la **tubérosité** du naviculaire sont des repères faciles à trouver. La **tête talaire** nécessite un placement du pied en flexion plantaire, abduction et pronation ;
  - latéralement : on peut palper le **rostre** calcanéen (plus ou moins recouvert par le court extenseur des orteils), qui délimite l'interligne TT (le styloïde du Ve métatarsien est plus en avant).
- *Sur le plan mécanique et pathologique*, la connexion anatomique explique que la transverse du tarse (TT) ait un fonctionnement lié à celui de la subtalaire. Sur le plan dynamique, on y trouve donc un déplacement **tridimensionnel** (inversion-éversion). En statique, le tarse antérieur est au sommet de la **voûte plantaire**, soutenu comme en **étrier** par l'entrecroisement du long fibulaire et des expansions du tibial antérieur. De plus le **rostre** calcanéen offre un frein à l'écrasement plantaire.

Les ligaments du pied n'ont d'intérêt qu'en plantaire, jouant le rôle d'**entrait**[26]. Seule exception : le ligament bifurqué, qui joue un rôle pivot entre les 2 compartiments de la TT.

Il faut mentionner l'**articulation intertarsienne antérieure**, qui est proche et qui possède une capsule propre (*cf.* fig. 3-57) ; elle s'invagine dans les interlignes transversaux. Trois gros ensembles ligamentaires plantaires renforcent ces interlignes :

- les ligaments interosseux intercunéens et cunéo-cuboïdien plantaire ;
- les ligaments cunéo-naviculaires plantaires ;
- le puissant ligament cuboïdo-naviculaire plantaire (*cf.* fig. 3-59c).

[26] En architecture, un entrait est la poutre transversale qui solidarise inférieurement les 2 arbalétriers soutenant les pans du toit.

TARSO-MÉTATARSIENNE

▶ **3-55**
Aspect crénelé de l'interligne tarso-métatarsien.

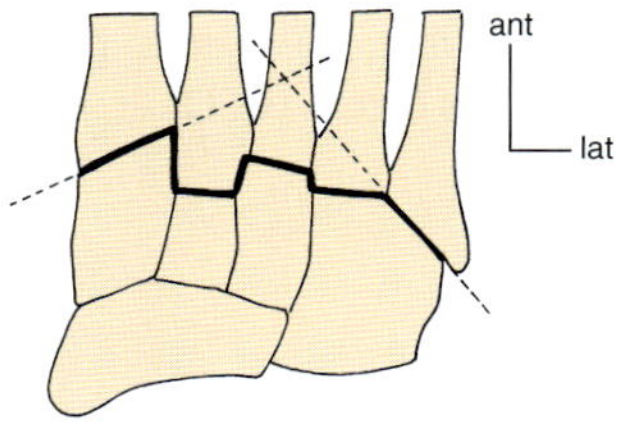

▶ **3-56**
Interligne tarso-métatarsien (éclaté latéralement).

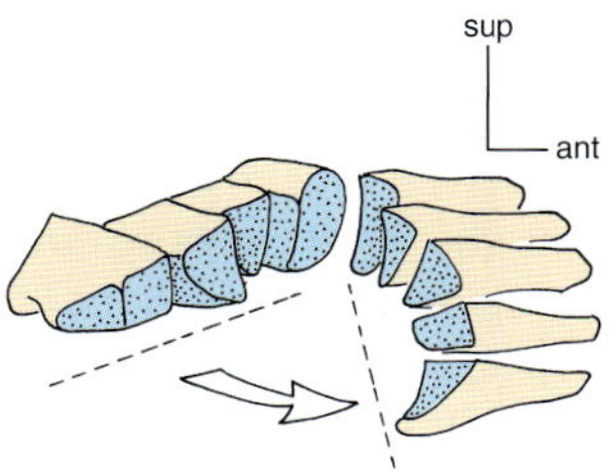

▶ **3-57**
Capsules tarso-métatarsiennes et intertarsienne antérieure.

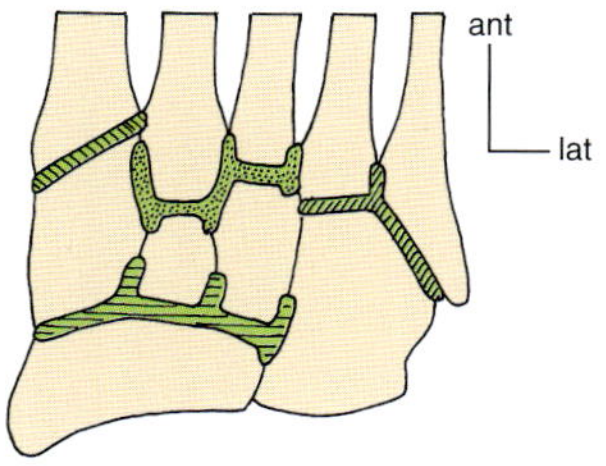

Présentation

C'est un ensemble articulaire constitué des os antérieurs du tarse et des bases métatarsiennes. On y rajoute les petites facettes intermétatarsiennes. L'ensemble de ces surfaces planes forme un système à emboîtement réciproque (fig. 3-55).

Éléments en présence

Ils regroupent 9 os répartis en 2 rangées.

Tarse antérieur

Il comprend 4 os représentant 5 surfaces articulaires (fig. 3-56) :

situées	– à la face ant. des 3 cunéiformes et du cuboïde
répondent	– à la face post. de chaque métatarsien
type	– surfaces planes formant un emboîtement réciproque
formes	– cuné. 1 : réniforme à hile latéral ⟶ M1 – cuné. 2 : triangulaire à base sup. ⟶ M2 – cuné. 3 : triangulaire à base supérolat. ⟶ M3 – cuboïde : 1 facette médiale, quadrangulaire ⟶ M4 1 facette latérale, triangulaire à sommet lat. ⟶ M5
regarde	– en avant
SAECH	
rmq	– l'articulation intègre les facettes intermétatarsiennes situées aux faces adjacentes des os

Bases métatarsiennes[27]

Les surfaces articulaires sont inversement conformées (fig. 3-56).

Moyens d'union

On dénombre 5 types d'éléments.

Capsules

Elles sont classiquement au nombre de 3 (fig. 3-57). Une médiale, pour la jonction cunéiforme médial-M1, une moyenne ou médiane pour les cunéiformes intermédiaire et latéral avec M2 et M3, enfin une latérale pour la jonction cuboïde-M4 et M5.
Elles s'insèrent au pourtour des surfaces cartilagineuses, englobant les interlignes intermétatarsiens et s'invaginant à la partie antérieure des interlignes intercunéo-cuboïdiens. La capsule moyenne est plus serrée que les autres.
Rmq : Il faut mentionner l'existence d'une capsule intertarsienne antérieure, entre le naviculaire et les 3 cunéiformes, qui s'invagine également entre les interlignes intercunéo-cuboïdiens.

Synoviales

Au nombre de 3, elles tapissent la face profonde des capsules précitées, plus 1 pour l'intertarsienne antérieure.

[27] Ancienne articulation de Lisfranc.

▶ **3-58**

Ligaments tarso-métatarsiens plantaires.

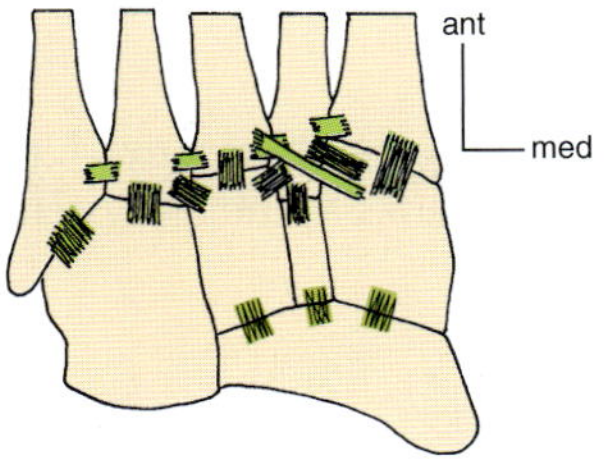

▶ **3-59**

Ligaments interosseux entre cunéiformes et cuboïde (os écartelés) (a) et ligaments plantaires (b).

1. L. C3-M3M4
2. L. C2C3-M2M3 (fibres directes et croisées)
3. L. C1-M2 ou l. de Lisfranc
4. L. cuboïdo-naviculaire plantaire

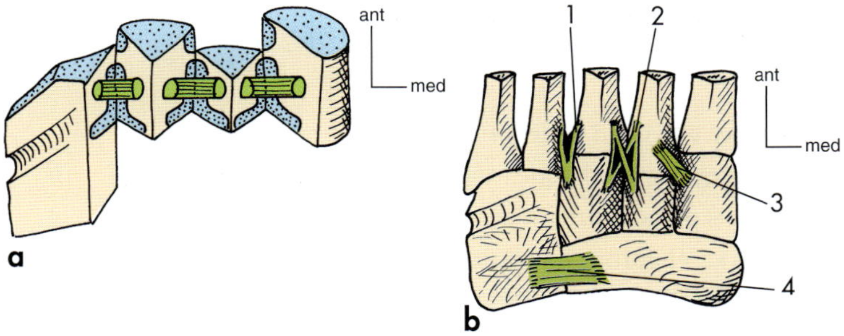

Ligaments

Comme sur l'ensemble du pied, les ligaments sont **plantaires** (les dorsaux sont faibles et sans intérêt mécanique). Ils franchissent **chaque interligne**, ce qui est facile à imaginer (fig. 3-58), seul un ligament complémentaire est décrit entre le cunéiforme médial et la base de M3[28]. Il faut y ajouter :

- les ligaments **intermétatarsiens** (fig. 3-58) ;
- les ligaments interosseux **intercunéens** et **cunéo-cuboïdien** (fig. 3-59a *cf.* fig. 2-130b) ;
- les ligaments **cunéo-naviculaires** plantaires (fig. 3-58) ;
- le ligament **cuboïdo-naviculaire** plantaire, très puissant (fig. 3-59b) dit ligament de Lisfranc ;
- les ligaments interosseux reliant les cunéiformes aux métatarsiens (fig. 3-59b) :
  - C1 → M2,
  - C2 → M2 et M3,
  - C3 → M2 et M3 (fibres sagittales et croisées entre elles),
  - C3 → M3 et M4.

Ligaments à distance

Ce sont le **ligament plantaire long**[29] (*cf.* fig. 3-54) et l'**aponévrose plantaire**, structures puissantes et croisant l'interligne tarso-métatarsien.

Éléments stabilisateurs

Ce sont les quelques muscles au contact de cet interligne :

- du côté médial : le tendon du long fibulaire en plantaire et celui du tibial antérieur en dorsal ;
- du côté latéral : les court fléchisseur et opposant du V ;
- au milieu : les expansions du tibial postérieur, ainsi que les court fléchisseur et adducteur oblique du I.

Incidences pratiques

- *Sur le plan morpho-palpatoire*, l'interligne est palpable en dorsal, malgré les tendons. Il n'est pas atteignable en plantaire du fait de la masse des parties molles.
- *Sur le plan mécanique et pathologique*, la notion clé est celle des **3 palettes** de « de Doncker ». On comprend, par l'encastrement de M2 entre les cunéiformes, que celui-ci ne peut pas être très mobile. Cette zone est située au faîte axial de la voûte plantaire et en représente la partie la plus stable. Son voisin, M3, qui est dans la même capsule, de même. En revanche, la palette médiale et surtout la latérale sont très mobiles.

Cet interligne démarre les 5 rayons du pied et règle donc **l'aplomb des têtes** métatarsiennes au sol.

[28] Ce ligament peut sembler plus long que les autres sur un croquis (puisque franchissant M2), il n'en est rien : compte tenu du creusement transversal de la voûte (que le croquis ne représente pas) la distance cunéiforme médial-M3 n'est pas plus longue que vis-à-vis de M2 (ainsi que le montre une figure réelle : *cf.* fig. 2-130b).

[29] Ancien faisceau superficiel du ligament calcanéo-cuboïdien plantaire.

MÉTATARSO-PHALANGIENNES

▶ **3-60**

Articulations métatarso-phalangiennes (vue supérieure).

À noter : l'angulation métatarso-phalangienne physiologique de l'hallux.

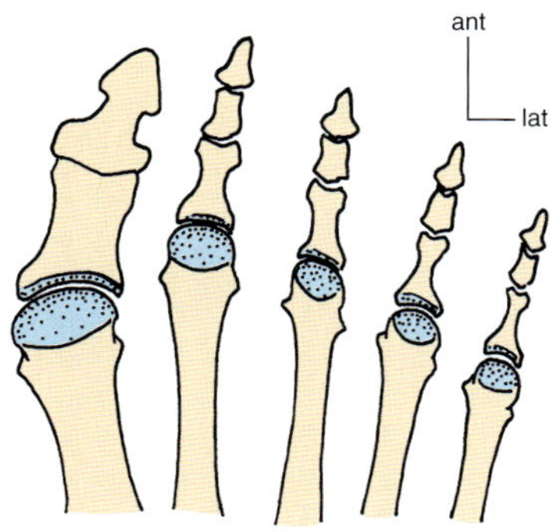

▶ **3-61**

Articulations métatarso-phalangiennes (MP) en vues latérale (a) et supérieure (b).

1. Insertion capsulaire
2. Fibrocartilage

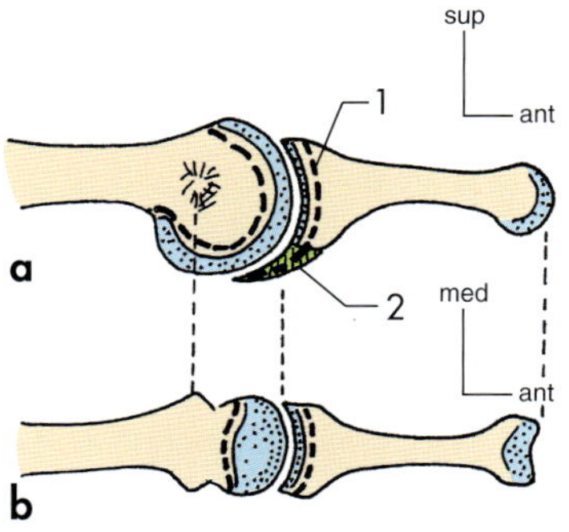

▶ **3-62**

Articulation MP de l'hallux, en vues latérale (a) et antérieure (b).

1. Insertion capsulaire
2. Crête sagittale
3. Sésamoïde
4. Fibrocartilage

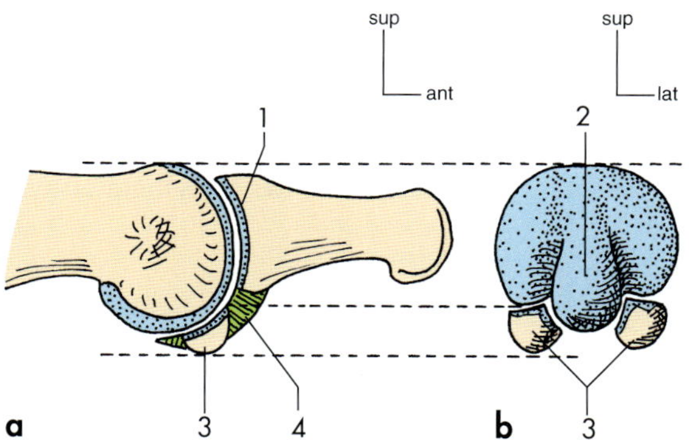

Présentation

Les articulations métatarso-phalangiennes (MP) sont au nombre de 5 (fig. 3-60), dont l'une, celle de l'hallux, est particulièrement importante en dimensions et fonctionnellement. Elles correspondent à la pliure entre l'avant-pied et le sol lors du décollement du pied dans la marche.

Éléments en présence

Pour les 4 MP des orteils (fig. 3-61), ils sont au nombre de 12 (l'hallux étant traité à part). Ces articulations sont identiques entre elles.

Les 4 têtes métatarsiennes

Chaque tête est :

située	– épiphyse distale du métatarsien
répond	– base de la phalange et fibrocartilage
type	– ellipsoïde
forme	– saillie hémisphérique aplatie transversalement – plus étendue en plantaire qu'en dorsal
regarde	– en avant et en bas
SAECH	

Les 4 glènes des bases des 1res phalanges

Chaque base est :

située	– face postérieure de la base de P1
répond	– tête du métatarsien
type	– ellipsoïde
forme	– concave en tous sens
regarde	– en arrière
SAECH	

Les 4 fibrocartilages glénoïdiens

Ils prolongent les surfaces glénoïdiennes vers le bas, se relevant vers l'arrière. Triangulaires à la coupe sagittale, leur bord antérieur s'insère sur le bord inférieur de la base de P1, ils adhèrent à la capsule par leur face périphérique et sont encroûtés de cartilage à leur face profonde.

Pour l'hallux

Les éléments en présence sont au nombre de 4 (fig. 3-62) :

- *la tête de M1* est similaire aux autres, sauf :
  - elle est aussi large que haute,
  - elle présente une crête sagittale à la moitié inférieure, limitée par 2 sillons verticaux qui répondent aux 2 sésamoïdes ;
- *la base de P1* de l'hallux est plus grosse mais analogue à ses voisines ;
- *le fibrocartilage* glénoïdien est semblable à celui des autres MP, mais inclut les sésamoïdes.
- *les 2 sésamoïdes*. Ils sont inclus dans le fibrocartilage, plus volumineux qu'à la main. Leur face profonde présente une crête[30] qui glisse dans les sillons de la tête.

[30] Ce sont donc des galets qui glissent chacun dans un rail et forment un amarrage important pour les tendons sésamoïdiens, notamment lors du plaquage de cette articulation au sol quand le pied va en décoller.

3-63

Vue éclatée d'une articulation MP, avec son fibrocartilage (1).

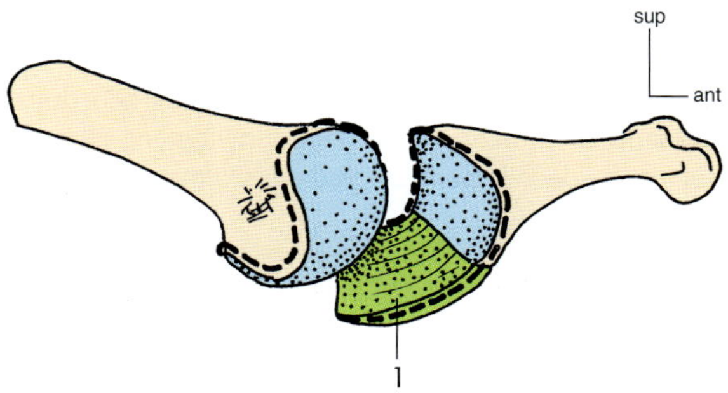

3-64

Ligament collatéral d'une MP : faisceau du fibrocartilage (1) et faisceau phalangien (2).

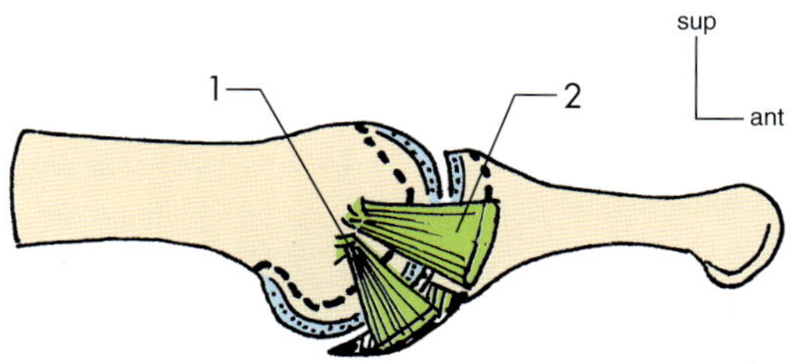

Moyens d'union

On dénombre 5 types d'éléments.
Fibro-cartilage (*cf.* page précedente)

Capsule

Elle s'insère au pourtour des surfaces, y compris du fibrocartilage (fig. 3-63). Elle est lâche sagittalement et transversalement.

Synoviale

Elle tapisse la face profonde de la capsule.

Ligaments

Ils sont collatéraux et grossièrement symétriques (fig. 3-64).

origine	– de part et d'autre de la tête métatarsienne
trajet	– vers l'avt et le bas, en éventail – schématisé en 2 faisceaux : 1 sup. et 1 inf.
terminaison	– sup. : sur les bords latéraux de la base de P1 – inf. : sur les bords latéraux du fibrocartilage

Ligaments à distance

Ce sont les fibres de l'aponévrose plantaire.

Éléments stabilisateurs

Ils sont représentés par les tendons des muscles interosseux qui encadrent l'interligne. Pour la MP de l'hallux, c'est l'**appareil sésamoïdien**.

Incidences pratiques

- *Sur le plan morpho-palpatoire*, la morphologie de l'avant-pied met en évidence la conformation égyptienne, grecque ou carrée, provenant de la longueur différente des métatarsiens. La MP de l'hallux présente toujours un angle ouvert en dehors, c'est-à-dire P1 dirigée en avant et en dehors ; l'aggravation donne un **hallux valgus**.
- *Sur le plan mécanique et pathologique*, cette jonction est très sollicitée dans le **déroulement du pas**, à la fin du demi-pas postérieur. La modification des appuis des têtes métatarsiennes peut provoquer des durillons en plantaire ou sur les côtés. Au niveau de l'hallux, le **valgus** (ou métatarsus varus) est très souvent rencontré : la tête se luxe en dedans et les sésamoïdes restent dans l'axe tendineux.

INTERPHALANGIENNES DU PIED (IP)

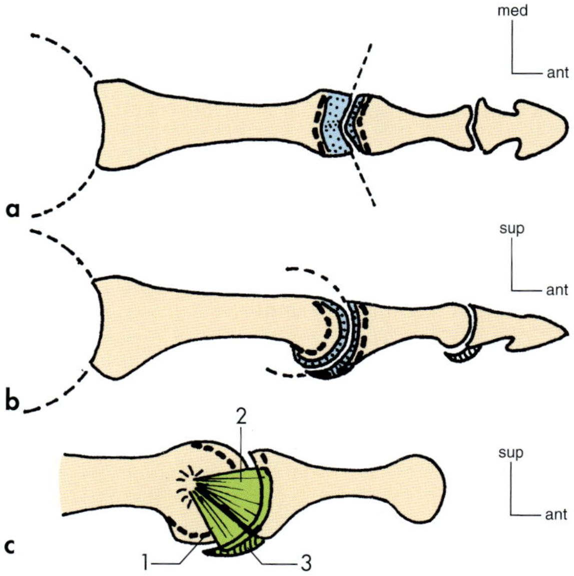

▶ 3-65
Articulation interphalangienne.
a) Vue supérieure
b) Vue latérale
c) Vue latérale avec le ligament collatéral correspondant (1 et 2) et le fibrocartilage (3)

Présentation

Ces articulations, de taille très réduite, ne sont pas axiales, souvent déformées voire soudées pour les plus petites. Leur anatomie est donc sujette à variations. On les compare souvent à celles des mains, qui sont bâties sur le même modèle et qui sont beaucoup plus grosses donc plus faciles à décrire. On distingue les interphalangiennes proximales (IPP) et les distales (IPD). Seul l'hallux n'en possède qu'une (IP).

Éléments en présence

La description ci-dessous est celle de l'IPP. L'IPD est équivalente mais simplement plus petite[31]. Pour chacune, les éléments en présence sont au nombre de 3 (fig. 3-65).

Tête d'une phalange

située	– extrémité distale de P1
répond	– base de P2 et fibrocartilage glénoïdien
type	– ginglyme
forme	– poulie pleine à grand axe transversal – avec 1 gorge sagittale et 2 joues, latérales
regarde	– en avt et légèrement en bas
SAECH	

Base de la phalange suivante, ou glène

située	– extrémité proximale de P2
répond	– tête de P1
type	– ginglyme
forme	– poulie creuse à grand axe transversal – avec 1 crête sagittale et 2 joues, latérales
regarde	– en arrière
SAECH	

Fibrocartilage plantaire

Il est solidaire de la base de la phalange distale (bord inf.). C'est un renfort plantaire sous forme d'une plaque fibrocartilagineuse, grossièrement triangulaire à la coupe sagittale, dont la base répond au bord inférieur de la glène phalangienne, la face profonde est encroûtée de cartilage hyalin et la périphérique est adhérente à la capsule.

Moyens d'union

On dénombre 5 types d'éléments.

Capsule

Elle s'insère au pourtour des bords libres de la glène concernée, du fibrocartilage glénoïdien et de la tête de la phalange précédente. Elle est lâche sagittalement et tendue sur les côtés, où elle est renforcée par les ligaments collatéraux.

[31] À noter que les IP ressemblent aux MP en vue de profil (fig. 3-65a) mais qu'elles s'en distinguent par la vue supérieure (fig. 3-65b) du fait que ce sont des ginglymes et non des ellipsoïdes.

Synoviale

Elle tapisse la face profonde de la capsule.

Fibrocartilage

De toute petite taille, il reprend les caractéristiques des fibrocartilages des métatarso-phalangiennes.

Ligaments

Ils sont collatéraux et symétriques (fig. 3-65c).

origine	– de part et d'autre de la tête phalangienne
trajet	– vers l'avt et le bas, en éventail – schématisé en 2 faisceaux : 1 sup. et 1 inf.
terminaison	– sup. : pour la phalange, sur les bords latéraux de la base – inf. : pour le fibrocartilage, sur ses bords

Éléments stabilisateurs

Ce sont les terminaisons tendineuses, proches.

Cas de l'hallux

L'interphalangienne de l'hallux présente un sésamoïde dans 50 % des cas (voire 2 dans 20 % des cas) [6].

Incidences pratiques

- *Sur le plan morpho-palpatoire*, mis à part l'IP de l'hallux, plus nette, ces zones articulaires sont situées dans un espace réduit aux contours difficilement cernables.
- *Sur le plan mécanique et pathologique*, les interphalangiennes sont souvent victimes de déformations orthopédiques, traumatiques ou rhumatismales. Les personnes âgées sont porteuses de ce genre de déformation. Ces articulations (surtout celle de l'IP de l'hallux) sont plus fortement sollicitées dans l'accroupissement, la descente des escaliers et à chaque fois que la pointe du pied se déroule au sol.

QROC sur les articulations du pied

Corrigés p. 510

1. Donnez la caractéristique essentielle de l'articulation subtalaire antérieure.
2. Donnez la caractéristique essentielle de l'articulation transverse du tarse (TT).
3. Citez les ligaments de la TT.
4. Donnez l'orientation dans laquelle regarde le thalamus.
5. Citez les éléments en présence pour la métatarso-phalangienne de l'hallux.
6. Indiquez les contours de l'interligne de la tarso-métatarsienne.
7. Quels sont les ligaments du tarse antérieur ?
8. Quels sont les types articulaires des interphalangiennes proximales et des distales ?

MYOLOGIE

4

HANCHE : MUSCLES FLÉCHISSEURS
ILIAQUE

4-1
Vue antérieure du muscle iliopsoas.
1. Vaisseaux fémoraux
2. Ligament inguinal
3. Nerf fémoral
4. Iliaque
5. Psoas (grand)
6. Carré des lombes
7. Petit psoas

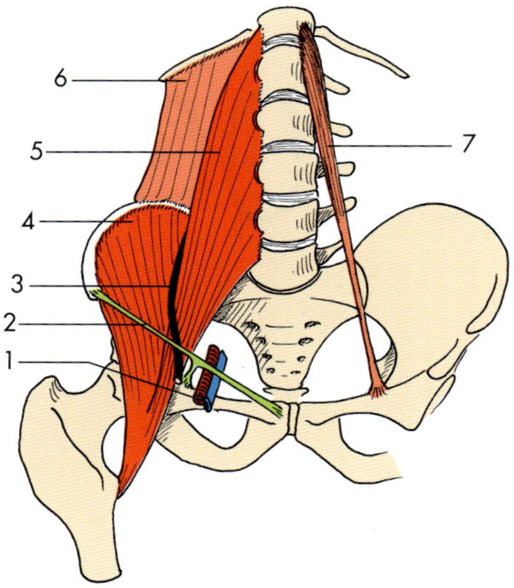

4-2
Origine sur l'os coxal (a) et le sacrum (b).
1. Iliaque
2. Surface auriculaire
3. Tubérosité iliaque
4. Aile du sacrum

a) Origine de l'iliaque (1) avec la surface auriculaire (2) et la tubérosité
b) Débordement sur l'aile du sacrum

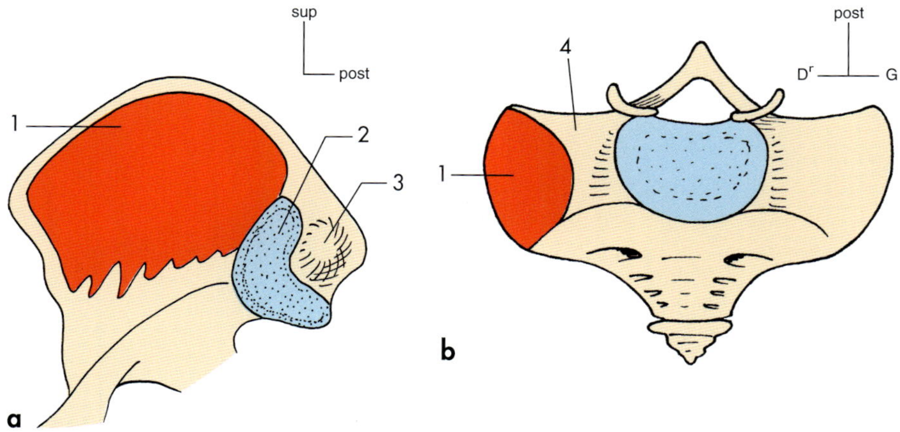

4-3
Terminaison de l'iliopsoas, sur le petit trochanter.

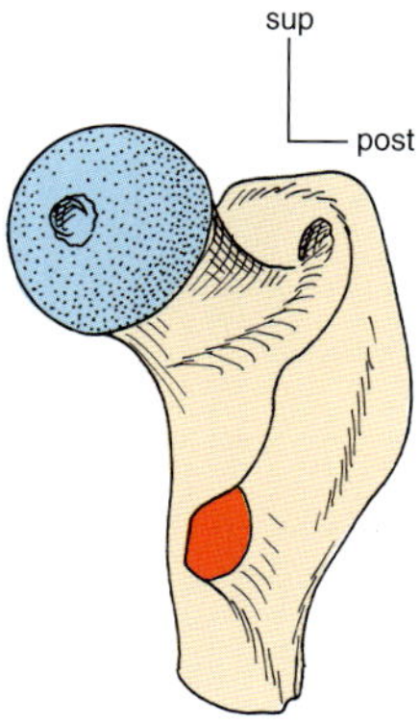

4-4
Obliquité des fibres de l'iliopsoas.

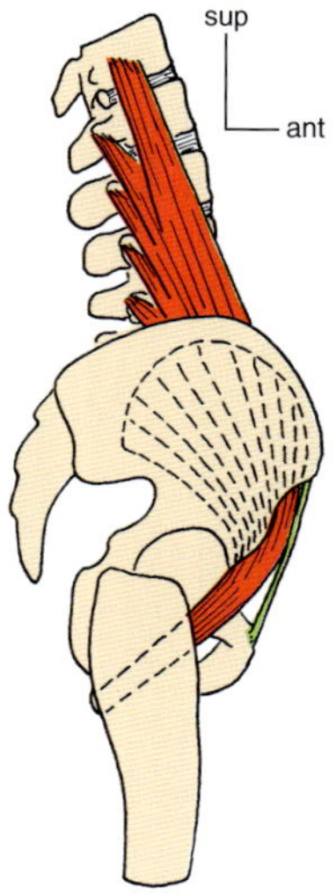

Présentation (fig. 4-1)	
groupe	– **fléchisseurs** de hanche
situation	– intra- puis extra-pelvien
tendu de/à	– os coxal → fémur
forme	– éventail lié au psoas

Origine (insertion proximale) (fig. 4-2)	
structure	– os **coxal**
partie	– face interne
secteur	– fosse iliaque (3/4 sup.)
par	– fibres charnues
+	– base du sacrum (aile)

Terminaison (insertion distale) (fig. 4-3)	
structure	– **fémur**
partie	– extrémité supérieure
secteur	– petit trochanter
par	– tendon commun avec le psoas

Trajet (fig. 4-4)	
loge	1. endopelvien : fosse iliaque 2. exopelvien : trigone fémoral
obliquité	– en bas et avant, puis en bas et arrière – il subit une réflexion sur le bord ant. de l'os coxal
aspect	– large et aplati – les fibres convergent vers la coxo-fémorale
topogr.	1. endopelvien : **gouttière de l'iliopsoas** (nerf fémoral) 2. réflexion : passe **sous le ligament inguinal** (avec le nerf fémoral) 3. exopelvien : plancher du **trigone fémoral** (partie latérale)

ILIAQUE

▶ **4-5**

Coupe passant par la sacro-iliaque droite.

1. Vaisseaux iliaques internes
2. Vaisseaux iliaques externes
3. Uretère
4. Nerf obturateur
5. Cæcum
6. Péritoine
7. Nerf cutané latéral de la cuisse
8. Iliaque
9. Gouttière de l'iliopsoas
10. Nerf fémoral
11. Psoas
12. Sacro-iliaque

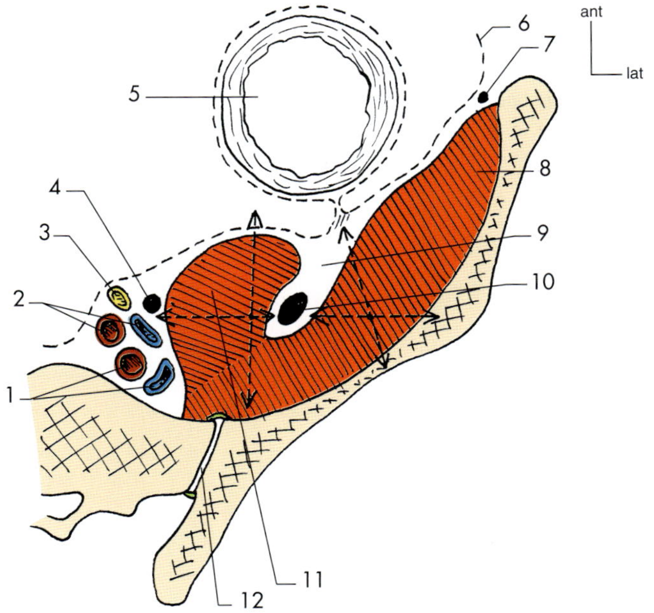

▶ **4-6**

Coupe frontale de la région inguinale.

1. EIAS
2. Ligament inguinal
3. Nerf cutané latéral de la cuisse
4. Iliaque
5. Psoas
6. Nerf fémoral
7. Bandelette iliopectinée
8. Artère fémorale
9. Veine fémorale
10. Nœuds lymphatiques
11. Ligament lacunaire
12. Épine du pubis

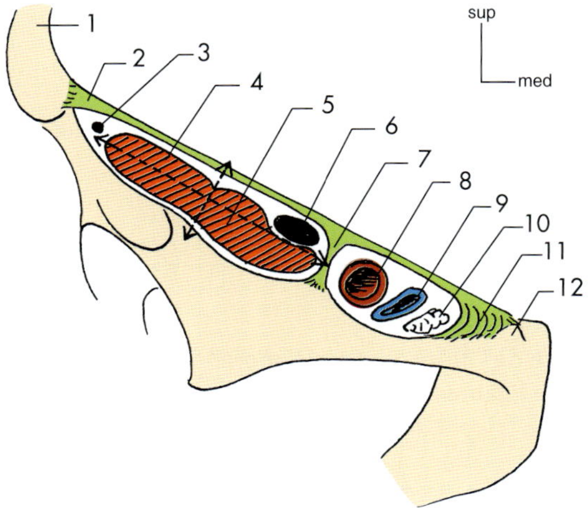

▶ **4-7**

Trigone fémoral.

1. Droit fémoral
2. TFL
3. Sartorius
4. Ligament inguinal
5. Iliaque
6. Psoas
7. Artère circonflexe iliaque superficielle
8. Nerf fémoral
9. Artère fémorale
10. Artère épigastrique superficielle
11. Orifice externe du canal inguinal
12. Veine fémorale
13. Nœuds lymphatiques
14. Long adducteur
15. Crosse de la veine grande saphène
16. Gracile

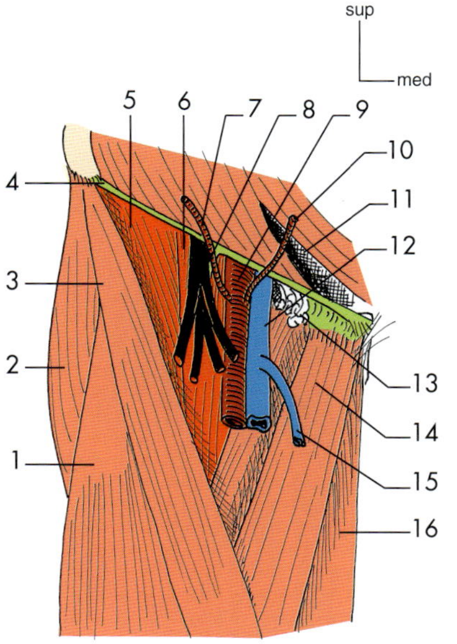

▶ **4-8**

Innervation de l'iliopsoas.

1. Nerfs de l'iliaque
2. Nerf inf. du psoas (des racines)
3. Nerf sup. du psoas (des racines)
4. Nerf du psoas (du nerf fémoral)
5. Artère iliaque externe

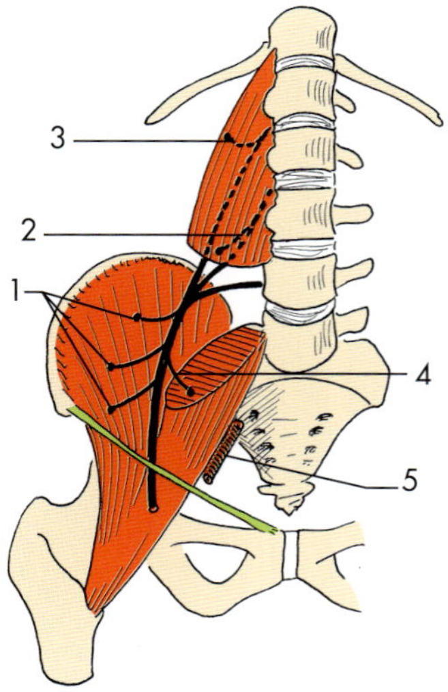

Rapports	
Endopelvien (fig. 4-5)	
en dd	– **psoas** (gouttière iliopsoas) – nerf **fémoral** (dans la gouttière)
en dh	– plan osseux (coxal)
en ht	– viscères
en bas	– détroit supérieur et petit bassin
À la réflexion inguinale (fig. 4-6)	
en superficie	– ligament **inguinal**
en profondeur	– bord ant. de l'os coxal (incisure interépineuse)
en dd	– **psoas** et nerf fémoral – bandelette iliopectinée, puis lacune vasculaire
en dh	– nerf cutané latéral de la cuisse, puis EIAS
Exopelvien (fig. 4-7 et *cf.* fig. 4.11 et fascia superficiel)	
en superficie	– sartorius et fascia superficiel
en profondeur	– bourse synoviale – articulation **coxo-fémorale**
en dd	– **psoas** et n. fémoral (et ses branches terminales) – pectiné et PV fémoral
en dh	– droit fémoral

Action (hanche) (fig. 4-4)	
statique	– stabilisation antérieure de la hanche
dynamique	– **flexion** puissante (avec le psoas) – antéversion du bassin – aucun effet rotatoire probant[1]

[1] Basmajian et Deluca, cités par Travell et Simons [7] affirment que « la question ne mérite pas d'être débattue ». Les fibres de l'iliopsoas passant par l'axe de rotation coxo-fémorale ne peuvent engendrer de rotation significative. La stimulation électrique semblerait toutefois favoriser une légère rotation latérale [7].

Innervation, vascularisation (fig. 4-8)	
nerf	– 3 à 4 filets issus du nerf fémoral
racines	– L2, L3
artère	– artère iliaque externe

PSOAS

▶ 4-9
Origine du psoas (vue antérieure).
1. Passage d'une artère lombale
2. Insertion costoïdale (transversaire)
3. Arcade de l'insertion corporéale
4. Insertion corporéale

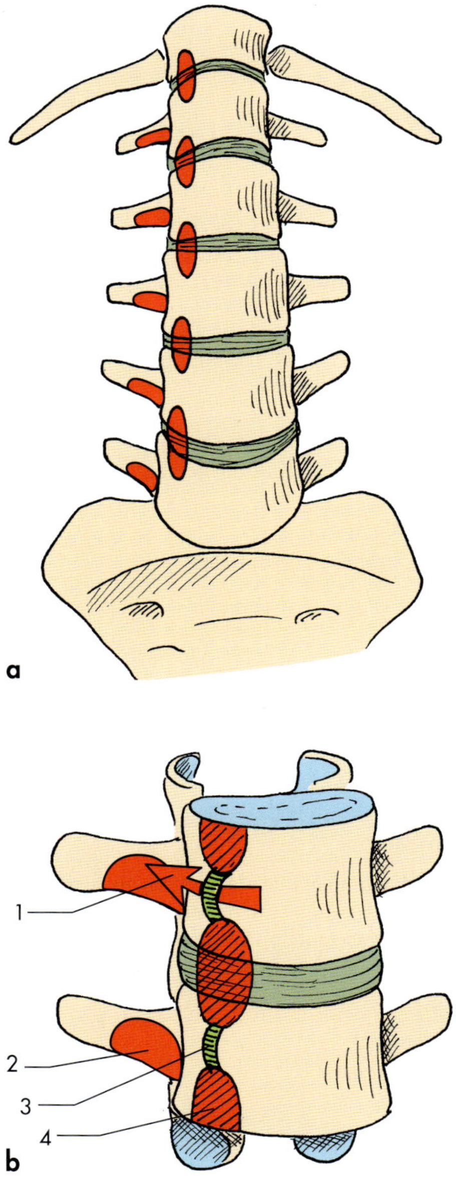

Présentation (*cf.* fig. 4-1)	
groupe	– **fléchisseurs** de hanche
situation	– lombo-pelvi-fémoral
tendu de/à	– rachis ⟶ fémur
forme	– triangulaire allongé, lié à l'iliaque

Origine (insertion proximale) (fig. 4-9)		
	Plan corporéal	**Plan transversaire**
structure	– **T12 à L4** (± L5)	**L1 à L5**
partie	– corps – à la jonction des faces ant. et lat.	– processus transverse
secteur	– parties sup. et inf.	– face antérieure et bord inférieur
par	– tendon	– fibres tendineuses et charnues
+	– arcade fibreuse de liaison – disque adjacent	

Terminaison (insertion distale) (*cf.* fig. 4-3)	
structure	– **fémur**
partie	– extrémité supérieure
secteur	– petit trochanter
par	– tendon commun avec l'iliaque

Trajet (*cf.* fig. 4-4)	
loge	1. intra-abdominal : plan postérieur de l'abdomen 2. extra-abdominal : plancher du trigone fémoral
obliquité	1. intra-abdominal : oblique en bas, en avant, en dehors 2. au bord antérieur de l'os coxal : fait une **réflexion** vers l'arrière 3. extra-abdominal : oblique en bas, en arrière, en dehors
aspect	– triangulaire à base lombale – formé de **2 plans** qui s'accolent (le muscle est dit « creux »)
topogr.	1. renferme le **plexus lombal** 2. glisse **entre l'iliaque** (en dh) **et les viscères** (en dd), recouvert par le fascia iliaca 3. forme le plancher du **trigone fémoral** (partie latérale)

PSOAS

4-10

Rapports à la région lombale (côté droit).

1. Transversaire épineux et épineux
2. Longissimus
3. Iliocostal
4. Carré des lombes
5. Grand dorsal
6. Oblique externe
7. Oblique interne
8. Transverse
9. Fascia transversalis
10. Mésocôlon ascendant
11. Pôle inf. du rein droit
12. Nerf génitofémoral
13. Psoas (2 plans)
14. Uretère droit
15. Petit psoas
16. Veine cave inf.
17. Sympathique
18. Artère aorte
19. 3e vertèbre lombale
20. Veine lombale
21. Plexus lombal

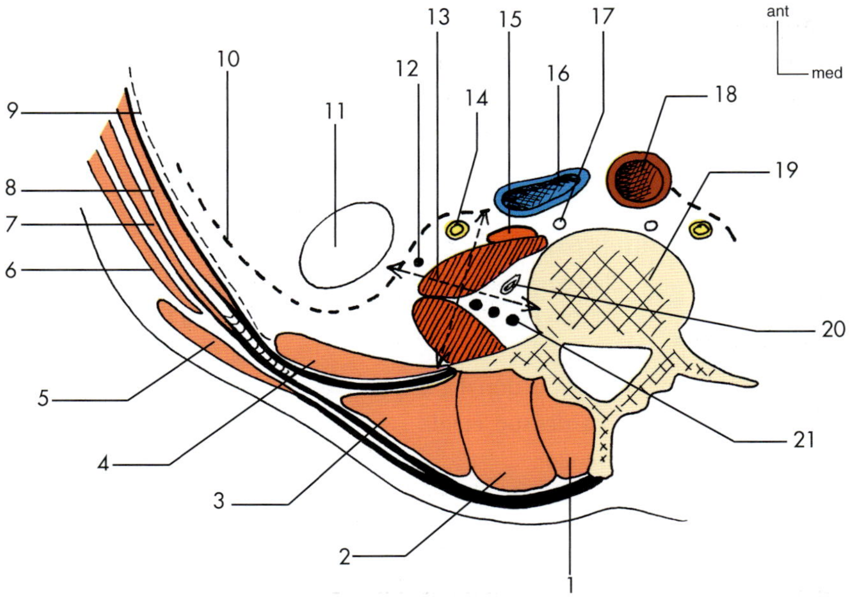

4-11

Coupe passant par la sacro-iliaque droite.

1. Vaisseaux iliaques internes
2. Vaisseaux iliaques externes
3. Uretère
4. Nerf obturateur
5. Cæcum
6. Péritoine
7. Nerf cutané latéral de la cuisse
8. Iliaque
9. Gouttière de l'iliopsoas
10. Nerf fémoral
11. Psoas
12. Sacro-iliaque

4-12

Rapports au niveau coxo-fémoral.

1. Fascia lata
2. Bourse synoviale
3. Vaste latéral
4. TFL
5. Droit fémoral
6. Iliopsoas
7. Sartorius
8. Nerf fémoral
9. Fascia criblé
10. Artère fémorale
11. Veine fémorale et crosse de la grande saphène
12. Pectiné
13. Nœuds lymphatiques
14. Cordon spermatique
15. Bourse synoviale
16. Capsule coxo-fémorale
17. Obturateur interne
18. Élévateur de l'anus
19. Bourse synoviale
20. Nerf sciatique
21. Grand glutéal

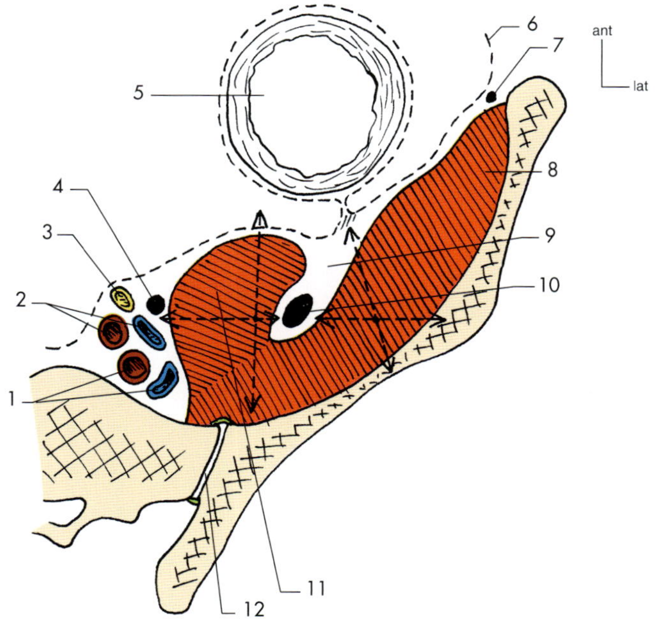

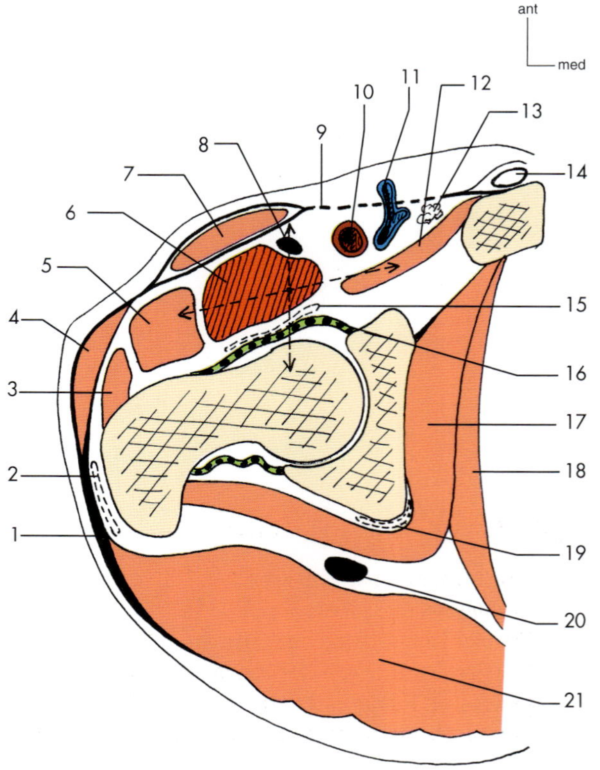

Rapports	
En intra-abdominal (fig. 4-10 et 4-11)	
en avt	– petit psoas (si présent) – viscères (uretère et artère aorte ou veine cave inf. selon le côté)
en arr.	– processus transverses des lombales – carré des lombes
en dd	– rachis lombal – chaîne sympathique (et, plus bas : n. obturateur)
en dh	– viscères (et, plus bas : n. fémoral)
entre les 2 plans	**– plexus lombal**
À la réflexion (*cf.* fig. 4-6)	
en superficie	– ligament inguinal
en profondeur	– bord antérieur de l'os coxal
en dd	– nerf **fémoral** – bandelette iliopectinée – lacune vasculaire (PV fémoral)
en dh	– fibres de l'**iliaque** – nerf cutané latéral de la cuisse
En extra-abdominal (fig. 4-12 et *cf.* fig. 4-7)	
en superficie	– nerf **fémoral** et ses terminales
en profondeur	– bourse synoviale **– articulation coxo-fémorale**
en dd	– pectiné – PV fémoral
en dh	– droit fémoral

QROC sur le psoas-iliaque

Corrigés p. 510

1. Quelles sont les actions du psoas ?
2. Quelles sont les insertions du psoas ?
3. Donnez l'innervation de l'iliaque.
4. Quel est le rapport intrapelvien le plus important pour le psoas ?
5. Quels sont les rapports extra-pelviens les plus importants pour le psoas-iliaque ?
6. Quel est le rapport intrapelvien important commun au psoas et à l'iliaque ?

PSOAS

▶ 4-13
Actions du psoas dans le plan frontal (a) et transversal (b) (*cf.* texte).

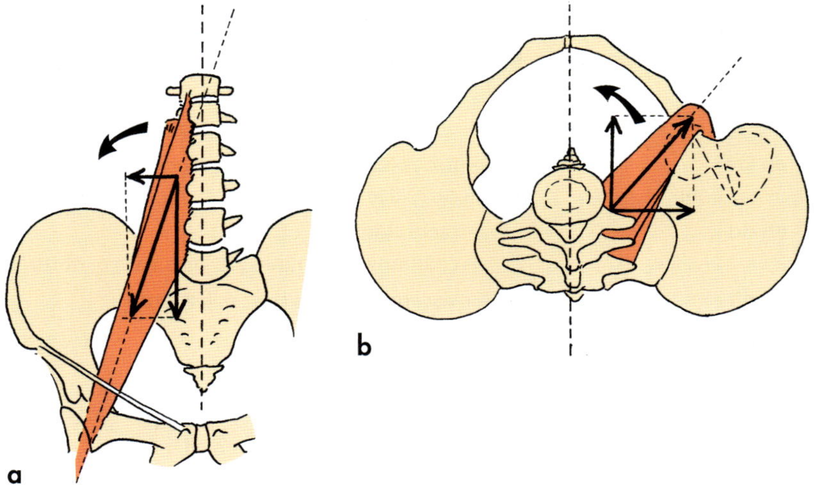

▶ 4-14
Actions du psoas dans le plan sagittal station debout (a), position couchée (b) (*cf.* texte).

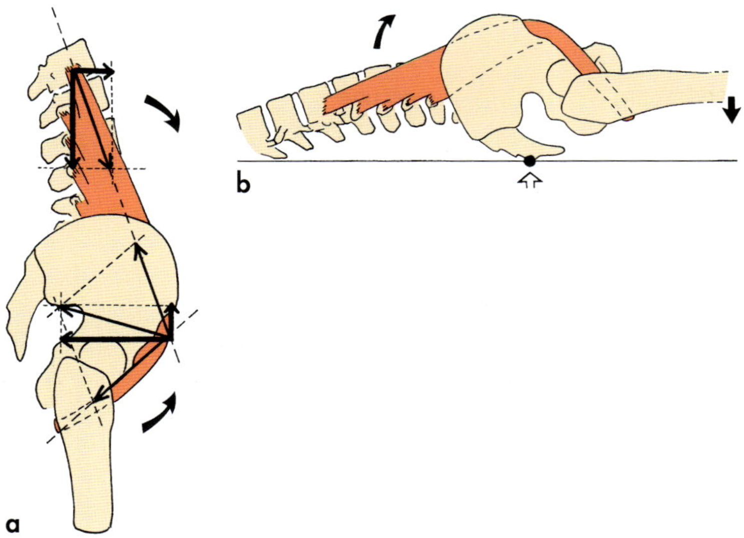

Action (hanche et rachis) (fig. 4-13 et 4-14)		
statique	1. hanche :	– **stabilisation** antérieure de la coxo-fémorale
	2. lombes :	– plan sagittal : rempart convexitaire[1] – plan frontal : hauban latéral – plan transversal : équilibre rotatoire
dynamique	1. hanche :	– **flexion** puissante (avec l'iliaque) – aucun effet rotatoire probant[2]
	2. lombes :	– rotation controlatérale du rachis – action variable sur la courbure lombale[3]

[1] Cette expression, critiquable en soi, est utilisée fonctionnellement pour traduire l'activité stabilisatrice de ce muscle dans la poutre composite du rachis lombal.
[2] *Cf.* note 1, p. 177.
[3] Variable selon la position du sujet (debout ou couché) et selon les fibres (les hautes étant plutôt un frein à la lordose et les basses plutôt lordosantes ; les premières sont à rapprocher du petit psoas, délordosant et rétroverseur).

Innervation, vascularisation (*cf.* fig. 4-8)	
nerfs	– nerfs **du psoas** (issus directement des racines) formant les nerfs sup. et inf. – parfois 1 à 2 filets issus du nerf fémoral
racines	– L1, L2, L3
artères	– partie haute : artères lombales (de l'aorte) – partie basse : artère iliaque externe

Petit psoas (*cf.* fig. 4-1)

C'est un muscle inconstant, présent dans 50 % des cas[1]. Il forme, en quelque sorte, les fibres hautes du psoas (insertion sur les corps de T12 et L1). Toutefois elles ne franchissent pas le bassin, se terminant sur la branche supérieure du pubis (partie antérieure de la ligne arquée). Ce muscle n'agit que sur la charnière lombopelvienne : rétroversion du bassin et délordose. Il est innervé par la racine L1.

Incidences pratiques

- *Sur le plan morpho-palpatoire,* ces muscles sont peu accessibles. On peut atteindre leurs fibres au passage sous le ligament inguinal, juste en dedans de l'EIAS (avec contraction itérative pour mieux sentir). La palpation abdominale permet, dans les cas très favorables (sujet mince et paroi détendue) de sentir le bord antérieur du psoas s'il est contracté.
- *Sur le plan mécanique et pathologique,* le rôle de maintien du rachis lombal a été mentionné par Dolto sous le terme des **« 4 colonnes du rachis »** qui associent les 2 psoas et les 2 groupes de spinaux, autour des vertèbres. En pathologie, la fréquence du **flexum** de hanche met souvent en cause la rétraction des fléchisseurs. Au niveau du rachis, les lordoses et scolioses nécessitent de prendre en compte l'éventuelle fixation par une tension excessive du psoas.

[1] Il est constant chez le singe. Chez certains animaux, comme le kangourou, il est plus gros que le grand psoas.

HANCHE : MUSCLES GLUTÉAUX

PETIT GLUTÉAL

▶ **4-15**

Position du petit glutéal.
1. Grand glutéal
2. Moyen glutéal
3. Petit glutéal

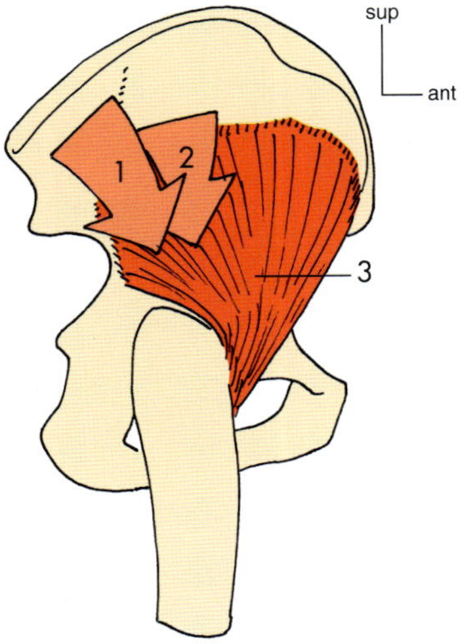

▶ **4-16**

Origine du petit glutéal.
1. Petit glutéal
2. Jonction du moyen glutéal
3. Jonction du TFL

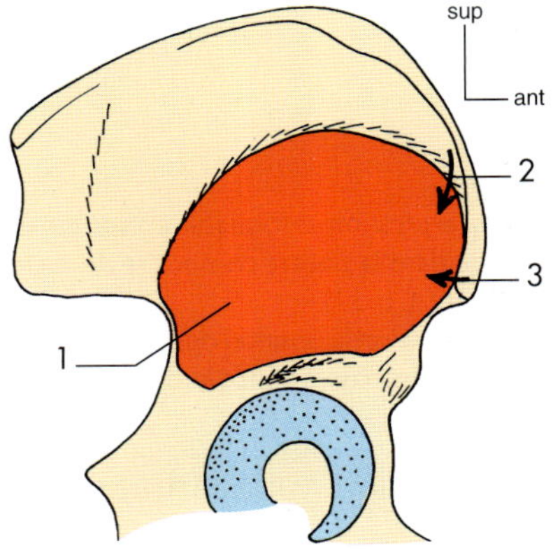

▶ **4-17**

Terminaison du petit glutéal.
1. Petit glutéal
2. Expansion au faisceau sup. du ligament iliofémoral

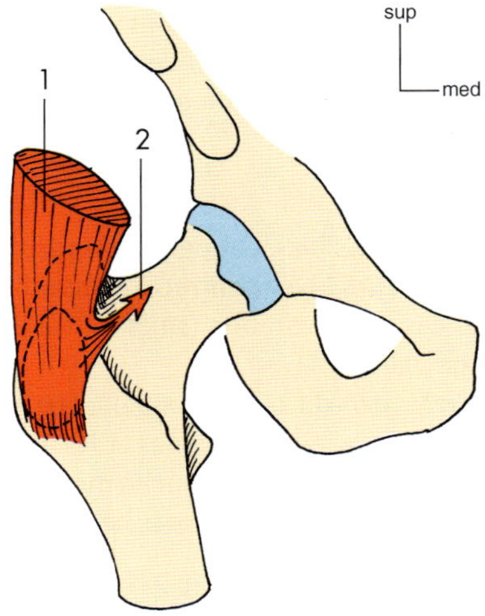

▶ **4-18**

Trajet du petit glutéal en vues latérale (a) et antérieure (b).
1. Symbole du passage du piriforme
2. Petit glutéal
3. Ligament iliofémoral
4. Capsule
5. Ligament pubofémoral

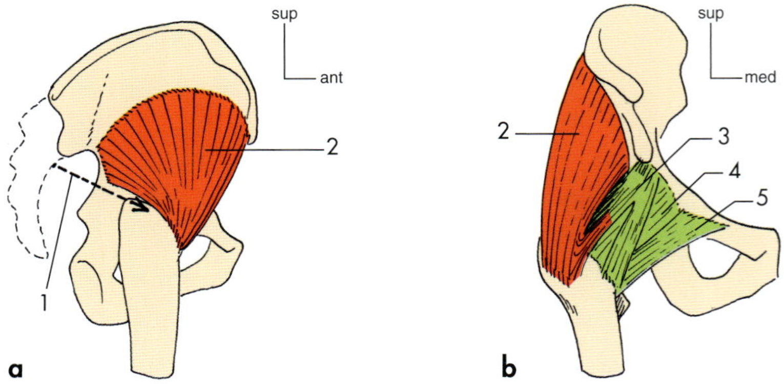

Présentation (fig. 4-15)	
groupe	– **muscles glutéaux**
situation	– situé à la hanche
tendu de/à	– os coxal → fémur
forme	– triangulaire
rmq	Le terme ancien de « fessier » est encore utilisé mais le terme officiel actuel est celui de « glutéal », pour toutes les structures concernées par ce terme

Origine (insertion proximale) (fig. 4-16)	
structure	– os coxal
partie	– face externe, surface glutéale
secteur	– champ antérieur, en dessous de la ligne glutéale ant.[1]
par	– fibres charnues

[1] Près de l'EIAS, cette insertion forme une jonction aponévrotique avec le TFL et le moyen glutéal.

Terminaison (insertion distale) (fig. 4-17)	
structure	– fémur
partie	– extrémité sup./grand trochanter
secteur	– face antérieure
par	– tendon
+	– ligament iliofémoral (faisceau sup.)

Trajet (fig. 4-18)	
loge	– plan **profond** de la partie lat. de la hanche
obliquité	– en **éventail** à sommet inf.
	– les fibres **convergent** vers la face ant. du trochanter (ant. = presque verticales ; post. = très couchées sur l'horizontale)
aspect	– épais, triangulaire
topographie	1. profond, sur le même plan que le piriforme dont il longe le bord sup. 2. recouvre la **coxo-fémorale** (proximité avec le ligament iliofémoral)

PETIT GLUTÉAL

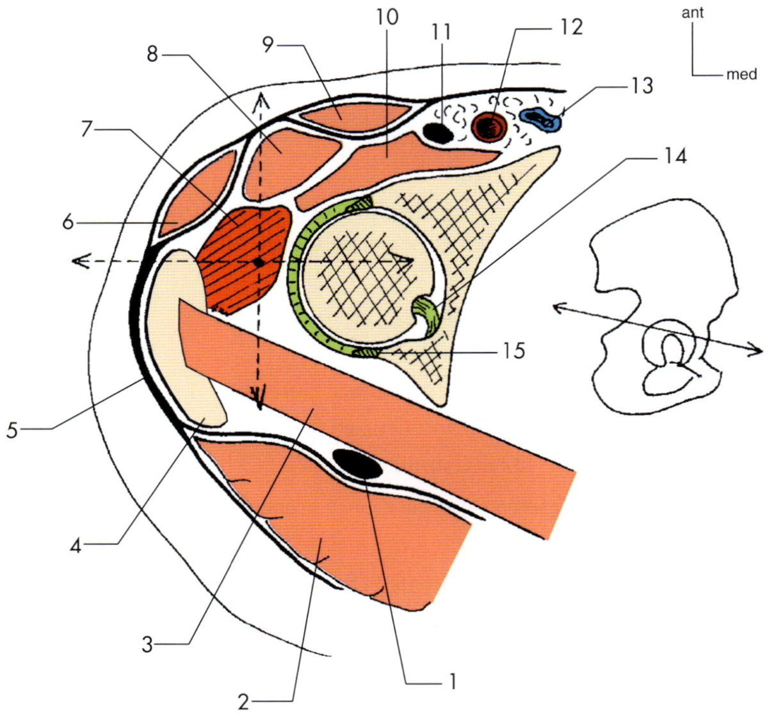

▶ **4-19**

Rapports : coupe transversale passant par la tête fémorale.

1. Nerf sciatique
2. Grand glutéal
3. Piriforme
4. Grand trochanter
5. Fascia lata
6. TFL
7. Petit glutéal
8. Droit fémoral
9. Sartorius
10. Iliopsoas
11. Nerf fémoral
12. Artère fémorale
13. Veine fémorale
14. Ligament de la tête
15. Capsule

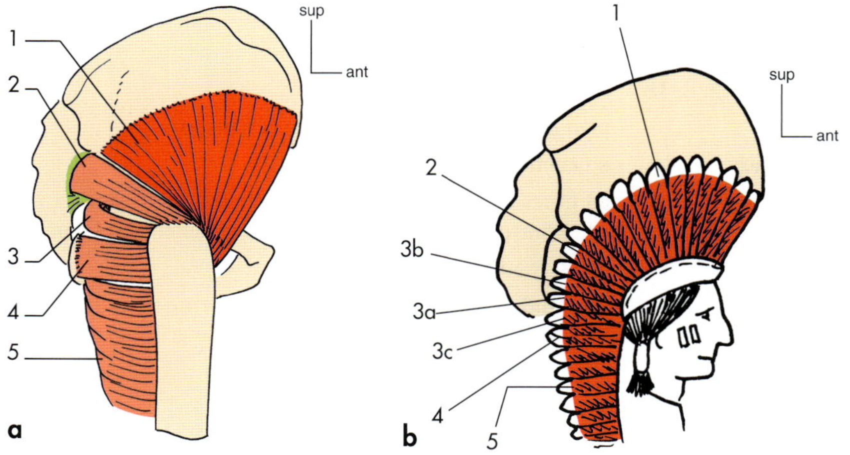

▶ **4-20**

Plan musculaire profond de la région trochantérienne (a), et sa caricature (b).

1. Petit glutéal
2. Piriforme
3. Obturateur interne et jumeaux (3a : obturateur interne ; 3b : jumeau supérieur ; 3c : jumeau inférieur)
4. Carré fémoral
5. Grand adducteur

▶ **4-21**

Actions rotatrices du petit glutéal : rotation médiale (RM) et latérale (RL).

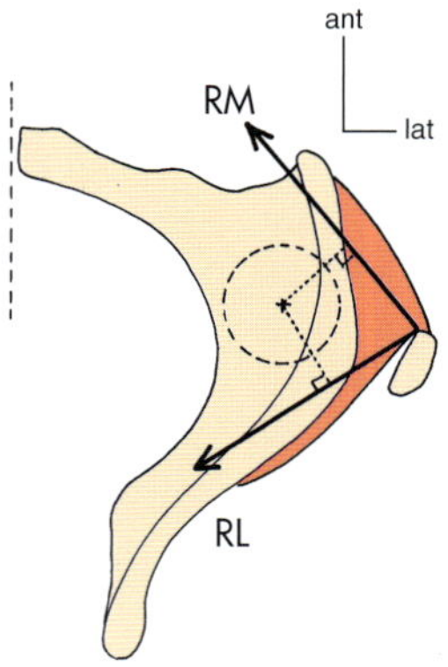

▶ **4-22**

Innervation, vascularisation du petit glutéal.

1. Ligament sacrotubéral
2. Nerf sciatique
3. Nerf glutéal inférieur
4. Ligament sacro-épineux
5. Piriforme
6. Artère glutéale supérieure
7. Nerf glutéal supérieur
8. Petit glutéal

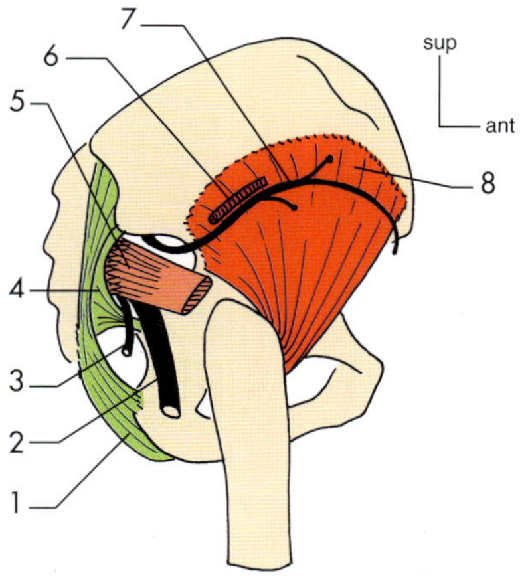

Rapports (fig. 4-19)	
en profondeur	– ligament iliofémoral – articulation **coxo-fémorale**
en superficie	– TFL et moyen glutéal
en arr.	– piriforme (sur le même plan)[1] (fig. 4-20)
en avt	– droit fémoral et sartorius

[1] Sur le même plan, les petit glutéal, piriforme, obturateur interne et jumeaux, carré fémoral et grand adducteur forment une sorte de « coiffe de sioux ».

Action (hanche)	
statique	– **stabilisation**
dynamique	– **flexion** (*cf.* fig. 4-18a) – **abduction** (*cf.* fig. 4-18b) fibres ant. = rotation médiale (fig. 4-21) fibres post. = rotation latérale (comme piriforme)[1] (fig. 4-20 et 4-21)

[1] Cette action n'a pas été étudiée à l'EMG, alors que celle des fibres antérieures l'a été [7].

Innervation, vascularisation (fig. 4-22)	
nerf	– nerf **glutéal sup.**
racines	– L4, L5, S1
artère	– artère glutéale sup.

Incidences pratiques

Ce muscle n'appelle aucun commentaire particulier. Ni visible, ni palpable (recouvert par le moyen glutéal et le TFL), son rôle est proche de celui du moyen glutéal, si ce n'est qu'il est un peu plus petit, sa fonction plus fléchissante et sa proximité avec l'articulation de la hanche plus grande.

QROC sur le petit glutéal

Corrigés p. 511

1. Donnez les rapports principaux du petit glutéal.
2. Décrivez le trajet du petit glutéal.
3. De quel ligament le petit glutéal est-il solidaire ?
4. Quel nerf innerve le petit glutéal ?
5. Quelle est l'action du petit glutéal ?

MOYEN GLUTÉAL

▶ 4-23
Moyen glutéal.

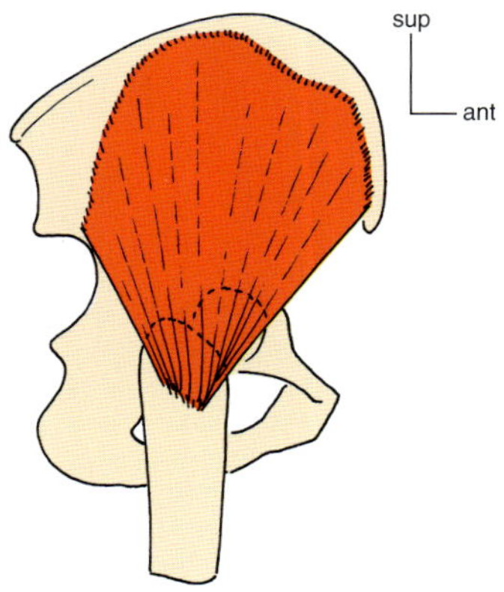

▶ 4-24
Origine du moyen glutéal.
1. Moyen glutéal
2. Jonction du TFL
3. Jonction du petit glutéal

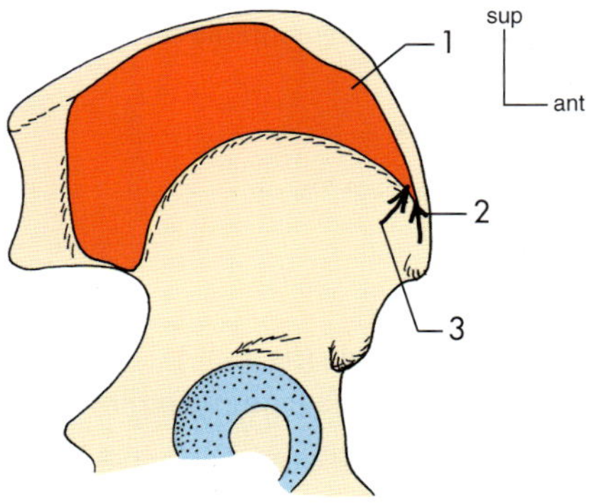

▶ 4-25
Terminaison du moyen glutéal (1).

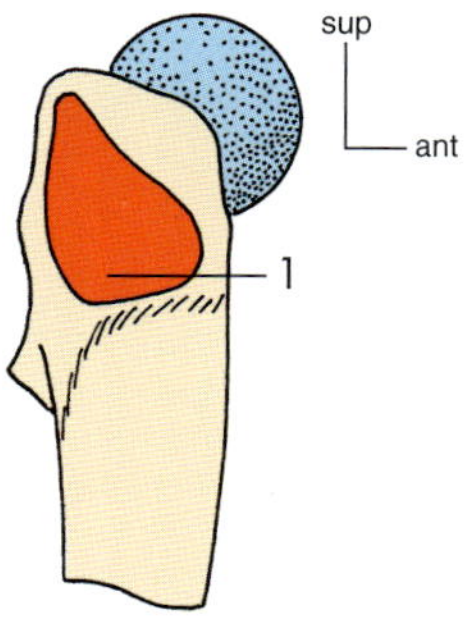

▶ 4-26
Superposition des glutéaux en coupe transversale.
1. Petit glutéal
2. Moyen glutéal
3. Grand glutéal

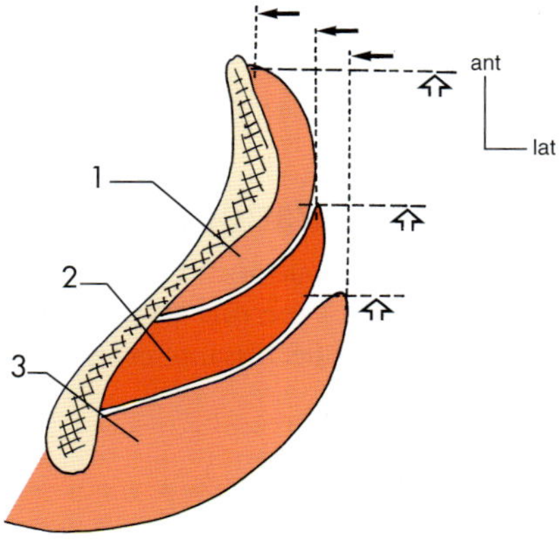

▶ 4-27
Rapports du moyen glutéal, en vue latérale (a) et coupe frontale (b).
1. Grand glutéal
2. Moyen glutéal
3. Crête iliaque
4. TFL
5. Fascia lata
6. Petit glutéal

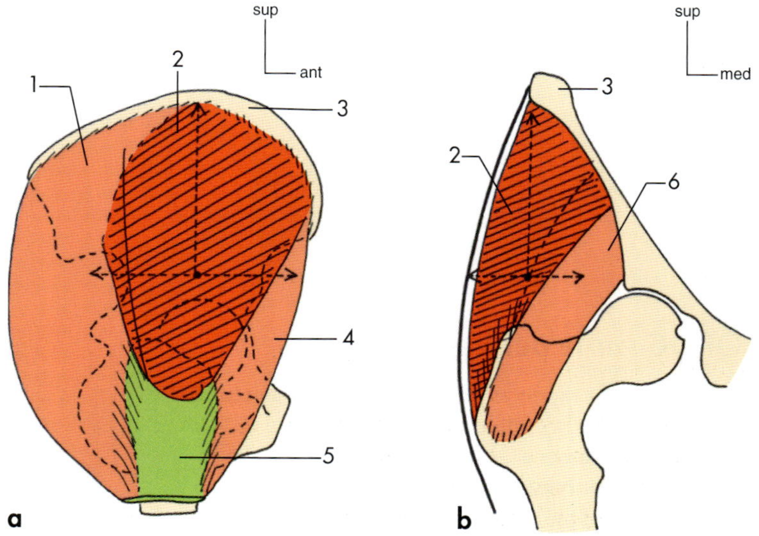

Présentation (fig. 4-23)	
groupe	– muscles glutéaux (fessiers)
situation	– partie latérale de la hanche
tendu de/à	– os coxal → fémur
forme	– triangulaire

Origine (insertion proximale) (fig. 4-24)	
structure	– os coxal
partie	– face externe, surface glutéale
secteur	– champ moyen, entre les lignes glutéales ant. et post.
par	– fibres charnues

Terminaison (insertion distale) (fig. 4-25)	
structure	– fémur
partie	– extrémité supérieure, grand trochanter
secteur	– face latérale
par	– tendon

Trajet (fig. 4-26)	
loge	– partie **latérale** de la fesse
obliquité	– les fibres **convergent** en bas (ant. = un peu en arrière ; post. = un peu en avant)
aspect	– muscle en **éventail** à sommet inférieur, **épais** et aplati
topogr.	1. forme la couche **intermédiaire** des glutéaux[1] 2. **recouvre** le petit glutéal et l'articulation de la hanche 3. son bord postérieur longe le piriforme (*cf.* repérage)

[1] Les glutéaux, petit, moyen et grand, se recouvrent de dedans en dehors et d'avant en arrière.

Rapports (fig. 4-27)	
en avt (fig. a)	– TFL
en arr. (fig. a)	– superficiellement : grand glutéal – en profondeur : **piriforme** + foramen suprapiriformien (PVN glutéal sup.)
en superficie (fig. b)	– **fascia** glutéal (lata) et grand glutéal en arrière
en profondeur (fig. b)	– petit glutéal
en haut (fig. b)	– crête iliaque

QROC sur le moyen glutéal

Corrigés p. 511

1. Donnez les rapports profonds du moyen glutéal.
2. Donnez l'innervation du moyen glutéal.
3. Décrivez le trajet du moyen glutéal.
4. Donnez la physiologie du moyen glutéal.

MOYEN GLUTÉAL

▶ 4-28

Action du moyen glutéal (flèche blanche) et de la force gravitaire (flèche noire).

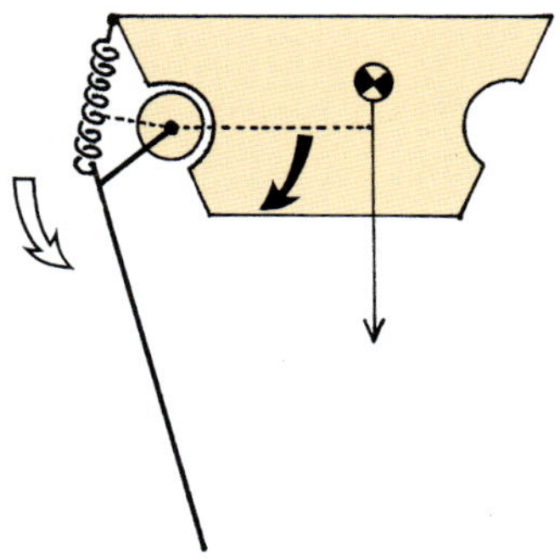

▶ 4-29

Innervation, vascularisation du moyen glutéal.

1. Moyen glutéal
2. Nerf glutéal supérieur et son artère
3. Ligament sacrotubéral
4. Piriforme
5. Ligament sacro-épineux
6. Nerf sciatique

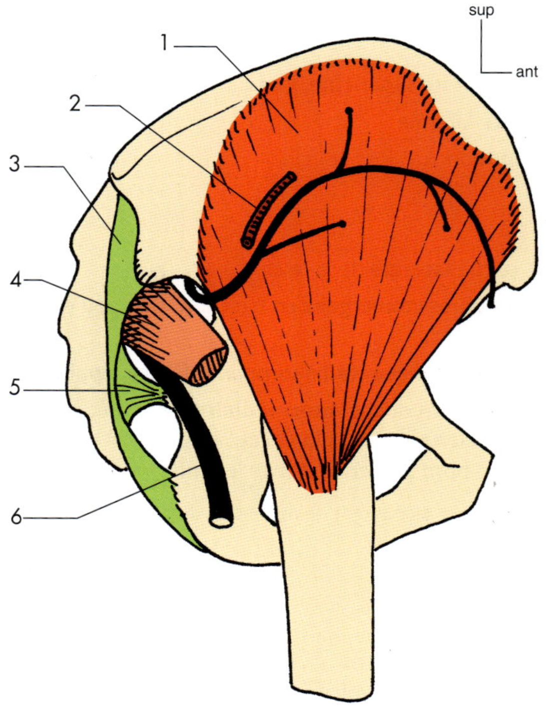

Action (hanche) (fig. 4.28)	
statique	– **stabilisation latérale** du bassin (hauban actif)
dynamique	– **abduction** de hanche[1] – flexion et rotation médiale par ses fibres antérieures, extension et rotation latérale par ses fibres postérieures – hanche fléchie (assis) : rotation médiale uniquement

[1] Les fibres extrêmes ajoutent des composantes proches du petit glutéal, en avant, et du piriforme, en arrière [7].

Innervation, vascularisation (fig. 4-29)	
nerf	– nerf **glutéal sup.**
racines	– L4, L5, S1
artère	– artère glutéale sup.

Incidences pratiques

- *Sur le plan morpho-palpatoire,* il est palpable à la face latérale de la hanche, son galbe est partiellement masqué par les saillies que forment la crête iliaque, en haut, et le grand trochanter, en bas. De plus, un amas graisseux peut en recouvrir la surface et gêner son abord.
- *Sur le plan mécanique et pathologique,* ce muscle agit comme hauban actif et est garant de l'horizontalité du bassin lors de l'appui monopodal. Sa défaillance se traduit par une claudication caractéristique : la boiterie de **Tredelenburg**[2]. Lors de l'appui hanché, ce hauban latéral actif s'en remet à un système de haubanage passif, donc plus économique : le fascia lata.
- Le MG est un muscle puissant, fonctionnant surtout en chaîne fermée sur un mode stato-dynamique (faibles variations de course, concernant le membre en appui lors du passage du pas). Il semble spécialement responsable de l'endurance dans le mouvement (la marche) [2].

[2] Il s'agit d'une bascule controlatérale du bassin lors de l'appui monopodal. Cette boiterie peut être remplacée par une autre : celle de Duchenne de Boulogne, dans laquelle le sujet incline préventivement son buste du côté homolatéral au moment de l'appui (on parle aussi de boiterie d'épaule).

GRAND GLUTÉAL

▶ 4-30

Grand glutéal (vue postérieure).

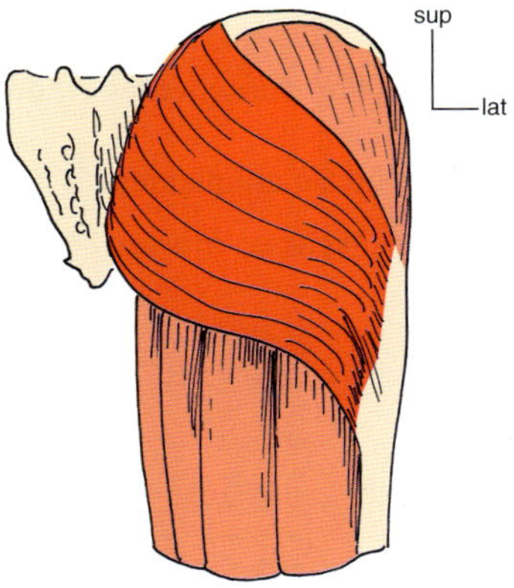

▶ 4-31

a) Vue postérieure de l'origine du grand glutéal.

1. Crête sacrale médiane
2. Crête sacrale intermédiaire
3. Crête iliaque
4. Fascia glutéal
5. Partie postérieure de la surface glutéale
6. Insertion sur les ligaments sacro-iliaques postérieurs
7. Ligament sacrotubéral
8. Bord latéral du sacrum et du coccyx

b) Vue postérolatérale de l'origine du grand glutéal.

1. Plan superficiel
2. Plan profond

Les plans de coupe F (frontal) et T (transversal) correspondent aux 2 flèches de la figure a.

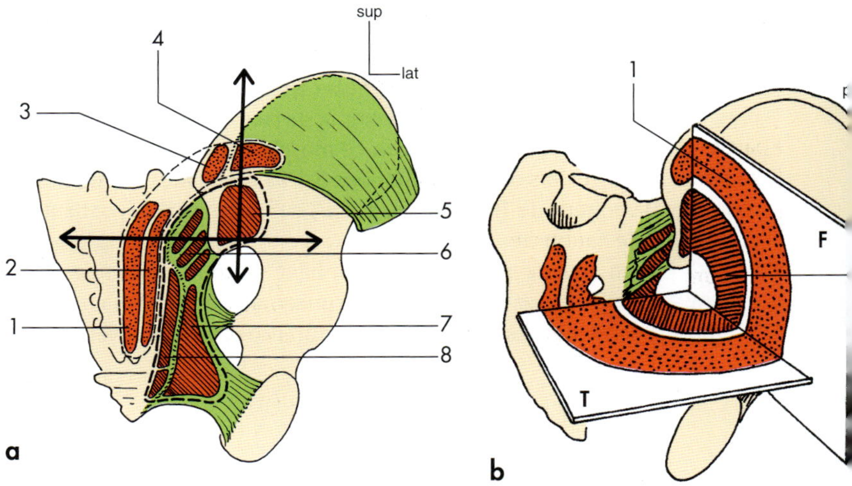

▶ 4-32

Terminaison du plan superficiel sur le fascia lata.

1. Grand glutéal
2. Fascia lata
3. TFL
4. Tractus iliotibial

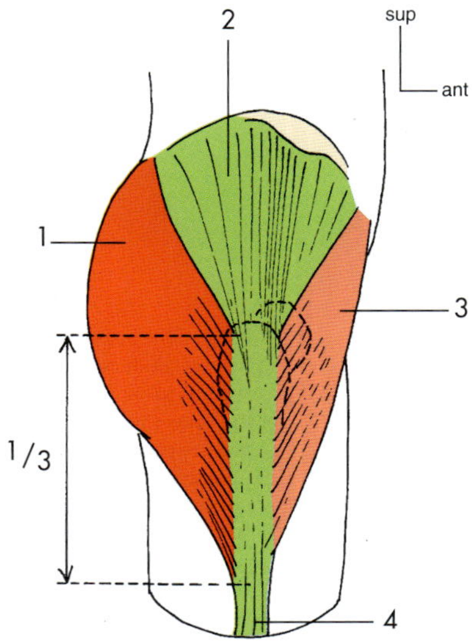

▶ 4-33

Terminaison du plan profond sur la ligne âpre.

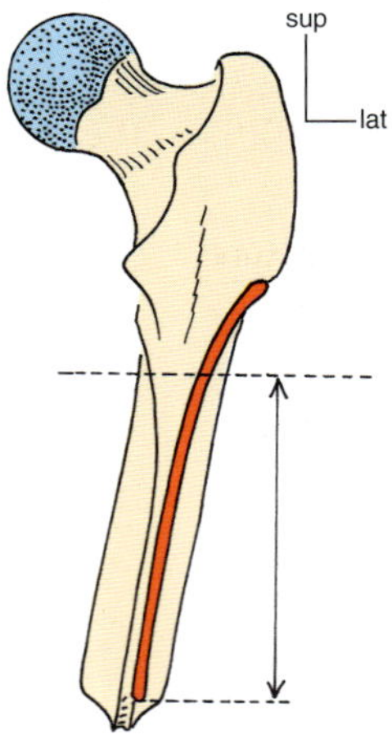

Présentation (fig. 4-30)	
groupe	– **glutéaux**
situation	– fesse
tendu de/à	– os coxal + sacrum ⟶ fémur
forme	– volumineux, en 2 plans

Origine (insertion proximale) (fig. 4-31)					
plan superficiel[1]					
structure	– os **coxal**		– **sacrum**		
parties	– crête iliaque et fascia attenant		– face postérieure		
secteurs	– ¼ post., lèvre ext. du Versant ext.		– crêtes sacrales médiane et intermédiaire		
par	– fibres aponévrotiques				
plan profond[2]					
structure	– os **coxal**	– ligaments **sacro-iliaques** post.	– **sacrum**	– ligament **sacro-tubéral**	– **coccyx**
parties	– face externe – surf. glutéale	– face superficielle	a) face postérieure b) bord latéral	– face superficielle	– bord latéral (+ ligaments sacrococcygiens lat.)
secteurs	– champ post. en arrière de la ligne glutéale post.		a) crête latérale (de la face) b) tout le bord		
par			fibres charnues		

[1] Ces insertions n'en forment qu'une seule, sous l'aspect d'une nappe aponévrotique continue.
[2] Ces insertions n'en forment qu'une seule, sous l'aspect d'une masse charnue continue.

Terminaison (insertion distale)		
	faisceau superficiel (fig. 4-32)	**faisceau profond (fig. 4-33)**
structure	– **fascia lata**	– **fémur**
partie	– bord postérieur	a) corps/bord post. (ligne âpre) b) remontant sur l'extrémité supérieure
secteur	– 1/3 supérieur	a) sur la lèvre latérale (1/3 sup.) b) remontant sur la branche lat. de trifurcation
par	– fibres aponévrotiques	– lame aponévrotique (+ SIML)

GRAND GLUTÉAL

▶ **4-34**

Rapports profonds du grand glutéal.

1. Moyen glutéal
2. Piriforme
3. Ligament sacro-épineux
4. Nerf glutéal inférieur
5. Obturateur int. et jumeaux
6. Ligament sacrotubéral
7. Obturateur ext.
8. Nerf sciatique
9. Carré fémoral

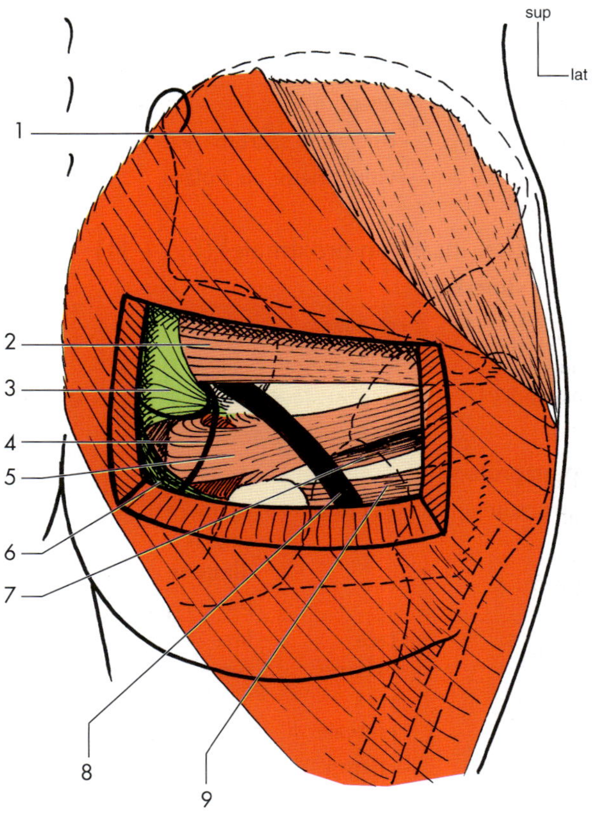

▶ **4-35**

Rapports du grand glutéal, en coupe frontale (a) et vue postérieure (b).

1. Grand adducteur
2. Carré fémoral
3. Obturateur interne et jumeaux
4. Épine sciatique
5. Nerf sciatique
6. Piriforme
7. Nerf glutéal supérieur
8. Petit glutéal
9. Moyen glutéal
10. Crête iliaque
11. Grand glutéal
12. LSE
13. LST

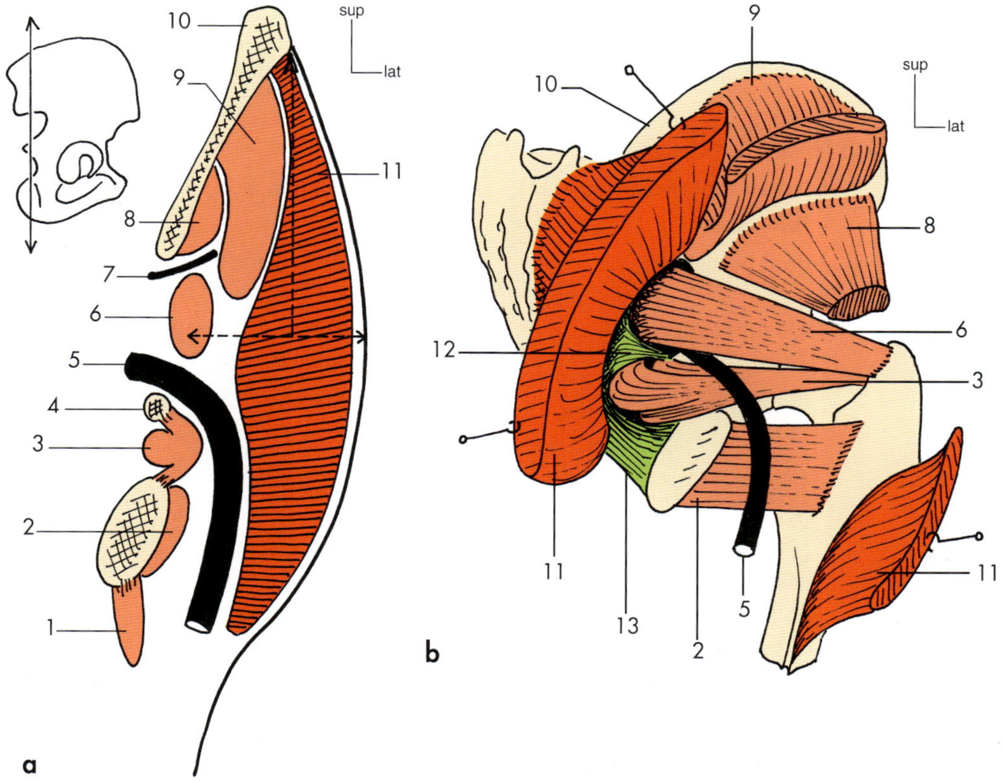

Trajet (fig. 4-34)	
loge	– fesse
obliquité	– fibres parallèles et obliques en bas/dh
aspect	– muscle très épais, losangique – les fibres sont fasciculées[1], c'est-à-dire réparties en petits groupes parallèles
topographie	1. forme la couche superficielle des glutéaux 2. recouvre les incisures sciatiques, les pelvitrochantériens et l'émergence du nerf sciatique

[1] Cet aspect fasciculé permet, d'une part, au chirurgien de pénétrer facilement entre les fibres sans endommager lourdement le muscle, et, d'autre part, ces fascicules fonctionnent à la manière d'un tapis de rouleaux sous les ischions, à la manière de ceux qui permettent de faire rouler des paquets dans les gares ou magasins. Cela empêche l'écrasement statique : le moindre déplacement entraînant un roulement à ce niveau.

Rapports (fig. 4-35)	
en superficie	– fascia glutéal et bourse synoviale sous-cutanée[1]
en profondeur	– bourse synoviale profonde et ischion – fibres post. du moyen glutéal – **pelvitrochantériens** et nerf **sciatique**
en avt	– moyen glutéal, fascia lata et TFL

[1] Cette bourse, très développée chez les singes cynocéphales, leur donne leur aspect caractéristique (cuir rouge dégarni de poils, offrant une grande résistance aux frottements).

QROC sur le grand glutéal

Corrigés p. 511

1. Donnez les insertions proximales du grand glutéal.
2. Donnez les insertions distales du grand glutéal.
3. Donnez les rapports du grand glutéal.
4. Quelles sont les actions du grand glutéal ?
5. Décrivez le trajet du grand glutéal.
6. Donnez l'innervation du grand glutéal.

GRAND GLUTÉAL

▶ **4-36**

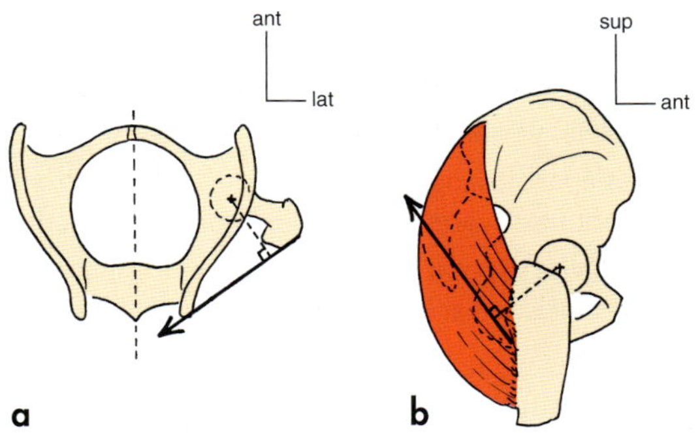

Action du grand glutéal en rotation latérale (a) et extension (b).

▶ **4-37**

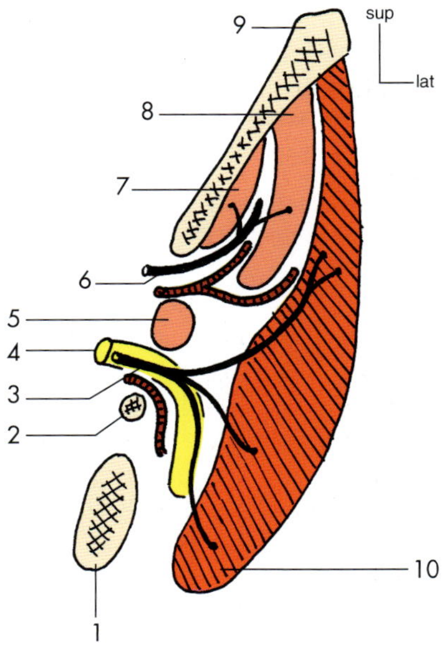

Innervation, vascularisation du grand glutéal.
1. Ischion
2. Épine sciatique
3. PVN glutéal inf.
4. Nerf sciatique
5. Piriforme
6. PVN glutéal sup.
7. Petit glutéal
8. Moyen glutéal
9. Crête iliaque
10. Grand glutéal

Action (hanche)	
statique	– **coussin contractile** (fonction rarement mentionnée pour ce muscle, intercalé entre l'ischion et l'appui d'un siège[1]) – son faisceau superficiel est tenseur du fascia lata au même titre que le TFL en avant[2]
dynamique	– rotation latérale (fig. 4-36a) – **extension**[3] (fig. 4-36b)

[1] L'amyotrophie, notamment chez les personnes âgées, favorise les escarres à ce niveau. De plus, la texture du corps charnu et la présence de bourses synoviales soulignent l'importance de ce rôle.

[2] Le grand glutéal superficiel, le fascia lata et le TFL forment ensemble ce que l'on appelle le **« deltoïde fessier de Farabeuf »**.

[3] Certains ne le disent pas extenseur mais « défléchisseur », prétextant qu'il balaye moins un secteur d'extension qu'un retour de flexion (monter une marche, par exemple), ce qui est exact. Cependant, ce phénomène n'étant pas exceptionnel, il serait compliqué de généraliser cette formulation qui prêterait à difficultés de compréhension.

Innervation, vascularisation (fig. 4-37)	
nerf	nerf **glutéal inférieur**[1]
racines	L5, S1, S2
artère	artère glutéale sup. et inf.

[1] Ancien nerf petit sciatique.

Incidences pratiques

- *Sur le plan morpho-palpatoire*, il est à noter que les animaux ont peu de fesse. Ils ont une forte musculature ischiojambière responsable de l'extension de l'os coxal sur le fémur. Le complément par redressement crânial (chien faisant le beau) est plus rare et n'entraîne aucun développement glutéal. À l'inverse, le bipède humain possède une hanche placée **en extension** (ce qui explique le peu d'extensibilité des muscles ischiojambiers, plus tendineux et membraneux) qui a favorisé l'hypertrophie compensatrice de la masse fessière. Il était classique de parler de fesses de montagnard pour les gens qui, habitués à marcher en terrain incliné, développaient ce galbe. L'aspect **losangique** (rhomboïdal) est plus visible chez un homme âgé, maigre (perte de la masse graisseuse inféromédiale) qui se penche en avant (ce qui supprime le pli sous-glutéal) (*cf.* fig. 8-3d). À la contraction musculaire, surtout chez un homme, le volume prend un aspect **réniforme** à concavité latérale (*cf.* fig. 8-3b).

Facilement palpable, ce muscle ne suit cependant pas exactement le galbe de la fesse. Son bord inférieur la croise obliquement vers le bas et le dehors. On divise la fesse en 4 quadrants afin de localiser le nerf sciatique et faire sans risque les piqûres intramusculaires dans le quadrant supérolatéral (*cf.* fig. 8-3a).

- *Sur le plan mécanique et pathologique*, la situation en rectitude de la hanche humaine, c'est-à-dire en étirement des éléments antérieurs, explique la fréquence du flexum réactionnel rencontré dans toutes les pathologies affectant cette zone.

TENSEUR DU FASCIA LATA (TFL)

▶ 4-38

Vue latérale de la hanche.
1. Grand glutéal
2. Moyen glutéal
3. Fascia lata
4. TFL

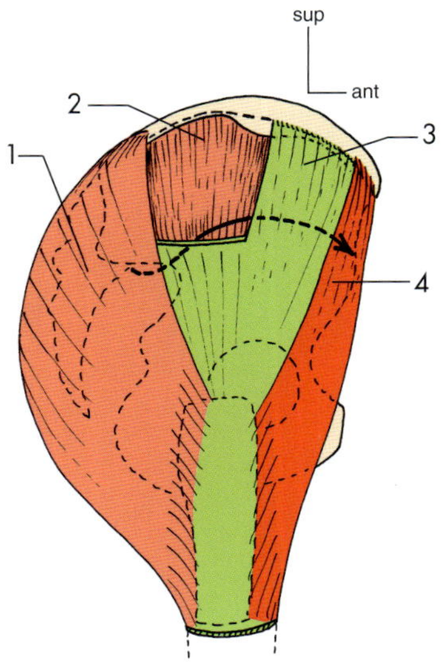

▶ 4-39

Origine du TFL.
1. Fascia lata
2. TFL (déborde sur le bord ant. et sur le fascia)
3. Trajet du TFL

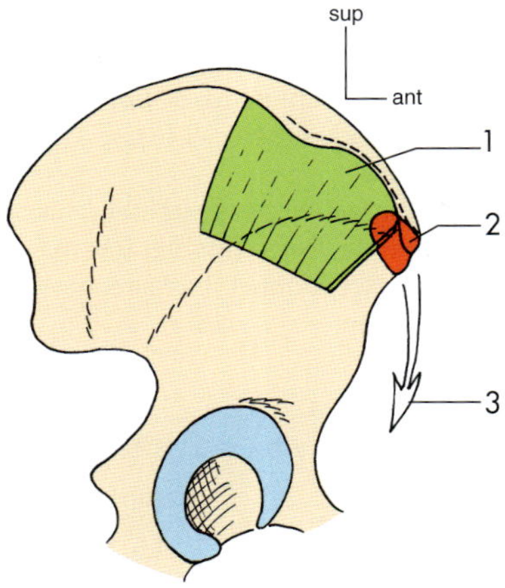

▶ 4-40

Terminaison du tractus iliotibial et du TFL.
1. Tendon et tractus
2. Expansion au fascia fémoral
3. Biceps fémoral
4. Vaste latéral
5. Expansion patellaire
6. Expansion au fascia jambier (crural)

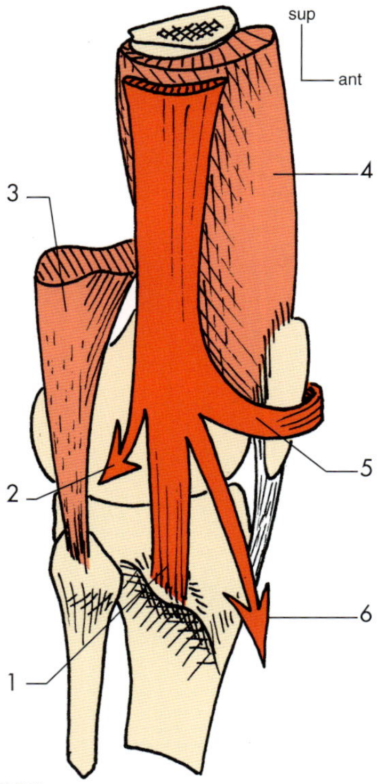

▶ 4-41

Trajet du TFL.
1. Biceps
2. Grand glutéal
3. Fascia lata
4. TFL
5. Vaste latéral
6. Tractus iliotibial

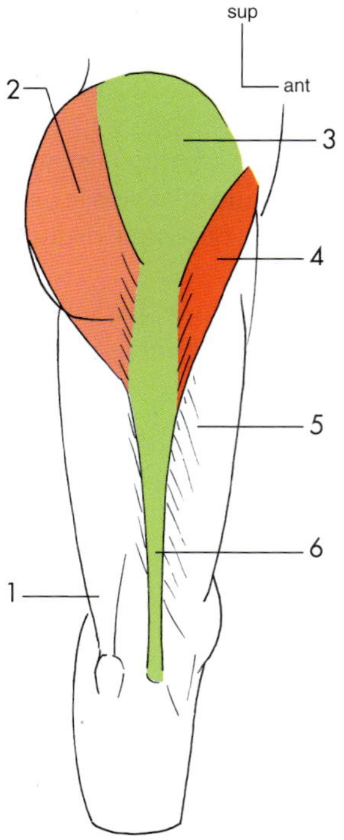

Présentation (fig. 4-38)	
groupe	– deltoïde fessier de Farabeuf[1]
situation	– hanche
tendu de/à	– os coxal → tibia
forme	– très allongé

[1] Cette ancienne dénomination reste intéressante sur le plan fonctionnel.

Origine (insertion proximale) (fig. 4-39)	
structure	– os **coxal**
partie	– EIAS
secteur	– débordant sur bord ant., crête et partie adjacente de la face ext.[1]
par	– fibres charnues
+	– aponévrose de recouvrement

[1] L'insertion est au contact de celles des petit et moyen glutéaux. Elles forment une jonction anciennement appelée ligament d'union de Gunther.

Terminaison (insertion distale) (fig. 4-40)	
structure	– fascia lata et tibia (par l'intermédiaire du fascia lata)[2]
partie	– extrémité sup./crête latérale
secteur	– tubercule infracondylaire[3]
par	– tendon aplati
+	– expansions aux **fascias** fémoral et jambier[4] – expansion au bord latéral de la patella – fibres arciformes vers le sartorius[5]

[2] Le muscle TFL se termine, en fait, au bord antérieur du fascia lata. Mais il est plus facile, fonctionnellement, de considérer la terminaison à distance sur le tibia (Rouvière), avec les fibres du tractus iliotibial (anciennement bandelette de Maissiat).
[3] Ancien tubercule de Gerdy.
[4] Il s'agit d'un système « support-chaussette » qui tend le fascia jambier (similaire à la hanche) (*cf.* fig. 5-3).
[5] Ces fibres participent à la genouillère antérieure qui stabilise l'appareil antérieur du genou.

Trajet (fig. 4-41)	
loge	– hanche (ant.-lat.) puis cuisse (lat.)
obliquité	– en bas et arr. puis vertical
aspect	– charnu en haut, tendineux en bas
topogr.	– latéralement, sur la couture du pantalon

TENSEUR DU FASCIA LATA (TFL)

4-42

Coupe transversale de la hanche passant par la tête fémorale.

1. Grand glutéal
2. Nerf sciatique
3. Obturateur interne
4. Moyen glutéal
5. Petit glutéal
6. TFL
7. Droit fémoral
8. Sartorius
9. Nerf cutané latéral de la cuisse
10. Psoas iliaque
11. Nerf fémoral
12. Artère fémorale
13. Pectiné
14. Nœuds lymphatiques
15. Labrum
16. Capsule

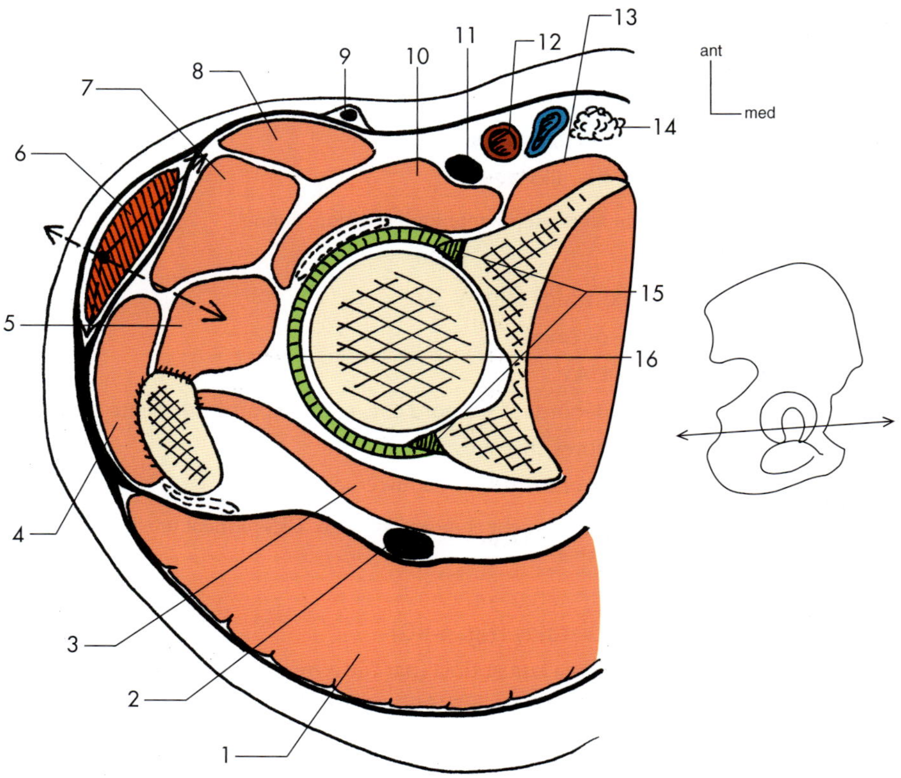

4-43

Hauban latéral formé par le TFL (et tractus iliotibial).

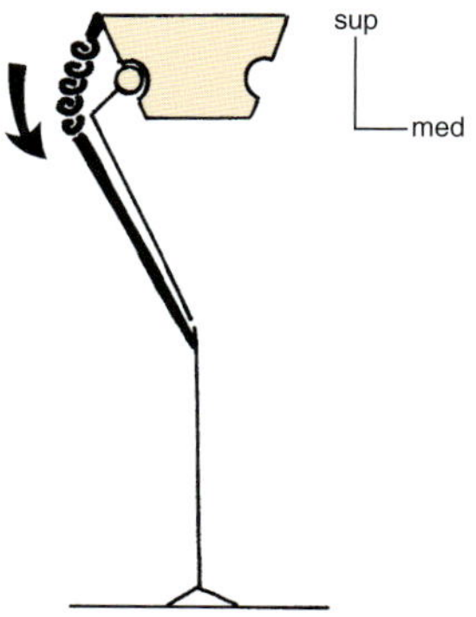

4-44

Action rotatoire médiale du TFL au niveau de la hanche.

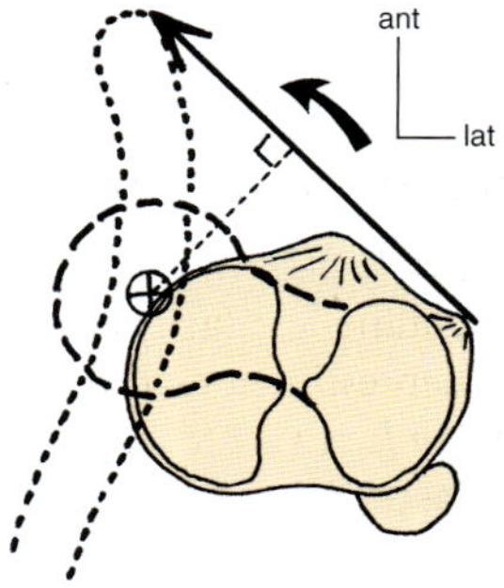

4-45

Action rotatoire latérale du TFL au niveau du genou (fléchi).

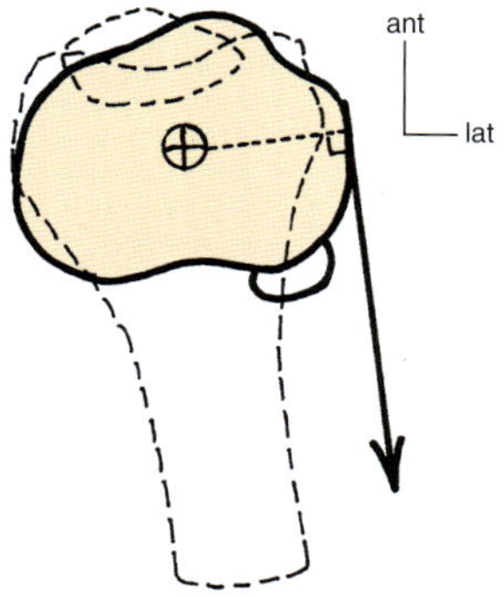

Rapports	
à la partie charnue (fig. 4-42)	
en superf.	– **peau**
en prof.	– petit glutéal
en arr.	– **fascia lata**
en avt	– droit fémoral et sartorius
au tendon (*cf.* fig. 4-40)	
en superf.	– peau
en prof.	– vaste latéral – au genou : le **plan ostéoarticulaire**
en avt	– plan fibreux antérieur du genou + patella
en arr.	– biceps fémoral

Action	
à la hanche	– **fléchisseur** – **abducteur** (fig. 4-43) – **rotateur médial** (fig. 4-44)
au genou	– **rotateur latéral** (fig. 4-45) – hauban latéral (fig. 4-43) – verrouille la fin de l'extension

Innervation, vascularisation	
nerf	– nerf glutéal sup. (*cf.* fig. 4-22)
racines	– L4, L5 (± S1)
artère	– artère glutéale sup.

Incidences pratiques

- *Sur le plan morpho-palpatoire*, ce muscle forme une saillie antérolatérale à la hanche et, sous-cutané, est facilement palpable. Sa mise en tension par l'adduction de hanche provoque une dépression longitudinale visible tout le long de la cuisse et sa tension est palpable.
- *Sur le plan mécanique et pathologique*, le terme de **deltoïde fessier** de Farabeuf regroupe le TFL, le fascia lata et le grand glutéal superficiel. Il maintient le fascia lata en place sur le grand trochanter, lors de sa réflexion sur cette saillie osseuse, et évite sa luxation en avant comme en arrière. C'est en quelque sorte un système « porte-jarretelles » (*cf.* fig. 5-2). Le fascia lata assure un **haubanage latéral** passif tant au niveau de la hanche que du genou, ce qui réalise une économie intéressante lors de l'appui monopodal.

L'expansion patellaire du TFL peut être en cause dans certains syndromes fémoropatellaires.

QROC sur le TFL

Corrigés p. 511

1. Donnez l'innervation du TFL.
2. Quelles sont les actions du TFL ?
3. Décrivez les fibres charnues du TFL.
4. Quels sont les rapports du TFL ?
5. Donnez la terminaison du TFL.

HANCHE : MUSCLES PELVITROCHANTÉRIENS
PIRIFORME

4-46

Vue postérolatérale du piriforme.
1. LST
2. LSE
3. Grand glutéal
4. Moyen glutéal
5. Petit glutéal
6. Piriforme
7. Obturateur int. et jumeaux
8. Obturateur ext.
9. Carré fémoral
10. Nerf sciatique

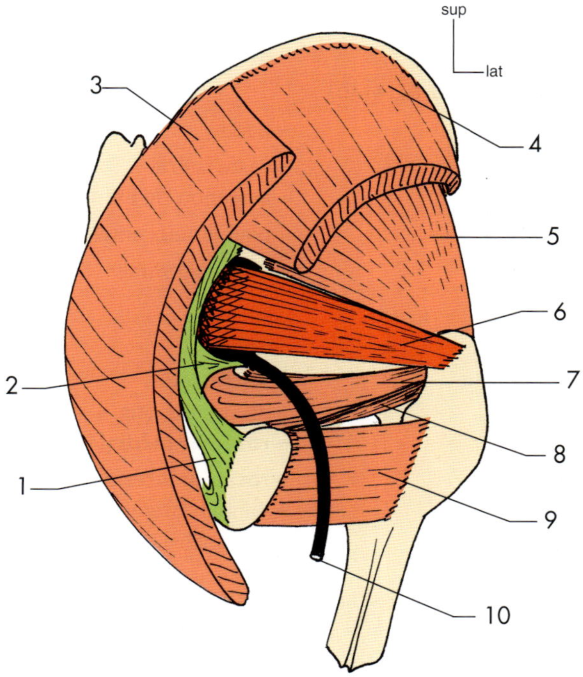

4-47

Origine du piriforme.
1. Piriforme
2. LSE

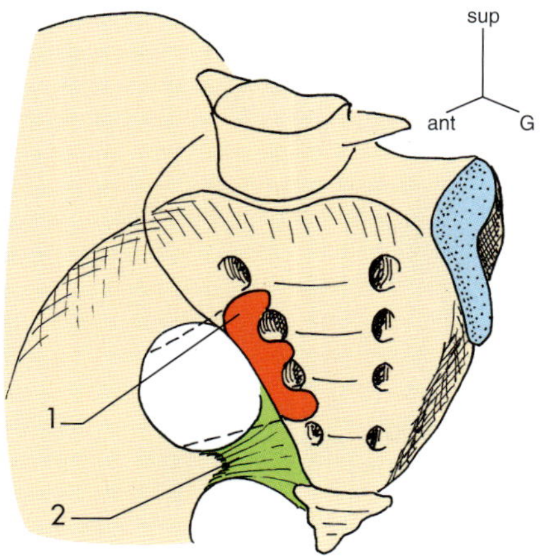

4-48

Terminaison du piriforme (1).

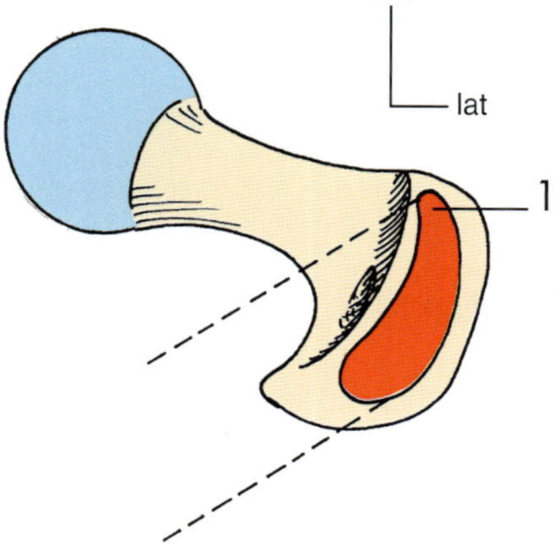

4-49

Trajet du piriforme (coupe oblique) : niveaux intrapelvien (1), à la grande incisure (2), extra-pelvien (3).

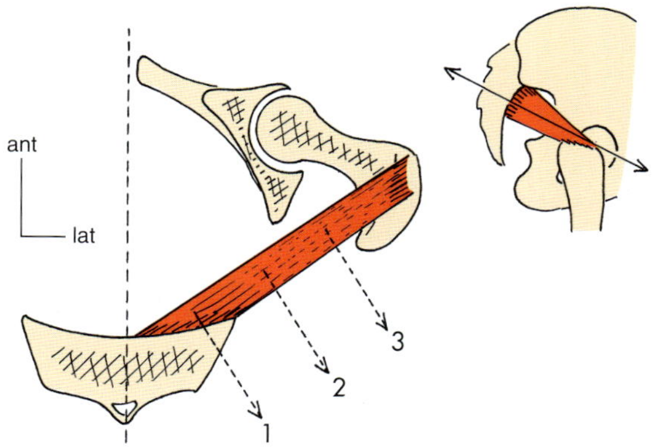

Présentation (fig. 4-46)	
groupe	– **pelvitrochantériens**[1]
situation	– hanche (profond)
tendu de/à	– sacrum → fémur
forme	– triangulaire

[1] Le terme de pelvitrochantériens regroupe les muscles du bassin s'insérant en dessous du détroit supérieur et se terminant sur le grand trochanter.

Origine (insertion proximale) (fig. 4-47)	
structure	– **sacrum**
partie	– S2, S3, S4 (corps)
secteur	– partie lat. des faces ant. + leur réunion en dh
par	– fibres charnues – expansion inconstante sur le bord supérieur de la grande incisure sciatique (*cf.* fig. 4-50)

Terminaison (insertion distale) (fig. 4-48)	
structure	– **fémur**
partie	– extrémité sup./gd trochanter
secteur	– face supérieure
par	– tendon

Trajet (fig. 4-49)	
loge	– intra- puis extra-pelvien – plan prof. de la fesse
obliquité	– en avt/dh/bas
aspect	– triangulaire à base sacrale – à noter, accessoirement, une insertion inconstante au bord supérieur de la grande incisure, ce qui témoigne d'une action stabilisatrice et coaptatrice, et non dynamique, au niveau de l'articulation sacro-iliaque (*cf.* fig. 4-50)
topogr.	1. intrapelvien : racines du nerf sciatique 2. sortie du bassin : gde incisure sciatique (2 foramens : supra et infra) 3. extrapelvien : recouvert par le gd glutéal

PIRIFORME

4-50

Rapports endopelviens du piriforme, en coupe transversale (a) et vue endopelvienne (b).
1. Rectum
2. Péritoine
3. Aponévrose du piriforme
4. Nerf sciatique
5. Piriforme
6. Branche antérieure de racine sacrée
7. Branche postérieure de racine sacrée
8. Plexus pudendal
9. LSE
10. Nerf pudendal

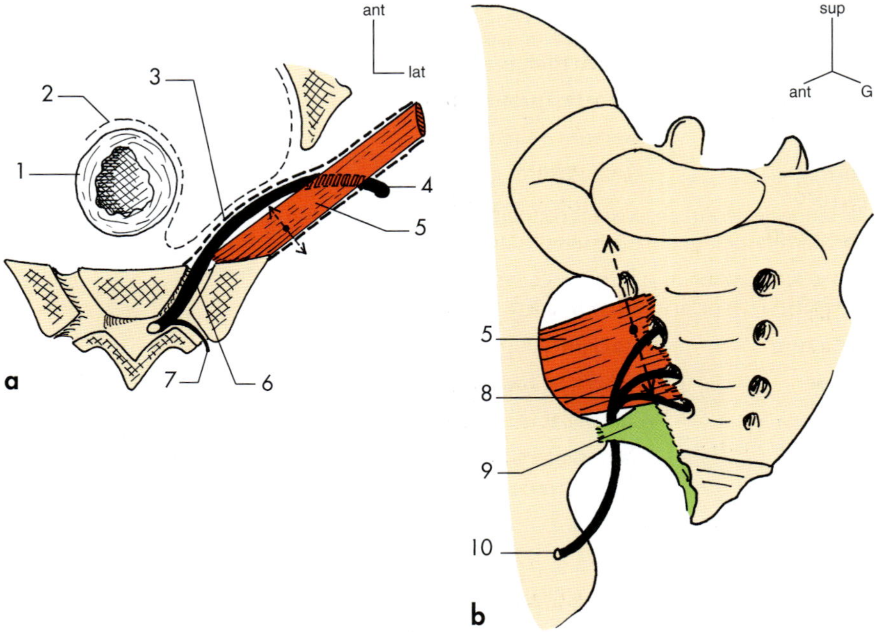

4-51

Rapports du piriforme à la grande incisure sciatique.
1. LSE
2. PVN glutéal inférieur
3. LST
4. Bandelette de Champenois (expansion du LST)
5. Piriforme
6. Arcade de Bouisson
7. Arcade du moyen glutéal
8. PVN glutéal supérieur
9. Nerf sciatique
10. Nerf pudendal

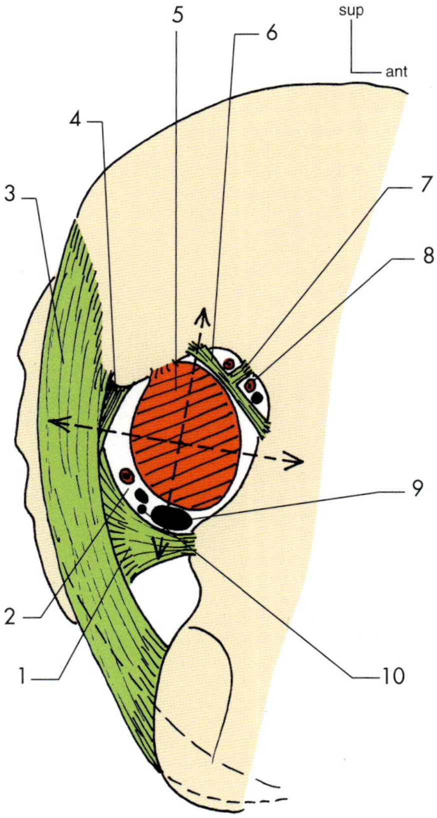

4-52

Rapports extra-pelviens du piriforme.
1. LST
2. LSE
3. Grand glutéal
4. Petit glutéal
5. Piriforme
6. Obturateur int. et jumeaux
7. Obturateur ext. (normalement recouvert par le précédent)
8. Carré fémoral

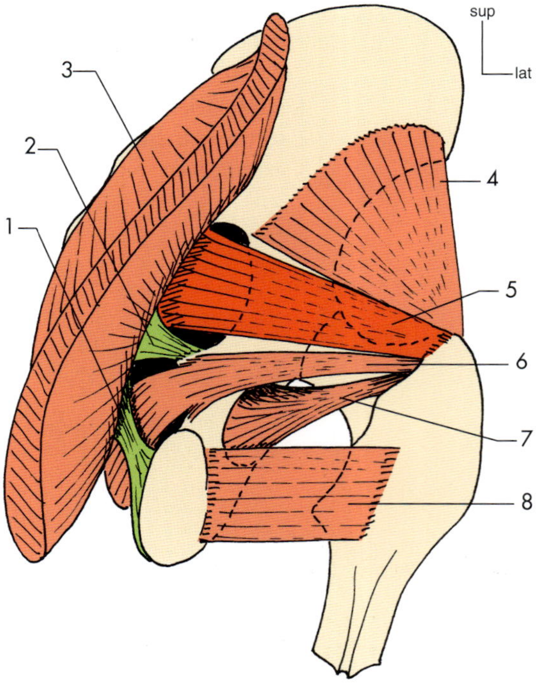

Rapports	
en intrapelvien (fig. 4-50 et 4-54)	
en avt/dd	– racines du nerf **sciatique** (dans l'aponévrose) – rectum
en arr./dh	– plan osseux
en ht	– promontoire sacré
en bas	– plexus pudendal
à la grande incisure sciatique (fig. 4-51)	
en avt	– bord coxal de l'incisure
en arr.	– sacrum et LST
en ht	– **foramen suprapiriformien** (PVN glutéal sup.) – bord sup. de la gde incisure
en bas	– **foramen infrapiriformien** (nerfs **sciatique** et glutéal inf.) – épine sciatique et LSE
en extrapelvien (fig. 4-52)	
en superf.	– **grand glutéal**
en ht	– petit glutéal
en bas	– jumeau sup. et obturateur int.

QROC sur le piriforme

Corrigés p. 511

1. Donnez l'innervation du piriforme.
2. Quelles sont les actions du piriforme ?
3. Comment se place le piriforme parmi les muscles voisins ?
4. Quels sont les rapports du piriforme ?
5. Donnez l'insertion proximale du piriforme.

PIRIFORME

▶ 4-53
Actions du piriforme :
anté-rétroverseur neutre (a), rotateur latéral (b), abducteur (c).

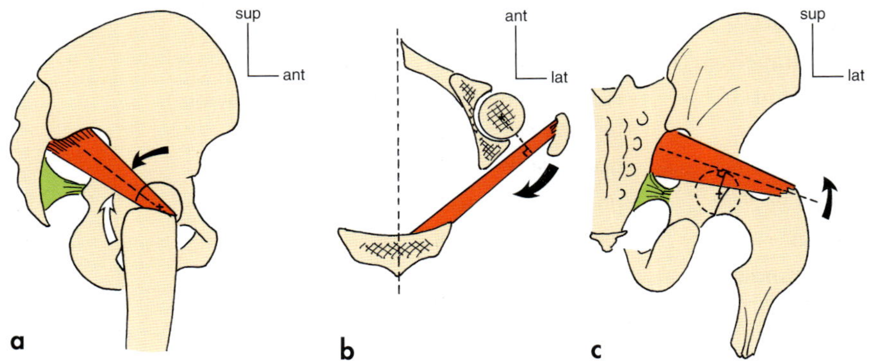

▶ 4-54
Innervation du piriforme.
1. LSE
2. Nerf sciatique
3. Piriforme
4. Tronc lombosacral (TLS)
5. S2

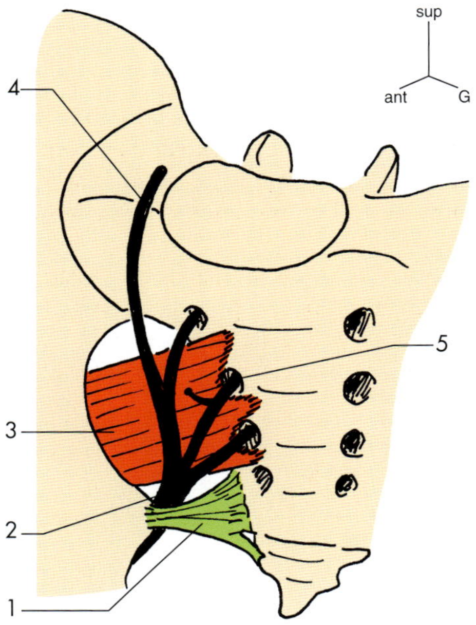

Action (hanche)	
statique	– stabilisation (fig. 4-53a) – coaptation de la sacro-iliaque[1]
dynamique	– **rotation latérale**[2] (fig. 4-53b) – **abduction**
fonctionnel	– équilibreur automatique (**cybernétique**)[3] (fig. 4-53c)

[1] Pour Mitchell, cité par Janet G. Travell et David G. Simons [7], il entraînerait une légère nutation du sacrum de son côté.
[2] À noter qu'en flexion de hanche (position assise) ce muscle est abducteur horizontal et non plus rotateur latéral.
[3] Sa traction à 30° par rapport au plan tangentiel de la sacro-iliaque fait, qu'en cas de contraction unilatérale, il tend à déplacer la base sacrale en avant et homolatéralement [1].

Innervation, vascularisation (fig. 4-54)	
nerf	– nerf du **piriforme**
racines	– S2 (ou parfois S1)
artère	– artères glutéales sup. et inf.

Incidences pratiques

- *Sur le plan palpatoire*, ce muscle profond est palpable dans les cas favorables (absence de revêtement cellulograisseux) en prenant comme repères le bord postérieur du moyen glutéal et le grand trochanter. Il faut détendre le grand glutéal qui le recouvre (ni flexion de hanche, ni contraction de ce muscle). En revanche, il faut faire contracter le piriforme, sinon sa faible masse n'est pas perceptible.
- *Sur le plan pathologique et mécanique*, la proximité des racines du nerf sciatique, à son origine, explique le possible retentissement nerveux d'une contracture ou inflammation de ce muscle[3]. Mécaniquement, il passe sagittalement en regard de l'axe de flexion-extension coxo-fémoral, et n'a donc aucune action dans ce plan : ni anté- ni rétroverseur. Il tend à ramener le bassin en position d'anté/rétroversion neutre[4].

[3] Mentionné par Retzlaff et coll. [8].
[4] On le compare à un ressort de rappel, qui ramène en position intermédiaire.

OBTURATEUR INTERNE ET JUMEAUX

▶ **4-55**

Vue postérolatérale de l'obturateur interne et jumeaux.

1. LST
2. LSE
3. Grand glutéal
4. Petit glutéal
5. Piriforme
6. Obturateur int. et jumeaux
7. Obturateur ext. (normalement non visible)
8. Carré fémoral

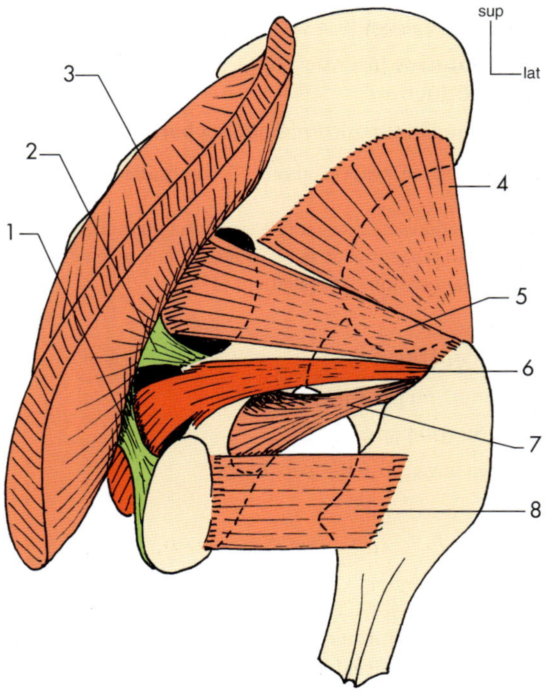

▶ **4-56**

Origine de l'obturateur interne.

1. Obturateur interne
2. Membrane obturatrice interne (MOI)

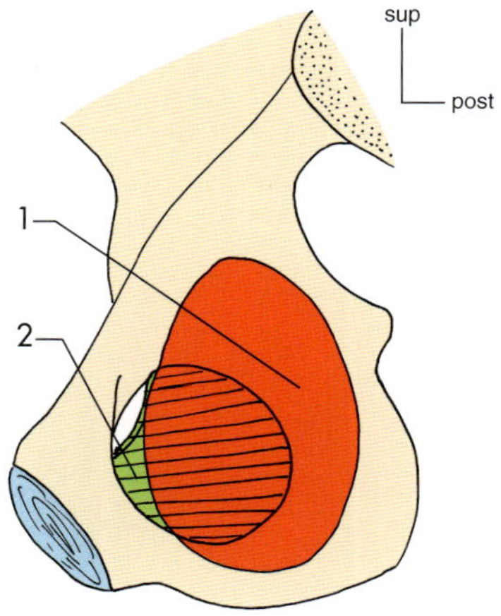

▶ **4-57**

Terminaison de l'obturateur interne et jumeaux.

1. Leur insertion commune
2. Fosse trochantérique (obturateur externe)

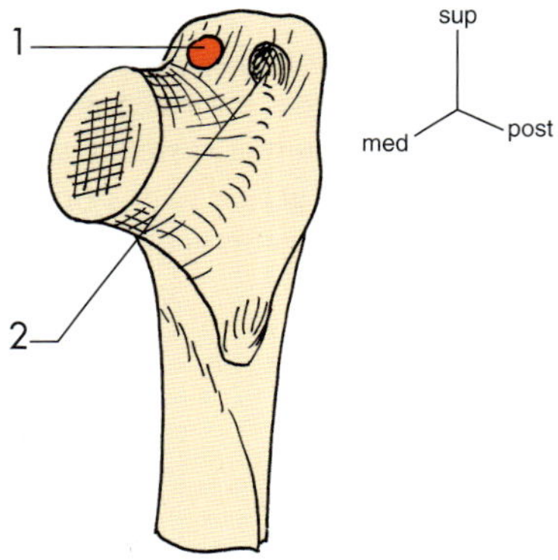

▶ **4-58**

Trajet de l'obturateur interne.

1. MOI
2. Portion endopelvienne
3. Bourse synoviale
4. Fibres tendineuses
5. Grand trochanter

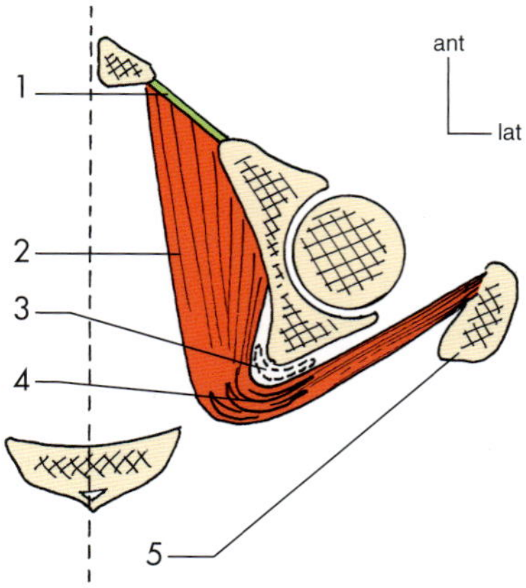

Présentation (fig. 4-55)	
groupe	– **pelvitrochantériens**
situation	– hanche (profond)
tendu de/à	– os coxal → fémur
forme	– triangulaire

Origine (insertion proximale) (fig. 4-56)		
	obturateur interne	**jumeaux sup. et inf.**
structure	– os **coxal**	– os **coxal**
partie	– face interne	– bord post./petite incisure sciatique
secteur	– pourtour foramen obturé	– bords sup. et inf. de l'incisure
par	– fibres charnues	– fibres charnues

Terminaison (insertion distale) (fig. 4-57)	
structure	– **fémur**
partie	– extrémité sup./gd trochanter
secteur	– face med./en avant de la fosse trochantérique
par	– tendon commun

Trajet (fig. 4-58)	
loge	– intra- puis extrapelvien – plan prof. de la fesse
obliquité	– intrapelvien : oblique en arr./dh – sortie du bassin : réflexion à 90° (bourse synov.) [1] – extra-pelvien : oblique en avt/dh
aspect	– forme un véritable « **triceps pelvien** » (si l'on considère une origine unique sur le grand trochanter, le muscle s'engouffre dans la petite incisure sciatique, abandonnant ses fibres bordantes – les jumeaux – à l'os coxal lors de sa réflexion) – intrapelvien : large, fibres charnues convergeant en arr. – sortie du bassin : le muscle est parsemé de fibres tendineuses fasciculées[2]
topogr.	1. intrapelvien : insertion de l'élévateur de l'anus 2. sortie du bassin : **petite incisure sciatique** 3. extra-pelvien : recouvert par nerf **sciatique** et grand glutéal

[1] Cette bourse bilobée est à cheval sur le bord coxal de l'incisure et assure un glissement atraumatique aux fibres musculaires.

[2] Les fibres tendineuses apportent leur résistance, la fasciculation permet un roulement des fibres qui contrecarre l'écrasement dû au plaquage de la réflexion.

OBTURATEUR INTERNE ET JUMEAUX

▶ **4-59**

Rapports endopelviens de l'obturat. int. (coupe frontale).

1. Grand adducteur
2. Branche ischiopubienne
3. Obturateur externe
4. MOI
5. Obturateur interne
6. PVN obturateur
7. Aile iliaque
8. Vessie
9. Prostate
10. Élévateur de l'anus et son aponévrose
11. Périnée et ses aponévroses
12. Canal pudendal
13. Ischiocaverneux

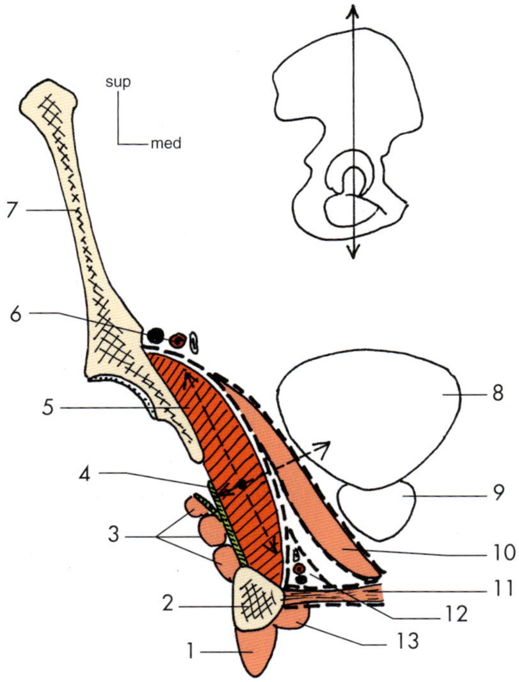

▶ **4-60**

Rapports de l'obturat. int. et jumeaux à la petite incisure sciatique.

1. Nerf pudendal
2. LSE
3. Piriforme
4. Nerf sciatique
5. Jumeau supérieur
6. Obturateur interne
7. Jumeau inférieur
8. Ischion
9. LST

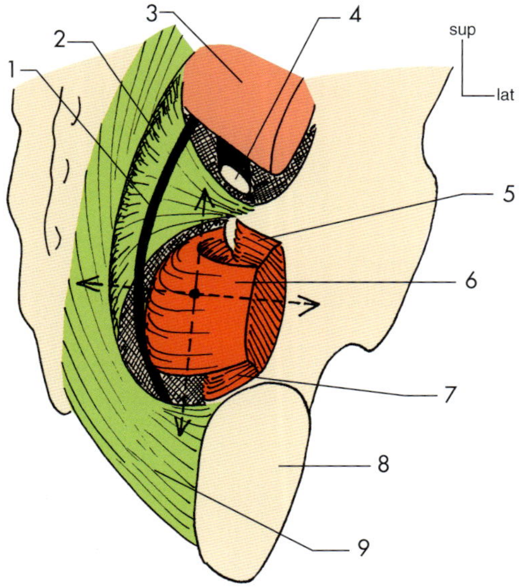

▶ **4-61**

Rapports extra-pelviens de l'obturateur int. et jumeaux.

1. Obturateur externe
2. Nerf sciatique
3. Obturateur interne
4. Grand glutéal
5. LST
6. LSE
7. Moyen glutéal
8. Petit glutéal
9. Carré fémoral

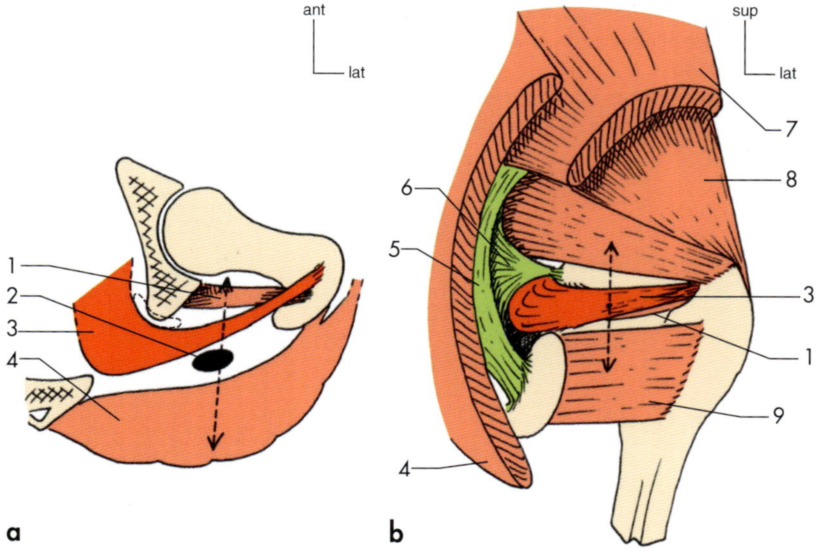

Rapports	
en intrapelvien (fig. 4-59)	
en avt/dh	– MOI
en dd	– **élévateur de l'anus** – vessie
en ht	– PVN obturateur
en bas	– canal pudendal[1] et périnée
à la petite incisure sciatique (fig. 4-60)	
en avt	– bord **coxal** (petite incisure)
en arr.	– sacrum et LST
en ht	– épine sciatique et LSE
en bas	– tubérosité ischiatique
en extra-pelvien (fig. 4-61)	
en superf.	– nerf **sciatique** – gd glutéal
en prof.	– obturateur externe
en haut	– piriforme – petit glutéal
en bas	– carré fémoral

[1] Ancien canal d'Alcock.

OBTURATEUR INTERNE ET JUMEAUX

▶ 4-62

a) Action rétroversante de l'obturateur interne et jumeaux.
b) Action rotatoire latérale de l'obturateur interne et jumeaux.

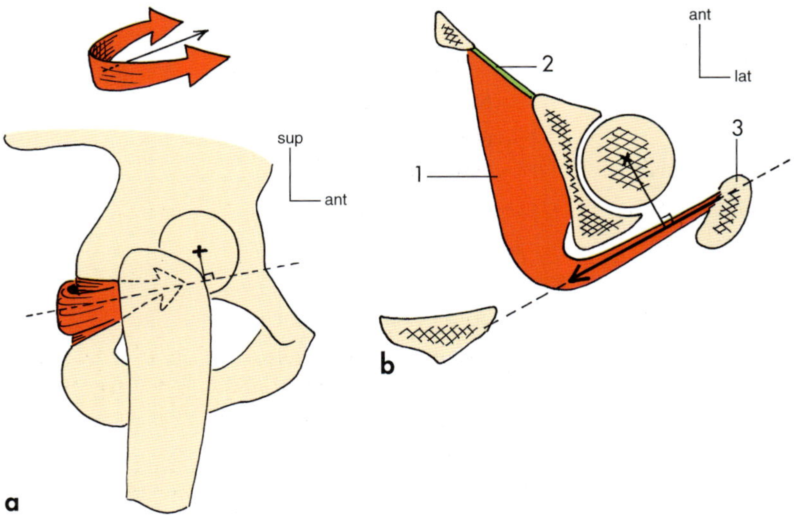

▶ 4-63

Innervation de l'obturateur interne et jumeaux.
1. Nerf du carré fémoral et jumeau inf.
2. Nerf de l'obturateur int. et jumeau sup.

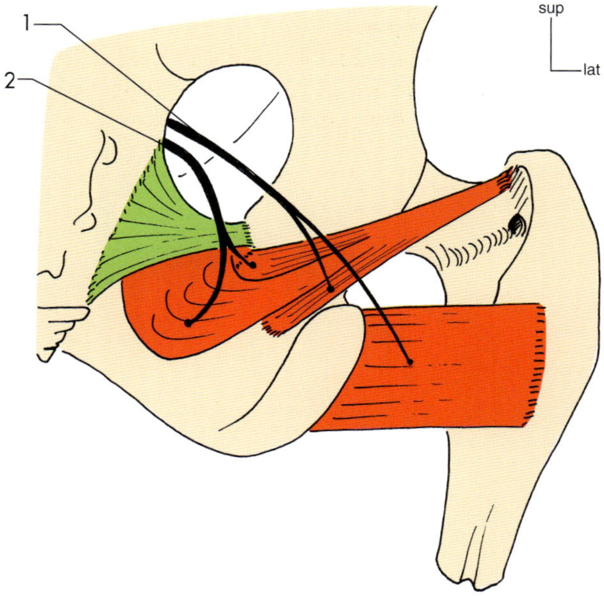

Action (hanche) (fig. 4-62)	
statique	– **stabilisation**
dynamique	– **rotation latérale**[1] – rétroversion
fonctionnelle	– rôle **cybernétique** (*cf. infra*)

[1] À noter qu'en flexion de hanche (position assise) ces muscles sont abducteurs horizontaux et non plus rotateurs latéraux.

Innervation, vascularisation (fig. 4-63)	
nerfs	a) obturat. int. et jumeau sup. : nerf de l'**obturat. int.** et **jumeau sup.** b) jumeau inf. : nerf du **jumeau inf.** et du **carré fémoral**
racines	a) obturat. int. et jumeau sup. : L5, S1, S2 b) jumeau inf. : L4, L5, S1
artères	– intrapelvien : artères obturat. et pudendale int. – extra-pelvien : artère glutéale inf.

Incidences pratiques

- *Sur le plan morpho-palpatoire*, tout comme le piriforme, ce muscle est situé au fond du méplat rétrotrochantérien. Il est palpable dans les cas favorables (absence de graisse, relâchement du grand glutéal, contraction des pelvitrochantériens) en sachant qu'il se situe dans une oblique entre le piriforme et l'horizontale du carré fémoral.
- *Sur le plan mécanique et pathologique*, il est lié à l'équilibre cybernétique du bassin, c'est-à-dire à sa stabilité automatique. On parle de hamac gémello-obturateur[5] lorsque l'on privilégie la composante sustentatrice exercée sur l'os coxal quand le fémur est fixe.

QROC sur l'obturateur interne et les jumeaux

Corrigés p. 511

1. Quels sont les rapports intrapelviens de l'obturateur interne ?
2. Quelle est l'innervation des jumeaux ?
3. Qu'est-ce que le hamac gémello-obturateur ?
4. Décrivez le trajet de l'obturateur interne.
5. Quels sont les rapports des jumeaux ?

[5] Cette action, décrite par Boris Dolto (cf. muscle obturateur externe) consiste en la sustentation du bassin sur les têtes fémorales, lorsque le fémur est fixe [9].

OBTURATEUR EXTERNE

▶ **4-64**
Trajet de l'obturateur externe.

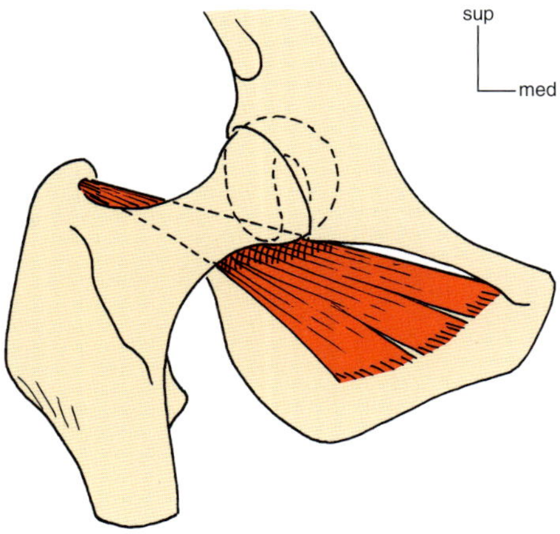

▶ **4-65**
Origine de l'obturateur externe.
1. Membrane obturatrice externe (MOE)
2. Membrane obturatrice interne (MOI)
3. Obturateur externe
4. Branche ischiopubienne

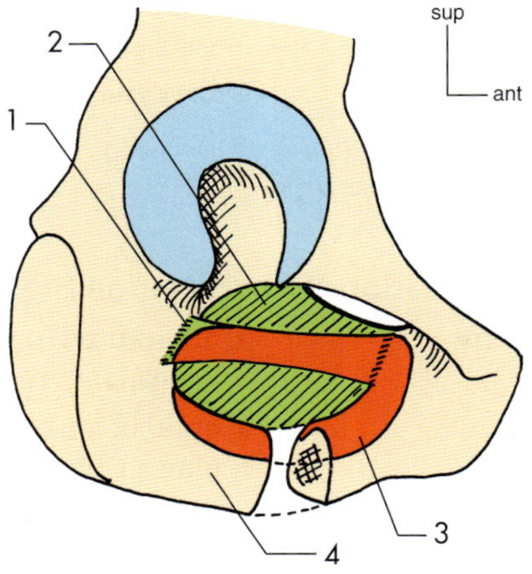

▶ **4-66**
Terminaison.
1. Obturateur externe (OE)
2. Sillon de l'OE
3. Petit trochanter

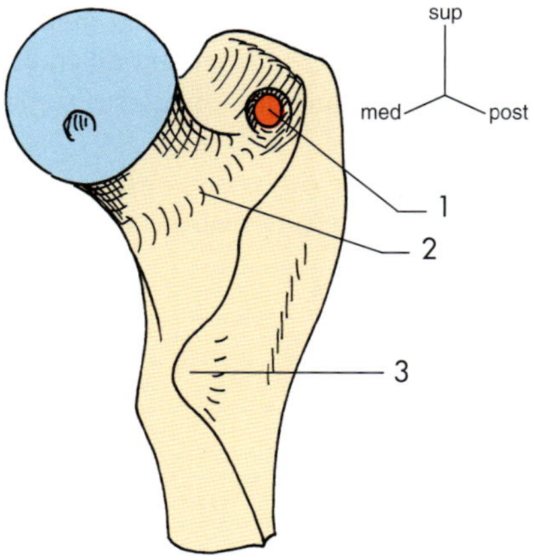

▶ **4-67**
Trajet de l'obturateur externe (vue sup.).

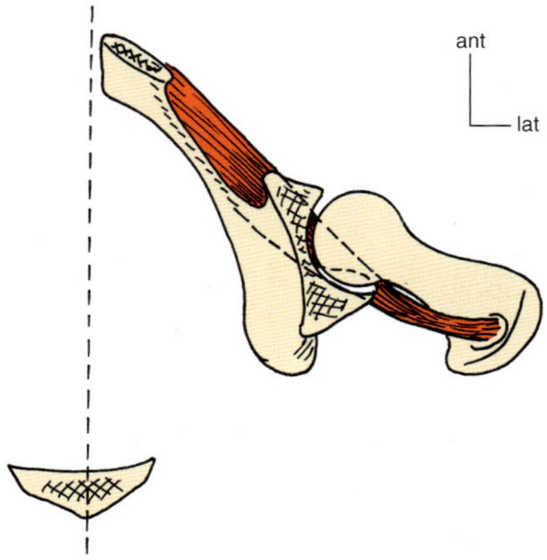

▶ **4-68**
Rapports de l'obturateur externe.
1. Artère fémorale
2. MOE
3. Pectiné
4. Nerf obturateur
5. Obturateur interne
6. MOI
7. Périnée
8. Branche ischiopubienne
9. Grand adducteur

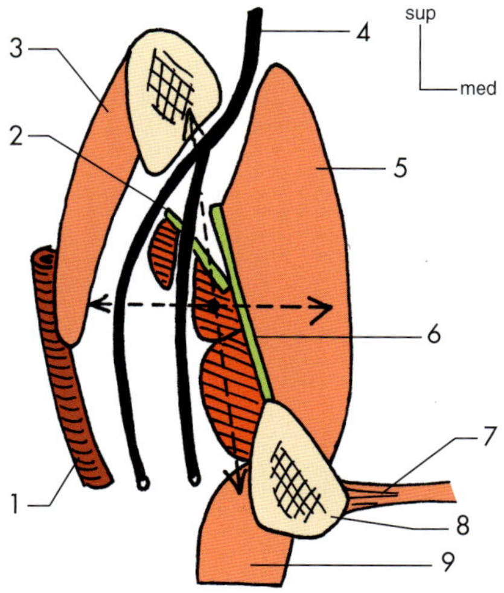

▶ **4-69**
Trajet de l'obturateur externe (vue post.).
1. Sillon infra-acétabulaire
2. Sillon du col

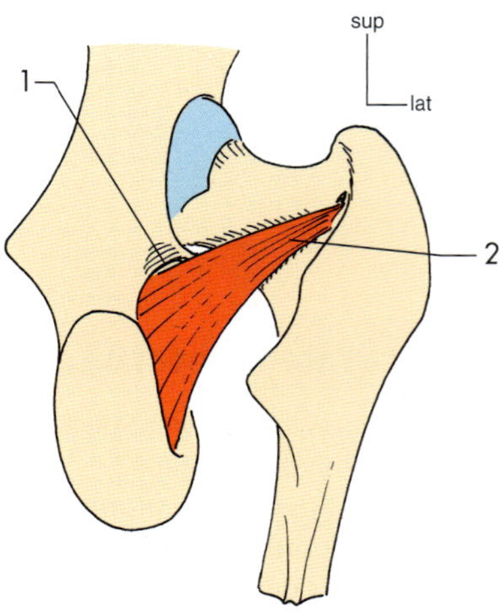

Présentation (fig. 4-64)	
groupe	– **pelvitrochantériens**
situation	– hanche (profond)
tendu de/à	– os coxal → fémur
forme	– triangulaire

Origine (insertion proximale) (fig. 4-65)	
structure	– **os coxal**
partie	– pourtour externe du foramen obturé
secteur	– branche ischiopubienne, partie sup.
par	– fibres charnues (2 ou 3 faisceaux)
+	– MOE

Terminaison (insertion distale) (fig. 4-66)	
structure	– **fémur**
partie	– extrémité sup./gd trochanter
secteur	– face médiale, fosse trochantérique
par	– tendon

Trajet (fig. 4-67)	
loge	– hanche, plan profond
obliquité	– en arr. et en ht, puis s'enroulant derrière le col (en dh, ht)
aspect	– triangulaire
topogr.	– longe le plan **ostéoarticulaire** (corne post. puis col)

Rapports	
à la partie charnue (fig. 4-68)	
en avt/dh	– pectiné + nerf obturateur
en arr./dd	– MOE + MOI
en ht	– nerf **obturateur** – branche sup. du pubis et articulation coxo-fémorale
en bas	– adducteurs
au tendon (fig. 4-69)	
en ht	– corne post. de la surf. semi-lunaire
en prof.	– plan osseux : col fémoral
en superf.	– obturateur interne, puis grand glutéal

OBTURATEUR EXTERNE

▶ **4-70**
Action sustentatrice du bassin (hamac).

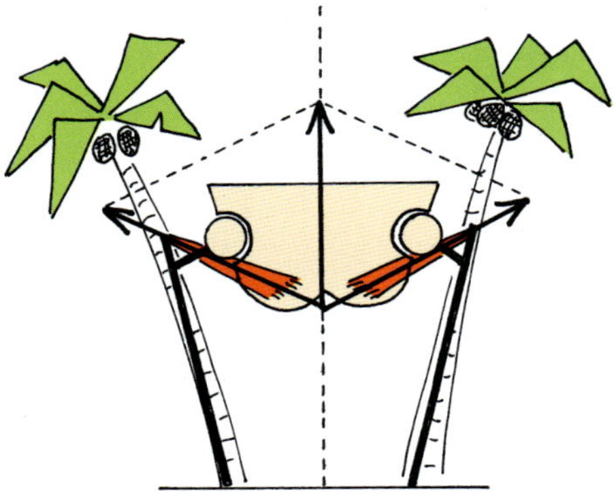

▶ **4-71**
Action rotatoire latérale de l'obturateur externe.

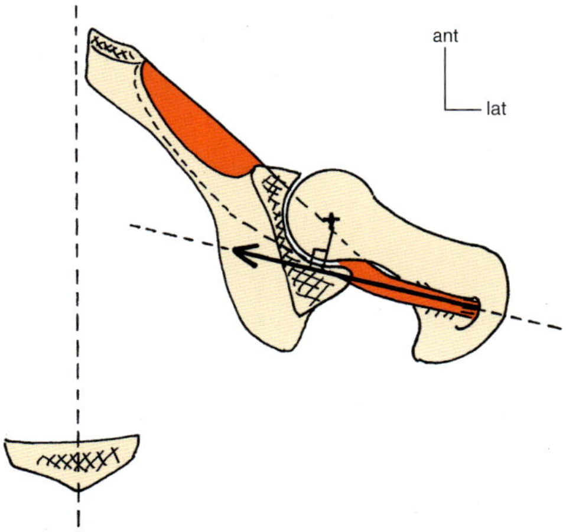

▶ **4-72**
Innervation, vascularisation de l'obturateur externe, en coupe frontale (a) et vue postérieure (b).
1. Obturateur externe
2. Branche supérieure du pubis
3. Nerf obturateur
4. Obturateur interne
5. MOI
6. Branche ischiopubienne
7. Piriforme
8. Artère glutéale inférieure
9. LST

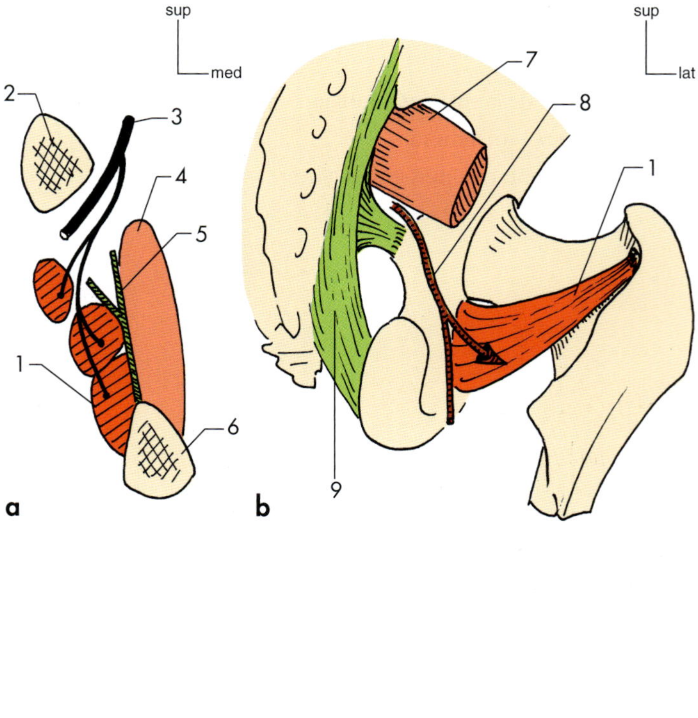

Action (hanche) (*cf.* fig. 4-61)	
statique	– **stabilisation** de la hanche – **sustentation** du bassin (fig. 4-70)
dynamique	– **rotation latérale** – antéversion (ou flexion) (fig. 4-71)

Innervation, vascularisation (fig. 4-72)	
nerfs	– nerf de l'**obturateur ext.** (collatérale du nerf obturateur)
racines	– L3, L4 (L5)
artère	– artères glutéale inf. et circonflexe med.

Incidences pratiques

Ce muscle est totalement inaccessible à la vue et au toucher.
Il fait partie des stabilisateurs de hanche. Seul pelvitrochantérien qui soit antéverseur, son passage dans le sillon infra-acétabulaire (sous la corne postérieure) lui donne un rôle de premier plan dans le concept de **hamac gémello-obturateur**. En effet, prenant la corde lors de sa contraction, il sustente légèrement le pelvis, décomprimant la coxo-fémorale.

QROC sur l'obturateur externe

Corrigés p. 512

1. Donnez l'innervation de l'obturateur externe.
2. Quelles sont les actions de l'obturateur externe ?
3. Comment se place de l'obturateur externe parmi les muscles voisins ?
4. Quels sont les rapports de l'obturateur externe ?
5. Donnez l'insertion proximale de l'obturateur externe.

CARRÉ FÉMORAL

▶ **4-73**

Vue postérieure du carré fémoral.

1. LST
2. LSE
3. Grand glutéal
4. Petit glutéal
5. Piriforme
6. Obturateur int. et jumeaux
7. Obturateur ext. (normalement non visible)
8. Carré fémoral

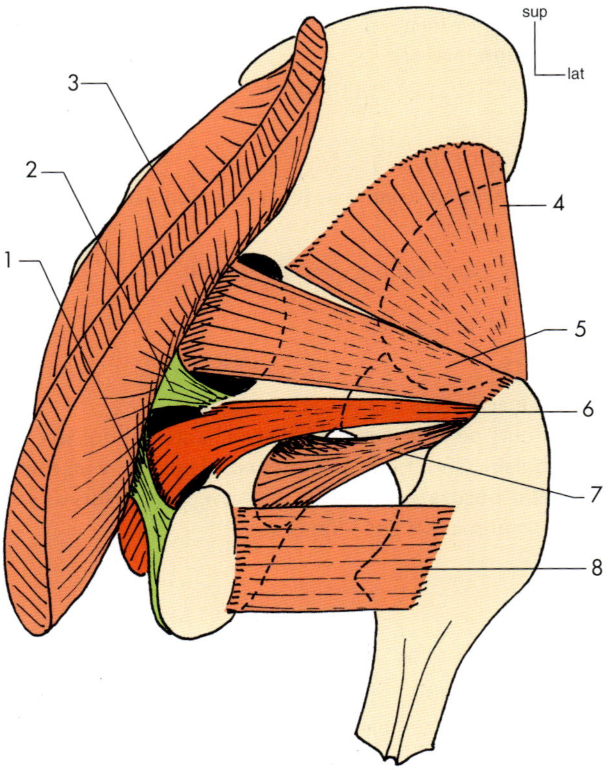

▶ **4-74**

Vue postérolatérale de la tubérosité ischiatique.

1. Semi-tendineux
2. Long biceps
3. Semi-membraneux
4. Carré fémoral
5. Grand adducteur (3e faisceau)
6. Grand adducteur (faisceaux 1 et 2)

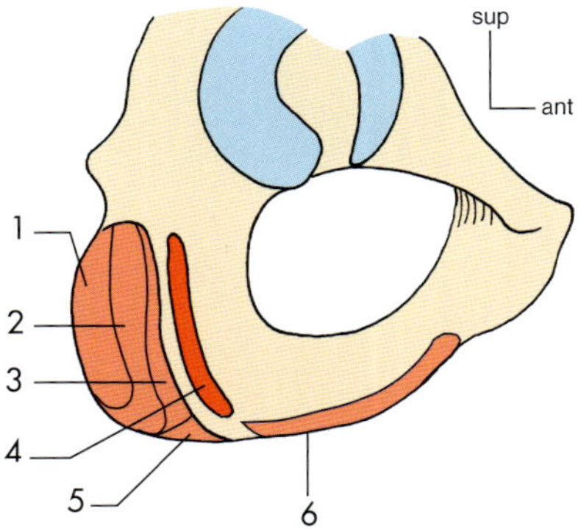

▶ **4-75**

Terminaison du carré fémoral.

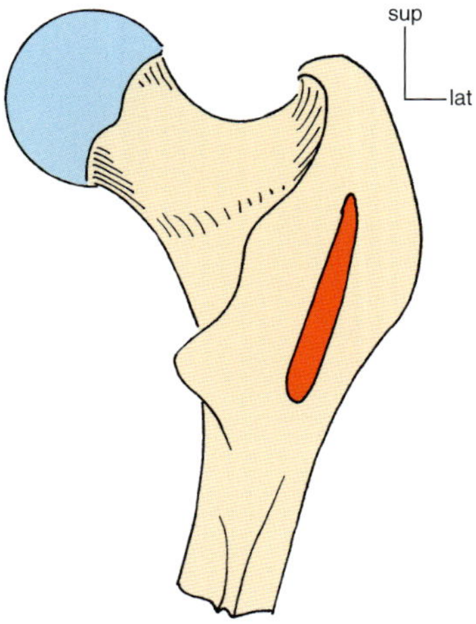

▶ **4-76**

Trajet du carré fémoral.

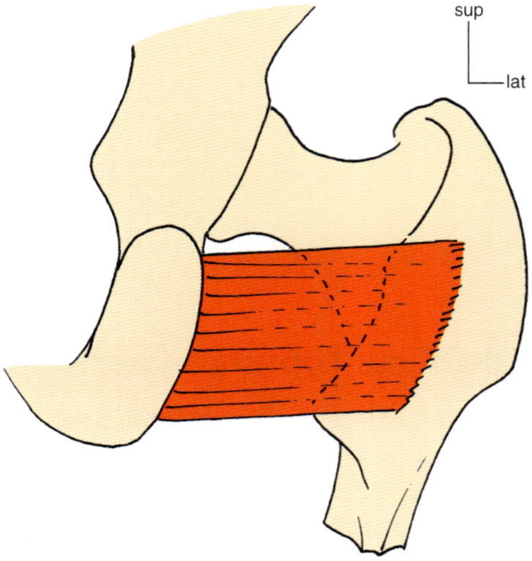

Présentation (fig. 4-73)	
groupe	– **pelvitrochantériens**
situation	– hanche (profond)
tendu de/à	– os coxal → fémur
forme	– quadrangulaire

Origine (insertion proximale) (fig. 4-74)	
structure	– os **coxal**
partie	– corps de l'ischion
secteur	– face latérale (verticalement, le long de la tubérosité)
par	– fibres charnues

Terminaison (insertion distale) (fig. 4-75)	
structure	– **fémur**
partie	– extrémité sup./gd trochanter
secteur	– face postérieure (crête verticale)
par	– fibres charnues

Trajet (fig. 4-76)	
loge	– hanche, plan profond
obliquité	– en dh
aspect	– carré, aplati
topogr.	– fond de la **gouttière ischio-trochantérienne**

CARRÉ FÉMORAL

▶ **4-77**

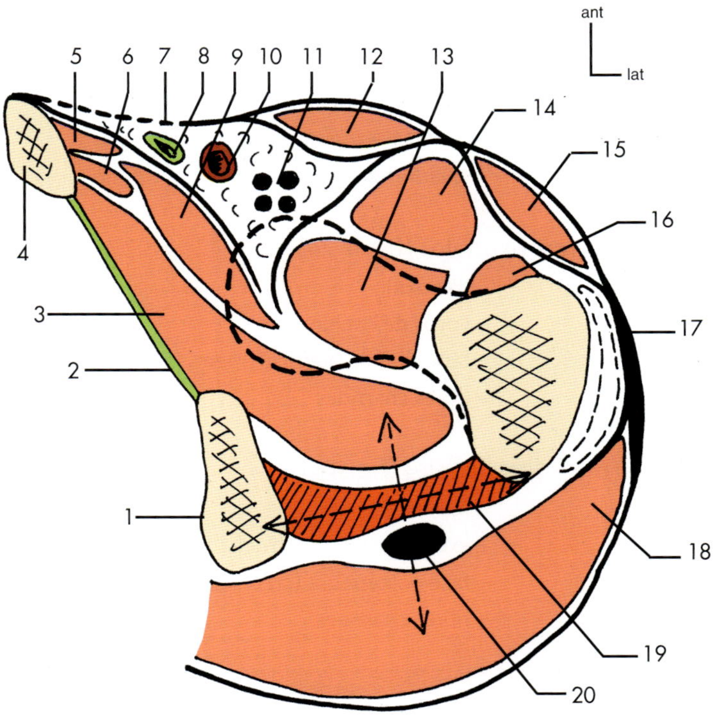

Rapports du carré fémoral.

1. Ischion
2. MOI (et MOE)
3. Obturateur externe
4. Symphyse pubienne
5. Long adducteur
6. Court adducteur
7. Fascia criblé
8. Veine fémorale
9. Pectiné
10. Artère fémorale
11. Division du nerf fémoral en 4 branches
12. Sartorius
13. Iliopsoas
14. Droit fémoral
15. TFL
16. Vaste latéral
17. Fascia lata
18. Grand glutéal
19. Carré fémoral
20. Nerf sciatique

▶ **4-78**

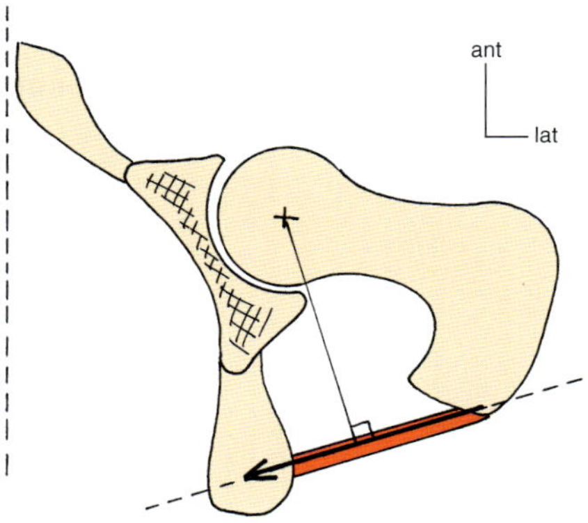

Action rotatoire latérale du carré fémoral.

▶ **4-79**

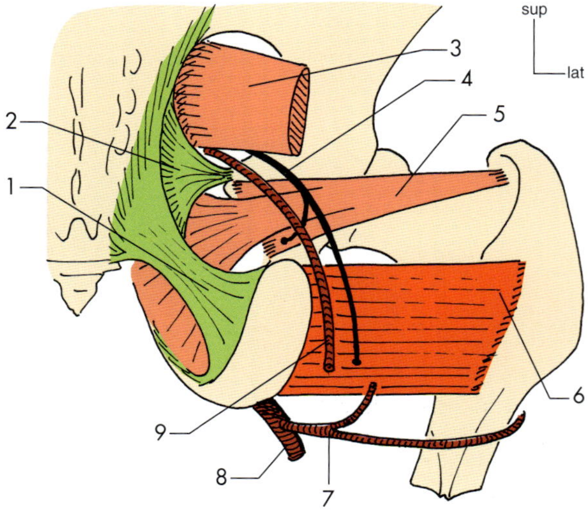

Innervation, vascularisation du carré fémoral.

1. LST
2. LSE
3. Piriforme
4. Nerf du carré fémoral et du jumeau inférieur
5. Obturateur int. et jumeaux
6. Carré fémoral
7. Artère circonflexe médiale
8. Artère fémorale profonde
9. Artère glutéale inférieure

Rapports (fig. 4-77)	
en prof.	– plan osseux
en superf.	– nerf **sciatique** et vaisseaux glutéaux inf. – **grand glutéal**
en ht	– obturateur int.
en bas	– **grand adducteur**

Action (hanche) (fig. 4-78)	
statique	– stabilisation
dynamique	– **rotation latérale** – **adduction**

Innervation, vascularisation (fig. 4-79)	
nerfs	– nerf du **jumeau inf.** et du **carré fémoral**
racines	– L4, L5, S1
artères	– artères glutéale inf. et circonflexe med.

Incidences pratiques

Ce muscle est très difficile à palper : étroit, profond, recouvert par le nerf sciatique (pour lequel il forme un berceau charnu) et le grand glutéal. Il est sur le même plan que le grand adducteur, voisin.

QROC sur le carré fémoral

Corrigés p. 512

1. Donnez l'innervation du carré fémoral.
2. Quelles sont les actions du carré fémoral ?
3. Comment se place le carré fémoral parmi les muscles voisins ?
4. Quels sont les rapports du carré fémoral ?
5. Donnez l'insertion proximale du carré fémoral.

CUISSE : MUSCLES ANTÉRIEURS
SARTORIUS

4-80

Aspect du sartorius.
1. Droit fémoral (DF)
2. Vaste latéral (VL)
3. Sartorius
4. Trigone fémoral
5. Long adducteur
6. Vaste médial (VM)

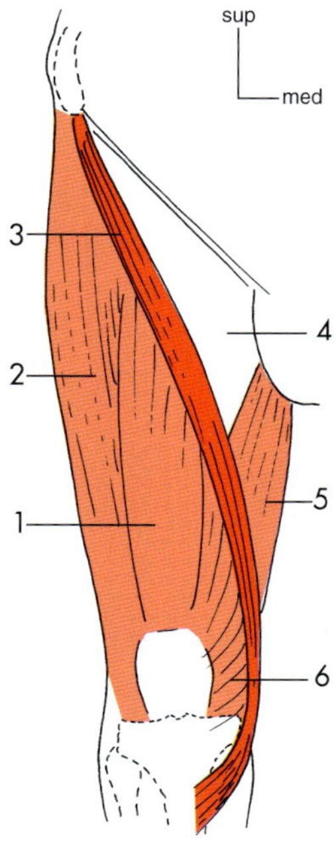

4-81

Origine du sartorius (1) et EIAI (2).

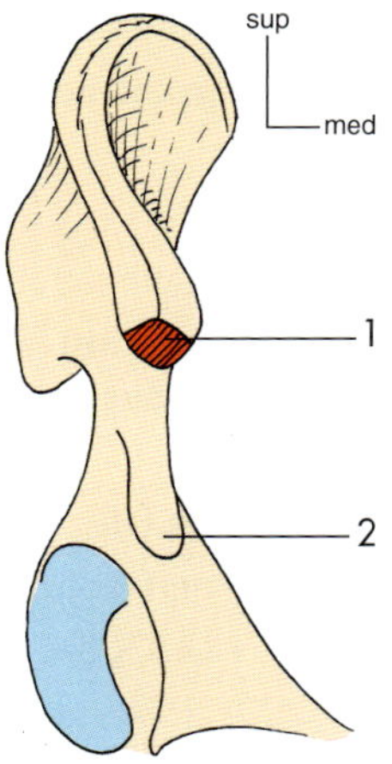

4-82

Terminaison du sartorius.
1. Sartorius
2. Gracile
3. Semi-tendineux
4. LCT du genou

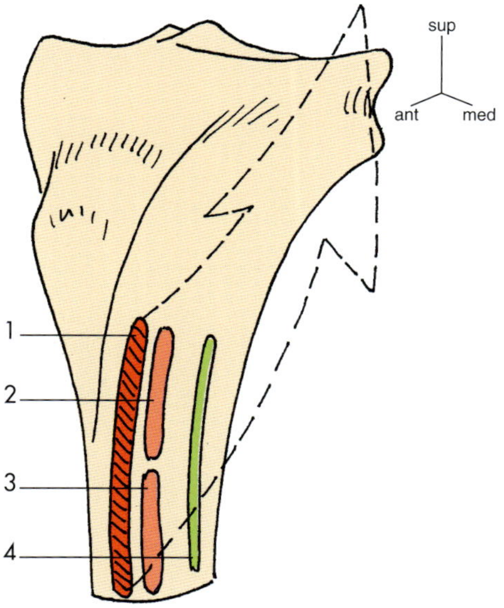

4-83

Trajet du sartorius.
1. Quadriceps
2. Ischiojambiers
3. Droit fémoral
4. TFL
5. Grand glutéal
6. Psoas-iliaque
7. Pectiné
8. Trigone fémoral
9. Trajet du sartorius
10. Trajet du long adducteur
11. Adducteurs
12. Canal fémoral

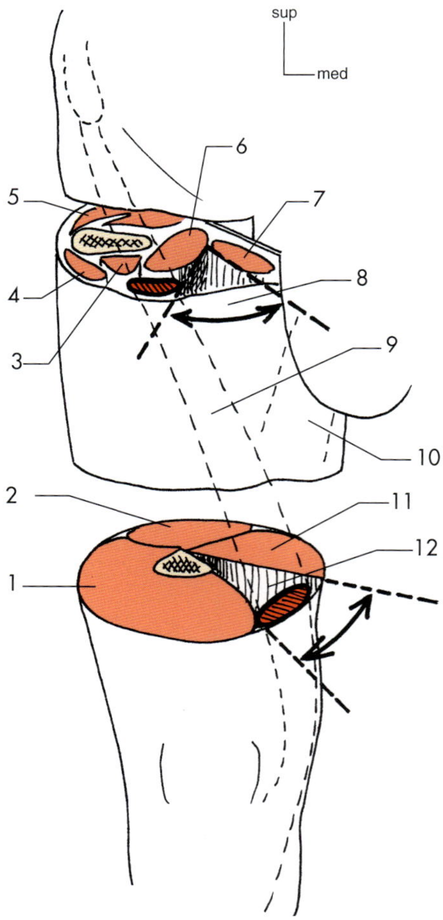

Présentation (fig. 4-80)[1]	
groupe	– **patte d'oie**
situation	– cuisse
tendu de/à	– os coxal → tibia
forme	– rubané

[1] Ancien couturier, le mot *sartor* signifie tailleur, couturier (*cf.* son action).

Origine (insertion proximale) (fig. 4-81)	
structure	– os **coxal**
partie	– EIAS
secteur	– sommet
par	– tendon

Terminaison (insertion distale) (fig. 4-82)	
structure	– tibia
partie	– corps/face médiale
secteur	– ¼ sup./le long du bord antérieur (patte d'oie)
par	– tendon aplati
+	– fascia jambier

Trajet (fig. 4-83)	
loge	– loge ant. de la cuisse/dédoublement du fascia superf.
obliquité	– enroule la face ant. de ht en bas et dh en dd
aspect	– étroit et allongé (ruban)
topogr.	1. limite lat. du **trigone fémoral** 2. limite superf. du **canal fémoral** 3. tendon le plus superf. de la **patte d'oie**

SARTORIUS

▶ **4-84**

Rapports du sartorius à l'origine (a), au trajet (b), à la terminaison (c).

1. Sartorius
2. Droit fémoral
3. TFL
4. Fascia lata
5. Grand glutéal
6. Nerf sciatique
7. Carré fémoral
8. Obturateur externe
9. Iliopsoas
10. Pectiné
11. Court adducteur
12. Long adducteur
13. PVN fémoral (4 branches du nerf)
14. Fascia criblé
15. Gracile
16. Grand adducteur
17. Veine grande saphène
18. Vaste médial
19. Droit fémoral
20. Vaste intermédiaire
21. Vaste latéral
22. Tendon patellaire
23. TFL (tractus)
24. Ménisque latéral
25. LCF du genou
26. Biceps
27. Semi-tendineux
28. Gracile
29. LCT du genou

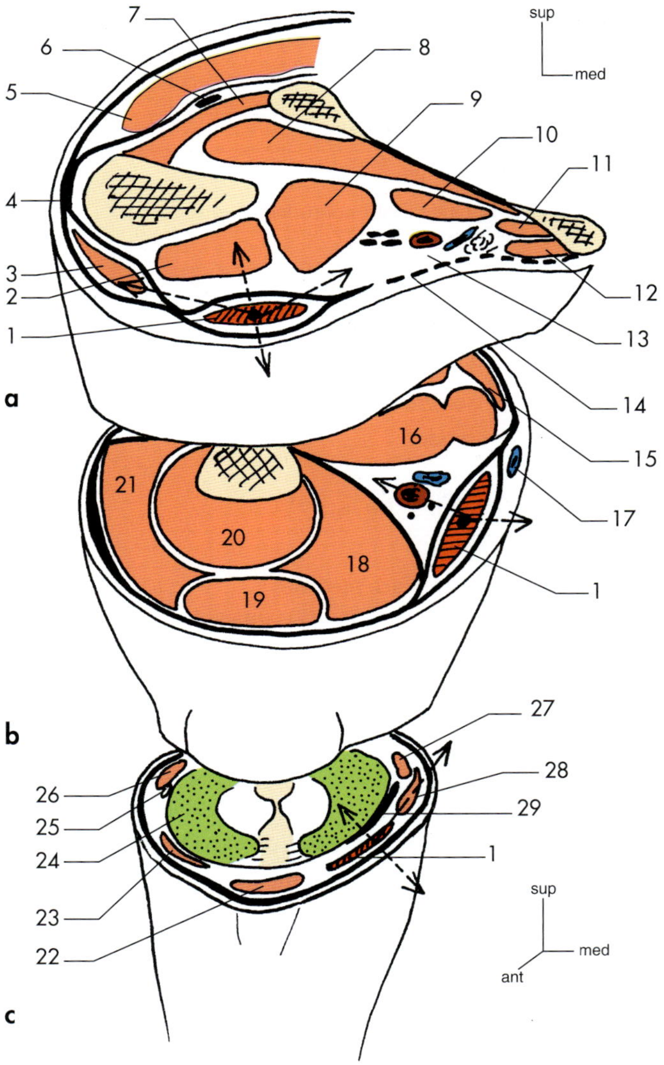

Rapports (fig. 4-84)	
à l'origine	
en avt	– peau
en arr.	– tendon direct du droit fémoral
en dh	– TFL
en dd	– iliopsoas – **trigone fémoral** (PVN)
au trajet	
en superf.	– peau et veine grande saphène
en prof.	– **canal fémoral** (vaisseaux fémoraux et nerf saphène)[1]
à la terminaison	
en superf.	– peau
en prof.	– plan **ostéoarticulaire** (ligament collat. tibial, ménisque, interligne du genou)
en arr.	– gracile et semi-tendineux (**patte d'oie**)

[1] La partie basse de ce canal forme le canal des adducteurs, séparée du sartorius par un fascia tendu entre le vaste médial et le grand adducteur.

SARTORIUS

▶ **4-85**

Actions du sartorius à la hanche : flexion (a), abduction (b), rotation latérale (c), et au genou : flexion (d), rotation médiale (e).

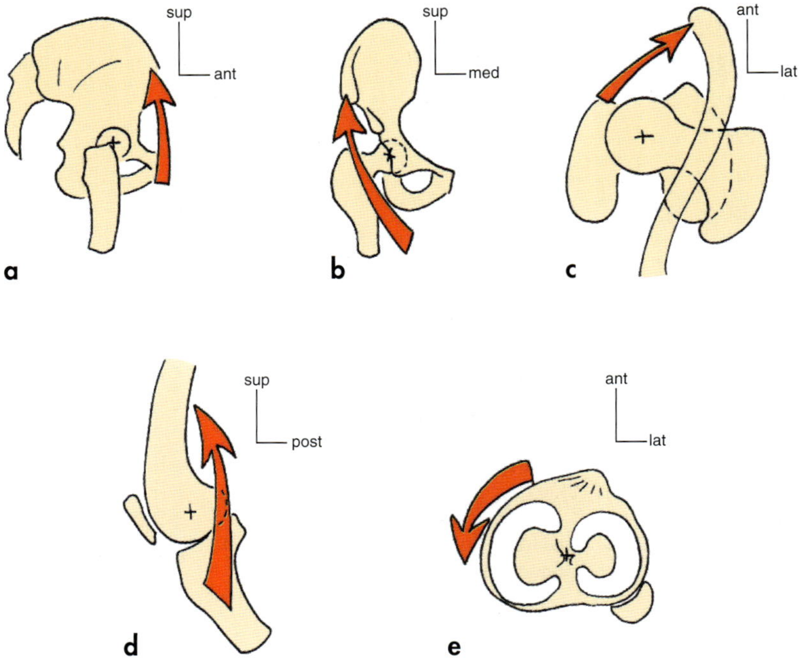

▶ **4-86**

Innervation, vascularisation du sartorius.

1. Nerf musculaire latéral
2. Nerf fémoral
3. Nerf musculaire médial
4. Artère fémorale

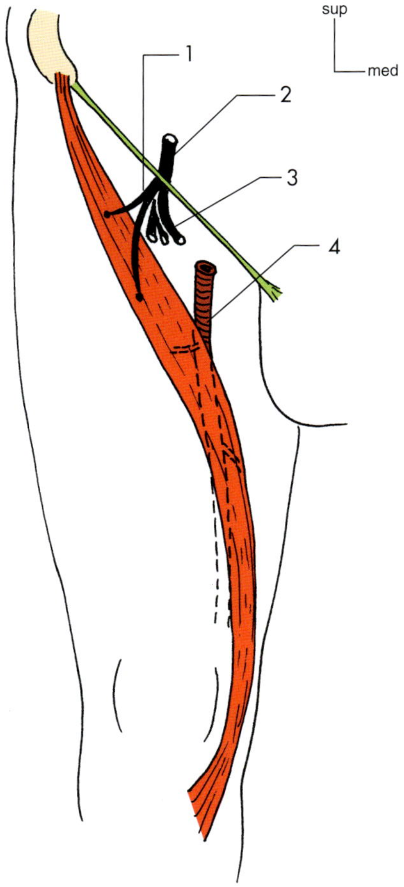

Action (fig. 4-85)	
hanche	– **flexion** (a), **abduction** (b), **rotation latérale** (c)
genou	– **flexion** (d), **rotation médiale** (e)[1]

[1] Au total il forme la position « assis tailleur », justifiant son nom.

Innervation, vascularisation (fig. 4-86)	
nerfs	– nerfs du **sartorius** (branches du nerf musculaire lat., terminale du nerf fémoral)
racines	– L2, L3
artère	– artère fémorale superf.

Incidences pratiques

- *Sur le plan morpho-palpatoire,* ce muscle est palpable d'un bout à l'autre de son trajet, puisque sous-cutané. Il est visible surtout à la partie haute, lorsqu'il se contracte.
- *Sur le plan mécanique et pathologique,* sa place au sein de la patte d'oie en fait un rempart anti-valgus. Il combine la flexion du genou à la rotation médiale qui y est associée. Cependant, son rôle est moins cette dernière qu'un frein à la rotation latérale.

QROC sur le sartorius

Corrigés p. 512

1. Donnez l'innervation du sartorius.
2. Donnez les rapports essentiels du sartorius.
3. Décrivez le trajet du sartorius.
4. Quelle est l'action du sartorius ?
5. Quel est l'ancien nom du sartorius et pourquoi ?

QUADRICEPS

4-87
Axe oblique du quadriceps (pointillé).
1. Droit fémoral
2. Vaste latéral
3. TFL
4. Iliopsoas
5. Pectiné
6. Long adducteur
7. Gracile
8. Sartorius
9. Vaste médial

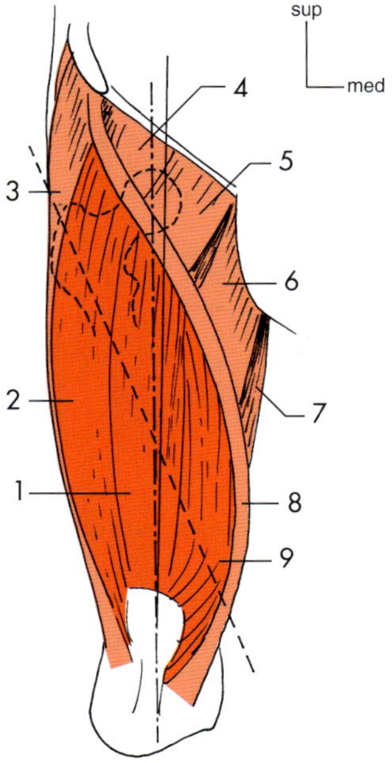

4-88
Origine du droit fémoral.
1. Tendon récurrent
2. Tendon réfléchi
3. Tendon direct
4. Ligament iliofémoral
5. Ligament pubofémoral

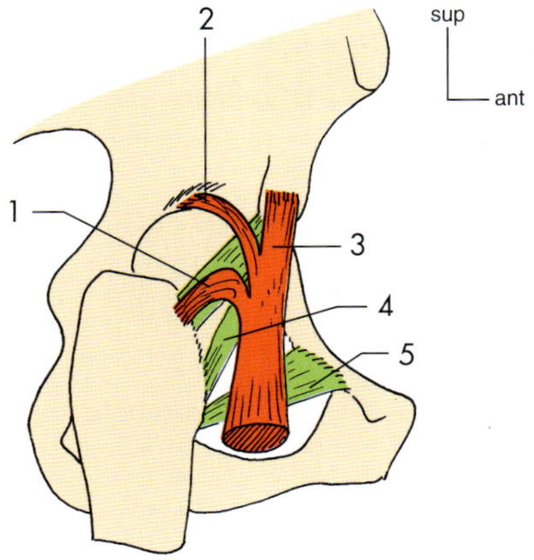

4-89
Origine du Vaste intermédiaire.

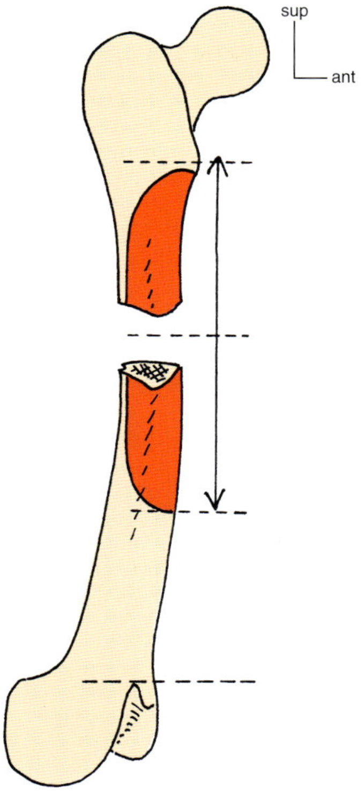

4-90
Origine des vastes médial (1), latéral (2), avec celle du grand glutéal (3) et court biceps (4).

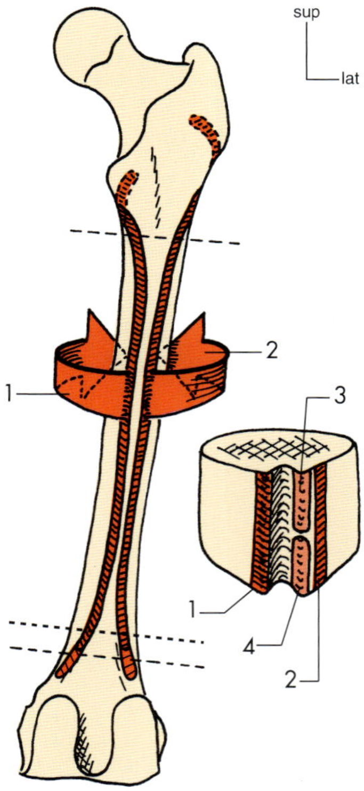

Présentation (fig. 4-87)	
groupe	– **appareil extenseur** (ant.) du genou
situation	– cuisse
tendu de/à	– os coxal + fémur → patella + tibia
forme	– volumineux (4 chefs)

Origine (insertion proximale)				
	droit fémoral (DF)	**vaste interméd. (VI)**	**vaste latéral (VL)**	**vaste médial (VM)**
structure	1. os **coxal** (fig. 4-88) 2. **fémur**	– **fémur** (fig. 4-89)	– **fémur** (fig. 4-90)	– **fémur** (fig. 4-90)
partie	1. a) EIAI 1. b) sillon supra-acétabulaire 2. gd trochanter	– corps a) faces ant. et lat. b) bords latéraux	a) corps : ligne âpre b) extr. sup. : trifurcation c) extr. inf. : bifurcation	a) corps : ligne âpre b) extr. sup. : trifurcation c) extr. inf. : bifurcation
secteur	1. a) partie sup. 1. b) au fond 2. face ant. (â. sup.-med.)	– 2/3 sup.	a) lèvre lat./versant lat. b) branche lat./versant lat. → gd troch c) branche lat./versant lat.	a) lèvre med./sommet b) branche med./sommet → pt troch. c) branche med./sommet
par	– 3 tendons : – 1 direct – 1 réfléchi – 1 récurrent	– fibres charnues	– lame tendineuse	– lame tendineuse

▶ 4-91

Terminaison du quadriceps.

1. Fibres directes
2. Fibres croisées
3. TFL (expansion patellaire 3' et fibres arciformes 3")
4. Vaste latéral
5. Vaste intermédiaire
6. Vaste médial et sa lame intramusculaire
7. Droit fémoral
8. Sartorius et ses fibres arciformes

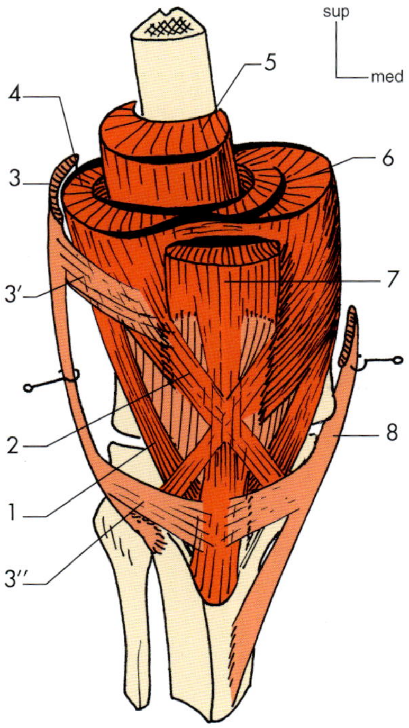

▶ 4-92

Schématisation des fibres terminales du quadriceps.

1. Vaste latéral
2. Fibres patellaires
3. Fibres patellaires croisées
4. Fibres patellaires directes sur le tibia1', 2', 3, 4'. Vaste médial et ses fibres équivalentes
5. Droit fémoral sur la patella et le tibia

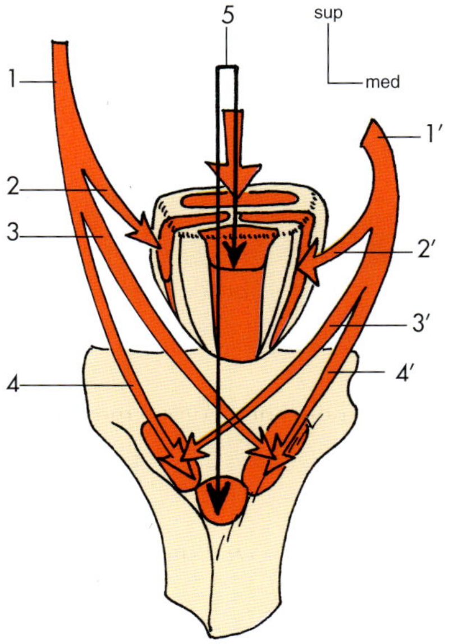

▶ 4-93

Tendons quadricipital (a) et patellaire (b).

1. Bourse synoviale prétendineuse
2. Bourse synoviale rétrotendineuse
3. Plan superficiel (DF)
4. Plan moyen (VM et VL)
5. Plan profond (VI)
6. Muscle articulaire du genou
7. Cul-de-sac sous-quadricipital

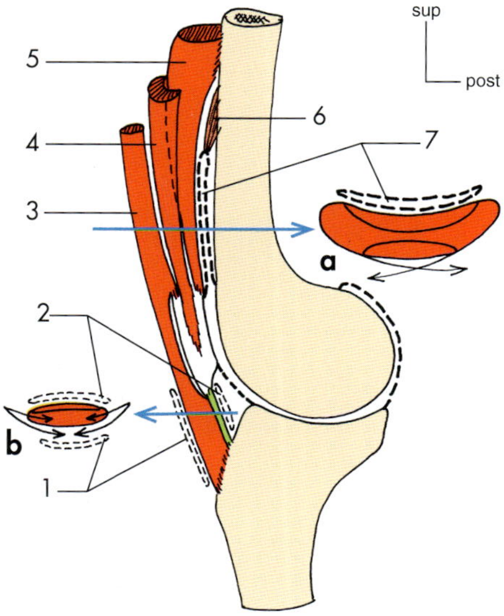

▶ 4-94

Obliquité du tendon patellaire.

1. Tubérosité tibiale (TT)
2. Gorge de la trochlée (GT)

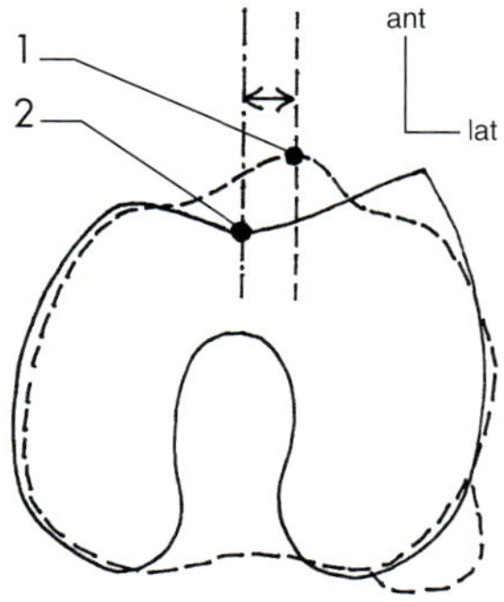

Terminaison (insertion distale) (fig. 4-91)				
	vaste interméd. (VI)	**droit fémoral (DF)**	**vaste latéral (VL)**	**vaste med. (VM)**
structure	– **patella**	– **patella + tibia**	– **patella + tibia** et b. lat. du DF	– **patella + tibia** et b. med. du DF
partie	– base	– patella : base face ant. – tibia : extrémité sup.	– patella : base + bord lat. – tibia : extrémité sup.	– patella : base + bord med. – tibia : extrémité sup.
secteur	– partie post.	– patella : partie ant. – tibia : tubérosité	– tibia : crêtes obliques (homolatérale pour les fibres directes, controlatérale pour les fibres croisées)	
par	– tendon		– fibres tendineuses	

Tendon quadricipital (fig. 4-92 et 4-93)

Il est **suprapatellaire**, très large et **puissant**, formé de la réunion des 4 chefs du quadriceps. Les fibres charnues du Vaste médial descendent **plus bas** que celles du Vaste latéral de l'autre côté et ses fibres basses sont plus inclinées sur l'horizontale (vaste médial oblique ou VMO), ce qui en fait un **rappel patellaire** face à la tendance de déviation latérale due à l'angulation du quadriceps et du tendon patellaire.

Ce tendon est formé de 3 couches :

- une superficielle, correspondant au DF, dont la lame tendineuse est postérieure et qui reçoit les fibres du VL et du VM ;
- une moyenne, correspondant à la réunion des fibres du VL et du VM, lesquels présentent tous les deux une lame tendineuse antérieure et une postérieure. Paturet décrit une lame tendineuse à l'intérieur des fibres du VM, ce qui lui donne un aspect penniforme[6] ;
- une profonde, correspondant au VI, dont la lame tendineuse est antérieure.

Ces **lames tendineuses** sont longues et facilitent le glissement entre les différents chefs du quadriceps[7]. Il existe de nombreuses variables anatomiques quant à la réunion des fibres du quadriceps, ce qui explique de petites différences descriptives.

Le tendon quadricipital est globalement oblique **en bas**, **en dedans**, à la différence du tendon patellaire (*cf. infra*). L'ensemble forme une large genouillère tendineuse englobant totalement la patella et solidaire d'elle, à la manière d'un os sésamoïde.

Tendon patellaire (fig. 4-92 et 4-93)

Il est **infrapatellaire**, tendu de l'apex patellaire et ses bords à la tubérosité tibiale. **Puissant**[8], il est formé de la réunion du ligament patellaire, des fibres tendineuses du droit fémoral et du reste des fibres des vastes latéral et médial. Il est oblique **en bas et en dehors**[9] (fig. 4-94). Il est séparé du tibia par le corps adipeux du genou puis, juste avant sa terminaison, par une bourse synoviale rétrotendineuse[10].

Les VL et VM s'insèrent chacun de son côté (fibres directes), mais envoient des expansions croisées de l'autre (fibres croisées). Ils participent également aux fibres arciformes, issues du TFL et du sartorius[11] (*cf.* fig. 4-97), formant un sanglage transversal au niveau du genou.

[6] Donc favorisant un VM plus puissant.

[7] Leur accolement pathologique nécessite une intervention (grande libération de Judet) afin de restituer la liberté des plans de glissement.

[8] Il sert de banque tendineuse dans des ligamentoplasties des ligaments croisés du genou.

[9] L'angle formé (« angle Q ») avec le tendon quadricipital est ouvert en dehors. Cet angle, variable et difficile à chiffrer, est augmenté par la rotation latérale du tibia ou une malposition de la tubérosité tibiale (trop latérale). Une désaxation est chiffrée radiologiquement (rayons tangentiels à l'interligne) par la distance TT-GT entre la tubérosité tibiale et la gorge de la trochlée (environ 16 mm).

[10] Il existe une bourse synoviale prétendineuse, facilement irritée dans les travaux à genoux (port préventif de genouillères chez les carreleurs).

[11] L'ensemble forme une genouillère active efficace à la partie antérieure du genou.

QUADRICEPS

▶ 4-95

Trajet du quadriceps.

1. Vaste latéral
2. Droit fémoral
3. Vaste médial
4. Vaste intermédiaire

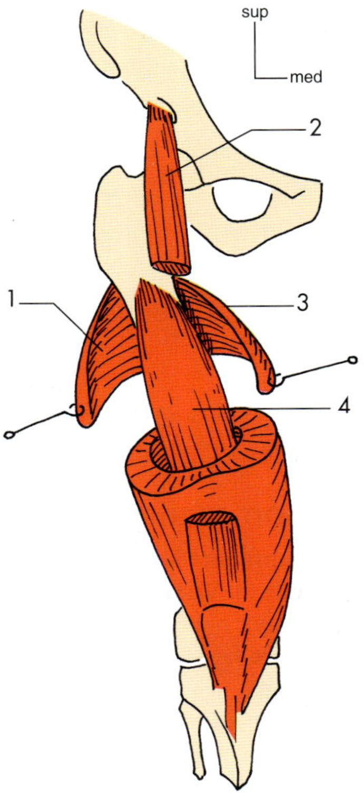

▶ 4-96

Rapports du quadriceps à la cuisse : SIML (a), SIMM (b) et cloison aponévrotique (c).

1. Tractus iliotibial (TFL)
2. Vaste latéral
3. Droit fémoral
4. Vaste intermédiaire
5. Vaste médial
6. Sartorius
7. PV fémoral
8. Veine grande saphène
9. Long adducteur
10. Gracile
11. Court adducteur
12. Grand adducteur
13. Semi-membraneux
14. Semi-tendineux
15. Nerf sciatique
16. Long biceps
17. Court biceps

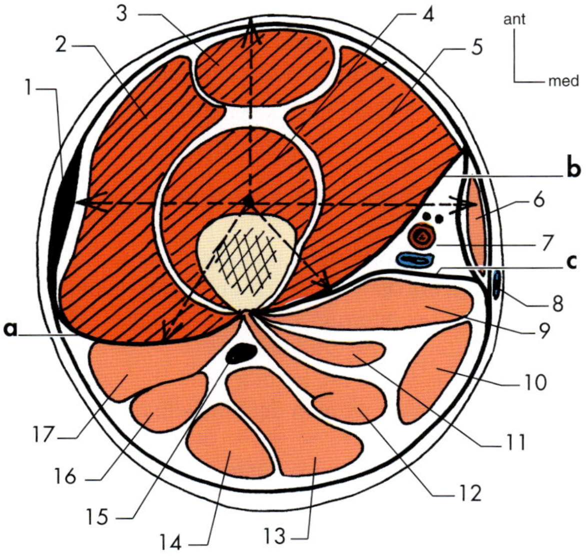

▶ 4-97

Rapports schématiques du tendon quadricipital (coupe au-dessus des condyles fémoraux).

1. Tractus iliotibial (TFL)
2. Fibres arciformes
3. Tendon quadricipital
4. Cul-de-sac sous-quadricipital
5. Sartorius
6. Gracile
7. 3e faisceau du grand adducteur
8. Semi-tendineux
9. Semi-membraneux
10. Nerf tibial et vaisseaux poplités
11. Nerf fibulaire commun
12. Biceps

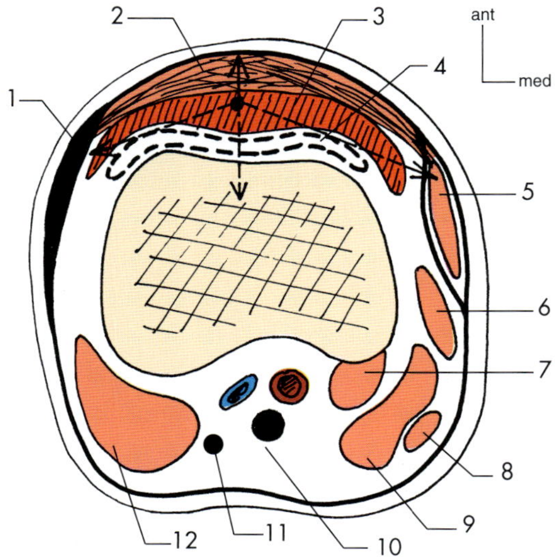

Trajet (fig. 4-95)	
loge	– occupe toute la loge ant., sur 3 plans (prof., moy. et superf.)
obliquité	– DF = vertical – VI = oblique en bas et dd (= axe de la diaphyse) – VL et VM ont des volumes situés dans une diagonale oblique en bas et nettement en dd[1] : – chacun forme un plan oblique enroulant le fémur en bas et axialement – le VM possède des fibres charnues longitudinales (VLM) et d'autres plus obliques sur l'horizontale (VMO) qui descendent plus bas en dedans
aspect	– volumineux, en 4 chefs
topogr.	1. cul-de-sac sous-quadricipital 2. rapport avec TFL et sartorius dans le **sanglage ant.** du genou

[1] Cela en raison du Volume dissocié du VL en ht et dh et du VM en bas et dd.

Rapports	
à la partie charnue (4 chefs) (fig. 4-96)	
en avt	– peau
en arr.	– plan osseux et septums intermusculaires (SIMM et SIML)
en dd	– **canal fémoral** et sartorius
en dh	– tractus iliotibial (TFL)
au genou (fig. 4-97)	
en avt	– peau + fibres arciformes entre TFL et sartorius
en arr.	– **cul-de-sac sous-quadricipital** – corps adipeux puis bourse synoviale rétrotendineuse
en dd	– **sartorius** (patte d'oie plus en arr.)
en dh	– tractus iliotibial (TFL)

QROC sur le quadriceps

Corrigés p. 512

1. Citez des différences entre le vaste latéral et le vaste médial.
2. Donnez l'innervation du quadriceps.
3. Donnez les rapports du droit fémoral.
4. Donnez l'insertion du Vaste intermédiaire.
5. Donnez les caractéristiques du tendon quadricipital.
6. Donnez les caractéristiques du tendon patellaire.
7. De quel chef du quadriceps le muscle articulaire du genou est-il le plus proche ?

QUADRICEPS

▶ 4-98
Action du quadriceps.

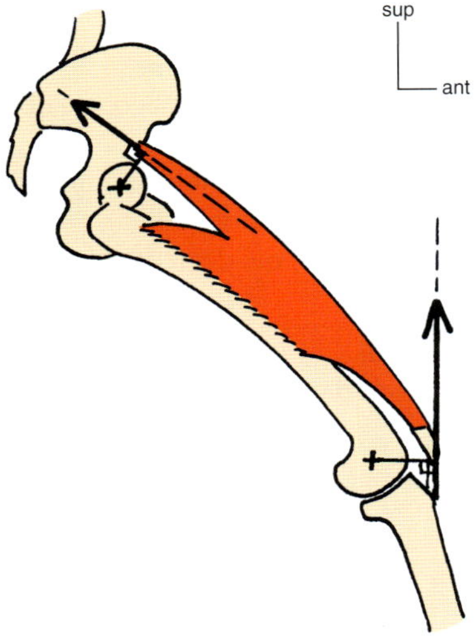

▶ 4-99
Innervation, vascularisation du quadriceps.
1. Nerf du VL
2. Nerf du DF
3. Nerf fémoral
4. Artère fémorale commune
5. Artère fémorale profonde
6. Nerf du VI
7. Nerf du VM

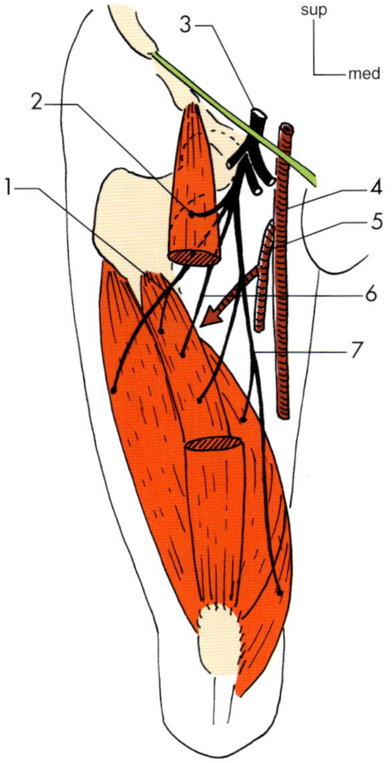

Action (fig. 4-98)	
hanche (DF uniquement)	– flexion – stabilisation (effet sangle)
genou (4 chefs réunis)	– **extension** (*cf.* Incidences pratiques) – VL et VM ont une composante **rotatoire**, chacun de leur côté

Innervation, vascularisation (fig. 4-99)	
nerfs	– nerf du **quadriceps** (terminale du nerf fémoral) : – 1 nerf pour le DF – 1 nerf pour le VL + 1 filet pour le VI – 1 nerf pour le VI – 1 nerf pour le VM + 1 filet pour le VI et 1 pour le VMO
racines	– L2, L3, L4
artère	– artère du quadriceps (branche de la fémorale prof.)

Muscle articulaire du genou

Petit muscle **annexé** au chef vaste intermédiaire (VI) du quadriceps, il est représenté par quelques trousseaux de fibres musculaires insérées à la face antérieure de la diaphyse fémorale, sous le VI, se terminant sur le cul-de-sac sous-quadricipital. De même innervation que le VI, il se contracte simultanément pour tracter, c'est-à-dire retrousser, la capsule vers le haut lors de l'extension active du genou[12].

Incidences pratiques

- *Sur le plan morpho-palpatoire*, le volume de ce muscle est tel que sa morphologie et sa palpation sont aisées. À noter la répartition inégale de ses volumes : le VM plus en bas et en dedans, le VL plus en haut et en dehors, l'ensemble à la partie moyenne[13].
- *Sur le plan mécanique et pathologique*, à la hanche, stabilisant la tête fémorale avec ses 3 tendons, le droit fémoral a un rôle de **sangle**, c'est-à-dire que sa tension assure un plaquage de celle-ci, et ce d'autant plus fortement que le genou est fléchi.

Au genou, l'ensemble du quadriceps forme l'appareil extenseur antérieur, par opposition au postérieur, fonctionnellement représenté par le couplage ischiojambiers-gastrocnémien, lorsque ces muscles fonctionnent en chaîne fermée.
Le quadriceps, comme beaucoup de muscles du membre inférieur, fonctionne davantage en chaîne fermée comme freinateur, c'est-à-dire plus comme antifléchisseur qu'extenseur.
Son activité excessive ou mal équilibrée[14] est à l'origine de **syndromes fémoropatellaires**. Un dysfonctionnement peut être responsable d'une tendance à la **subluxation** par augmentation de l'angle entre les tendons quadricipital et patellaire.

[12] Ce cul-de-sac étant le plus important du corps, ce petit muscle est singularisé, mais tout cul-de-sac important reçoit des expansions profondes pour le tracter lors des mouvements.

[13] Ce qui, en examen clinique, justifie les prises de périmètre à 5, 10 et 15 cm au-dessus de la patella.

[14] Les 4 chefs du quadriceps abordent le genou selon des obliquités différentes, plus ou moins en éventail à sommet patellaire Un déséquilibre est préjudiciable à la stabilité fémoropatellaire et aux contraintes y siégeant.

CUISSE : MUSCLES POSTÉRIEURS
BICEPS FÉMORAL

4-100

Aspect des ischiojambiers en vue postérieure.

1. Semi-membraneux
2. Semi-tendineux
3. Gracile
4. Grand glutéal
5. Grand adducteur
6. Long biceps
7. Court biceps
8. Gastrocnémien

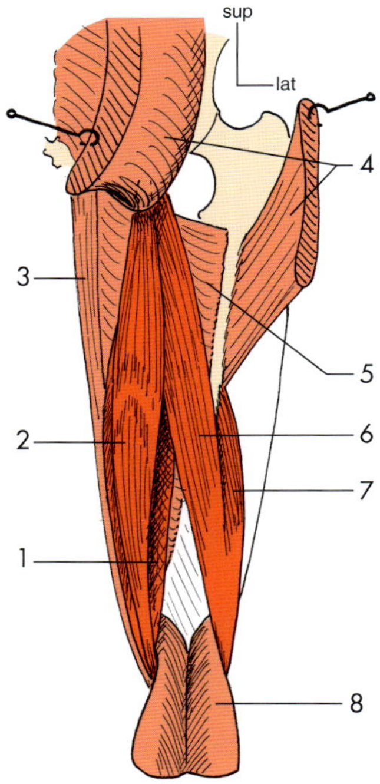

4-101

Origine du long biceps.

1. Semi-membraneux
2. Semi-tendineux
3. Long biceps

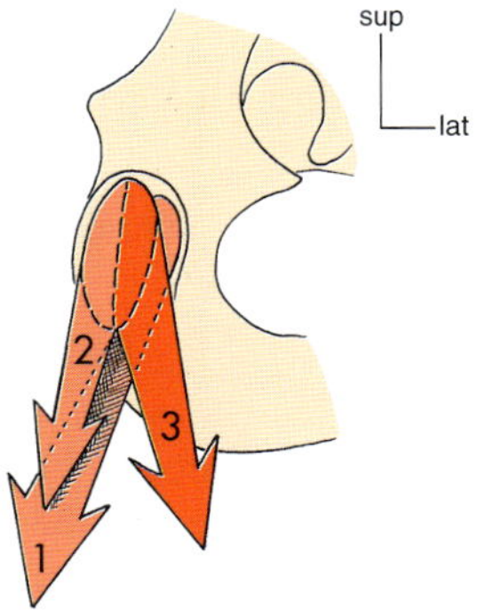

4-102

Origine du court biceps.

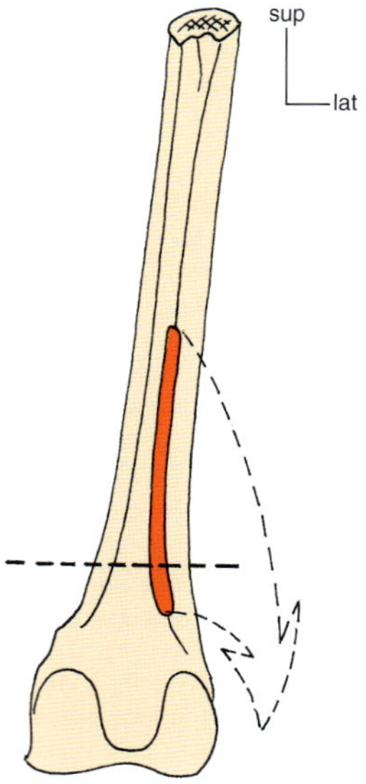

4-103

Terminaison du biceps : insertion (a) et expansions (b).

1. Biceps fémoral
2. LCF du genou
3. Expansion au tibia
4. Expansion au fascia jambier (crural)

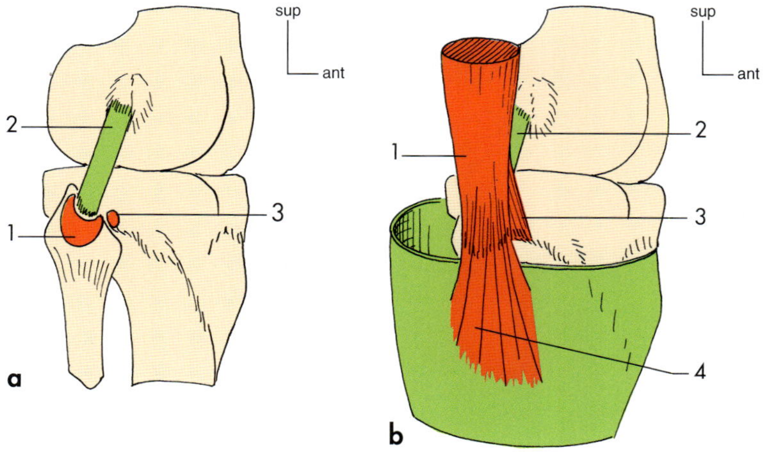

Présentation (fig. 4-100)	
groupe	– ischiojambiers
situation	– cuisse
tendu de/à	– os coxal et fémur → fibula
forme	– 2 chefs : longue et courte portion (LP et CP)

Origine (insertion proximale)		
	longue portion (fig. 4-101)	**courte portion (fig. 4-102)**
structure	– os **coxal**	**– fémur**
partie	– tubérosité ischiatique	– 2/3 inf. de la ligne âpre
secteur	– face postérieure – entre ½ tendineux et ½ membraneux	– lèvre latérale (entre VL et grand add.)
par	– tendon (commun[1])	– lame tendineuse

[1] Avec les 2 autres muscles IJ s'insérant sur cette tubérosité.

Terminaison (insertion distale) (fig. 4-103)	
structure	– **fibula**
partie	– extrémité supérieure
secteur	– versant postérolatéral de la tête (surface en croissant, en dh du ligament collatéral fibulaire)
par	– tendon (commun aux 2 portions)
+	– capsule tibiofibulaire – extrémité supérieure du tibia (condyle lat. à côté de la capsule) – fascia jambier

Trajet (fig. 4-100)	
loge	– postérieure, partie latérale – LP : plan superficiel – CP : plan profond
obliquité	– vertical
aspect	– LP : fusiforme – CP : semi-penniforme
topogr.	1. longe latéralement le nerf **sciatique** 2. forme la limite supérolatérale de la **fosse poplitée**

BICEPS FÉMORAL

▶ **4-104**

a) Rapports du long biceps à la racine de la cuisse.
1. Fascia lata
2. Vaste latéral
3. TFL
4. Droit fémoral
5. Vaste intermédiaire
6. Vaste médial
7. Sartorius
8. Vaisseaux fémoraux superficiels et profonds (+ nerf saphène et son accessoire)
9. Iliopsoas
10. Veine grande saphène
11. Long adducteur
12. Branche ant. du nerf obturateur
13. Pectiné
14. Gracile
15. Court adducteur
16. Branche post. du nerf obturateur
17. Grand adducteur
18. Semi-membraneux
19. Semi-tendineux
20. Long biceps
21. Nerf sciatique
22. Grand glutéal

b) Rapports du biceps à la partie moyenne (mêmes légendes).
23. Canal fémoral et vaisseaux fémoraux superficiels

c) Rapports du tendon bicipital (mêmes légendes).
24. Bourse prétendineuse
25. Tendon quadricipital
26. LCA
27. LCP
28. LCT du genou
29. Gastrocnémien médial
30. Vaisseaux poplités
31. Nerf tibial
32. Veine petite saphène
33. Nerf fibulaire commun
34. Gastrocnémien latéral
35. Fabella
36. LCF du genou

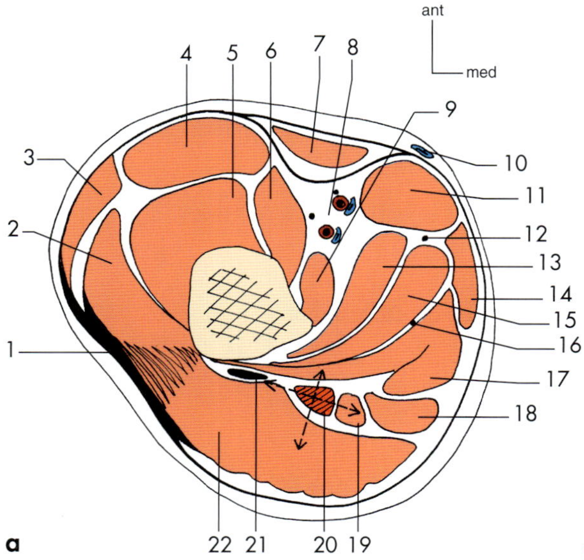

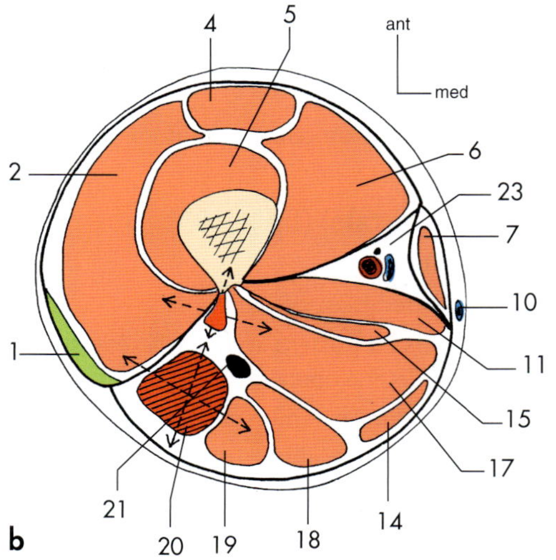

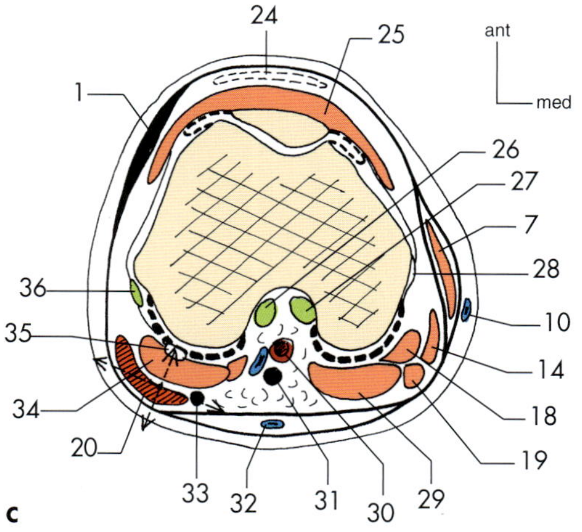

▶ **4-105**

Innervation, vascularisation des ischiojambiers.
1. Nerf inf. du semi-tendineux
2. Nerf sup. du semi-tendineux
3. Artère glutéale inférieure
4. Nerf sciatique
5. Artère circonflexe médiale
6. Nerf du long biceps
7. Réseau cruciforme (anastomoses)
8. Nerf du semi-membraneux
9. Nerf du court biceps
10. Artère poplitée

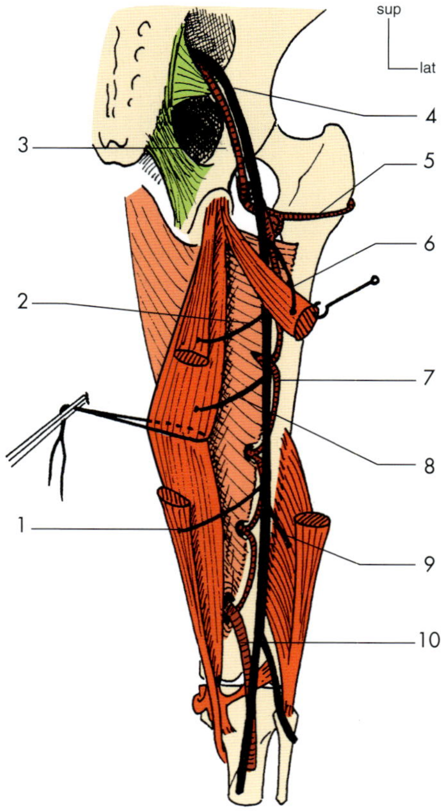

Rapports		
	longue portion	**courte portion**
à la partie sup. de la cuisse		
en avt	– grand adducteur (fig. 4-104a)	
en arr.	– grand glutéal	
en dd	– semi-tendineux	
en dh	– nerf sciatique et grand glutéal	
à la partie inf. de la cuisse		
en avt	– courte portion (fig. 4-104b)	– fémur et VL (fig. 4-103b)
en arr.	– peau	nerf sciatique et longue portion
en dd	– nerf sciatique – IJ médiaux	– grand adducteur
en dh	– vaste latéral et peau	– vaste latéral
à la terminaison (fig. 4-104c)		
en avt	– ligament arqué, fabella, coque lat. du fémur – gastrocnémien lat., poplité, ligament collatéral fibulaire du genou – interlignes (fémorotibial et tibiofibulaire)	
en arr	– peau	
en dd	– nerf **fibulaire commun** – **fosse poplitée** (PVN)	
en dh	– peau	

Action	
statique	1. fémorotibiale : stabilité postérolatérale[1] 2. tibiofibulaire : renfort de la capsule 3. tenseur du fascia jambier 4. hanche : **maintien** lors de l'inclinaison antérieure du tronc[2]
dynamique	1. hanche (LP seule) : **extension**[3] légère, rétroversion en force 2. genou (l'ensemble) : **flexion**, **rotation latérale**

[1] Appelé point d'angle postérolatéral par les chirurgiens.
[2] Empêche la flexion de hanche. Rétroverseur également.
[3] Certains parlent de retour de flexion.

Innervation, vascularisation (fig. 4-105)	
nerf	– nerf sciatique (1 filet pour LP, 1 pour CP)[1]
racines	– L5, S1, S2 (pas L5 pour LP)
artère	– LP : artères glutéale inf., circonflexe médiale, 1re et 2e perforantes – CP : artères poplitée et 3e perforante

[1] En cas de division sciatique haute, la LP est innervée par le nerf tibial, la CP par le nerf fibulaire commun.

(Les incidences pratiques sont traitées plus loin pour l'ensemble des ischiojambiers.)

SEMI-TENDINEUX

▶ **4-106**
Origine du semi-tendineux.
1. Semi-membraneux
2. Semi-tendineux
3. Long biceps

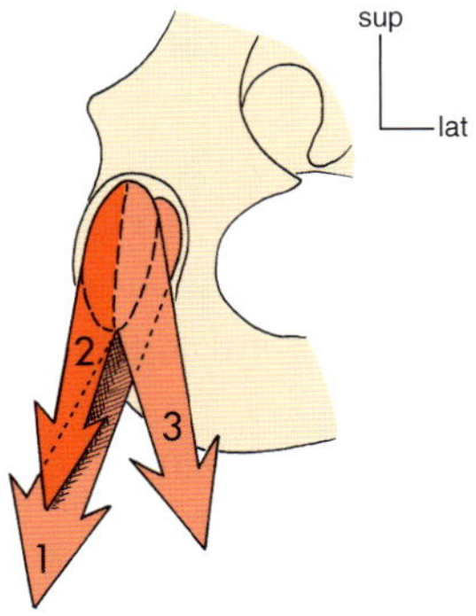

▶ **4-107**
Terminaison.
1. Sartorius
2. Gracile
3. LCT du genou
4. Semi-tendineux et son expansion (4')
5. Fascia jambier (crural)

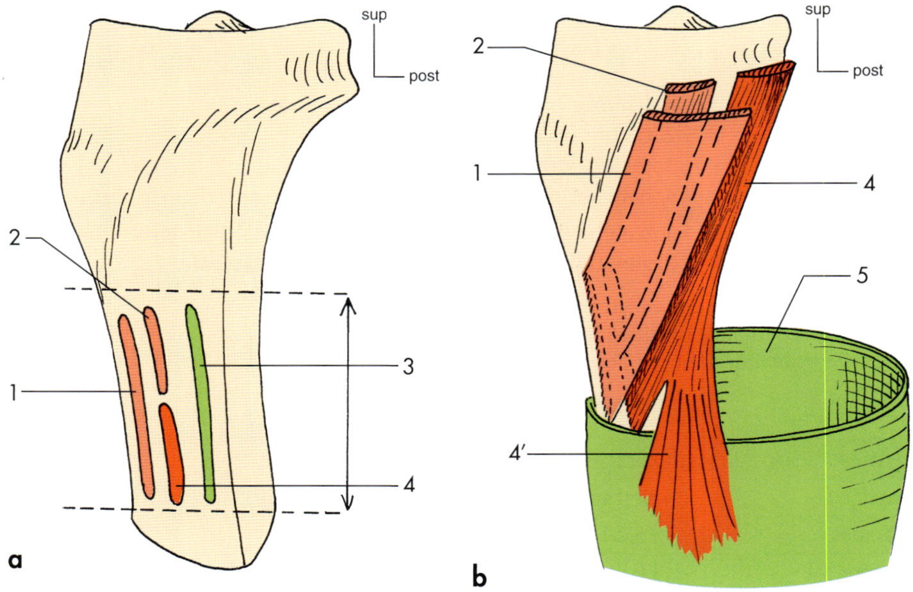

Présentation (*cf.* fig. 4-100)	
groupe	1. **ischiojambiers** 2. **patte d'oie**
situation	– cuisse
tendu de/à	– os coxal → tibia
forme	– fusiforme
– fortement tendineux	

Origine (insertion proximale) (fig. 4-106)	
structure	– os **coxal**
partie	– tubérosité ischiatique (en dd du long biceps)
secteur	– face postérieure
par	– tendon commun avec les IJ

Terminaison (insertion distale) (fig. 4-107)	
structure	**– tibia**
partie	– face médiale du corps
secteur	– ¼ supérieur (en arr. du sartorius, en avt du LCT, en dessous du gracile)
par	– tendon élargi et aplati
+	– fascia jambier (action de tenseur)

Trajet (*cf.* fig. 4-100)	
loge	– postérieure, partie médiale – plan superficiel
obliquité	– en bas, en dedans
aspect	– fusiforme – présente une lame tendineuse intermédiaire
topogr.	1. sous-cutané 2. limite supéromédiale de la fosse poplitée 3. fait partie de la patte d'oie

▶ **4-108**

Rapports à la cuisse.
(mêmes légendes que fig. 4-104a)

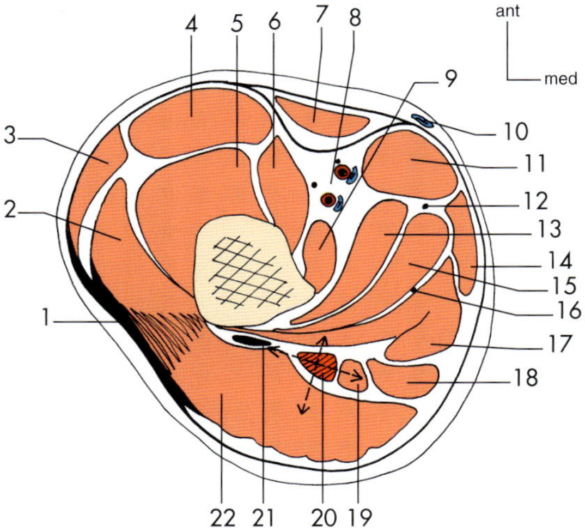

▶ **4-109**

Rapports à la fosse poplitée.
(mêmes légendes que fig. 4-104c)

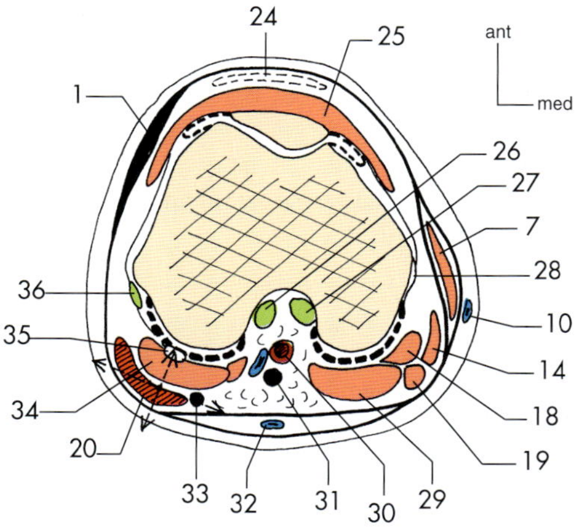

▶ **4-110**

Rapports à la terminaison.
1. Sartorius
2. Gracile
3. Gastrocnémien médial
4. LCT du genou
5. Semi-tendineux

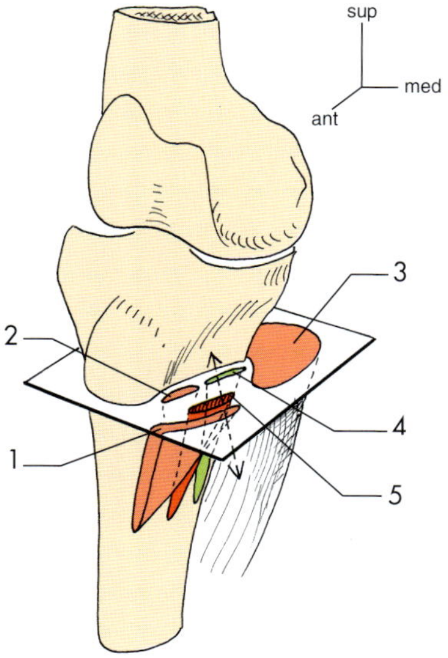

Rapports	
à la cuisse (fig. 4-108)	
en avt	– grand adducteur – puis semi-membraneux
en arr.	– grand glutéal
en dd	– semi-membraneux
en dh	– long biceps
au niveau poplité (fig. 4-109)	
en avt	– semi-membraneux et coque condylienne med.
en arr.	– peau
en dd	– gracile et peau (et veine grande saphène)
en dh	– gastrocnémien med. et **fosse poplitée** (PVN)
à la patte d'oie (fig. 4-110)	
en prof.	– ligament collatéral tibial du genou et tibia
en superf.	– sartorius (et en avt) et peau

Action		
statique	1. genou : 2. hanche :	**stabilité** postéromédiale (point d'angle) **tenseur** du fascia jambier **maintien** lors de l'inclinaison antérieure du tronc (*cf.* Biceps)
dynamique	1. genou : 2. hanche :	**flexion** **rotation médiale** extension légère, rétroversion en force

Innervation, vascularisation (*cf.* fig. 4-105)	
nerf	– nerf **sciatique** (1 nerf sup. et 1 nerf inf.)
racines	– L5, S1, S2
artères	– artères glutéale inf. et perforantes (réseau cruciforme)

(Les incidences pratiques sont traitées plus loin pour l'ensemble des ischiojambiers.)

SEMI-MEMBRANEUX

▶ **4-111**

Origine du semi-membraneux.
1. Semi-membraneux
2. Semi-tendineux
3. Long biceps

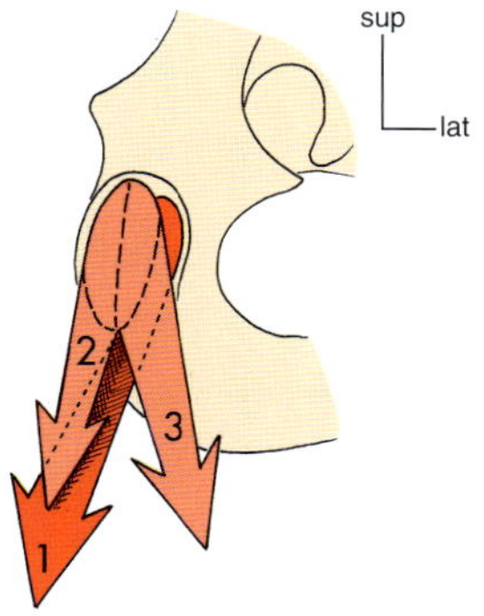

▶ **4-112**

Terminaison du semi-membraneux (SM) montrant sa stabilisation bilatérale (point d'angle).
1. SM direct
2. SM réfléchi
3. SM récurrent
4. Coque condylienne latérale
5. Ligament poplité arqué
6. Poplité

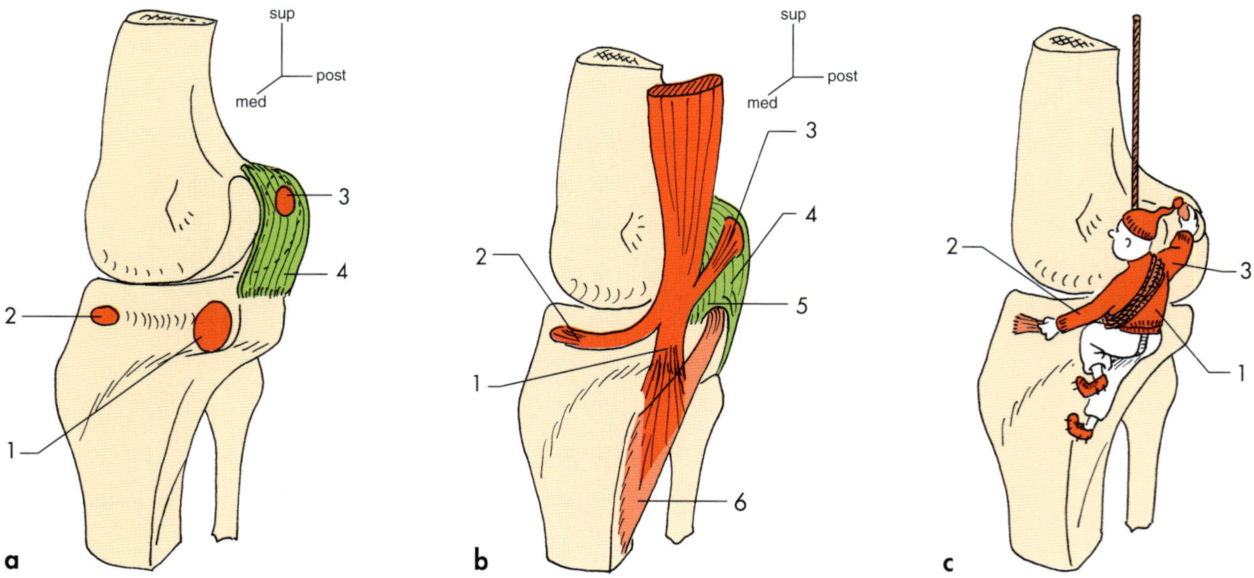

Présentation (*cf.* fig. 4-100)	
groupe	– **ischiojambiers**
situation	– cuisse
tendu de/à	– os coxal ⟶ tibia
forme	– aplati, fortement membraneux

Origine (insertion proximale) (fig. 4-111)	
structure	– os **coxal**
partie	– tubérosité ischiatique
secteur	– face postérieure – en dh et en avt de la longue portion du biceps (débordant en dessous)
par	– tendon commun

Terminaison (insertion distale) (fig. 4-112)			
	directe	**réfléchie**	**récurrente**
structure	– **tibia**		– **coque condylienne lat.**
partie	– épiphyse sup.		– supérieure
secteur	– face postérieure	– partie antéromédiale (partie ant. du sillon infracondylaire)	
par	– tendon	– tendon aplati	– fibres tendineuses
+	– muscle poplité		– fabella

Trajet (*cf.* fig. 4-100)	
loge	– postérieure, partie médiale – plan profond
obliquité	– en bas, dd
aspect	– large et aplat – fortement membraneux – le tendon d'origine descend très bas, en dh – le tendon de terminaison remonte très haut en dd
topogr.	1. limite supéromédiale de la **fosse poplitée** 2. partie du **point d'angle postéromédial** (fig. 4-112)

SEMI-MEMBRANEUX

4-113

Rapports du semi-membraneux à la cuisse (mêmes légendes que fig. 4-104b).

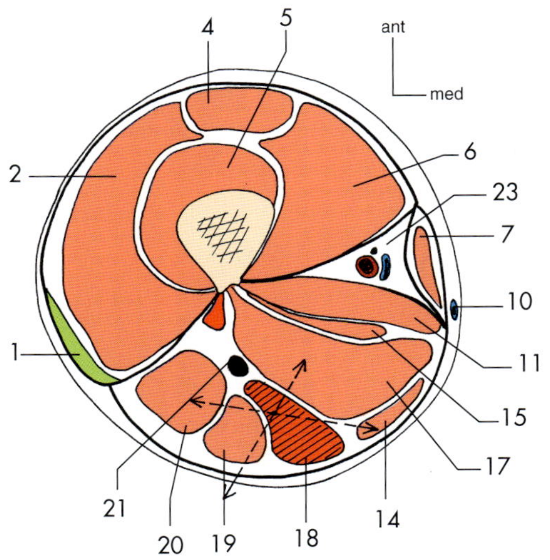

4-114

Rapports du semi-membraneux à la fosse poplité.

1. Nerf tibial
2. Veine poplitée (entre nerf tibial et condyle latéral)
3. Plantaire
4. Gastrocnémien latéral
5. Nerf fibulaire commun
6. Fabella (dans la coque condylienne)
7. Biceps
8. LCF du genou
9. Poplité (intracapsulaire)
10. Rétinaculum patellaire
11. Corps et ligament adipeux
12. Synoviale (et plicas)
13. LCA
14. LCP
15. LCT du genou
16. Veine grande saphène
17. Sartorius
18. Gracile
19. Semi-tendineux
20. Semi-membraneux et sa bourse synoviale
21. Gastrocnémien médial
22. Artère poplitée
23. Veine petite saphène

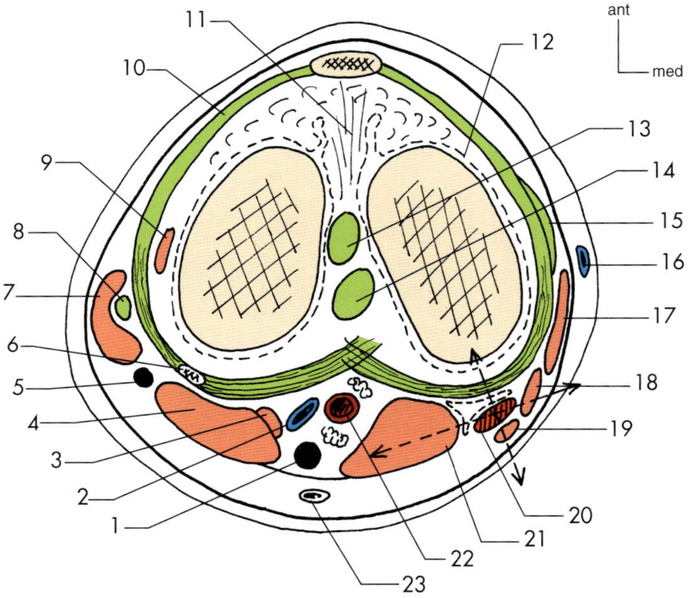

Rapports	
à la partie moyenne (fig. 4-113)	
en avt	– grand adducteur et SIM
en arr.	– semi-tendineux et peau
en dd	– gracile et peau
en dh	– nerf sciatique – semi-tendineux et biceps
à la terminaison (fig. 4-114)	
en avt	– **interligne** du genou (bourse synoviale)[1] – **ménisque** médial (expansions dessus)
en arr.	– semi-tendineux
en dd	– son tendon réfléchi – gracile – ligament collatéral du genou
en dh	– **fosse poplitée** (PVN)

[1] Parfois communiquant avec l'articulation.

Action	
statique	1. genou : stabilisation postéromédiale (**point d'angle**) 2. hanche : maintien lors de l'inclinaison antérieure du tronc (*cf.* Biceps)
dynamique	1. genou : **flexion** **rotation médiale** (tendon réfléchi +++)
	2. hanche : extension légère, rétroversion en force

Innervation, vascularisation (*cf.* fig. 4-103)	
nerf	– nerf **sciatique** (ou tibial, si division haute)
racines	– L5, S1, S2
artères	– artères perforantes (réseau cruciforme)

SEMI-MEMBRANEUX

▶ **4-115**

Position des segments du membre inférieur chez l'homme (a) et le cheval (b).

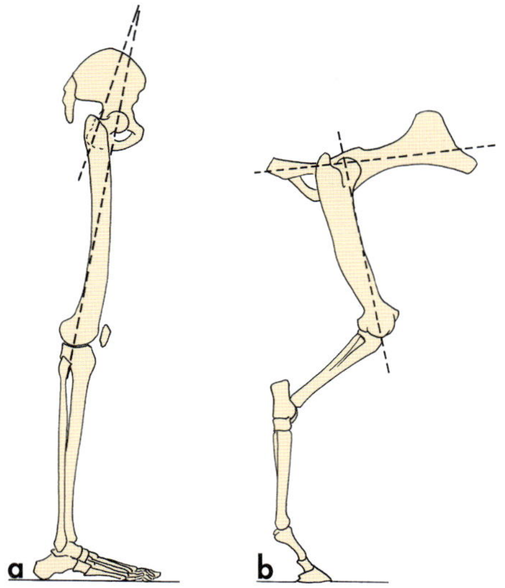

▶ **4-116**

Comparaison des volumes du grand glutéal (1) et du biceps fémoral (2) chez l'homme (a) et le chien (b).

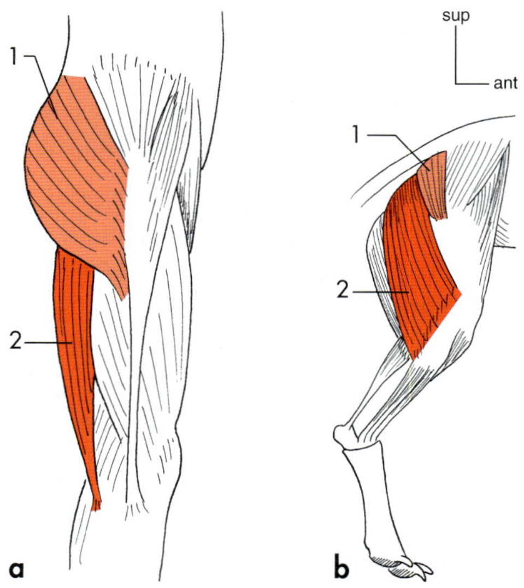

▶ **4-117**

Répartition des fibres rouges et du tissu tendineux dans le semi-tendineux (a) et le semi-membraneux (b).
Vue postérieure.

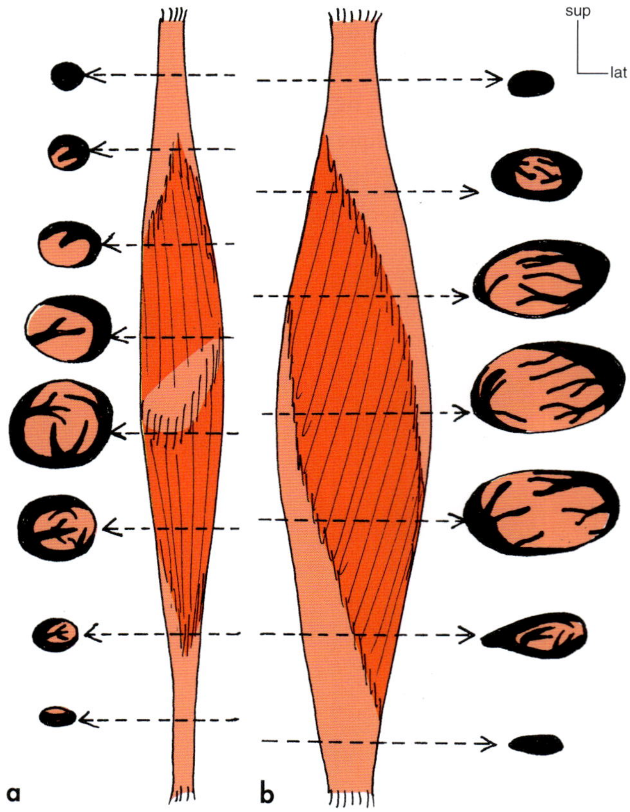

Incidences pratiques (IJ)

- *Sur le plan morpho-palpatoire,* le semi-tendineux et la longue portion du biceps sont palpables sur tout leur trajet. La courte portion l'est uniquement latéralement, entre la longue portion et le vaste latéral. Le semi-membraneux est palpable en dedans du semi-tendineux. En position de rectitude, le tendon du biceps cache le LCF du genou, en flexion il lui est perpendiculaire.
- *Sur le plan mécanique et pathologique,* les IJ sont des muscles puissants chez le quadrupède, ils assurent l'extension de hanche, celle-ci étant physiologiquement fléchie par rapport à l'humain (fig. 4-115). Chez l'homme, la verticalisation place les segments en alignement, c'est-à-dire raccourcissent les IJ à la hanche. Les glutéaux prennent alors le relais, et l'humain se distingue par un volume fessier beaucoup plus marqué que chez le quadrupède (fig. 4-116). Les IJ sont à forte proportion tendineuse[15] (fig. 4-117), ce qui leur confère une piètre extensibilité.

À la hanche, ils ont surtout un rôle statique dans le **maintien** de la position avec le tronc incliné vers l'avant, attitude fréquente.

Au genou, ils empêchent le glissement antérieur du tibia et protègent ainsi le ligament croisé antérieur (co-contraction indispensable après ligamentoplastie) lors d'une activité quadricipitale.

Avec le gastrocnémien, et en chaîne fermée, les IJ participent à l'**extension du genou**, ce qui économise les contraintes fémoropatellaires.

Les IJ médiaux font partie du **point d'angle postéromédial** et le biceps du **point d'angle postéro-latéral.**

La **rétraction** de ces muscles est souvent en cause et difficile à vaincre, il ne faut cependant pas attendre plus qu'ils ne peuvent permettre.

QROC sur les ischiojambiers

Corrigés p. 512

1. Comment le semi-membraneux, qui est un IJ médial, peut-il avoir une origine plus latérale que celle du long biceps ?
2. Quelle est l'innervation du biceps ?
3. Quelle est la caractéristique essentielle des IJ ?
4. Quelle est la terminaison du semi-membraneux ?
5. Quels sont les rapports essentiels du tendon du semi-tendineux ?
6. Quelle est l'action du biceps fémoral ?

[15] Étudié par Ch. Dromzée à partir de coupes anatomiques [10].

CUISSE : MUSCLES ADDUCTEURS

PECTINÉ

▶ 4-118

Vue antérieure de la loge médiale de la cuisse.

1. Pectiné
2. Long adducteur
3. Court adducteur
4. Grand adducteur
5. Gracile
6. Expansion du long au grand adducteur
7. Hiatus de l'adducteur

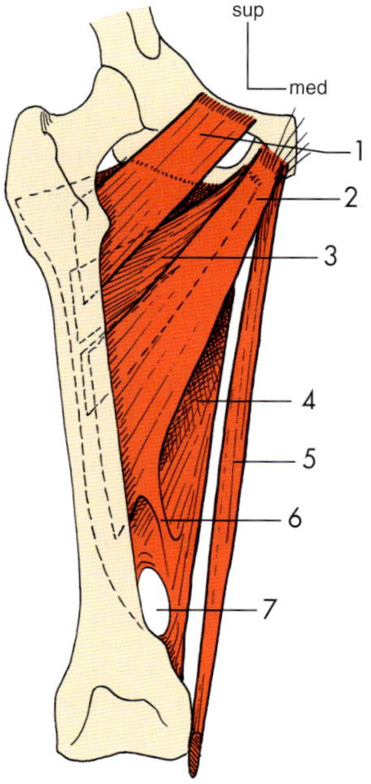

▶ 4-119

Origine du pectiné.

1. Semi-tendineux
2. Long biceps
3. Semi-membraneux
4. Carré fémoral
5. Grand adducteur (III)
6. Grand adducteur (I et II)
7. Obturateur externe
8. Court adducteur
9. Gracile
10. Long adducteur
11. Pectiné

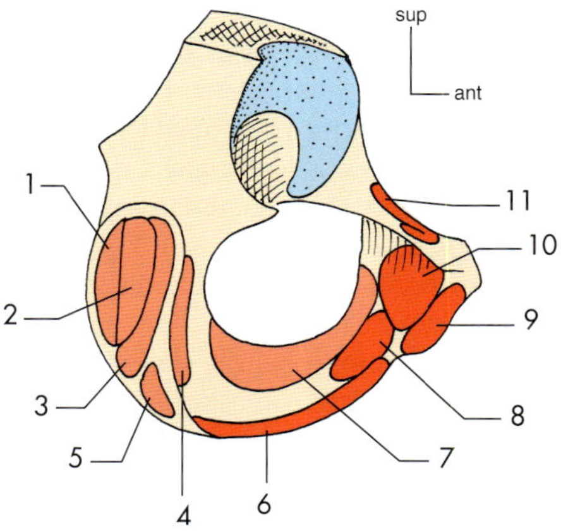

▶ 4-120

Terminaison du pectiné. De a à d, les vues vont de la profondeur à la superficie.

1. Pectiné
2. Court adducteur
3. Long adducteur
4. Grand adducteur

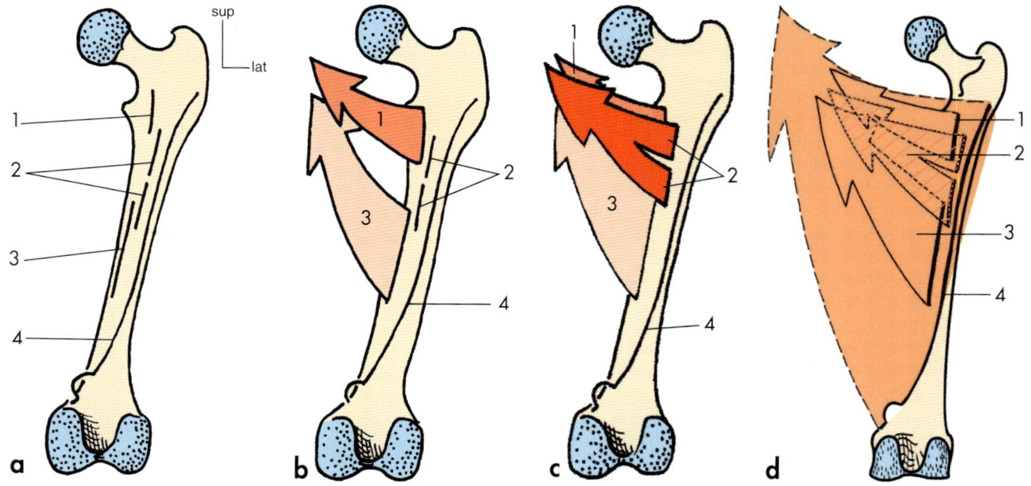

▶ 4-121

Rapports du pectiné.

1. Fascia lata
2. Vaste latéral
3. TFL
4. Droit fémoral
5. Vaste intermédiaire
6. Vaste médial
7. Sartorius
8. Trigone fémoral (artères fémorales superficielle et profonde)
9. Iliopsoas
10. Veine grande saphène
11. Long adducteur
12. Pectiné
13. Branche ant. du nerf obturateur
14. Gracile
15. Court adducteur
16. Branche post. du nerf obturateur
17. Grand adducteur
18. Semi-membraneux
19. Semi-tendineux
20. Long biceps
21. Nerf sciatique
22. Grand glutéal

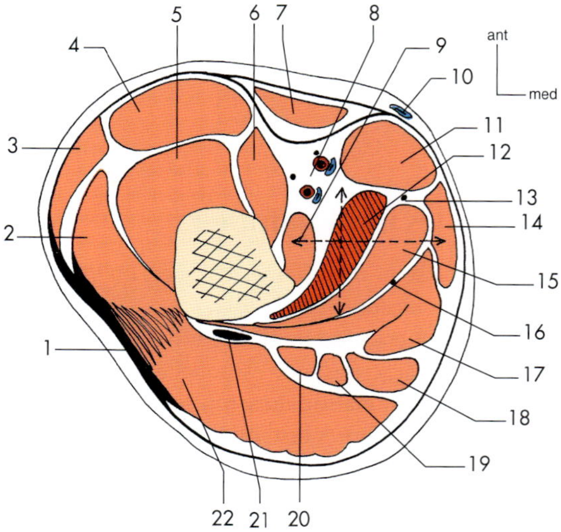

Présentation (fig. 4-118)	
groupe	– **adducteurs**
situation	– cuisse
tendu de/à	– os coxal ⟶ fémur
forme	– court

Origine (insertion proximale) (fig. 4-119)	
structure	– os **coxal**
partie	– branche supérieure du pubis
secteur	– crête pectinéale (bord sup. entre éminence iliopectinée et épine du pubis)
par	– fibres charnues
+	– ligament pectiné[1] et aponévrose

[1] Ancien ligament de Cooper.

Terminaison (insertion distale) (fig. 4-120)	
structure	– **fémur**
partie	– face post. de l'épiphyse supérieure
secteur	– branche moyenne de trifurcation (crête du pectiné)
par	– lame tendineuse

Trajet (fig. 4-118)	
loge	– médiale – partie supérieure
obliquité	– en bas, dh, arrière
aspect	– quadrilatère, aplati[1]
topogr.	1. forme la partie médiale du fond du **trigone fémoral** 2. en rapport avec le **PVN fémoral**

[1] Les fibres rouges bien parallèles donnent l'impression d'avoir été peignées, d'où son nom (*pecten* = peigne, en latin).

Rapports (fig. 4-121)	
en avt	– trigone fémoral (PVN fémoral et branche du nerf génitofémoral)
en arr.	– PVN obturateur – muscles adducteurs
en dd	– long adducteur et gracile
en dh	– psoas

PECTINÉ

▶ **4-122**

Action des adducteurs (1) : flexion (flèche blanche), rotation médiale (flèche noire).

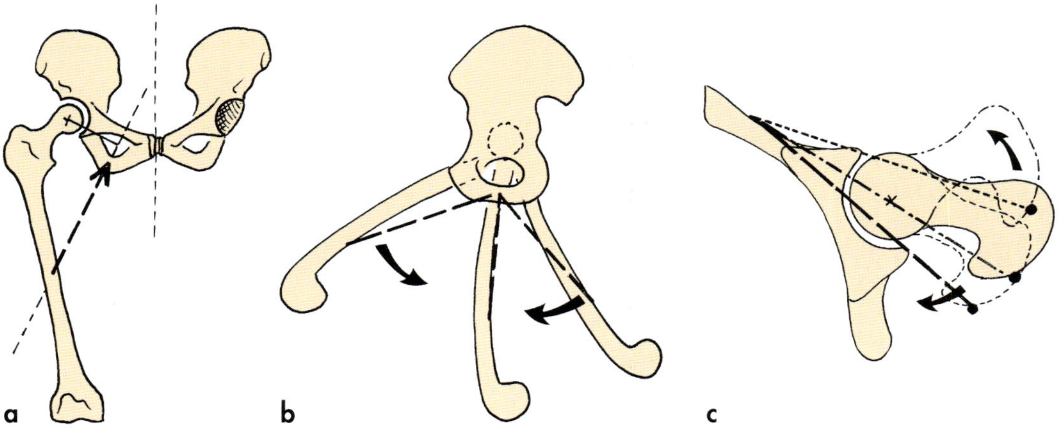

▶ **4-123**

Innervation des adducteurs.

1. Branche post. du nerf obturateur
2. Branche ant. du nerf obturateur
3. Ligament inguinal
4. Nerf fémoral (nerf musculaire médial)
5. Branche sup. du pubis
6. Nerf obturateur
7. Branche ischiopubienne
8. Nerf sciatique
9. Grand adducteur (1er faisceau)
10. Pectiné
11. Court adducteur (2e faisceaux)
12. Long adducteur
13. Grand adducteur (2e faisceau)
14. Gracile
15. Grand adducteur (3e faisceau)

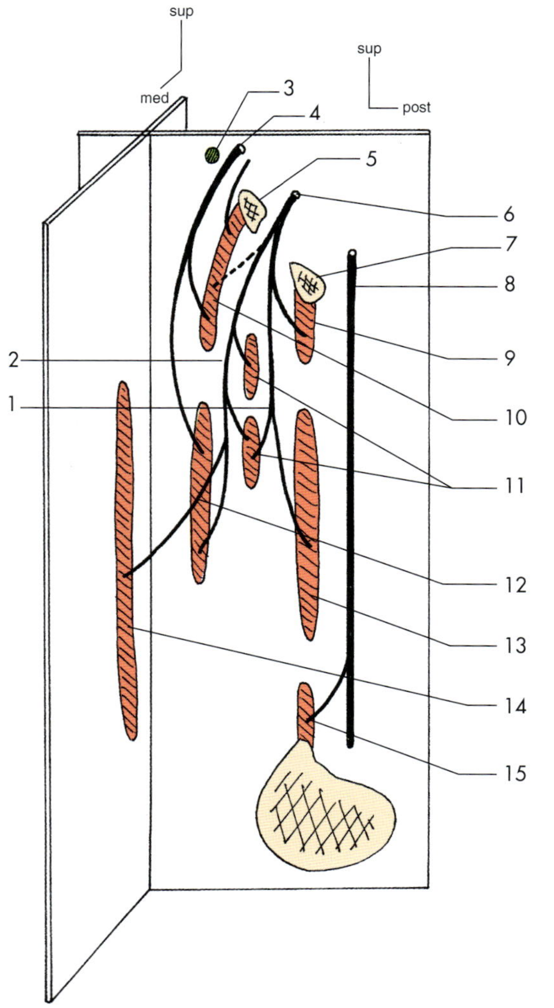

▶ **4-124**

Vascularisation des adducteurs.

1. 3e perforante
2. Long adducteur
3. 2e perforante
4. 1re perforante
5. Artère fémorale superficielle
6. Artère circonflexe latérale
7. Artère fémorale profonde
8. Artère circonflexe médiale
9. Artère fémorale commune
10. Pectiné
11. Branche sup. du pubis
12. Ligament inguinal
13. Artère fémorale commune
14. Artère obturatrice
15. Artère glutéale inf.
16. Branche ischiopubienne
17. Grand adducteur (1er faisceau)
18. Court adducteur
19. Grand adducteur (2e faisceau)
20. Réseau anastomotique (cruciforme)
21. Grand adducteur (3e faisceau)
22. Artère poplitée

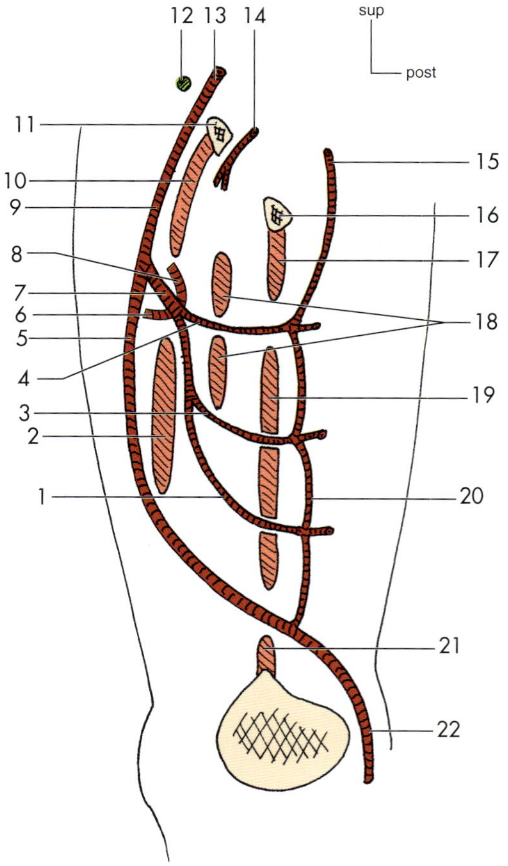

Action (hanche)	
dynamique	– **adduction** (fig. 4-122a) – **flexion** (donc antéverseur) (fig. 4-122b) – le rôle rotatoire est controversé[1] (fig. 4-122c)

[1] Le muscle passant près de l'axe de rotation de la cuisse, son pouvoir rotatoire est quasi nul. Les auteurs lui donnent une légère action rotatoire médiale [7].

Innervation, vascularisation (fig. 4-123 et 4-124)	
nerfs	1. **nerf musculaire médial** (issu du nerf fémoral), surtout 2. nerf obturateur (branche antérieure) 3. 1 branche du nerf fémoral née dans le bassin
racines	– L2, L3, L4
artère	– artère circonflexe médiale

(Les incidences pratiques sont traitées globalement pour les adducteurs.)

LONG ADDUCTEUR (LA)

Présentation[1] (*cf.* fig. 4-118)	
groupe	– **adducteurs**
situation	– cuisse
tendu de/à	– os coxal → fémur
forme	– triangulaire

[1] Ancien moyen adducteur.

Origine (insertion proximale) (*cf.* fig. 4-119)	
structure	– os **coxal**
partie	– face externe
secteur	– corps du pubis (partie inférieure) – débordant sur la branche inférieure
par	– tendon
+	– long adducteur controlatéral – droit de l'abdomen

▶ **4-125**

Rapports des adducteurs (partie moy. de la cuisse).

1. Fascia lata
2. Court biceps fém.
3. Vaste latéral
4. Vaste intermédiaire
5. Droit fémoral
6. Vaisseaux fémoraux profonds
7. Vaste médial
8. Vaisseaux fémoraux superficiels et nerf saphène
9. Long adducteur
10. Sartorius
11. Veine grande saphène
12. Branches ant. et post. du nerf obturateur
13. Gracile
14. Court adducteur
15. Grand adducteur
16. Semi-membraneux
17. Semi-tendineux
18. Nerf sciatique
19. Long biceps fém.

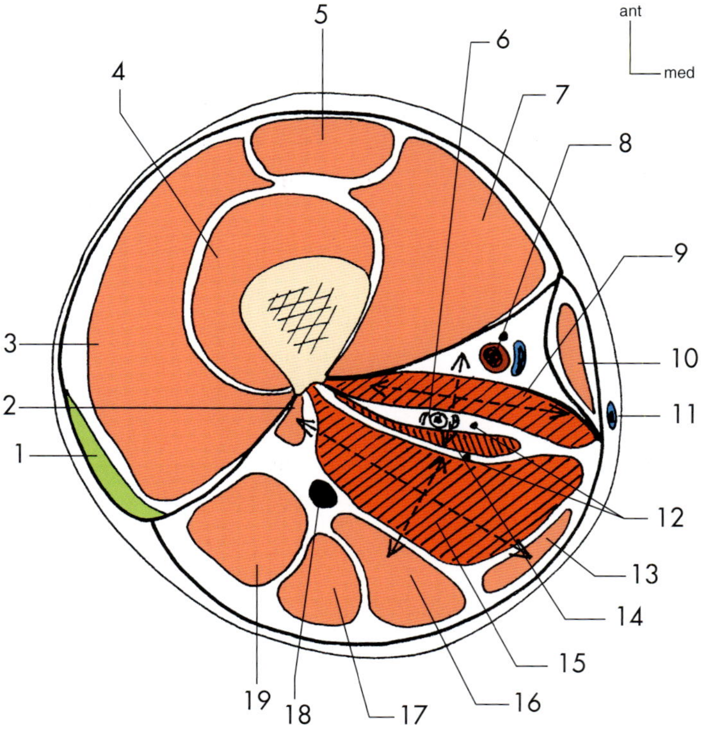

Terminaison (insertion distale) (*cf.* fig. 4-120)	
structure	– **fémur**
partie	– diaphyse – ligne âpre (bord post.)
secteur	– partie moyenne – entre les 2 lèvres (entre les insertions du VM et court adducteur)
par	– lame aponévrotique
+	– expansion au tendon du 3e adducteur

Trajet (*cf.* fig. 4-7)	
loge	– médiale – plan superficiel
obliquité	– en bas, dehors, arr.
aspect	– lame triangulaire aplatie (à sommet coxal)
topogr.	1. **le plus superficiel** des 3 muscles adducteurs 2. forme la limite médiale du **trigone fémoral**

Rapports (fig. 4-125)	
en avt	– vaisseaux fémoraux – sartorius – veine grande saphène
en arr.	– branche ant. du nerf obturateur – court adducteur
en dd	– veine grande saphène et peau – décalé en arr. : gracile
en dh	– **trigone fémoral**

Action (hanche) (*cf.* fig. 4-122)	
statique	– coaptation de la **symphyse pubienne** (*cf.* fig. 4-118)
dynamique	– **adduction** – ramène en position neutre dans le plan sagittal – rôle rotatoire médial léger

Innervation, vascularisation (*cf.* fig. 4-123 et 4-124)	
nerfs	1. nerf **obturateur** (branche antérieure) 2. nerf **musculaire médial** (du nerf fémoral)
racines	– L2, L3, L4
artère	– artère fémorale profonde

(Les incidences pratiques sont traitées globalement pour les adducteurs.)

COURT ADDUCTEUR (CA)

Présentation[1] (*cf.* fig. 4-118)	
groupe	– **adducteurs**
situation	– cuisse
tendu de/à	– os coxal ⟶ fémur
forme	– aplati et 2 faisceaux

[1] Ancien petit adducteur

Origine (insertion proximale) (*cf.* fig. 4-119)	
structure	– os **coxal**
partie	– face externe du pubis
secteur	– corps et branche inférieure (colline des add.)[1]
par	– tendon

[1] Il est situé entre : en ht le long add., en bas le gracile, en dd l'obturateur ext., en dh le grand adducteur.

▶ **4-126**
Rapports des adducteurs (partie moy. de la cuisse).
1. Fascia lata
2. Court biceps fém.
3. Vaste latéral
4. Vaste intermédiaire
5. Droit fémoral
6. Vaisseaux fémoraux profonds
7. Vaste médial
8. Vaisseaux fémoraux superficiels et nerf saphène
9. Long adducteur
10. Sartorius
11. Veine grande saphène
12. Branches ant. et post. du nerf obturateur
13. Gracile
14. Court adducteur
15. Grand adducteur
16. Semi-membraneux
17. Semi-tendineux
18. Nerf sciatique
19. Long biceps fém.

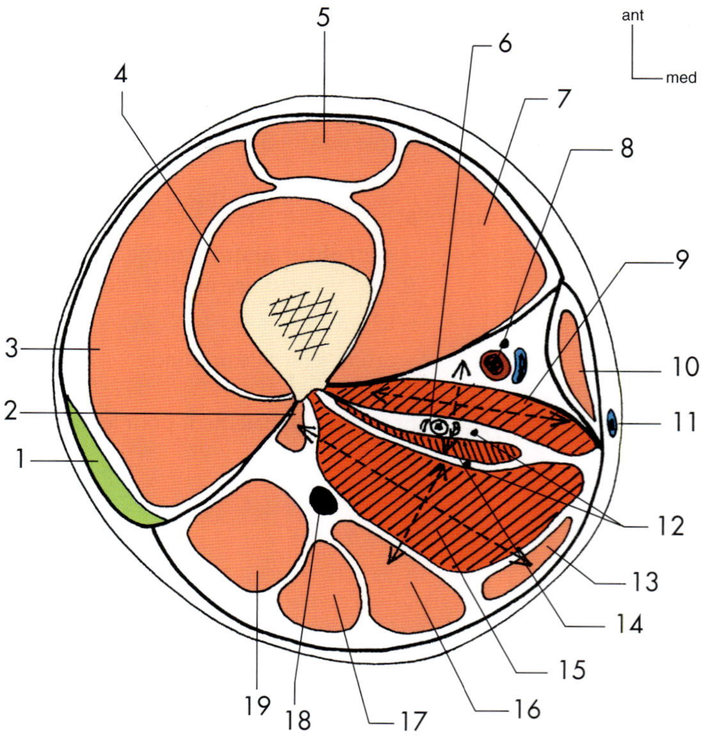

COURT ADDUCTEUR (CA)

Terminaison (insertion distale) (*cf.* fig. 4-120)	
structure	– **fémur**
partie	1. faisceau sup. : extrémité sup. : trifurcation 2. faisceau inf. : diaphyse : ligne âpre (bord post.)
secteur	1. trifurcation : entre pectiné en dd et grand add. en dh 2. ligne âpre : partie sup. et entre long et grand add.
par	– lame aponévrotique

Trajet (*cf.* fig. 4-118 et 2-38b)	
loge	– médiale – plan moyen
obliquité	– en bas, dh, arr.
aspect	– lame triangulaire à sommet coxal – divisée en 2 faisceaux (sup. et inf.) divergents en bas
topogr.	– isole **2 espaces** intermusculaires : – ant. : avec la branche ant. du nerf obturateur – post. : avec la branche post. du nerf obturateur

Rapports (fig. 4-126)	
en avt	– branche ant. du nerf obturateur – pour le faisceau sup. : le pectiné – pour le faisceau inf. : le long adducteur
en arr.	– branche post. du nerf obturateur – grand adducteur
en dd	– gracile
en bas	– sous le faisceau sup. : 1re artère perforante – sous le faisceau inf. : 2e artère perforante

Action (hanche) (*cf.* fig. 4-122)	
dynamique	– **adduction** – ramène en position neutre dans le plan sagittal – rôle rotatoire médial léger [7] (action ambiguë)

Innervation, vascularisation (*cf.* fig. 4-123 et 4-124)	
nerf	– nerf obturateur – branche ant. pour les 2 faisceaux – branche post. pour le faisceau inf.
racines	– L2, L3, L4
artère	– artère fémorale profonde

(Les incidences pratiques sont traitées globalement pour les adducteurs.)

GRAND ADDUCTEUR

Présentation (*cf.* fig. 4-118)	
groupe	– **adducteurs**
situation	– cuisse
tendu de/à	– os coxal → fémur
forme	– 3 faisceaux enroulés

Origine (insertion proximale) (*cf.* fig. 4-119)		
	faisceaux sup. et moy. (I et II)	**faisceau inf. (III)**
structure	– os **coxal**	
partie	– branche ischiopubienne – face externe	– tubérosité ischiatique – face postérieure
secteur	– 2/3 post. – près du bord inf.[1]	– en dessous et en avt des IJ
par	– fibres charnues et aponévrotiques	– tendon

[1] Entre : entre dd le gracile, en ht l'obturateur externe.

Terminaison (insertion distale) (*cf.* fig. 4-120)			
	faisceau sup. (I)	**faisceau moy. (II)**	**faisceau inf. (III)**
structure	– **fémur**		
partie	– extrémité supérieure – trifurcation	– corps – ligne âpre	– extrémité inférieure – bifurcation
secteur	– branche latérale – versant médial[1]	– lèvre latérale – versant médial[2]	– branche médiale : sur le tubercule de l'add.
par	– lame aponévrotique		– tendon

[1] En dedans du grand glutéal.
[2] À la partie supérieure. À la partie inférieure, l'insertion se rapproche de la lèvre médiale.

▶ **4-127**
Orientation des fibres du grand adducteur (comparaison avec le pliage d'un tissu) : moyennes (1), hautes (2), et basses (3).

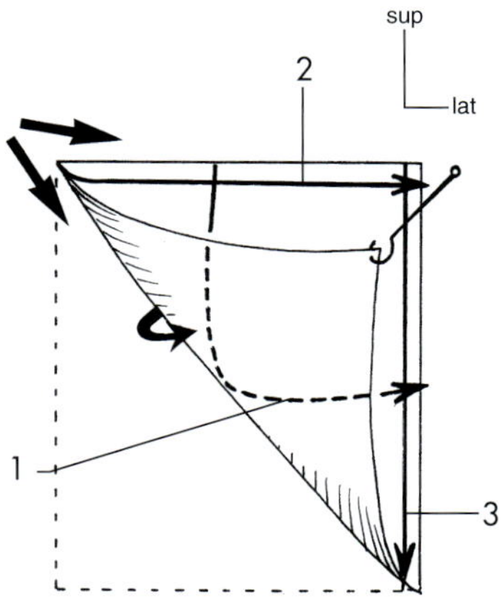

▶ **4-128**
Disposition des 3 faisceaux du grand adducteur.
1. Carré fémoral
2. 1er faisceau (I)
3. 2e faisceau (II)
4. 3e faisceau (III)
5. Hiatus de l'adducteur

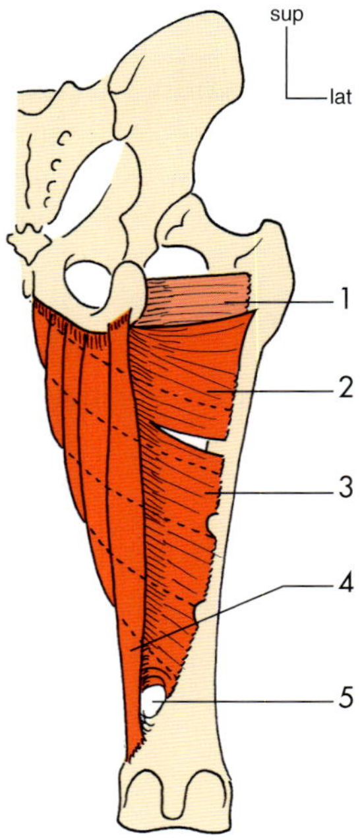

Trajet (*cf.* fig. 4-118 et2-38b)	
loge	– médiale – plan profond
obliquité	– en bas, dh, arr. – s'élargit en éventail (fig. 4-127) : – les fibres les plus médiales et ant. sont les plus hautes et transversales – les fibres les plus latérales et post. sont les plus basses et verticales
aspect	– triangulaire à sommet coxal – épais, formant une portion de cône creux ouvert en dh et arr. (fig. 4-128)
topogr.	1. étendu dans le plan **frontal** 2. sagittalement situé entre le gracile (en avt) et le semi-membraneux (en arr.) 3. délimite le **hiatus de l'adducteur** (vaisseaux fémoraux)

Rapports (*cf.* fig. 4-126)	
en avt	– espace intermusculaire post. (branche post. du nerf obturateur) – court adducteur (puis le long)
en arr.	– septum intermusculaire médial (SIMM) – partie médiale : semi-membraneux – partie latérale : nerf sciatique
en dd	– gracile et peau
en dh	– en ht : grand glutéal – en bas : court biceps fémoral
de ht en bas	– carré fémoral (fig. 4-128) – artères perforantes[1] (*cf.* fig. 4-124) – **hiatus** de l'adducteur

[1] On trouve :
- entre carré fém. et 1er faisceau : artère circonflexe médiale
- entre 1er et 2e faisceaux : 1re artère perforante
- dans 2e faisceau (en ht) : 2e artère perforante
- dans 2e faisceau (en bas) : 3e artère perforante
- entre 2e et 3e faisceaux : artère fémorale (hiatus)

Action (hanche)	
dynamique (*cf.* fig. 4-122)	– **adduction** – légère extension – rôle rotatoire médial léger, surtout les fibres antérieures [7]

Innervation, vascularisation (*cf.* fig. 4-123 et 4-124)	
nerfs	– faisceaux I et II : nerf **obturateur** (branche post.) – faisceau III : nerf **sciatique**
racines	– L2, L3, L4 (pour I et II) – L4, L5, S1 (pour III)
artère	– artère fémorale profonde (± artère superficielle) – artère circonflexe médiale – artères perforantes (+ glutéale inf.)

(Les incidences pratiques sont traitées globalement pour les adducteurs.)

GRACILE

▶ **4-129**

Vue médiale du gracile.
1. Long adducteur
2. Sartorius
3. Gracile
4. Grand adducteur
5. Semi-membraneux
6. Semi-tendineux

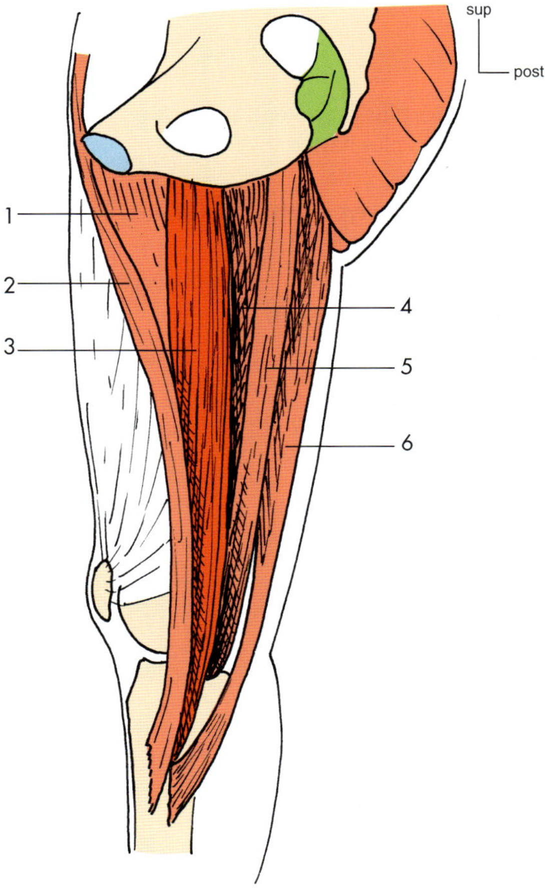

▶ **4-130**

Origine du gracile.
1. Carré fémoral
2. Grand adducteur (III)
3. Grand adducteur (I et II)
4. Obturateur externe
5. Court adducteur
6. Gracile
7. Long adducteur
8. Abdominaux

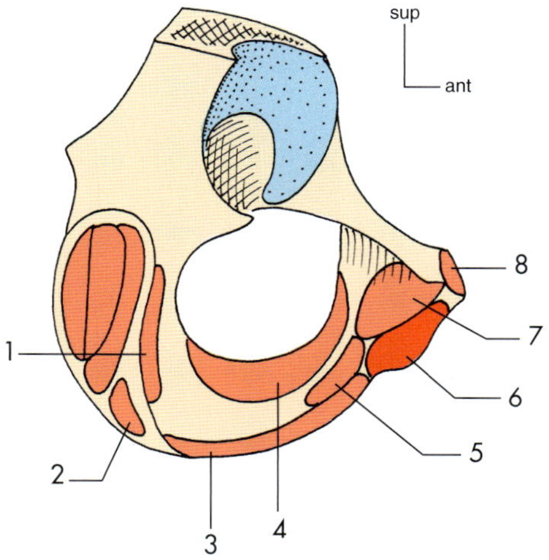

▶ **4-131**

Terminaison du gracile (patte d'oie).
1. Sartorius
2. Gracile
3. LCT
4. Semi-tendineux

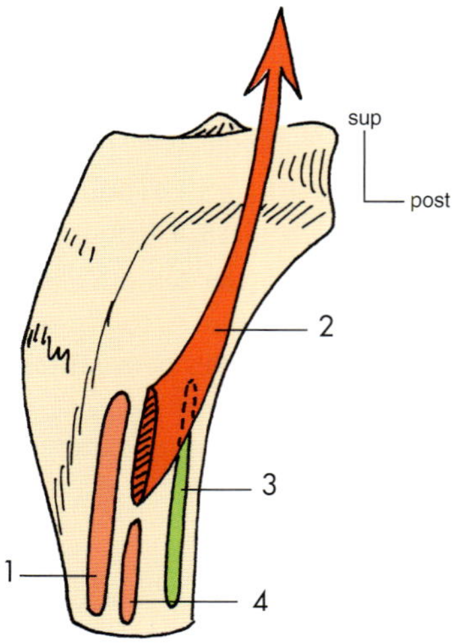

Présentation[1] (fig. 4-129)	
groupe	– **adducteurs** – **patte d'oie**
situation	– cuisse
tendu de/à	– os coxal → tibia
forme	– rubané

[1] Ancien droit interne.

Origine (insertion proximale) (fig. 4-130)	
structure	– os coxal
partie	– branche inférieure du pubis (déborde s/corps)
secteur	– face externe/près du bord inf.[1]
par	– lame tendineuse

[1] Cette zone, qui regroupe les insertions des court et long adducteurs, était surnommée la colline des adducteurs.

Terminaison (insertion distale) (fig. 4-131)	
structure	– **tibia**
partie	– corps/face médiale
secteur	– 1/4 sup./en arr. du sartorius et au-dessus du semi-tendineux
par	– tendon aplati (patte d'oie)

GRACILE

▶ **4-132**

Rapports du gracile.

1. Gracile
2. Sartorius
3. Long adducteur
4. Grand adducteur
5. Semi-membraneux
6. Semi-tendineux
7. Quadriceps
8. Court adducteur
9. Nerf sciatique
10. Biceps fém.
11. Gastrocnémien
12. Canal fémoral

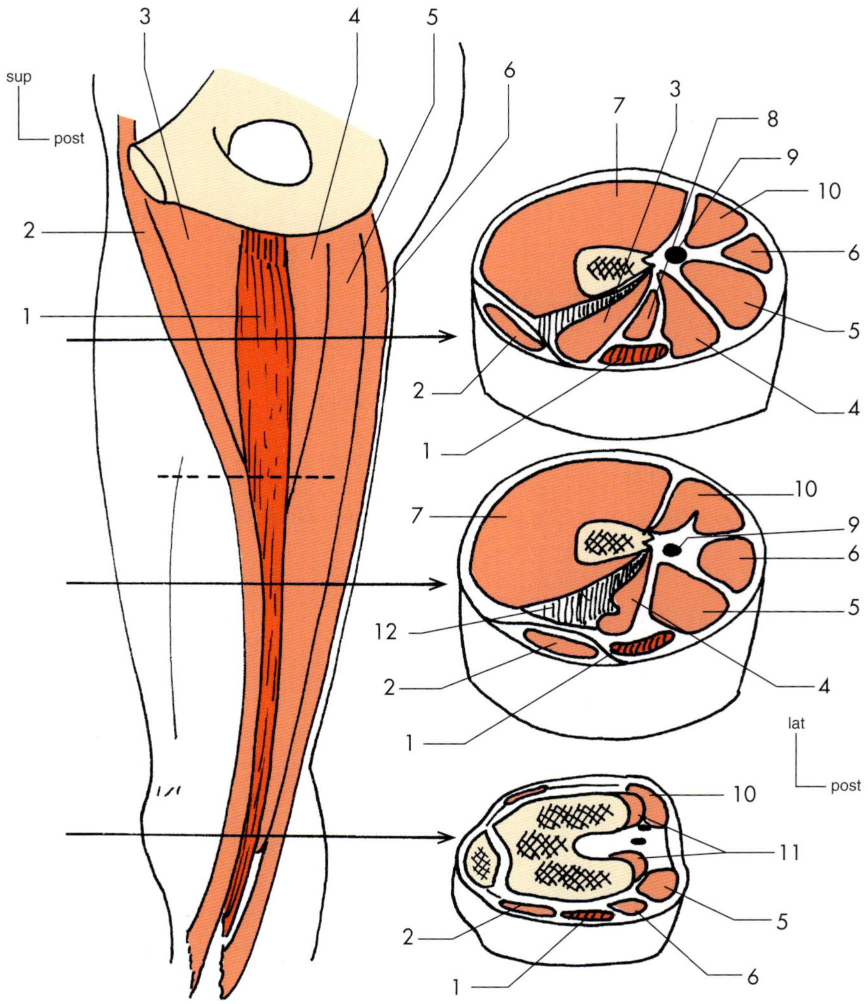

▶ **4-133**

Action du gracile au genou.

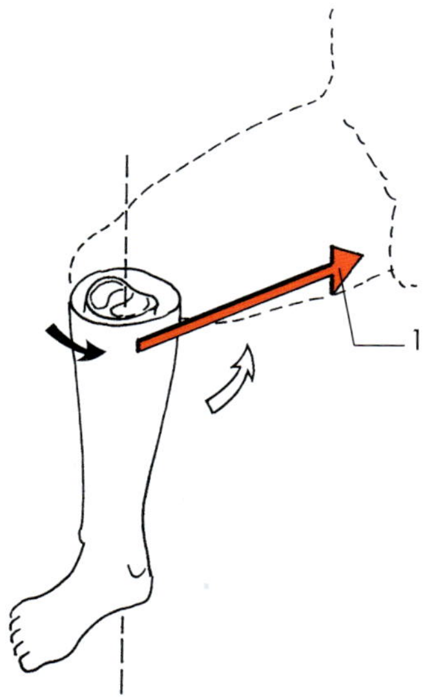

Trajet (fig. 4-132)	
loge	– loge médiale, plan sous cutané
obliquité	– vertical
aspect	– allongé, mince (rubané)
topogr.	– médialement, sur la **couture du pantalon**

Rapports (fig. 4-132)	
à la partie supérieure de la cuisse	
en avt	– **long adducteur**
en arr.	– **grand adducteur**
en prof.	– court adducteur
en superf.	– peau
à la partie inférieure de la cuisse	
en avt	– **sartorius**
en arr.	– semi-membraneux
en prof.	– **grand adducteur**
en superf.	– peau
au genou	
en avt	– **sartorius**
en arr.	– **semi-tendineux**
en prof.	– ligament collatéral tibial/interligne du genou
en superf.	– sartorius (qui le recouvre en partie)

Action (fig. 4-133)	
hanche	– **adduction**
genou	– **flexion** – **rotation médiale** – rôle anti-valgus

QROC sur les adducteurs

Corrigés p. 513

1. Donnez les rapports des différents muscles adducteurs de hanche, entre eux.
2. Donnez l'innervation du pectiné, du court adducteur et du grand.
3. Quelle artère vascularise les adducteurs ?
4. Donnez les insertions du pectiné.
5. Quelle est la caractéristique essentielle du trajet du grand adducteur ?
6. Quelle est l'innervation du gracile ?
7. Décrivez le trajet du gracile.
8. Décrivez l'insertion terminale du gracile.
9. Quelle est l'action du gracile ?

GRACILE

▶ **4-134**

Innervation du gracile.

1. Long adducteur
2. Pectiné
3. Nerf obturateur et ses 2 branches terminales
4. Court adducteur
5. Grand adducteur
6. Gracile

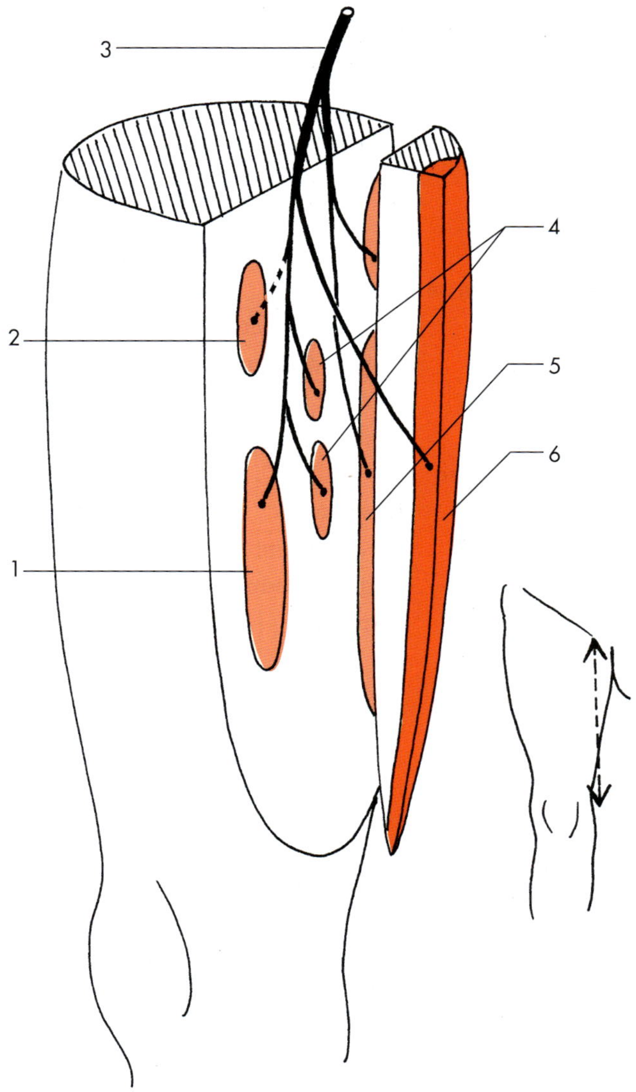

Innervation, vascularisation (fig. 4-134)	
nerf	– **branche ant. du nerf obturateur**
racines	– L2, L3
artère	– en ht : artère circonflexe med. – milieu : artère fémorale prof. – en bas : artère fémorale superf.

Incidences pratiques (tous muscles adducteurs)

Pectiné

Profond et inaccessible, il participe aux pathologies des adducteurs.

Long adducteur

Le repérage et la palpation du tendon d'origine sont faciles (limite médiale du trigone fémoral). Sa saillie est accentuée par la mise en abduction de la cuisse.

Mécaniquement, c'est un muscle puissant. Il est concerné par la pathologie des adducteurs chez le sportif, donnant lieu à des pubalgies, voire des fractures de fatigue et arrachements.

Court adducteur

Il est impalpable vu sa profondeur. Il participe aux pathologies des adducteurs.

Grand adducteur

Malgré son gros volume, ce muscle a une palpation modeste du fait qu'il est étendu frontalement et que le gracile gêne son abord médial (*cf.* coupe).

Mécaniquement très puissant, il assure le maintien à califourchon et la protection sexuelle[16]. Ses pathologies sont liées à celles des adducteurs.

Gracile

Comme son nom l'indique, ce muscle est gracile : rubané et loin d'un plan osseux sous-jacent, il fuit sous le doigt lors de la palpation. Celle-ci est plus facile à sa partie haute. Son trajet est repéré à la face médiale de la cuisse, à la couture du pantalon.

Mécaniquement, sa place au sein de la patte d'oie en fait un **rempart anti-valgus.** Il combine la flexion du genou à la rotation médiale qui y est associée, mais son rôle est moins cette dernière qu'un frein à la rotation latérale.

[16] Les adducteurs étaient surnommés « **custodes virginitatis** » (gardiens de la virginité). Ce rôle est dévolu à la queue chez les mammifères femelles.

JAMBE : MUSCLES ANTÉRIEURS

TIBIAL ANTÉRIEUR (TA)

4-135

Vue antérieure de la jambe.

1. Faisceau sup. (frondiforme) du rétinaculum des muscles extenseurs (RME)
2. Long extenseur de l'hallux (LEH)
3. 3e fibulaire
4. Long extenseur des orteils (LEO)
5. Tibial antérieur (TA)
6. Long fibulaire
7. Gastrocnémien latéral
8. Gastrocnémien médial
9. Soléaire
10. Faisceau inf. du RME
11. Gaines synoviales

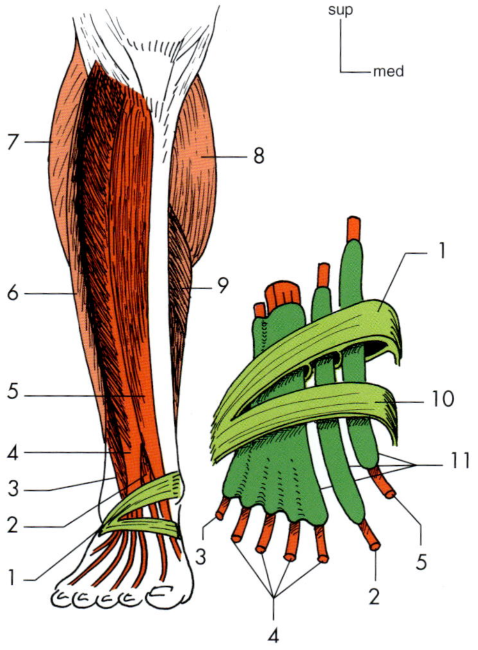

4-136

Origine du TA.

1. MIO
2. TA
3. Aponévrose du TA

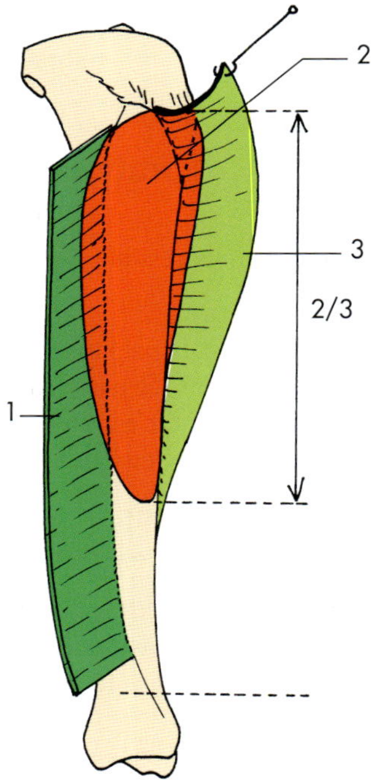

4-137

Terminaison du TA.

1. 1er métatarsien
2. 1er cunéiforme
3. 2e cunéiforme
4. Naviculaire

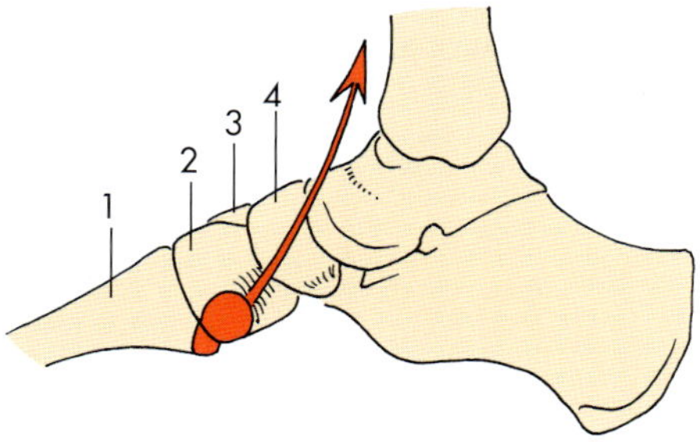

4-138

Trajet.

1. LEO
2. LEH
3. TA
4. Nerf fibulaire profond et artère tibiale antérieure

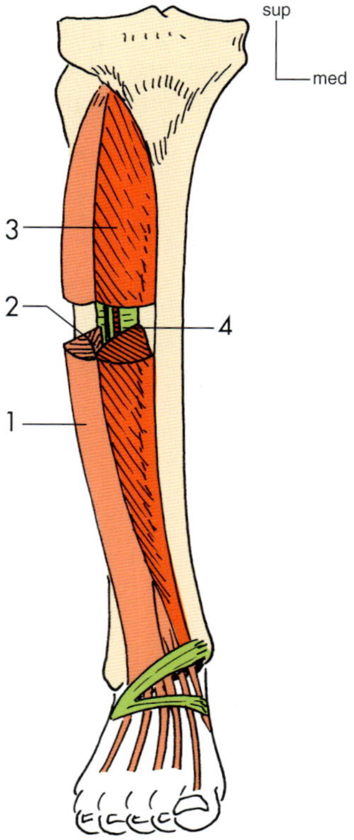

Présentation[1] (fig. 4-135)	
groupe	– **releveurs** du pied – extrinsèques
situation	– jambe
tendu de/à	– tibia → tarse médial
forme	– allongé

[1] Ancien jambier antérieur.

Origine (insertion proximale) (fig. 4-136)	
structure	– os **tibia**
partie	– face latérale
secteur	– 2/3 supérieurs
par	– fibres charnues
+	– MIO, fascia superf. et SIM avec les muscles voisins

Terminaison (insertion distale) (fig. 4-137)	
structure	– **cunéiforme médial** (1er)
partie	– face médiale
secteur	– partie antéro-inf.
par	– tendon[1]
+	– déborde sur la base de M1 et la capsule attenante

[1] Il arrive (rarement) que le tendon envoie une expansion à P1 de l'hallux [11].

Trajet (fig. 4-138)	
loge	– antérieure
obliquité	– vertical à la jambe – oblique en bas, avant et dedans au pied
aspect	– prismatique triangulaire, épais – charnu en haut, tendineux en bas – son tendon remonte haut et reçoit les fibres charnues (semi-penniforme)
topogr.	1. longe la **crête tibiale** 2. passe dans un dédoublement médial du **RME** (dans une gaine) 3. tendon très saillant au **bord médial de la cheville**

TIBIAL ANTÉRIEUR (TA)

▶ **4-139**

Rapports à la jambe.

1. Gastrocnémien
2. Soléaire
3. LFH
4. Vaisseaux fibulaires
5. Long fibulaire
6. Nerf fibulaire superficiel
7. Court fibulaire
8. LEO
9. LEH
10. Nerf fibulaire profond et vaisseaux tibiaux ant.
11. TA
12. Veine grande saphène
13. LFO
14. TP
15. Vaisseaux tibiaux post.
16. Plantaire
17. Nerf tibial
18. Veine petite saphène

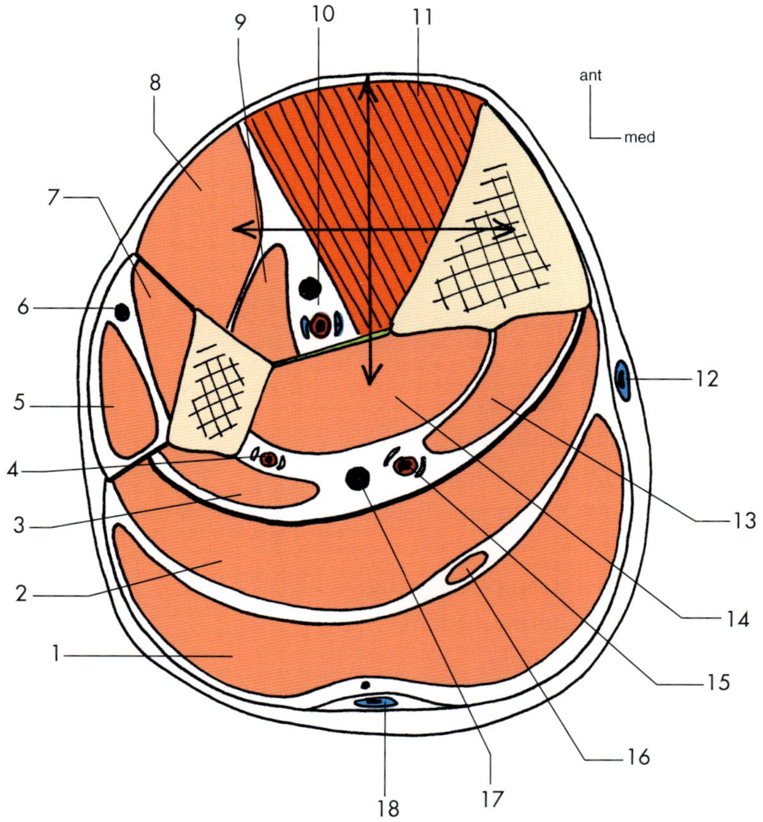

▶ **4-140**

Rapports au cou-de-pied.

1. Veine petite saphène
2. Court fibulaire
3. Long fibulaire
4. Nerf fibulaire superficiel
5. 3e fibulaire
6. LEO
7. RME
8. LEH
9. Nerf fibulaire profond et vaisseaux tibiaux ant.
10. TA
11. Veine grande saphène
12. TP
13. LFO
14. Vaisseaux tibiaux post.
15. Nerf tibial
16. LFH
17. Plantaire
18. Tendon calcanéen

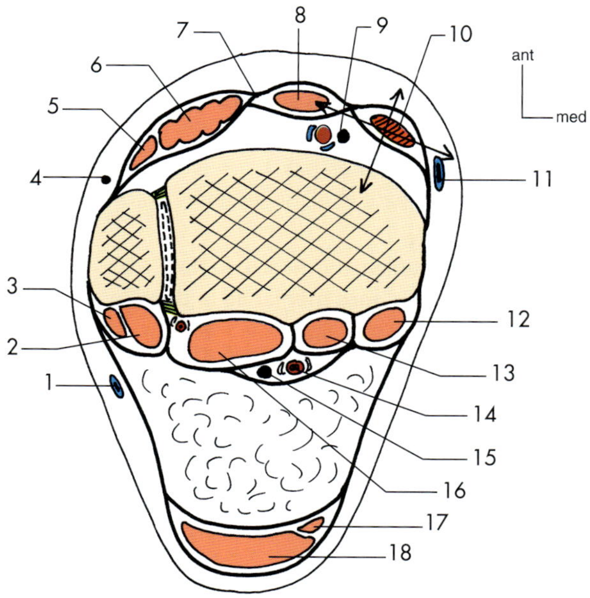

Rapports	
à la partie charnue (fig. 4-139)	
en avt	– peau
en arr.	– plan osseux et MIO
en dd	**– tibia**
en dh	– nerf fibulaire prof. et l'artère tibiale ant. (PVN) – long extenseur des orteils (LEO) et de l'hallux (LEH)
au tendon (fig. 4-140)	
en avt	– **RME** (dédoublement), puis peau
en arr.	– plan osseux
en dd	– peau et la veine grande saphène
en dh	**– PVN dorsal du pied** – tendon du LEH

TIBIAL ANTÉRIEUR (TA)

▶ **4-141**

Action du TA : fermeture de l'angle cruropédieux.

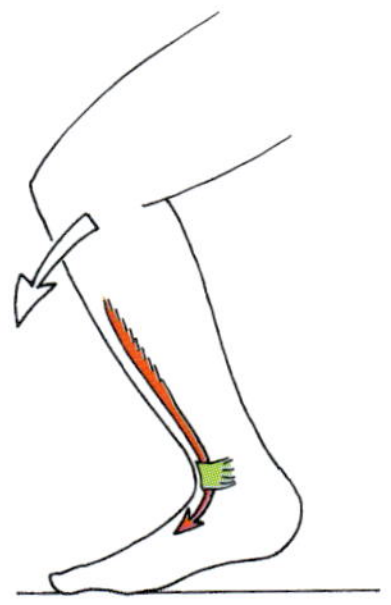

▶ **4-142**

Innervation, vascularisation.

1. SIMAL
2. SIMPL
3. Nerf fibulaire profond
4. Nerf fibulaire superficiel
5. Fascia superficiel
6. Nerf fibulaire commun
7. Filets supérieurs issus du nerf fib. comm.
8. Nerf sup. du TA (du nerf fib. prof.)
9. Nerf inf. du TA (du nerf fib. prof.)
10. TA
11. Artère tibiale ant.
12. LEH
13. LEO

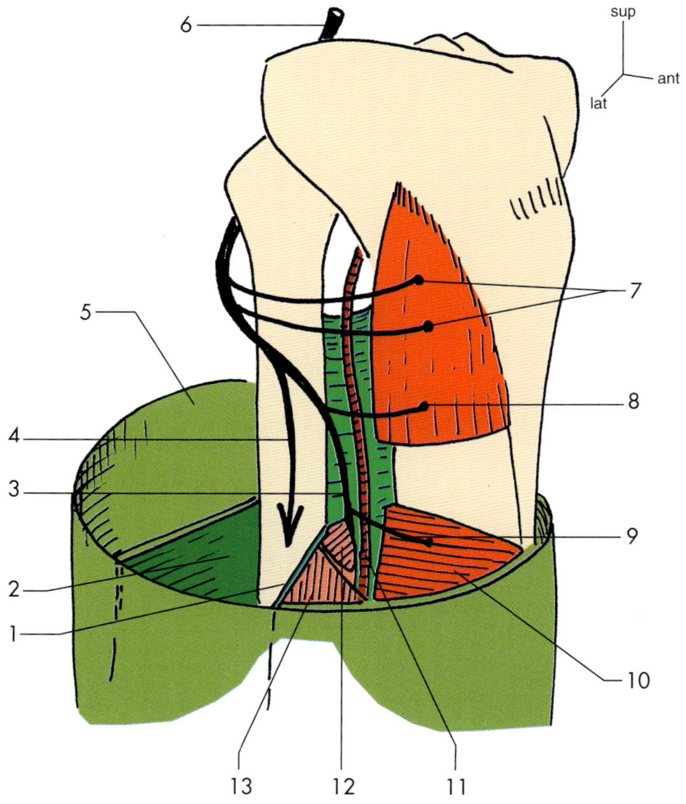

Action	
statique	– **sustentation** du tarse antéromédial – **stabilisation** cunéo- 1er métatarsien – ferme en avant l'angle jambe-pied (facilitant l'appui de l'avant-pied lors des fentes et accroupissements[1]) (fig. 4-141)
dynamique	– **releveur** du pied (flexion dorsale de cheville)[2] – supination et adduction du pied[3]

[1] L'EMG a montré l'importance de cette activité [12].
[2] En marche sur les talons et surtout en marche rapide ou en montant un plan incliné.
[3] Chez le singe, ce muscle est subdivisé en 2 : un tibial antérieur et un long abducteur du I (abducteur car écartant l'hallux, ce qui équivaut à l'adduction du pied vers l'axe du corps).

Innervation, vascularisation (fig. 4-142)	
nerfs	– 2 filets venant du nerf **fibulaire commun** – 2 filets (sup. et inf.) venant du nerf **fibulaire profond**
racines	– L4, L5, S1
artère	– artère tibiale ant. (et récurrente tibiale ant.)

Incidences pratiques

- *Sur le plan morpho-palpatoire,* facilement repérable vu son volume et sa situation, sa mise en tension permet de palper, transversalement, le rétinaculum des muscles extenseurs.
- *Sur le plan mécanique et pathologique,* sa paralysie, fréquente dans les fractures du col de la fibula avec complication neurologique, provoque un **pied tombant** et une démarche dite en **steppage** (le patient soulève davantage le genou afin d'empêcher sa pointe de pied de frotter au sol). C'est un muscle puissant comme le laissent supposer son volume et sa structure semi-penniforme.

QROC sur le tibial antérieur

Corrigés p. 513

1. Sur quels os ce muscle s'insère-t-il ?
2. Quelle est l'action du tibial antérieur (TA) ?
3. Quelle est l'innervation du TA ?
4. Quelles sont les caractéristiques du trajet du TA ?
5. Donnez les rapports du TA au cou-de-pied.

LONG EXTENSEUR DE L'HALLUX (LEH)

▶ **4-143**
Origine.
1. 3e fibulaire
2. LEH
3. LEO
4. TA

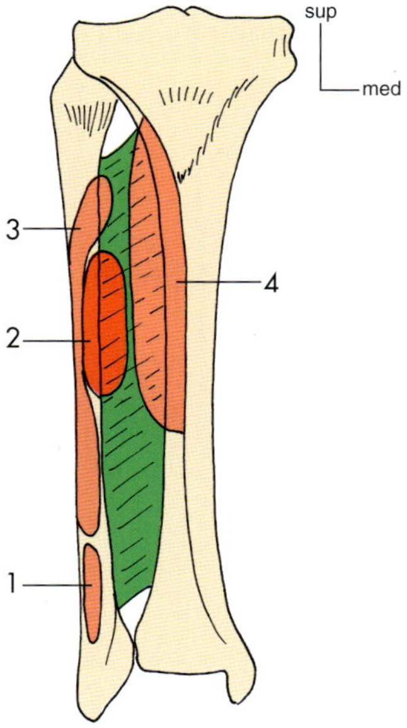

▶ **4-144**
Terminaison (vue dorsale).
1. M1
2. LEH et ses expansions sur P1 (2')
3. Expansion de l'abd. du I pour le LEH
4. Expansion de l'add. du I pour le LEH

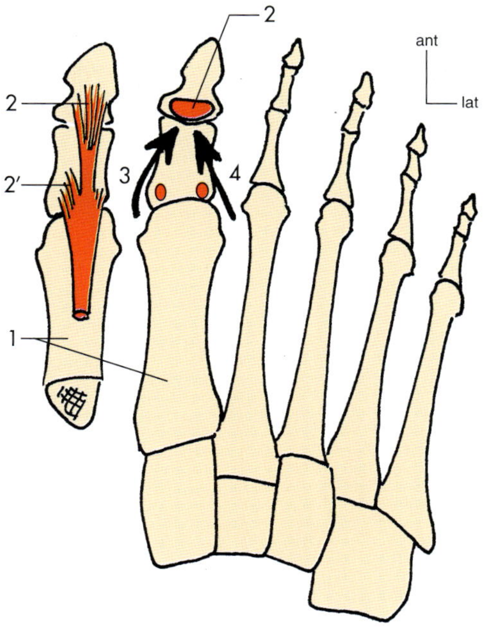

▶ **4-145**
Trajet.
1. LEH
2. MIO
3. RME

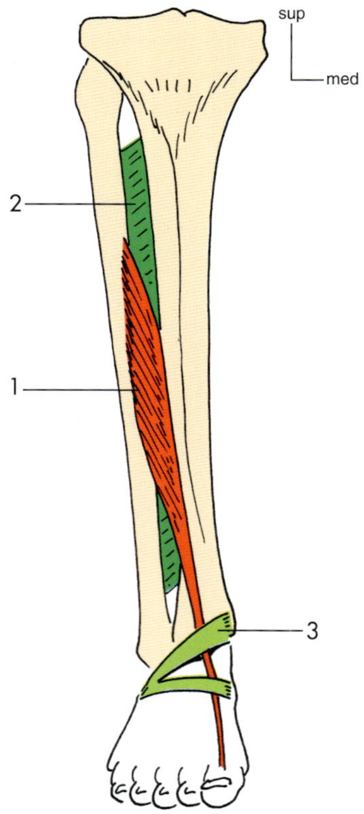

Présentation[1] (*cf.* fig. 4-135)	
groupe	– **releveurs** du pied – extrinsèques du pied – propres de l'hallux
situation	– jambe
tendu de/à	– fibula → hallux
forme	– allongé

[1] Ancien long extenseur propre du gros orteil.

Origine (insertion proximale) (fig. 4-143)	
structure	– os **fibula**
partie	– face médiale
secteur	– 1/4 moyen supérieur, près du bord interosseux
par	– fibres charnues
+	– MIO

Terminaison (insertion distale) (fig. 4-144)	
structure	– **P2** de l'hallux
partie	– base
secteur	– face dorsale
par	– tendon
+	– expansions à P1[1]

[1] L'expansion se fait de part et d'autre du tendon, réalisant un étalement ressemblant aux barbes d'une plume. De plus, le tendon du LEH reçoit des expansions de provenance plantaire, de la part de l'abducteur du I et de l'adducteur du I.

Trajet (fig. 4-145)	
loge	– antérieure
obliquité	– oblique en bas, avant et dedans au pied
aspect	– charnu en haut et tendineux en bas – semi-penniforme
topogr.	1. jambe : entre les TA et LEO 2. cou-de-pied : sous le **RME**, fronde moyenne (dans une gaine propre) 3. pied : le **PVN** dorsal du pied[1] est juste en dehors (pouls). À noter que l'artère tibiale antérieure (au-dessus du RME) est en dedans du LEH

[1] Anciennement pédieux.

LONG EXTENSEUR DE L'HALLUX (LEH)

4-146

Rapports à la jambe.

1. Gastrocnémien
2. Soléaire
3. LFH
4. Vaisseaux fibulaires
5. Long fibulaire
6. Nerf fibulaire superficiel
7. Court fibulaire
8. LEO
9. LEH
10. Nerf fibulaire profond et vaisseaux tibiaux ant.
11. TA
12. Veine grande saphène
13. LFO
14. TP
15. Vaisseaux tibiaux post.
16. Plantaire
17. Nerf tibial
18. Veine petite saphène

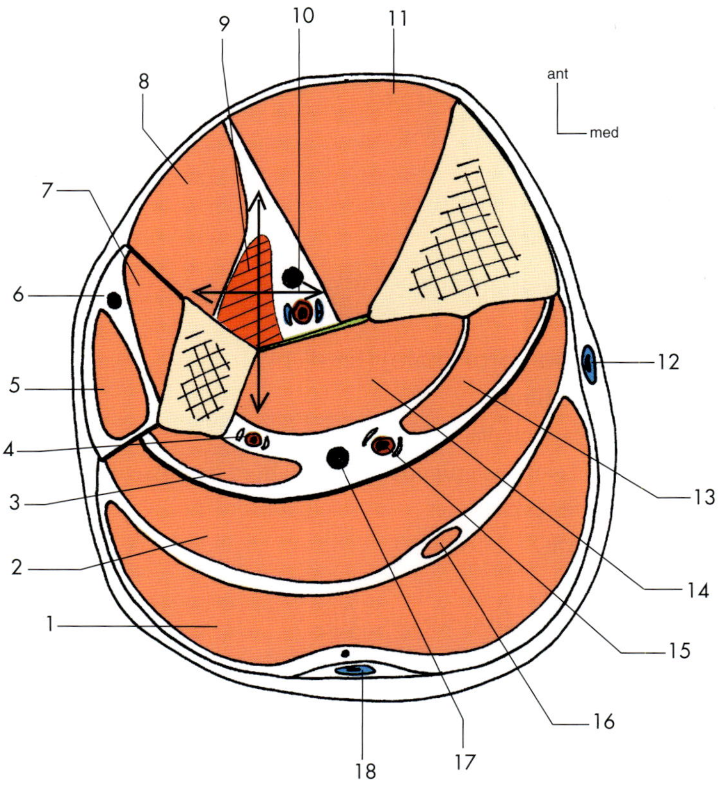

4-147

Rapports au cou-de-pied.

1. Veine petite saphène
2. Court fibulaire
3. Long fibulaire
4. Nerf fibulaire superficiel
5. 3e fibulaire
6. LEO
7. RME
8. LEH
9. Nerf fibulaire profond et vaisseaux tibiaux ant.
10. TA
11. Veine grande saphène
12. TP
13. LFO
14. Vaisseaux tibiaux post.
15. Nerf tibial
16. LFH
17. Plantaire
18. Tendon calcanéen

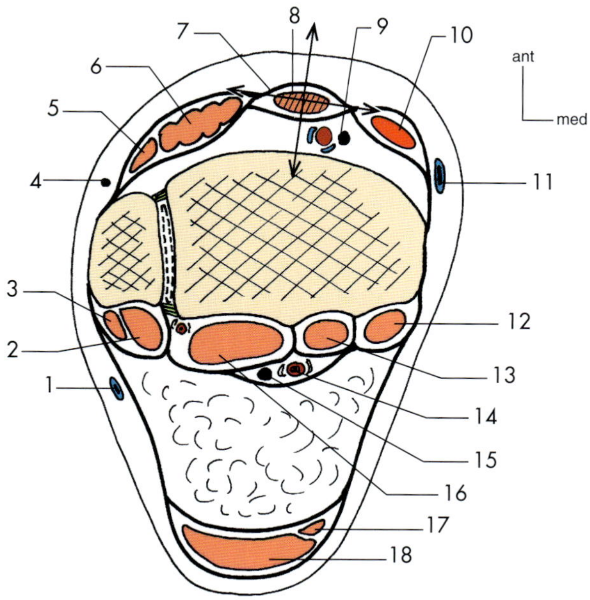

4-148

Rapports au pied.

1. Nerfs plantaires latéral et médial
2. Court fléchisseur du V
3. Abducteur du V
4. Opposant du V
5. IOD
6. Veine marginale latérale
7. IOP
8. CEO
9. LEO
10. CEH
11. LEH
12. Veine marginale médiale
13. Abducteur du I
14. CFH
15. LFH
16. Adducteur oblique du I
17. LFO et lombricaux
18. CFO
19. Aponévrose plantaire

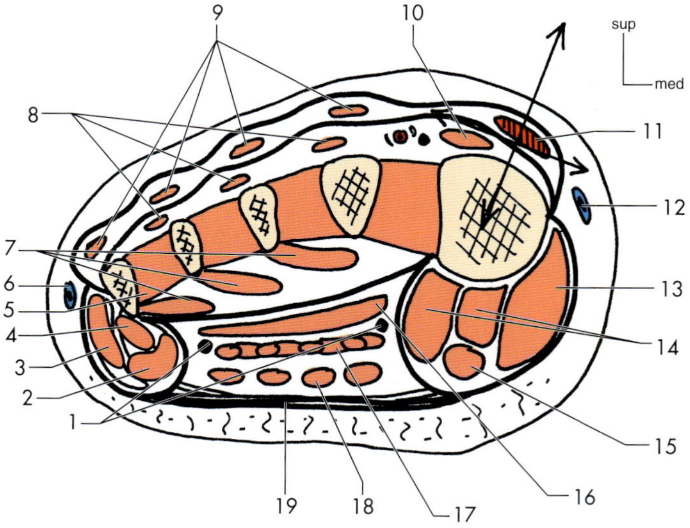

Rapports	
à la partie charnue (fig. 4-146)	
en avt	– LEO, qui le recouvre
en arr.	– MIO
en dd	– nerf fibulaire profond et vaisseaux tibiaux antérieurs
	– tibial antérieur
en dh	– LEO
au cou-de-pied (fig. 4-147)	
en superf.	– **RME**, fronde moyenne (dans une gaine propre)
en prof.	– plan ostéoarticulaire
	– PVN, qui devient dorsal du pied (pouls)
en dd	– tibial antérieur
en dh	– LEO
au pied (fig. 4-148)	
en superf.	– peau
en prof.	– **CEH** (tendon du CEO pour l'hallux)
en dh	– LEO

LONG EXTENSEUR DE L'HALLUX (LEH)

▶ **4-149**

Stabilisation du LEH par l'appareil sésamoïdien.

1. LEH
2. CEH
3. Abducteur du I
4. LFH
5. Sésamoïdes
6. Adducteur du I

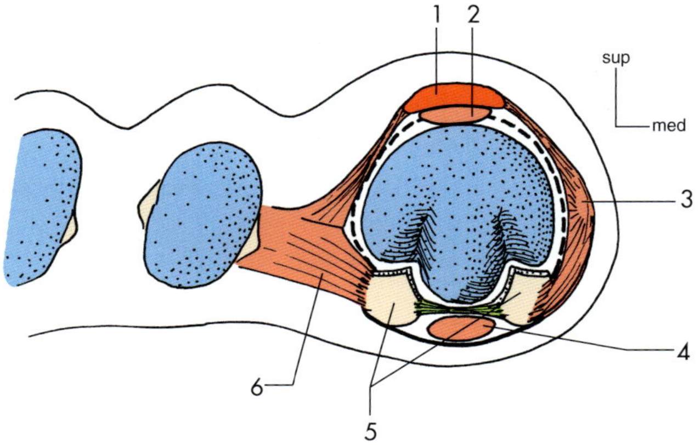

▶ **4-150**

Innervation, vascularisation.

1. LEH
2. Nerf fibulaire profond
3. Artère tibiale antérieure

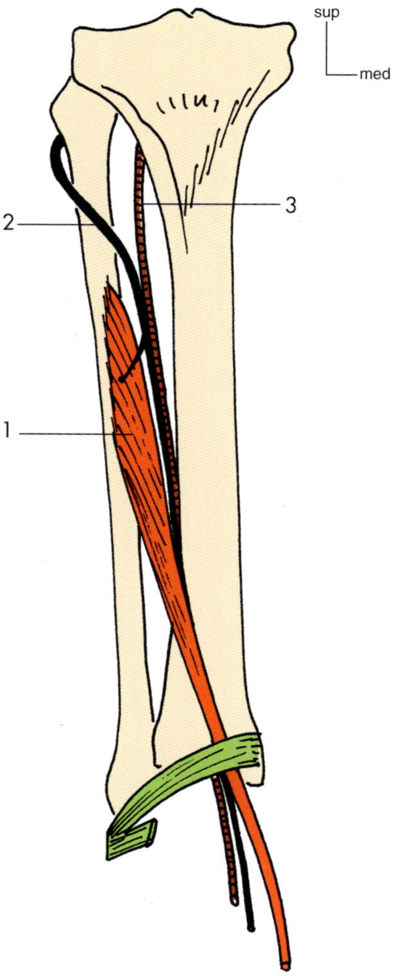

Action	
statique	– **stabilisation** de l'hallux par les expansions qu'il reçoit (fig. 4-149)
dynamique	– **extension** de l'hallux (interphalangienne) – indirectement **adduction** et **supination** du pied – indirectement flexion dorsale de la cheville (donc pas inverseur)

Innervation, vascularisation (fig. 4-150)	
nerf	– nerf **fibulaire profond**
racines	– L4, L5, S1
artère	– artère tibiale antérieure

Incidences pratiques

- *Sur le plan morpho-palpatoire*, seul le tendon est visible et palpable.
- *Sur le plan mécanique et pathologique*, l'action stabilisatrice sur les phalanges de l'hallux peut disparaître et aggraver, au contraire, un hallux valgus, en prenant la corde de la déviation. L'action indirecte sur le creusement de la voûte est à mentionner, si le pied est en appui au sol (*cf.* LEO).

QROC sur le LEH — Corrigés p. 513

1. Donnez les rapports essentiels de ce muscle à la jambe.
2. Donnez l'innervation de ce muscle.
3. Donnez l'action de ce muscle.

LONG EXTENSEUR DES ORTEILS (LEO)

▶ 4-151

Origine. Les 3 muscles de la loge antérieure sont dans l'ordre de leur terminaison.

1. LEO
2. LEH
3. TA

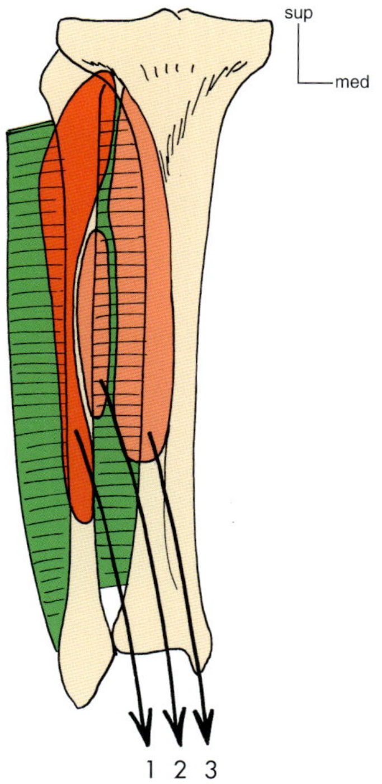

▶ 4-152

Terminaison du LEO.

1. M
2. P1
3. P2
4. P3

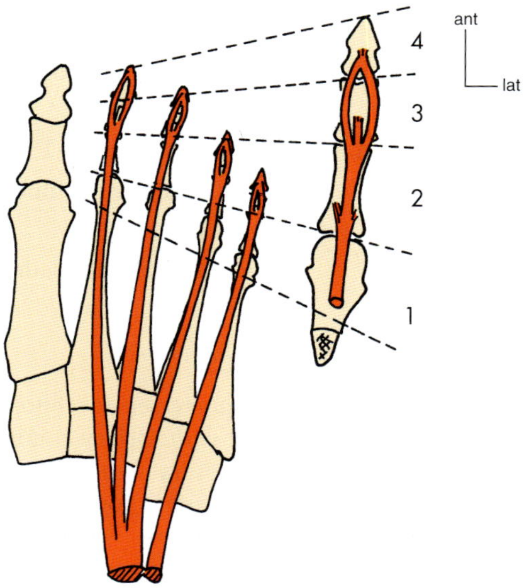

▶ 4-153

Trajet.

1. 3e fibulaire
2. LEO
3. Faisceau frondiforme du RME
4. Faisceau inf. du RME
5. TA
6. LEH

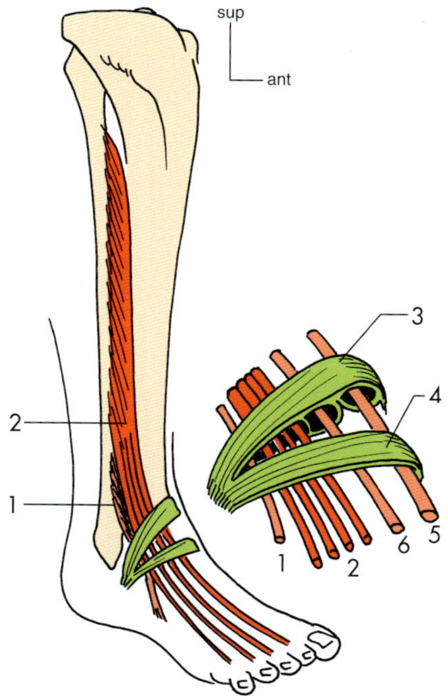

Présentation[1] (*cf.* fig. 4-135)	
groupe	– **releveurs** du pied – extrinsèques
situation	– jambe
tendu de/à	– fibula → 4 derniers orteils
forme	– allongé

[1] Ancien extenseur commun des orteils.

Origine (insertion proximale) (fig. 4-151)	
structure	– os **fibula**
partie	– face médiale
secteur	– 3/4 sup. (la partie moyenne laisse son champ postérieur au LEH)[1]
par	– fibres charnues
+	– déborde sur l'extrémité supérieure du tibia (crête oblique du condyle lat.)
	– fascia superf., MIO, SIM avec muscles voisins

[1] Le LEO s'insère donc sur tout le 1/4 sup. de cette face, seulement la partie antérieure du quart moy. supérieur, et tout le quart moy. inférieur. Le reste de la face est théoriquement dévolu au 3e fibulaire, bien que celui-ci soit confondu avec lui.

Terminaison (insertion distale) (fig. 4-152)	
structure	– **P2 et P3** des 4 derniers orteils[1]
partie	– base
secteur	– face dorsale
par	– 4 tendons
	– ceux-ci reçoivent celui du CEO sur leur bord latéral (sauf le 5e orteil) et celui des lombricaux sur leur bord médial[2]

[1] Le tendon abandonne quelques fibres aux bords latéraux de P1, puis de divise en 3 languettes : 1 médiane pour P2 et 2 latérales qui s'écartent pour se réunir ensuite à la base de P3.
[2] Ainsi que des fibres de l'aponévrose plantaire.

Trajet (fig. 4-153)	
loge	– antérieure, le plus latéral
obliquité	– vertical à la jambe – diverge en bas, avant et dehors au pied
aspect	– charnu en haut et tendineux en bas (4 tendons) – très allongé, semi-penniforme
topogr.	1. 1. jambe : longe le **SIMAL** (loge lat. avec les muscles fibulaires)[1] 2. cou-de-pied : passe sous le RME (fronde lat. commune avec le 3e fibulaire), dans une gaine 3. pied : est longé latéralement par le **3e fibulaire**[2], diverge en 4 et croise superficiellement le **CEO**

[1] Le tendon pour le 5e orteil démarre souvent haut dans la jambe et se détache rapidement.
[2] Le 3e fibulaire est parfois considéré comme un faisceau aberrant du LEO.

LONG EXTENSEUR DES ORTEILS (LEO)

▶ 4-154

Rapports à la partie moyenne de la jambe.

1. Gastrocnémien
2. Soléaire
3. LFH
4. Vaisseaux fibulaires
5. Long fibulaire
6. Court fibulaire
7. Nerf fibulaire superficiel
8. LEO
9. LEH
10. Nerf fibulaire profond et vaisseaux tibiaux ant.
11. TA
12. Veine grande saphène
13. LFO
14. TP
15. Vaisseaux tibiaux post.
16. Plantaire
17. Nerf tibial
18. Veine petite saphène

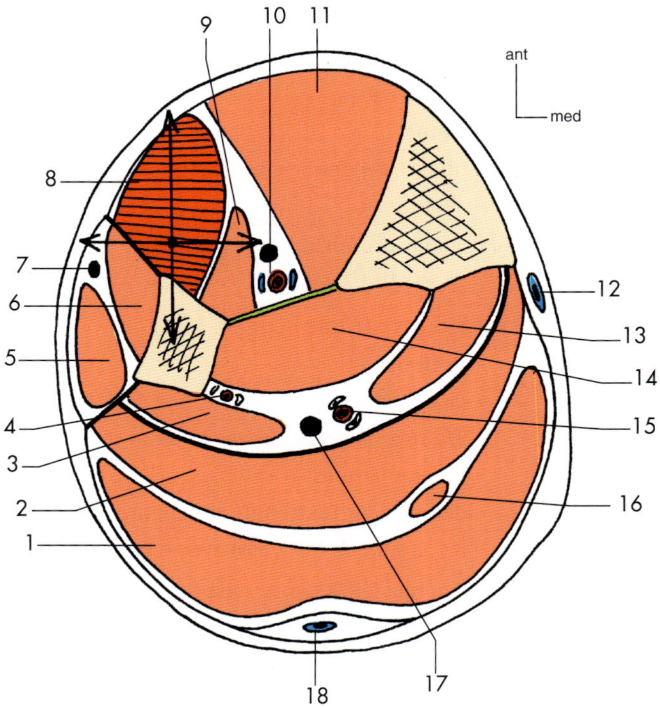

▶ 4-155

Rapports au cou-de-pied.

1. LFH
2. Veine petite saphène
3. Court fibulaire
4. Long fibulaire
5. Nerf fibulaire superficiel
6. 3e fibulaire
7. LEO
8. RME
9. LEH
10. Nerf fibulaire profond et vaisseaux tibiaux ant.
11. TA
12. Veine grande saphène
13. TP
14. LFO
15. Vaisseaux tibiaux post.
16. Nerf tibial
17. Plantaire
18. Tendon calcanéen

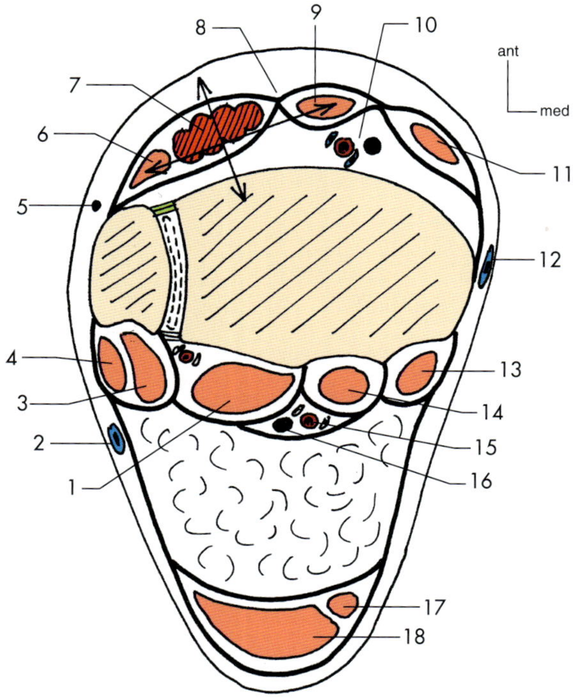

▶ 4-156

Rapports au pied.

1. Nerfs plantaires latéral et médial
2. Court fléchisseur du V
3. Abducteur du V
4. Opposant du V
5. IOD
6. Veine marginale latérale
7. IOP
8. CEO
9. LEO
10. CEH
11. LEH
12. Veine marginale médiale
13. Abducteur du I
14. CFH
15. LFH
16. Adducteur oblique du I
17. LFO et lombricaux
18. CFO
19. Aponévrose plantaire

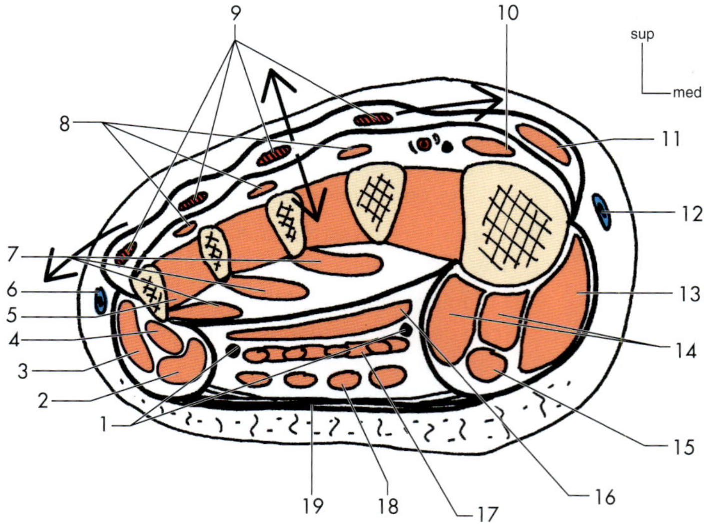

Rapports	
à la partie charnue (fig. 4-154)	
en avt	– peau
en arr.	– fibula, MIO et LEH
en dd	– LEH et PVN (artère tibiale ant., nerf fib. prof.) – tibial antérieur
en dh	– SIMAL
au cou-de-pied (fig. 4-155) et pied (fig. 4-156)	
en superf.	– peau
en prof.	– au tarse : plan osseux – au métatarse : CEO
en dd	– LEH
en dh	– au tarse : 3e fibulaire – au métatarse : veine marginale latérale

LONG EXTENSEUR DES ORTEILS (LEO)

▶ **4-157**

Innervation, vascularisation.

1. LEO
2. Nerf fibulaire profond
3. Artère tibiale antérieure

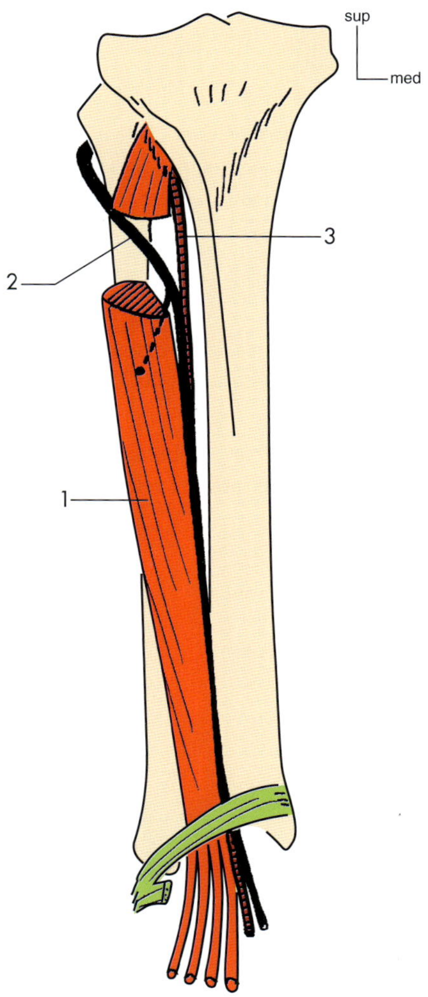

Action	
statique	– participe à la **stabilité** de la MP – se contracte lors d'un déséquilibre vers l'arrière (mais action inefficace)
dynamique	– **extension** des 4 derniers orteils (IPD, IPP et surtout des **MP**) – **flexion dorsale** de la cheville – **éversion** du pied – équilibre l'action du tibial antérieur (qui relève aussi le pied mais en adduction, supination) – action dans la marche (*cf.* Incidences pratiques)

Innervation, vascularisation (fig. 4-157)	
nerf	– nerf **fibulaire profond**
racines	– L4, L5, S1
artères	– artères tibiale ant. et dorsale du pied

Incidences pratiques

- *Sur le plan morpho-palpatoire*, le corps charnu est palpable en dehors de celui du tibial antérieur (celui du LEH est recouvert par lui).
- *Sur le plan mécanique et pathologique*, les 2 actions importantes sont l'**éversion**, puisque le 3e fibulaire peut manquer, et celle de **releveur** du pied. L'atteinte paralytique de la loge antérieure provoque un pied tombant vers le dedans. Il faut souligner son action synergique équilibratrice avec le **CEO** (qui tire latéralement), avec les **lombricaux**, et avec ses voisins : le LEH et le tibial antérieur.

Dans la marche, le LEO a une activité **freinatrice** pour empêcher la tombée de l'avant-pied lors du choc du talon au sol ; il a une activité **concentrique** lorsque le pied quitte le sol.
Dans le creusement de la voûte plantaire lorsque le pied est en appui au sol, il faut rappeler le rôle de l'extension des orteils, passive ou active, et, à ce titre, l'action de ces tendons qui étirent ainsi les parties molles plantaires.

QROC sur le LEO

Corrigés p. 513

1. Donnez les rapports essentiels de ce muscle au pied.
2. Donnez l'innervation de ce muscle.
3. Donnez l'action de ce muscle.

3E FIBULAIRE

▶ 4-158

Insertions du 3e fibulaire (les pointillés symbolisent le trajet).

1. 3e fibulaire
2. LEO
3. LEH
4. Tibial ant.
5. RME

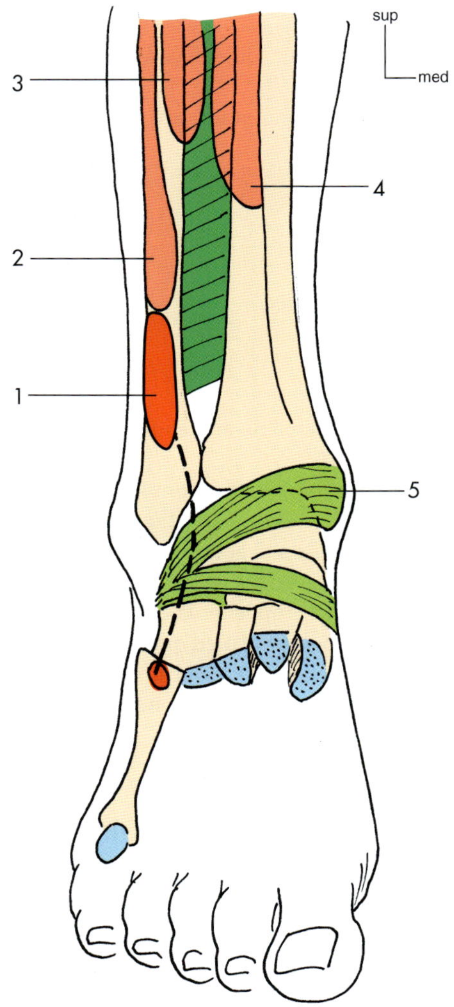

Présentation[1]	
groupe	– **releveurs** du pied – éverseurs – extrinsèques
situation	– jambe
tendu de/à	– fibula → M5
forme	– petit (inconstant[2])

[1] Ancien péronier antérieur, aussi appelé 3e péronier et parfois considéré comme un faisceau aberrant du long extenseur des orteils.
[2] Ce muscle, inconstant, est toutefois présent dans la majorité des cas : 91,5 % [13], comme cela a été étudié depuis longtemps par Ledouble.

Origine (insertion proximale) (fig. 4-158)	
structure	– **fibula**
partie	– face médiale
secteur	– 1/4 inférieur
par	– fibres charnues

Terminaison (insertion distale) (fig. 4-158)	
structure	– **5e métatarsien**
partie	– base
secteur	– face dorsale
par	– tendon aplati

Trajet (fig. 4-158)	
loge	– antérieure, partie inférolatérale
obliquité	– vertical à la jambe – oblique en bas, avt et dh au pied
aspect	– charnu en haut et tendineux en bas – la partie charnue est indissociable du LEO, le tendon s'en distingue car n'allant pas à l'orteil
topogr.	1. passe sous le RME dans la même fronde (latérale) que le LEO 2. le tendon croise superficiellement le **court extenseur des orteils** (obliquité inverse)

Rapports	
à la partie charnue (*cf.* **fig. 4-153)**	
en avt	– peau
en arr.	– fibula
en dd	– **LEO**
en dh	– bord antérieur de la fibula
au tendon (*cf.* **fig. 4-155)**	
en superf.	– RME puis **peau**
en prof.	– plan ostéoarticulaire – puis le CEO

▶ **4-159**

Action du 3e fibulaire.

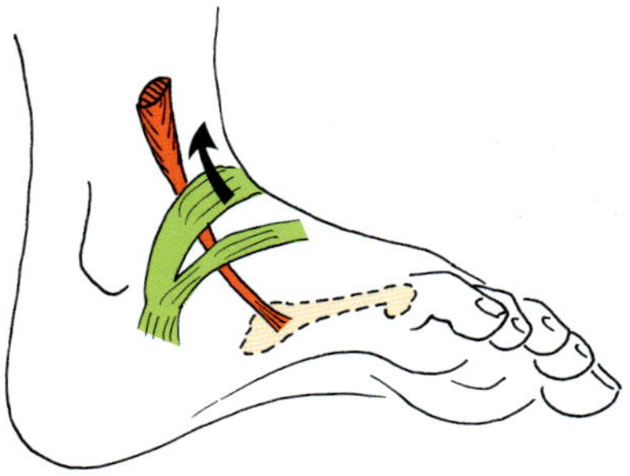

▶ **4-160**

Innervation du 3e fibulaire (en pointillés la variante).

1. Nerf fibul. superficiel
2. SIMPL
3. Nerf fibulaire commun
4. Nerf fibulaire profond
5. SIMAL
6. Tibial ant. (les LEO et LEH ne sont pas représentés)

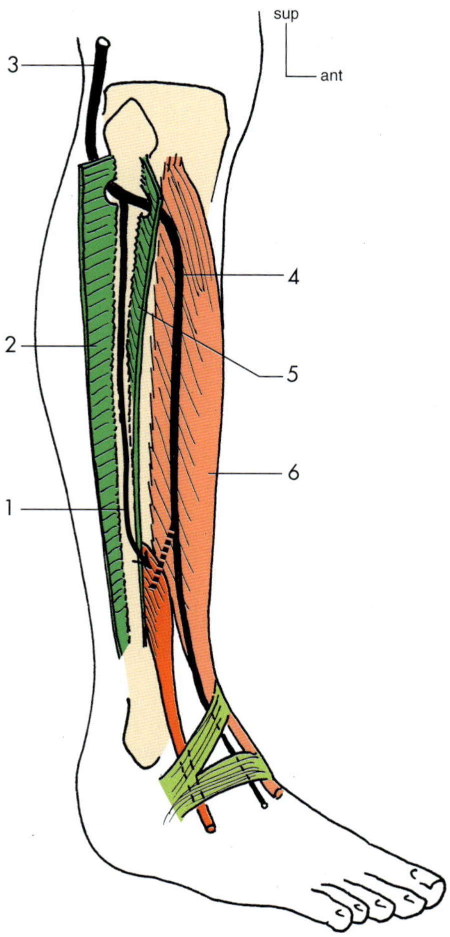

Action	
dynamique	– **éversion** (cheville et arrière-pied) (fig. 4-159) (le seul avec cette composante pure : flex. dorsale, abduction, pronation)

Innervation, vascularisation	
nerf	– **nerf fibulaire superficiel**[1] (parfois le nerf fibulaire profond) (fig. 4-160)
racines	– (L 4), L5, S1
artère	– artère tibiale antérieure

[1] C'est-à-dire le nerf de la loge latérale, qui innerve les 2 autres fibulaires (long et court).

Incidences pratiques

- *Sur le plan morpho-palpatoire*, son corps charnu n'est pas dissociable de celui du LEO. Son tendon, très proche de celui du LEO pour le 5e orteil, est, par contre, visible et palpable.
- *Sur le plan mécanique et pathologique*, c'est le seul éverseur pur. Son antagoniste est le tibial postérieur. Toutefois, son absence est contrebalancée par la composante d'éversion du LEO.

4e fibulaire

Il existe parfois[17] un muscle 4e fibulaire (fibularis ou peroneus quartus) qui s'insère à la partie basse du court fibulaire, se réfléchit en arrière de la malléole latérale et se termine sur la partie saillante de la trochlée fibulaire, généralement particulièrement saillante à ce moment-là[18].

[17] Présent dans 22 % des cas [3]. Il est parfois appelé fibulaire accessoire. Il est tendu du court fibulaire soit au tendon du long ou du court fibulaire, soit à la trochlée fibulaire [14].

[18] Il est variable dans ses formes, son tendon terminal peut fusionner avec celui du LF, voire celui du CF. Dans certains cas il peut aller jusqu'au tendon extenseur pour le 5e orteil.

JAMBE : MUSCLES LATÉRAUX
LONG FIBULAIRE (LF)

4-161

Loge latérale de la jambe.
1. Faisceau inf. du RMFi
2. Faisceau sup. du RMFi
3. Court fibulaire (CF)
4. Long fibulaire (LF)
5. RME (2 faisceaux)

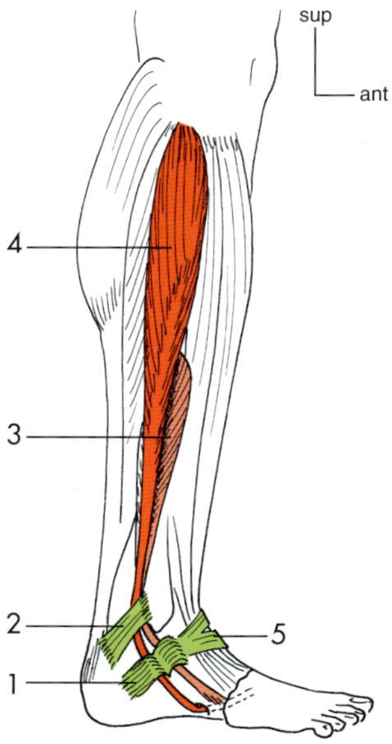

4-162

Origine des muscles fibulaires.
1. Fascia superficiel
2. SIMPL
3. Insertion épiphysaire
4. SIMAL
5. Insertion diaphysaire
6. Court fibulaire (CF)

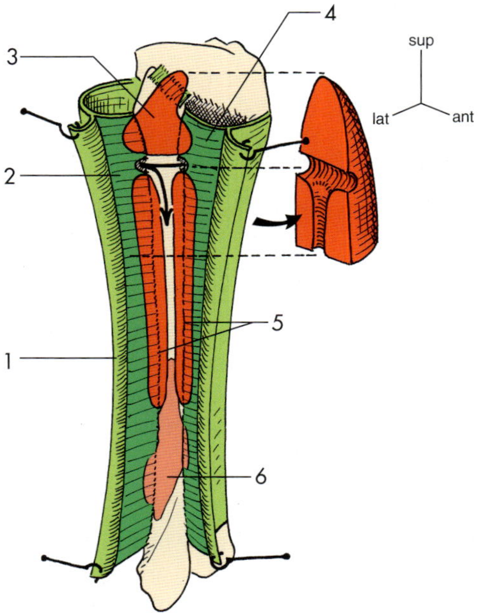

4-163

Terminaison du LF sur M1 (vue postérieure).

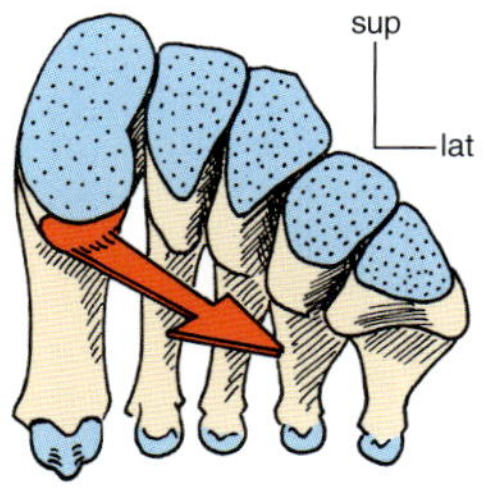

4-164

Réflexion des tendons fibulaires à la face latérale de l'arrière-pied.
1. Faisceau inf. du RMFi
2. Faisceau sup. du RMFi
3. LF
4. CF
5. Gaine commune
6. Gaines séparées

a. Réflexion malléolaire
b. Réflexion à la trochlée fibulaire
c. Réflexion du LF au cuboïde

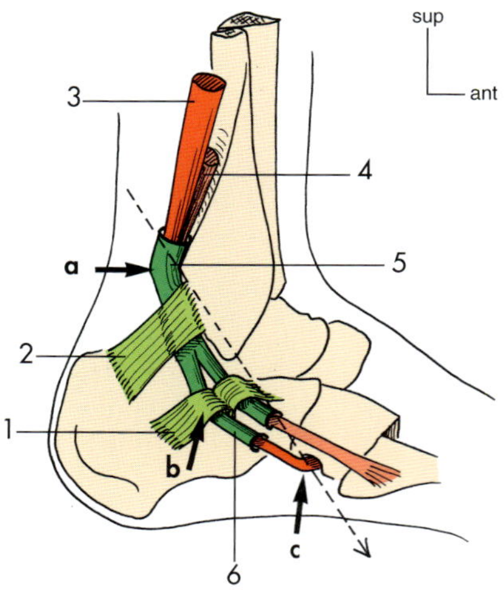

4-165

Trajet terminal du tendon du LF, dans sa gaine.

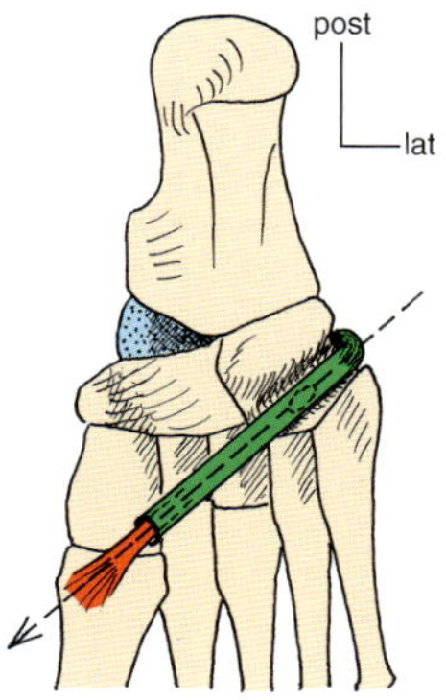

Présentation[1] (fig. 4-161)	
groupe	– **fibulaires**
situation	– jambe
tendu de/à	– fibula → 1er rayon
forme	– très allongé

[1] Ancien long péronier latéral ou long péronier.

Origine (insertion proximale) (fig. 4-162)	
structure	– os **fibula**
partie	1. corps : face latérale 2. extrémité sup. : col, débordant sur la tête
secteur	1. face lat. : 1/2 supérieure près des bords ant. et post. et sur eux[1] 2. col et tête : partie antérolatérale[2]
par	– fibres charnues
+	– tibia (condyle lat.) et capsule tibiofibulaire – SIMAL, SIMPL et fascia jambier

[1] Entre ces 2 insertions passe le nerf fibulaire superficiel.
[2] Entre l'insertion épiphysaire et les diaphysaires le nerf fibulaire commun passe et se bifurque en 2 : nerfs fibulaires superficiel (vers le bas) et profond (vers l'avant). Ces 3 insertions n'en forment qu'une seule.

Terminaison (insertion distale) (fig. 4-163)	
structure	– 1er **métatarsien**
partie	– base
secteur	– partie plantaire
par	– tendon
+	– déborde sur le 1er cunéiforme (+ capsule)

Trajet	
loge	– latérale, dans toute sa hauteur
obliquité	– à la jambe : vertical – à l'arrière-pied : oblique en avant et en bas, subit **2 réflexions**[1] (fig. 4-164) – à la voûte plantaire : oblique en avant et en dedans après une 3e réflexion (fig. 4-165) contre le cuboïde
aspect	– allongé
topogr.	1. à la jambe, **recouvre** le court fibulaire 2. passe sous le **rétinaculum** des muscles fibulaires (RMFi, faisceau sup., gaine commune avec le CF) 3. passe dans le sillon inférieur de **la trochlée fibulaire** (recouvert par le RMFi, faisceau inf., avec une gaine propre) 4. passe dans le **sillon cuboïdien** (il englobe parfois un sésamoïde) 5. croise la **voûte plantaire**

[1] Ces réflexions permettent d'agrandir le rayon de courbure du tendon et donc de diminuer les frottements lors de la contraction dynamique.

LONG FIBULAIRE (LF)

4-166

Rapports à la jambe.

1. Gastrocnémien
2. Soléaire
3. LFH
4. Vaisseaux fibulaires
5. Long fibulaire
6. Nerf fibulaire superficiel
7. Court fibulaire
8. LEO
9. LEH
10. Nerf fibulaire profond et vaisseaux tibiaux ant.
11. TA
12. Veine grande saphène
13. LFO
14. TP
15. Vaisseaux tibiaux post.
16. Plantaire
17. Nerf tibial
18. Veine petite saphène

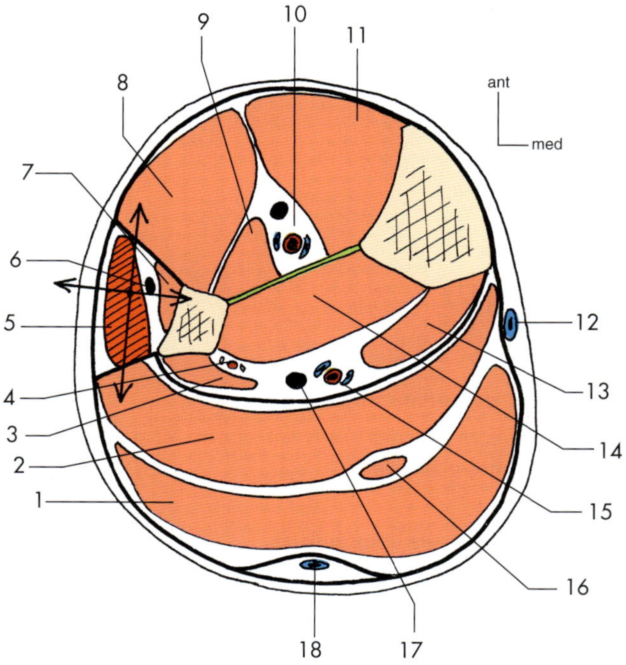

4-167

Rapports du LF à la trochlée fibulaire (coupe frontale).

1. Rétinaculum des muscles fibulaires
2. CF
3. LF
4. Abducteur du V

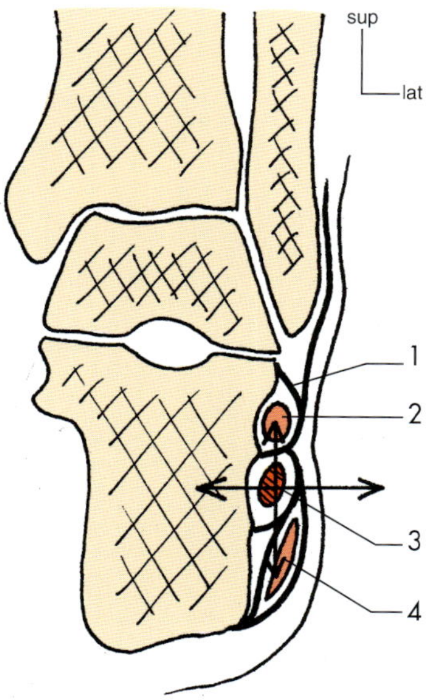

4-168

Rapports du LF au pied (coupe passant par la base de M1 ; en pointillés son trajet).

1. Opposant du V
2. Court fléchisseur du V
3. Abducteur du V
4. Veine marginale latérale
5. 3e fibulaire
6. LEO
7. CEO
8. PVN dorsal du pied
9. LEH
10. Veine marginale médiale
11. Abducteur du I
12. LFH
13. CFH
14. LF
15. Adducteur oblique du I
16. LFO et carré plantaire
17. CFO

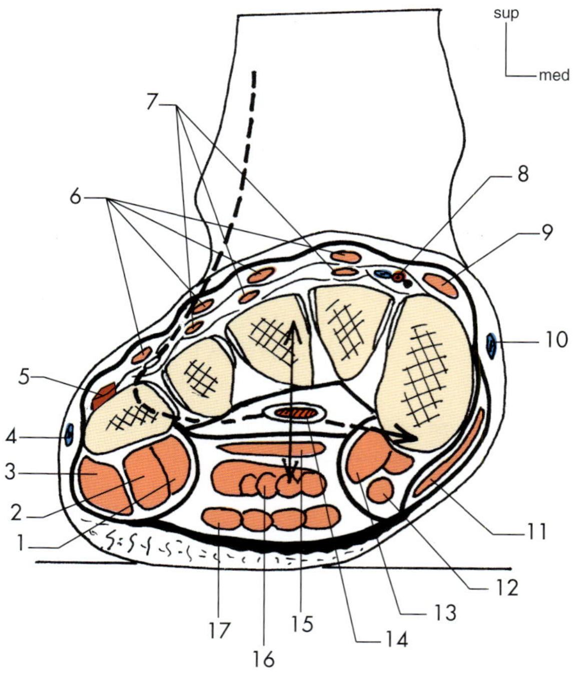

Rapports	
à la partie charnue (fig. 4-166)	
en superf.	– peau
en prof.	– nerf **fibulaire superficiel** – à la moitié supérieure : plan osseux – à la moitié inférieure : court fibulaire
à l'arrière-pied (fig. 4-167)	
en dh	– peau
en dd	– calcanéus (sillon inf. de la trochlée fibulaire)
en ht	– court fibulaire puis malléole latérale
en bas	– abducteur du 5e orteil
à la voûte plantaire (fig. 4-168)	
en prof.	– plan osseux
en superf.	– ensemble des éléments plantaires

LONG FIBULAIRE (LF)

4-169

Action sustentatrice sur la malléole latérale : la résultante R se décompose en force horizontale (Fh) et force verticale (Fv).

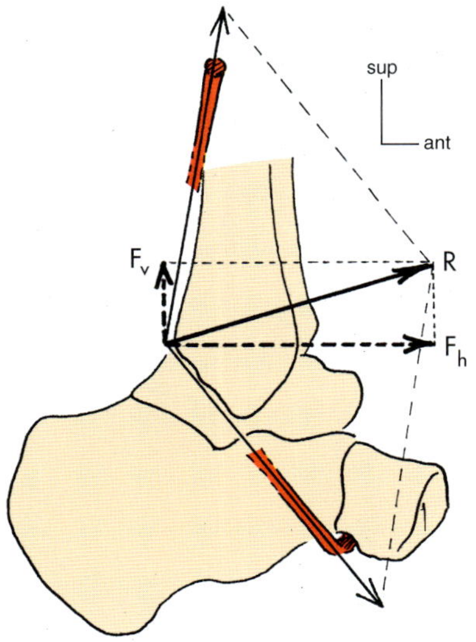

4-170

Action de serrage sur la pince tibiofibulaire : la résultante R s'oppose à la réaction R'.

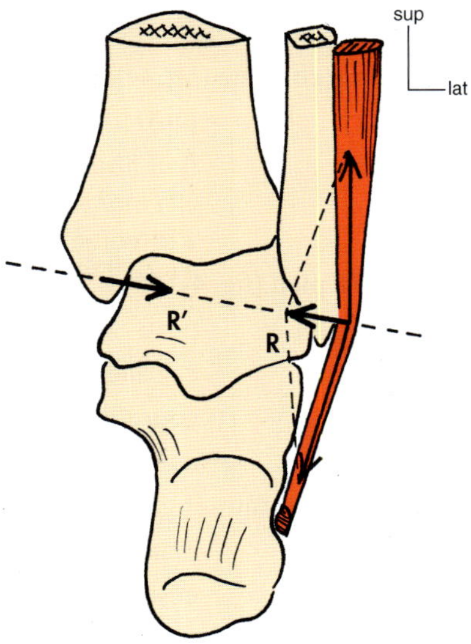

4-171

Action du LF (1) et de son sésamoïde (2) sur la voûte transversale (selon la coupe en pointillé).

a) LF détendu

b) Abaissement médial avec calage du sésamoïde au bord latéral du cuboïde

c) Élévation latérale par le sésamoïde

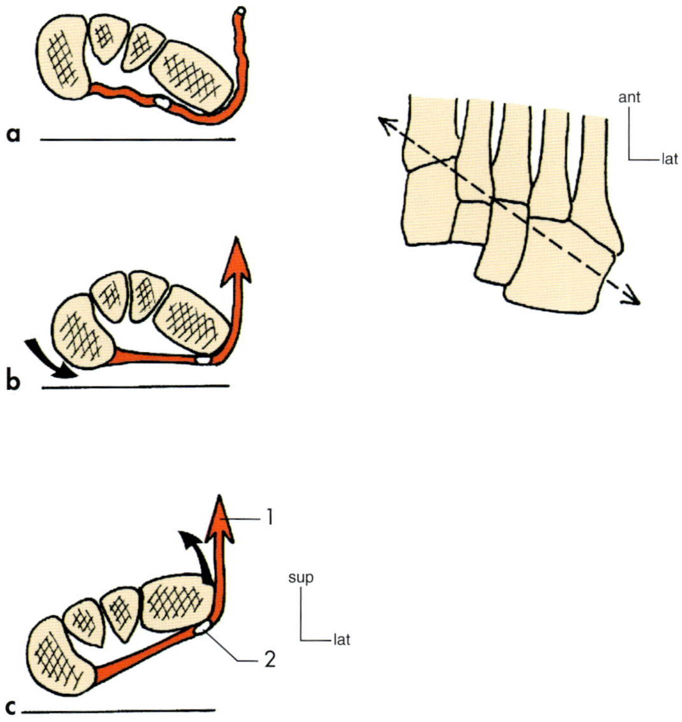

Action	
statique	– **stabilité** latérale de la cheville – **sustentation** de la malléole latérale[1] (fig. 4-169) – **serrage** de la pince malléolaire[2] (fig. 4-170) – **maintien** de la voûte plantaire (surtout transversal)
dynamique	– **pronation** du pied : abaissement du 1er rayon, élévation du 5e (fig. 4-171) – **abduction** du pied – le rôle de fléchisseur plantaire est faible

[1] L'action musculaire fait apparaître une résultante dirigée en haut et en avant. La composante verticale donne à ce muscle un rôle antigravitaire, fait remarquable dans l'organisme.
[2] La réflexion du tendon s'opérant vers le bas, l'avant et le dedans, le tendon agit en plaquant la malléole fibulaire contre le tibia, réalisant un contrôle de la pince tibiofibulaire.

LONG FIBULAIRE (LF)

▶ **4-172**

Innervation.

1. Nerf du CF
2. Filets pour le LF
3. Nerf fibulaire superficiel
4. Nerf fibulaire commun
5. Nerf fibulaire profond
6. Perforation du fascia superficiel par le nerf fibulaire superf.

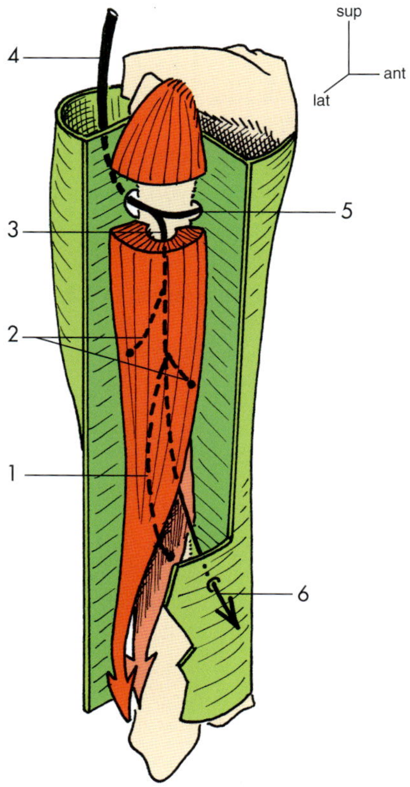

▶ **4-173**

Vascularisation.

1. CF
2. LF
3. Artère pour les muscles fibulaires
4. Artère poplitée
5. Artère tibiale antérieure

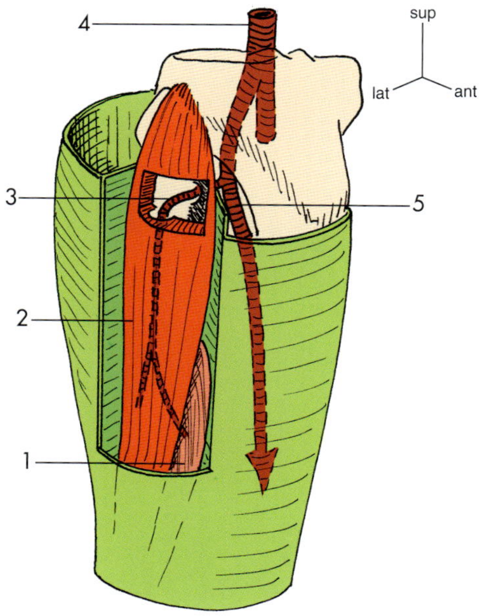

Innervation (fig. 4-172), vascularisation (fig. 4-173)	
nerf	– nerf **fibulaire superficiel**
racines	– (± L4), L5, S1
artères	– artère des muscles fibulaires (de la tibiale ant. ou sa récurrente ant.) – artères récurrentes fibulaires (ant. et post.) et fibulaire

Incidences pratiques

- *Sur le plan morpho-palpatoire,* la loge latérale de la jambe est fine et allongée. Le LF présente son volume à la moitié supérieure, séparé de celui du court fibulaire par une légère dépression, visible à la contraction des 2 muscles.
- *Sur le plan mécanique et pathologique,* comme le CF, c'est un « **ligament actif** » protégeant le ligament collatéral fibulaire de la cheville contre le risque de l'entorse. Ce n'est pas un éverseur car il a une composante de flexion plantaire et non dorsale.

Le tendon du LF présente souvent un **sésamoïde** au niveau du sillon du cuboïde. Il semblerait que, lors de la contraction musculaire, le LF abaisse d'abord le 1er rayon du pied, puis, dans un second temps, que le sésamoïde (venant se caler contre le bord latéral du cuboïde), lui fait alors relever du bord latéral du pied, comme le court fibulaire.
Croisant la **voûte plantaire**, il assume un rôle dans son maintien, notamment en croisant les expansions du tibial postérieur, réalisant avec lui une sorte d'étrier de soutènement.
Les rôles de **sustentateur** malléolaire et du **serrage de la pince** ont été évoqués plus haut.
La pathologie est essentiellement celle de **l'entorse** de la cheville. **L'innervation capsulaire**, généralement identique à celle des muscles qui la croisent, peut varier à la partie latérale de la cheville : la capsule est innervée par le nerf fibulaire superficiel dans 80 % des cas, et par le nerf sural (exclusivement sensitif) dans 20 %, ce qui pourrait expliquer la propension de certains à se faire des entorses, du fait d'un décalage dans la chrono-réponse musculaire lors de la distension.
Une autre pathologie est due à la fracture du col de la fibula avec atteinte du nerf fibulaire commun. Le résultat est une paralysie des releveurs (chute du pied) avec perte de la stabilité latérale de la cheville.

QROC sur le long fibulaire

Corrigés p. 513

1. Donnez les rapports essentiels du LF à la jambe.
2. Donnez l'innervation du LF.
3. Donnez l'action du LF.
4. Décrivez le trajet du LF.

COURT FIBULAIRE (CF)

▶ **4-174**

Origine (a) du CF et sa terminaison (b).

1. SIMPL
2. SIMAL
3. CF
4. Processus styloïde de M5

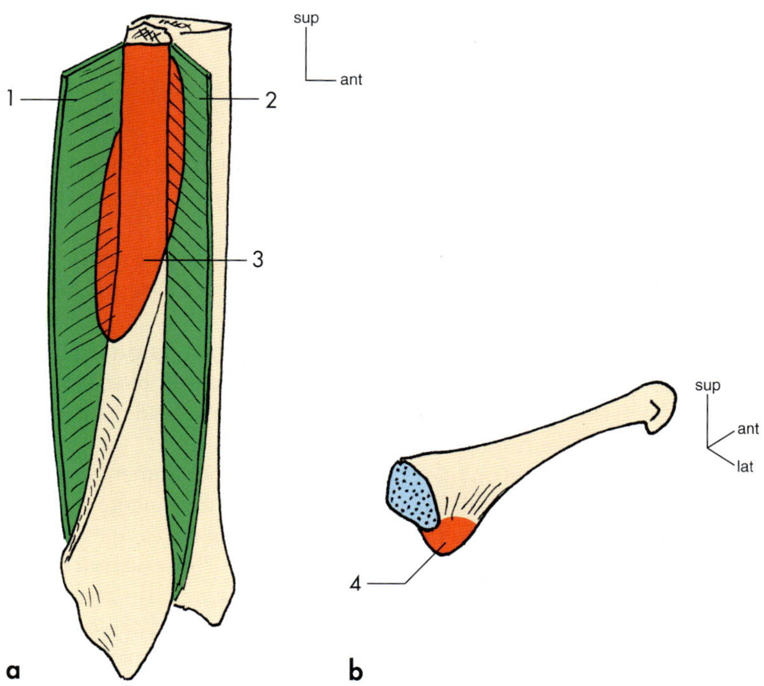

▶ **4-175**

Trajet du CF.

1. CF
2. LF
3. Gaine commune
4. Faisceau sup. du RMFi
5. Faisceau inf. du RMFi
6. Gaines séparées

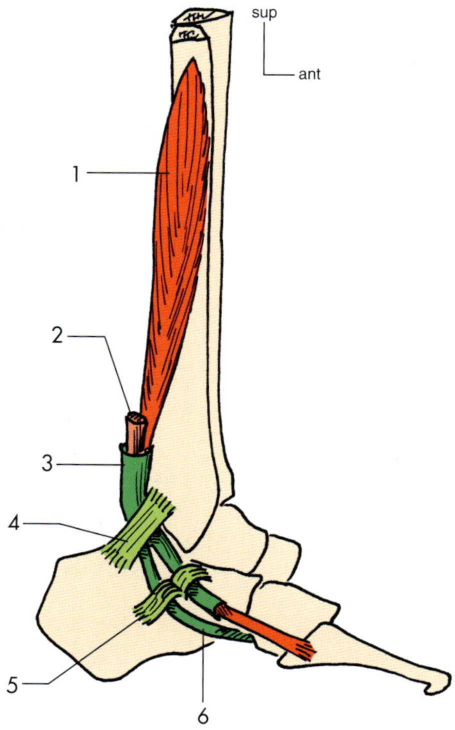

Présentation,[1,2] (fig. 4-174)	
groupe	– fibulaires
situation	– jambe
tendu de/à	– fibula → 5e rayon
forme	– allongé

[1] Ancien court péronier latéral, encore appelé court péronier.
[2] Il existe parfois un 4e fibulaire accessoire (*cf.* 3e fibulaire) et même, plus rare, un peroneus digiti quinti (fibulaire du 5e orteil), formé de fibres issues du court fibulaire et se terminant sur le fascia du 5e orteil [11]. Ces variantes doivent inciter à la circonspection en matière de palpation.

Origine (insertion proximale) (fig. 4-174a)	
structure	– **fibula**
partie	– corps : face latérale
secteur	– 1/2 inférieure, remontant entre les fibres du LF et se prolongeant en bas et en arrière
par	– fibres charnues
+	– SIMAL

Terminaison (insertion distale) (fig. 4-174b)	
structure	– **5e métatarsien**
partie	– base
secteur	– partie latérale : tubérosité (styloïde)
par	– tendon
+	– parfois M4

Trajet (fig. 4-175)	
loge	– latérale, partie inférieure
obliquité	– vertical, à la jambe – oblique en avant et en bas, à l'arrière-pied (avec 2 réflexions)[1]
aspect	– allongé
topogr.	1. à la jambe, est **recouvert** par le long fibulaire 2. passe **sous le rétinaculum** des muscles fibulaires (RMFi), faisceau sup., gaine commune avec le LF 3. passe au-dessus de la trochlée fibulaire (RMFi), faisceau inf., gaine propre

[1] La 1re derrière la malléole latérale, la 2e au niveau de la trochlée fibulaire (fig. 4-162).

Incidences pratiques

- *Sur le plan morpho-palpatoire*, le CF offre un faible volume à la moitié inférieure, séparé de celui du long fibulaire par une légère dépression, visible à la contraction des 2 muscles.
- *Sur le plan mécanique et pathologique*, son rôle pronateur fait de lui un « **ligament actif** » protégeant le ligament collatéral fibulaire de la cheville contre le mécanisme de l'entorse. Ce n'est pas un éverseur car il n'a pas de composante de flexion dorsale.

Les rôles de sustentateur malléolaire et du serrage de la pince ont été évoqués plus haut.
La pathologie est essentiellement celle de l'entorse de la cheville, ainsi que la paralysie suite aux fractures du col fibulaire (*cf.* Muscle long fibulaire).

QROC sur le court fibulaire

Corrigés p. 513

1. Donnez les rapports essentiels du CF.
2. Donnez l'innervation du CF.
3. Donnez l'action du CF.

COURT FIBULAIRE (CF)

▶ **4-176**

Rapports au tiers inférieur de la jambe.

1. CF
2. LF
3. Nerf fibulaire superficiel (extrafascial)
4. LEO
5. LEH
6. Nerf fibul. profond et vaisseaux tibiaux ant.
7. TA
8. TP (passant sous le LFO)
9. Veine grande saphène
10. LFO
11. Triceps sural
12. Plantaire
13. Nerf tibial et vaisseaux tibiaux post.
14. LFH
15. Vaisseaux fibulaires

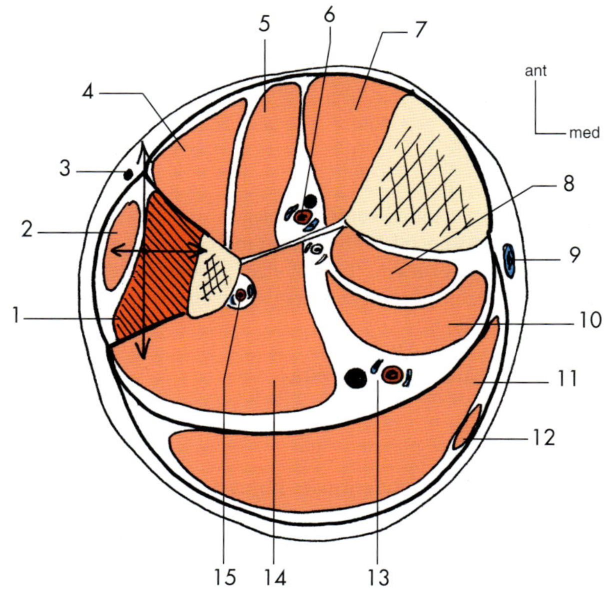

▶ **4-177**

Rapports à l'arrière-pied.

1. Rétinaculum des muscles fibulaires
2. CF
3. LF
4. Abducteur du V

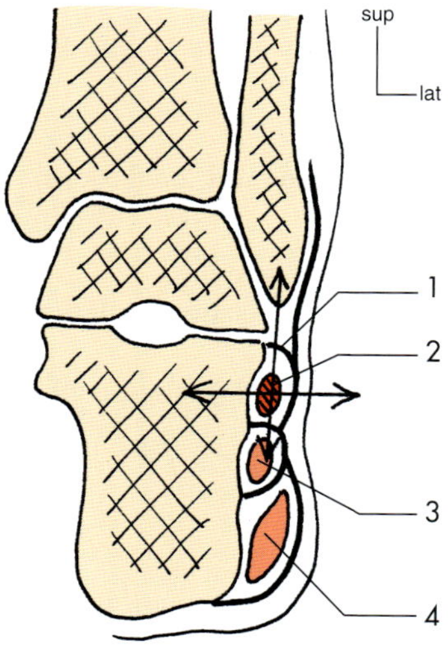

Rapports	
à la partie charnue (fig. 4-176)	
en superf.	– **tendon du LF**
en prof.	– plan osseux
en avt.	– SIMAL – nerf fibulaire superficiel (extrafascial)
en arr.	– SIMPL (puis long fléchisseur de l'hallux)
à l'arrière-pied (fig. 4-177)	
en dh	– peau
en dd	– **calcanéus** (sillon sup. de la trochlée fibulaire)
en ht	– malléole latérale
en bas	– long fibulaire

Action	
statique	– **stabilité latérale** de la cheville – **sustentation** de la malléole latérale[1] (*cf.* fig. 4-169) – **serrage** de la pince malléolaire[2] (*cf.* fig. 4-170)
dynamique	– **pronation** du pied (élévation du 5e rayon) – **abduction** du pied[3]

[1] L'action musculaire fait apparaître une résultante dirigée en haut et en avant. La composante verticale fait de ce muscle un muscle antigravitaire, fait très particulier dans l'organisme.
[2] La réflexion du tendon s'opérant vers le bas, l'avant et le dedans, le tendon agit en plaquant la malléole fibulaire contre le tibia, réalisant un contrôle de la pince tibiofibulaire.
[3] Il n'a pas d'action en flexion plantaire, comme le LF, car le tendon passe au niveau de l'axe du mouvement.

Innervation (*cf.* fig. 4-172), vascularisation (*cf.* fig. 4-173)	
nerf	– nerf fibulaire superficiel
racines	– (± L4), L5, S1
artères	– artère des muscles fibulaires (de la tibiale ant. ou sa récurrente ant.) – artères récurrentes fibulaires (ant. et post.) et fibulaire

JAMBE : MUSCLES POSTÉRIEURS
POPLITÉ

▶ **4-178**
Insertion fémorale du poplité.
1. Épicondyle latéral du fémur
2. Capsule
3. Fosse du poplité
4. Sillon condylaire

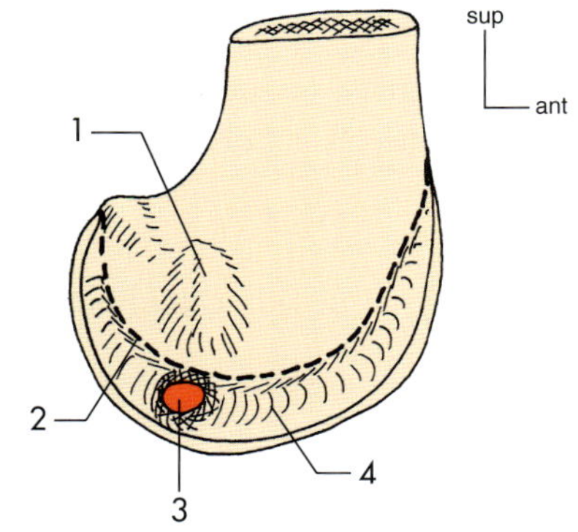

▶ **4-179**
Insertion tibiale du poplité.
1. Semi-membraneux
2. Poplité
3. Trajet du muscle dans le sillon du poplité
4. Soléaire

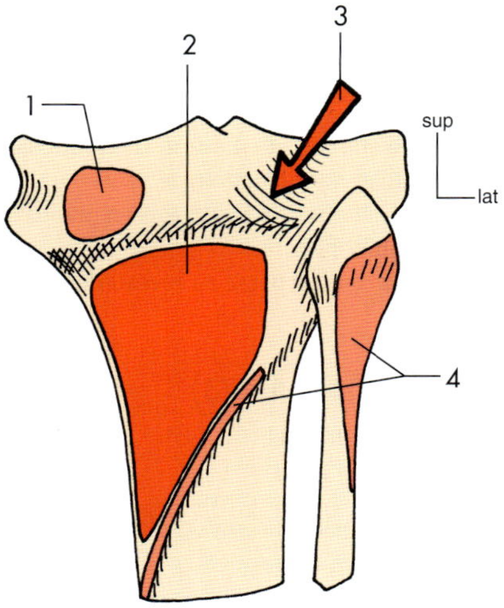

▶ **4-180**
Trajet du poplité.
1. Portion extracapsulaire
2. Capsule
3. Portion intracapsulaire
4. Arcade du ligament poplité arqué

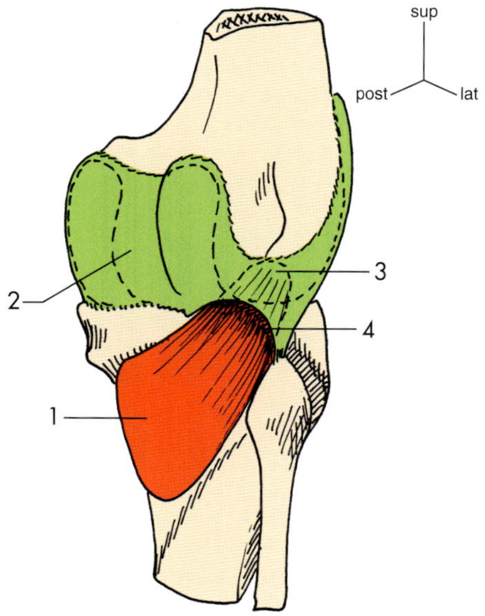

Présentation	
groupe	– **rotateurs médiaux** du genou
situation	– jambe
tendu de/à	– tibia ⟶ fémur
forme	– petit

Origine (insertion proximale) (fig. 4-178)	
structure	– **fémur**
partie	– extrémité inférieure, face latérale
secteur	– sillon condylaire (fosse sous l'épicondyle)
par	– tendon
+	– face prof. de la capsule

Terminaison (insertion distale) (fig. 4-179)	
structure	– **tibia**
partie	– corps : face postérieure
secteur	– 1/4 sup. (au-dessus de la crête oblique)
par	– fibres charnues
+	– expansions du semi-membraneux

Trajet (fig. 4-180)	
loge	– postérieure de la jambe (partie haute et profonde)
obliquité	– en dd/en bas
aspect	– aplati, triangulaire à sommet supérolatéral
topographie	1. en haut : **intracapsulaire** (extra-articulaire) 2. au milieu : sous le TOF formé par le poplité arqué et le tibia 3. en bas : en profondeur du PVN poplité

POPLITÉ

▶ **4-181**

Rapports du poplité à la partie haute.
1. Gastrocnémien médial
2. Gracile
3. Veine grande saphène
4. LCT du genou
5. Sartorius
6. Bourse prétendineuse
7. Fin du tendon quadricipital
8. Patella
9. LCP
10. LCA
11. TFL (tractus)
12. LCF du genou
13. Poplité (intracapsulaire)
14. Biceps fémoral
15. Gastrocnémien latéral
16. Nerf fibulaire commun
17. Fabella
18. Plantaire
19. Veine poplitée (entre nerf tibial et condyle lat.)
20. Veine petite saphène
21. Nerf tibial
22. Artère poplitée
23. Nœuds lymphatiques
24. Semi-membraneux
25. Semi-tendineux

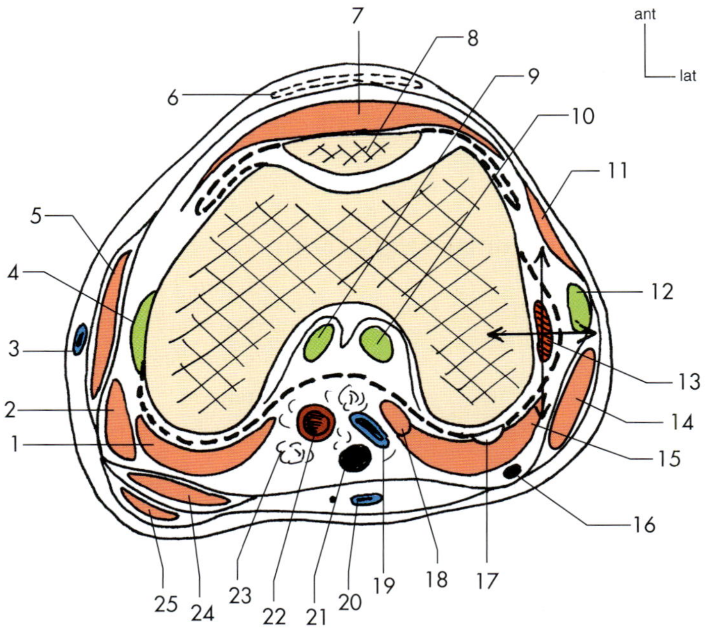

▶ **4-182**

Rapports du poplité à la partie basse.
1. Veine grande saphène
2. Semi-tendineux
3. Sartorius
4. Gracile
5. LCT du genou
6. Tendon patellaire
7. Bourse rétrotendineuse
8. TFL (tractus)
9. Insertion du biceps fémoral
10. Nerf fibulaire commun
11. Gastrocnémien latéral
12. Bourse du poplité
13. Poplité
14. Veine poplitée
15. Nerf tibial
16. Veine petite saphène
17. Artère poplitée
18. Gastrocnémien médial

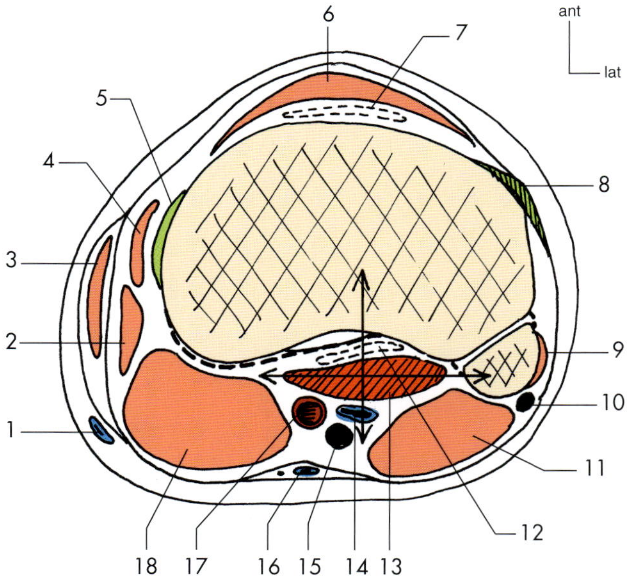

Rapports	
à l'origine (fig. 4-181)	
en superf.	– **plan capsuloligamentaire** (coque lat.) – biceps fémoral
en prof.	– **plan osseux et synovial et ménisque lat.**
à la terminaison (fig. 4-182)	
en superf.	– **nerf tibial et vaisseaux poplités** – gastrocnémien
en prof.	– plan osseux et interligne fémorotibial
en bas	– insertion du soléaire

Incidences pratiques

Impalpable, ce muscle profond semble être important sur le plan proprioceptif [2]. Il contribue à former le point d'angle postérolatéral qui stabilise le genou à ce niveau.

POPLITÉ

▶ **4-183**

Action du poplité (2) par rapport au LCP (1).

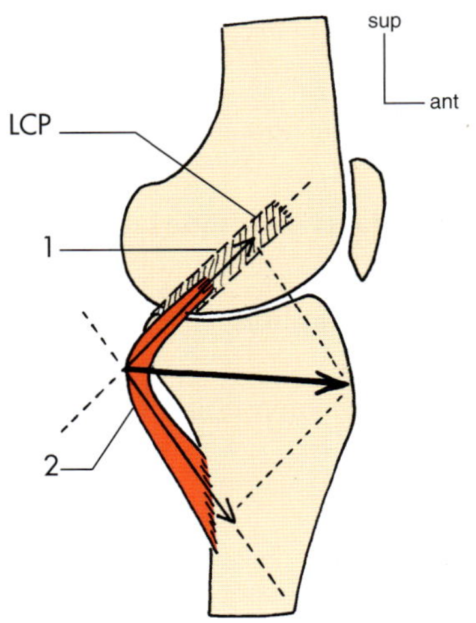

▶ **4-184**

Action rotatoire médiale du poplité.

1. Sartorius (patte d'oie)
2. Semi-membraneux réfléchi
3. Poplité

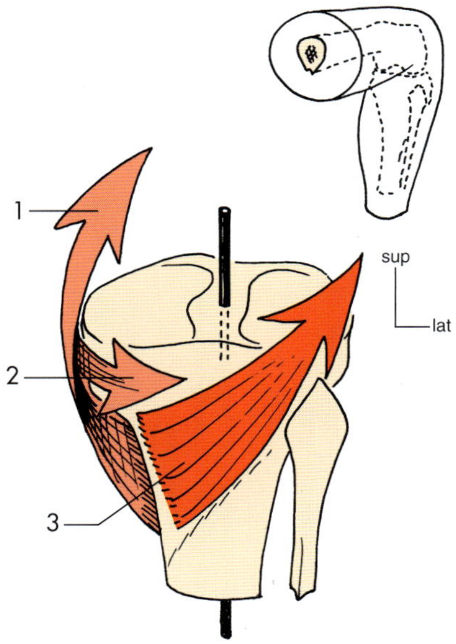

▶ **4-185**

Innervation, vascularisation du poplité.

1. Artère poplitée
2. Nerf fibulaire commun
3. Nerf tibial
4. Poplité
5. Artère inférolatérale du genou

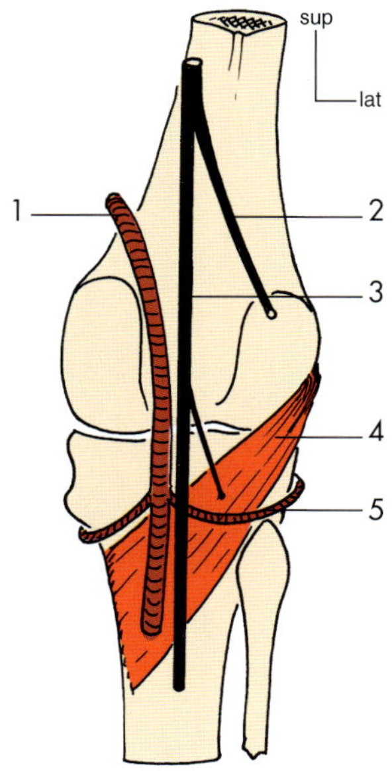

Action (genou)	
statique	– stabilité latérale – protection du LCP contre le risque de tiroir postérieur[1] (fig. 4-183)
dynamique	– rotation médiale (fig. 4-184) – légère flexion

[1] Basmajian et Lovejoy, cités par Janet G. Travell et David G. Simons [7].

Innervation, vascularisation (fig. 4-185)	
nerf	– nerf **tibial**
racines	– L4, L5, S1
artères	– artère poplitée (artère inférolatérale du genou) – artère récurrente tibiale post.

TIBIAL POSTÉRIEUR (TP)

4-186

Trajet du TP.
1. LFO et son arcade
2. Soléaire
3. TP
4. LFH

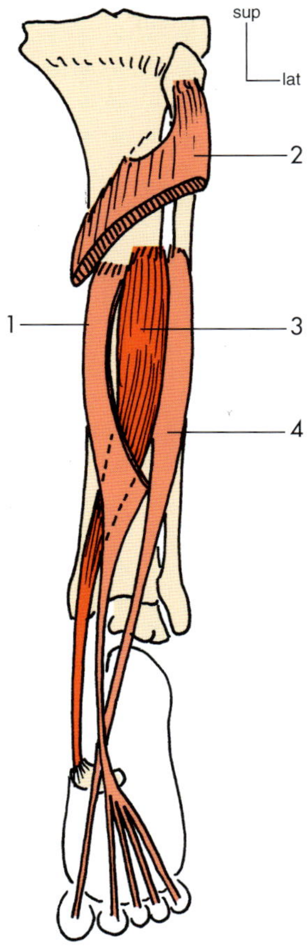

4-187

Origine du TP.
1. Trajet du TP
2. TP
3. LFO
4. SIM
5. MIO
6. SIM
7. LFH

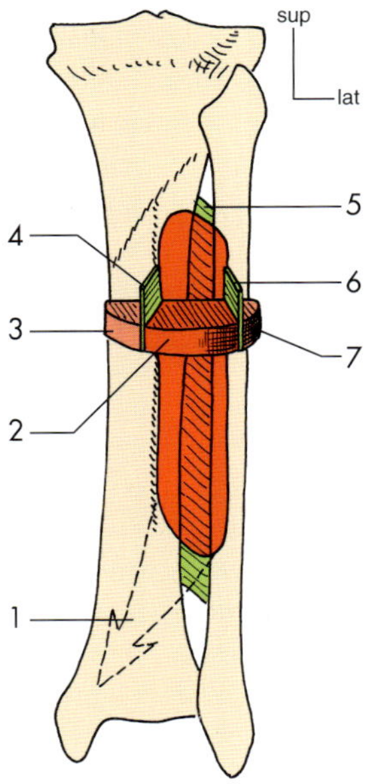

4-188

Terminaison du TP sur le naviculaire et ses expansions (1).

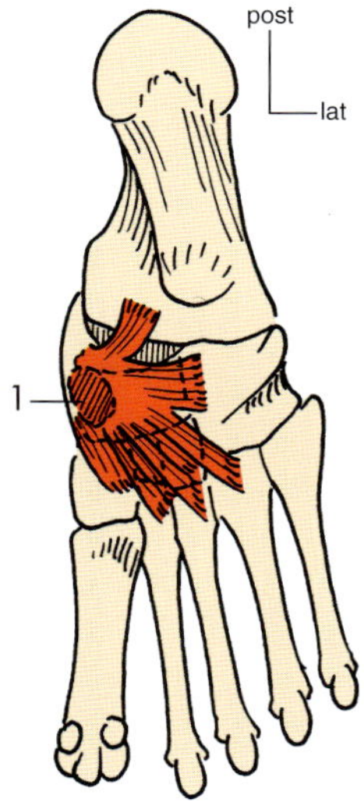

4-189

Trajet du TP.
1. Tête du talus
2. Malléole médiale
3. LFO
4. TP
5. LFH
6. Naviculaire

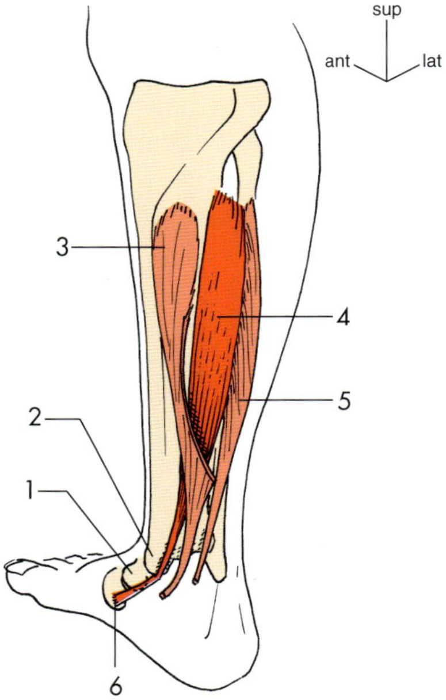

4-190

Action du TP.
1. Tendon du TP
2. Action sur la malléole médiale
3. Action sur la tête du talus
4. Sustentaculum
5. Ligament calcanéo-naviculaire plantaire

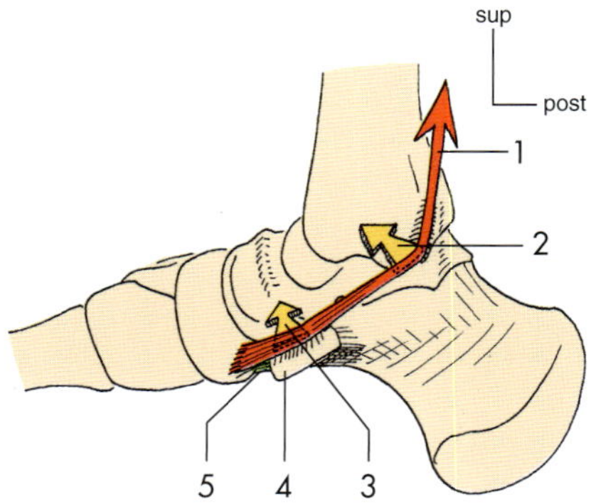

Présentation[1] (fig. 4-186)	
groupe	– **rétromalléolaires médiaux** – extrinsèques
situation	– jambe
tendu de/à	– 2 os de la jambe ⟶ pied
forme	– allongé

[1] Ancien jambier postérieur.

Origine (insertion proximale) (fig. 4-187)			
structure	– **tibia**	– **fibula**	– **MIO**
partie	– face post.	– face post.	– face post.
secteur	– sous la crête oblique – en dh de la crête verticale	– en dd de la crête	– partie adjacente
par	– fibres charnues	– fibres charnues	– fibres charnues
	– SIM muscles voisins (LEO, LEH)		

Terminaison (insertion distale) (fig. 4-188)	
structure	– os **naviculaire**
partie	– face médiale
secteur	– tubérosité
par	– tendon
+	– tous les os du tarse sauf le talus – toutes les bases des métatarsiens sauf les 2 extrêmes

Trajet (fig. 4-189)	
loge	– postérieure, plan profond, partie moyenne
obliquité	– en bas et en dedans à la jambe (fig. 4-186 et 4-187) – en bas et en avant à la cheville (fig. 4-190)
aspect	– penniforme – charnu en haut, tendineux en bas
topogr.	1. passe sous l'**arcade** du long fléchisseur des orteils 2. passe derrière la **malléole médiale** (fig. 4-190) 3. plaque la **tête du talus** (fig. 4-190) 4. envoie des expansions à la **voûte plantaire** (fig. 4-188)

TIBIAL POSTÉRIEUR (TP)

4-191

Coupe à la partie moyenne de la jambe.

1. Soléaire
2. LFH
3. Vaisseaux fibulaires
4. Long fibulaire
5. Nerf fibulaire superficiel
6. Court fibulaire
7. LEO
8. LEH
9. Nerf fibulaire profond et vaisseaux tibiaux ant.
10. TA
11. Veine grande saphène
12. LFO
13. TP
14. Vaisseaux tibiaux post.
15. Plantaire
16. Nerf tibial
17. Veine petite saphène
18. Gastrocnémien

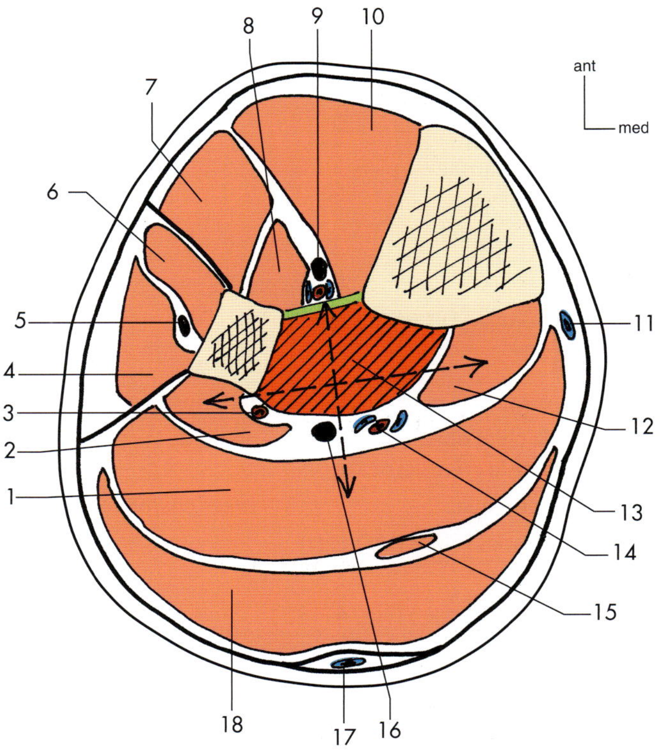

4-192

Coupe transversale passant par la tibiofibulaire inférieure.

1. LFH
2. Veine petite saphène
3. Court fibulaire
4. Long fibulaire
5. Nerf fibulaire superficiel
6. 3e fibulaire
7. LEO
8. RME
9. LEH
10. Nerf fibulaire profond et vaisseaux tibiaux ant.
11. TA
12. Veine grande saphène
13. LFO
14. TP
15. Vaisseaux tibiaux post.
16. Nerf tibial
17. Plantaire
18. Tendon calcanéen

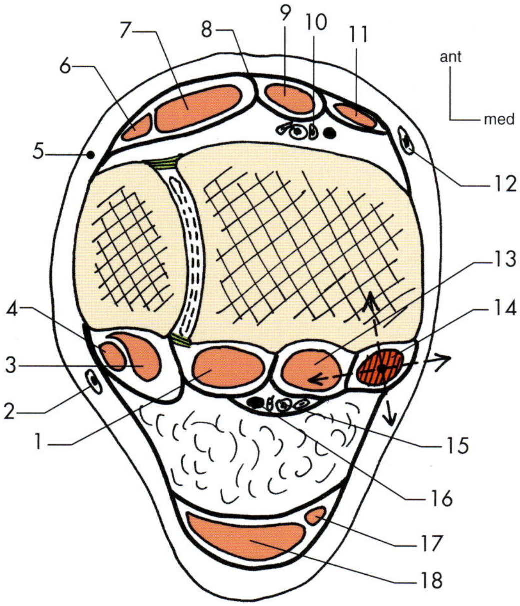

4-193

Coupe passant par la tête du talus (T) et la surface antérieure du calcanéus (C).

1. Court fibulaire
2. Ligament plantaire long
3. Veine petite saphène
4. 3e fibulaire
5. CEO
6. LEO
7. PVN dorsal du pied
8. LEH
9. TA
10. Veine grande saphène
11. Ligament bifurqué (2 faisceaux)
12. Ligament calcanéo-naviculaire plantaire
13. TP
14. Abducteur du I
15. LFO
16. PVN plantaire médial
17. LFH
18. CFO
19. Carré plantaire
20. PVN plantaire latéral
21. Abducteur du V
22. Long fibulaire

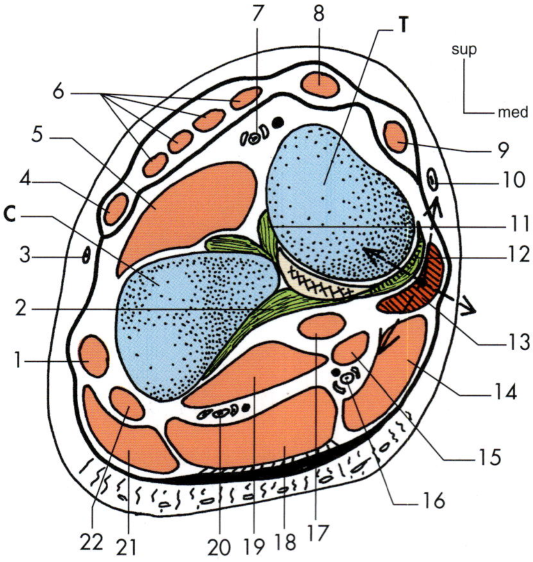

Rapports	
à la jambe (fig. 4-191)	
en avt	– MIO et tibia
en arr.	– nerf tibial et vaisseaux tibiaux post. – **soléaire**, puis arcade du LFO
en dd	– LFO
en dh	– LFH
au cou-de-pied (fig. 4-192)	
en avt	– malléole médiale (sillon)
en arr.	– peau
en dd	– peau
en dh	– LFO et PVN tibial post.
au pied (fig. 4-193)	
en prof.	– ligament calcanéo-naviculaire plantaire – **tête du talus**
en superf.	– rétinaculum des muscles fléchisseurs (RMF)
en ht	– **malléole médiale** – **veine** grande saphène (marginale med.)
en bas	– sustentaculum – **abducteur** de l'hallux – PVN plantaire médial

Incidences pratiques

- *Sur le plan morpho-palpatoire*, seul le tendon est palpable à partir de la malléole. Il saille lorsque l'on demande à un sujet assis de regarder sous son pied.
- *Sur le plan mécanique et pathologique*, lors de sa réflexion malléolaire, la résultante de son action est dirigée en avant et en haut, lui donnant un rôle **antigravitaire** sur la malléole (sustentation), comme les muscles rétromalléolaires latéraux (*cf.* ces muscles). Il assure un contre-appui à ces derniers lors du serrage de la **pince tibiofibulaire**.

Par ailleurs, il repousse la **tête talaire** vers le dehors et le haut lorsque celle-ci subit une poussée tendant à la rapprocher du sol, en dedans. Son lâchage se traduit par un avachissement du bord médial du pied.

Enfin, l'éclatement de ses fibres à la face inférieure du pied le rend synergique du long fibulaire dans le soutien de la voûte plantaire, les 2 muscles agissant à la manière d'un étrier.

On peut noter la complexité des actions musculaires, puisque lorsque le pied est le point fixe, au sol, le TP induit une rotation latérale du segment jambier lorsque le genou est fléchi… et donc synergique des rotateurs latéraux de la hanche lorsque le genou est tendu.

QROC sur le tibial postérieur

Corrigés p. 514

1. Sur quels os ce muscle s'insère-t-il ?
2. Quelle est l'action du tibial postérieur (TP) ?
3. Quels sont les rapports essentiels du TP ?
4. Quelle est l'innervation du TP ?

TIBIAL POSTÉRIEUR (TP)

▶ **4-194**
Action d'inversion du TP.

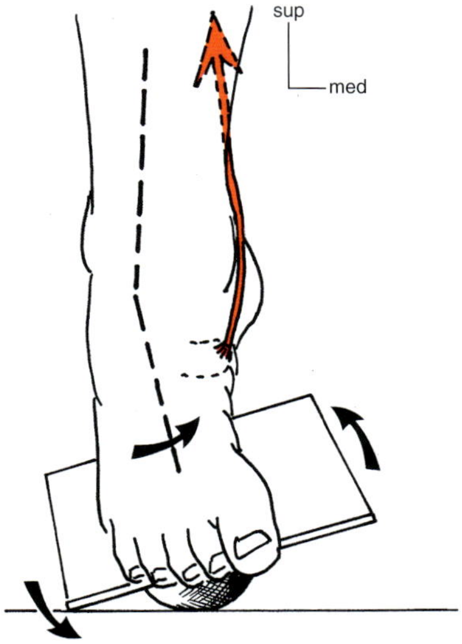

▶ **4-195**
Innervation.
1. LFO
2. Nerf tibial
3. Soléaire
4. TP
5. LFH

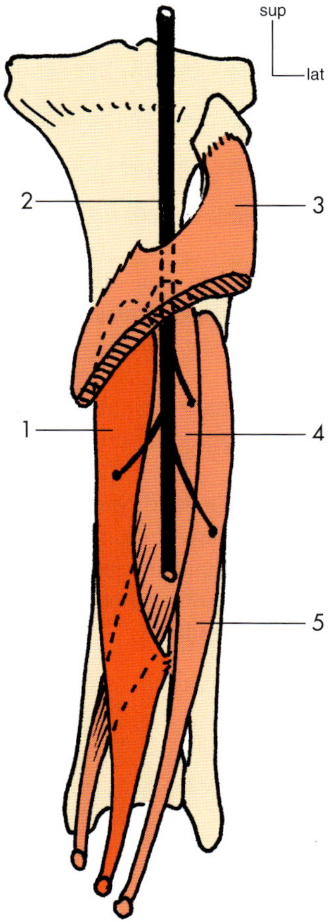

Action	
statique	– sustentation de la **malléole médiale** (*cf.* fig. 4-190) – soutien et plaquage de la **tête du talus** (*cf.* fig. 4-190) – soutien de la **voûte plantaire** (expansions) (*cf.* fig. 4-188)
dynamique	– en chaîne ouverte : **inversion** pure (flexion plantaire + adduction + supination) (fig. 4-194) – en chaîne fermée : rotation latérale de genou (si fléchi)

Innervation, vascularisation (fig. 4-195)	
nerf	– nerf **tibial**
racines	– L5, S1
artère	– artère tibiale postérieure

LONG FLÉCHISSEUR DE L'HALLUX (LFH)

▶ **4-196**
Trajet des muscles du plan profond.
1. TP
2. LFO
3. LFH

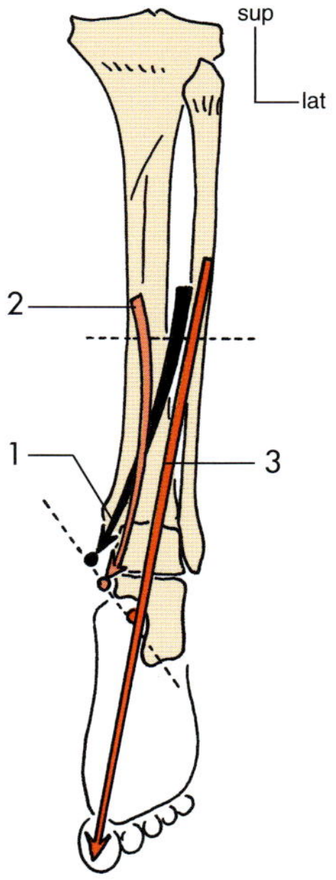

▶ **4-197**
Insertions haute (a) et basse (b) du LFH.

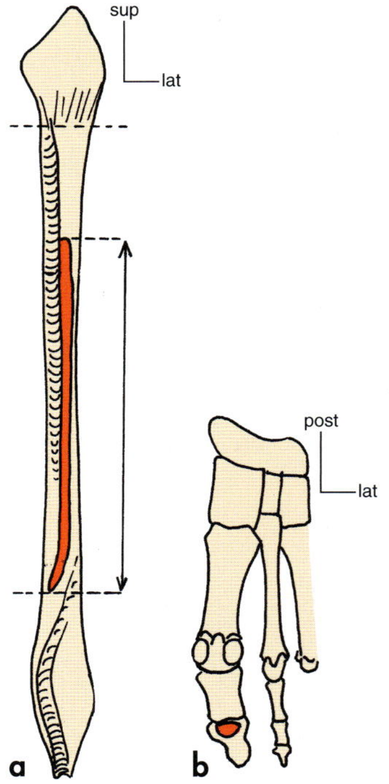

▶ **4-198**
Trajet du LFH.
1. Sésamoïdes
2. Canal tarsien
3. Processus postérieurs du talus
4. Corps charnu du LFH
5. LFO

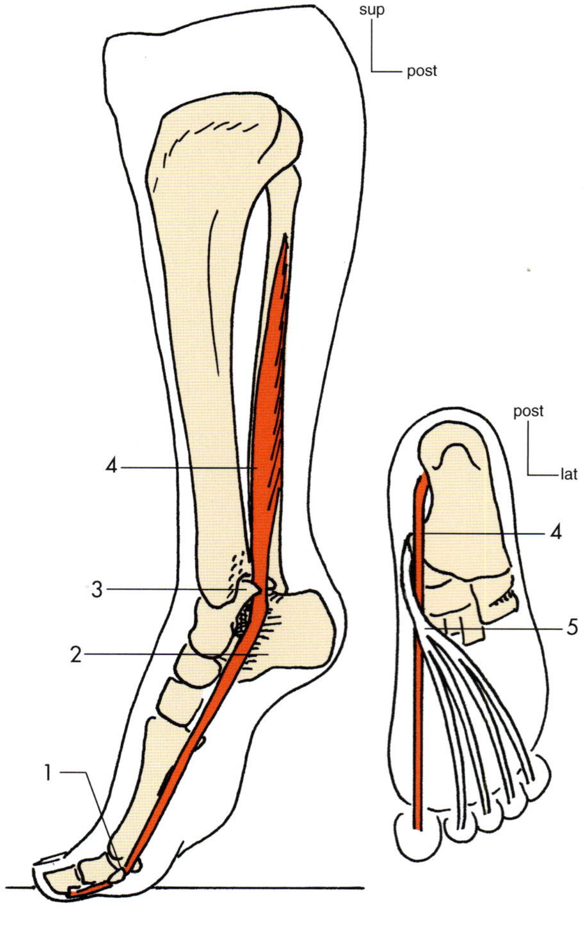

Présentation[1] (fig. 4-196)	
groupe	– **rétromalléolaires médiaux** – extrinsèques – propres de l'hallux
situation	– jambe
tendu de/à	– fibula → hallux
forme	– allongé

[1] Ancien long fléchisseur propre du gros orteil (LFPGO).

Origine (insertion proximale) (fig. 4-197a)	
structure	– **fibula**
partie	– face postérieure
secteur	– en dehors de la crête verticale (partie moy. et débordant en bas)
par	– fibres charnues
+	– SIM avec le TP

Terminaison (insertion distale) (fig. 4-197b)	
structure	– **P2 de l'hallux**
partie	– base
secteur	– face plantaire
par	– tendon
+	– languette avec le LFO au niveau du croisement (tarse)

Trajet (fig. 4-198)	
loge	– postérieure, plan profond, partie latérale[1]
obliquité	– en bas et très en dedans à la jambe – réflexion rétrotalaire vers l'avant, puis axial au niveau du pied
aspect	– penniforme – charnu en haut et tendineux en bas
topogr.	1. passe dans le **sillon latéral** de l'extrémité inférieure du tibia (face post.) 2. passe **entre les 2 processus postérieurs du talus** 3. passe **sous le sustentaculum (canal calcanéen)** 4. **croise le LFO** (qui est plus superficiel) au tarse médial (languette d'union entre les 2) 5. passe entre les **2 chefs du court fléchisseur** de l'hallux 6. passe entre les **2 sésamoïdes** de l'hallux

[1] Il peut paraître surprenant que l'insertion soit latérale pour un muscle destiné à l'hallux (*cf.* Incidences pratiques).

LONG FLÉCHISSEUR DE L'HALLUX (LFH)

▶ 4-199
Rapports du LFH à la jambe (a), au cou-de-pied (b), au canal tarsien (c), au 1er métatarsien (d) et entre les sésamoïdes (e).

1. LFO
2. TP
3. LFH
4. Soléaire
5. Gastrocnémien
6. Nerf tibial
7. Muscles fibulaires
8. Tendon calcanéen
9. Carré plantaire
10. PVN plantaire latéral
11. Abducteur du I
12. PVN plantaire médial
13. CFH
14. Sésamoïdes

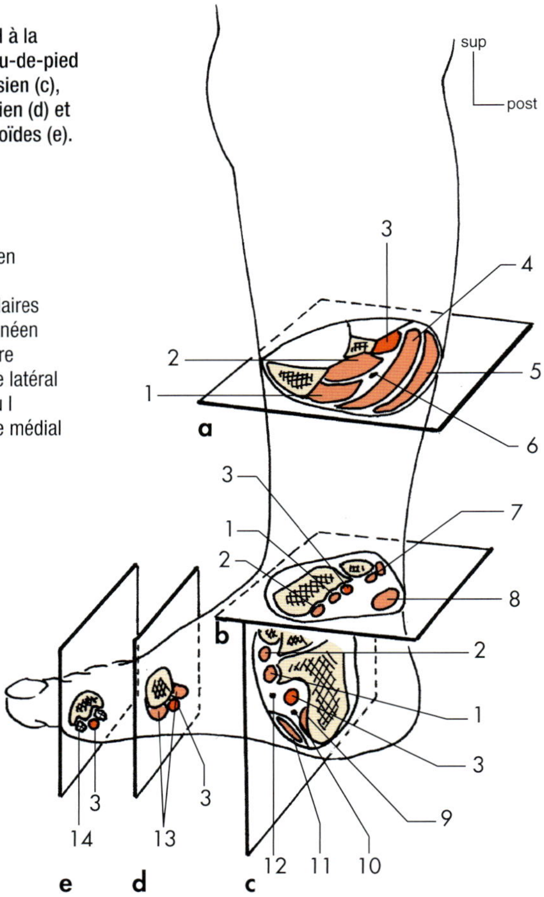

▶ 4-200
a) Action du LFH en chaîne fermée : sa force (F) se décompose en force de serrage (Fse) et force d'abaissement (Fab).
b) En chaîne ouverte, F se décompose en force de sustentation (Fsu) et force de plaquage (Fpl).

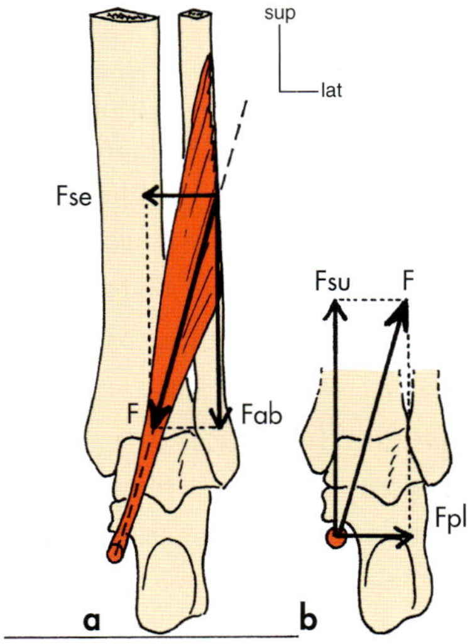

▶ 4-201
Action du LFH sur l'arrière-pied (talus).

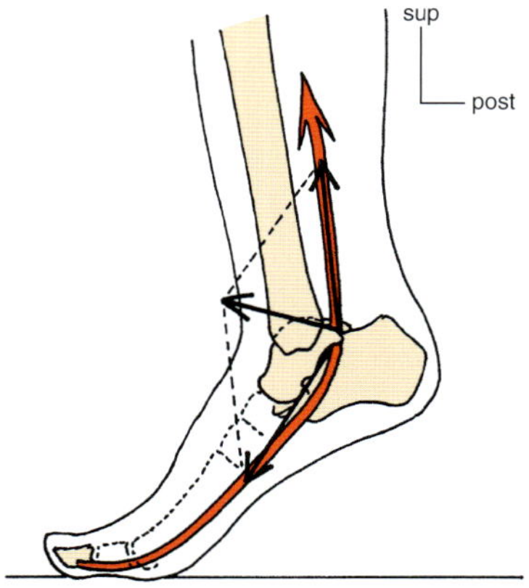

▶ 4-202
Innervation du LFH.

1. LFO
2. Nerf tibial
3. Soléaire
4. TP
5. LFH

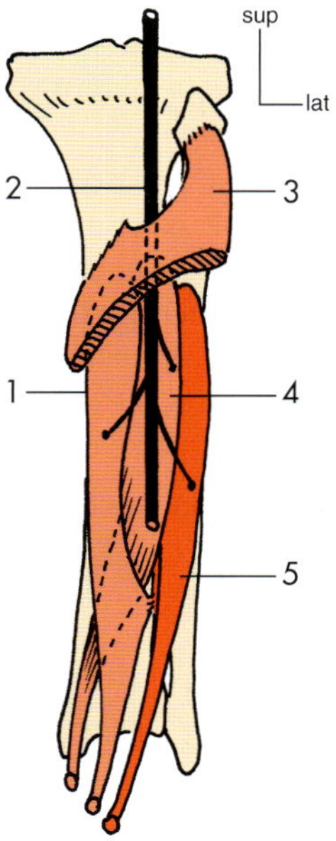

Rapports (fig. 4-199)	
à la jambe (fig. 4-199a)	
en avt	– plan osseux
en arr.	– **soléaire**
en dd	– TP
en dh	– **SIMPL**
au cou-de-pied (fig. 4-199b)	
en avt	– tibia puis talus **(2 processus post.)**
en arr.	– espace graisseux
en dd	– **LFO** (qui a croisé le TP)
au pied (fig. 4-199c)	
en ht	– **sustentaculum**
en bas/dd	– abducteur de l'hallux
en superf.	– arrière-pied : **croisement avec le LFO** (languette)
en prof.	– avant-pied : 1er rayon du pied
en dd/dh	– entre les 2 chefs du CFH (fig. 4-199d) puis les 2 sésamoïdes (fig. 4-199e)

Action (fig. 4-200 et 4-201)	
statique	– stabilisation de la **pince tibiofibulaire** par abaissement la malléole latérale et plaquage contre le tibia (serrage) (fig. 4-200a) – soutien du sustentaculum (fig. 4-200b) et donc de la voûte plantaire – stabilisation du **pied** (talus) dans la chaîne d'extension de la cheville (fig. 4-201) – stabilisation de la colonne de l'hallux **(MP** +++**)**
dynamique	– **flexion** de l'hallux (*cf.* Incidences pratiques) – flexion plantaire de la cheville, inversion du pied

Innervation, vascularisation (fig. 4-202)	
nerf	– nerf **tibial**
racines	– L5, S1, S2
artère	– artère fibulaire

Incidences pratiques

- *Sur le plan morpho-palpatoire*, il est discrètement palpable au niveau malléolaire, davantage sous le 1er rayon.
- *Sur le plan mécanique et pathologique*, le LFH est synergique du CFO et du LFO avec son carré plantaire. Surnommé « muscle de la danseuse » en raison de son trajet, notamment sous l'hallux (« pointes »), il agit moins en tant que fléchisseur de l'hallux qu'en tant qu'anti-extenseur, permettant ainsi de prendre appui sur la partie toute distale de l'avant-pied. C'est un muscle qui, partant d'une position très latérale (la fibula), arrive en étant le plus médial (hallux). Cette obliquité permet de comprendre l'effet de **soutien du sustentaculum**[19], empêchant le calcanéus de se coucher sur son bord médial, en même temps qu'abaissant et rapprochant la malléole latérale, action décrite par Pol le Cœur [15]. C'est un élément clé de la stabilité de la **pince tibiofibulaire**.

[19] Les tendons jambiers se rendant à la face plantaire du pied ne peuvent passer sous le calcanssséus en raison de son appui au sol. Il faut donc imaginer le canal calcanéen, creusé au détriment du Volume médial du calcanéus (fig. 2-122), ce qui risquerait d'entraîner une bascule en dedans de celui-ci. Le LFH rétablit l'équilibre.

QROC sur le LFH

Corrigés p. 514

1. Quel est le trajet de ce muscle (LFH) ?
2. Quelle est l'innervation du LFH ?
3. Quels sont les rapports essentiels du LFH ?
4. Quelle est l'action du LFH ?

LONG FLÉCHISSEUR DES ORTEILS (LFO)

▶ **4-203**
Présentation du LFO.
1. LFO
2. Soléaire
3. TP
4. LFH

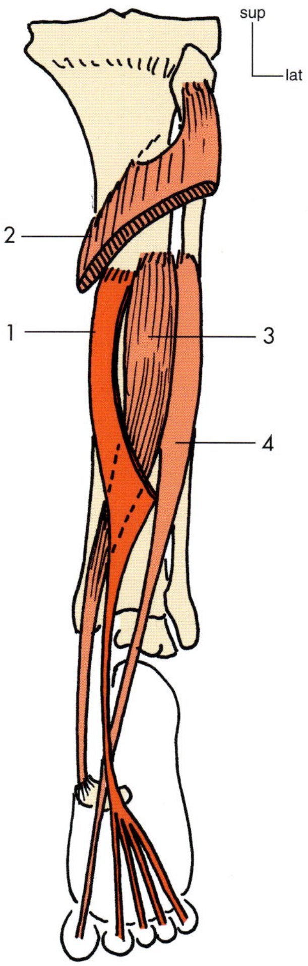

▶ **4-204**
Insertion du LFO.
1. LFO
2. SIM
3. LFH
4. TP

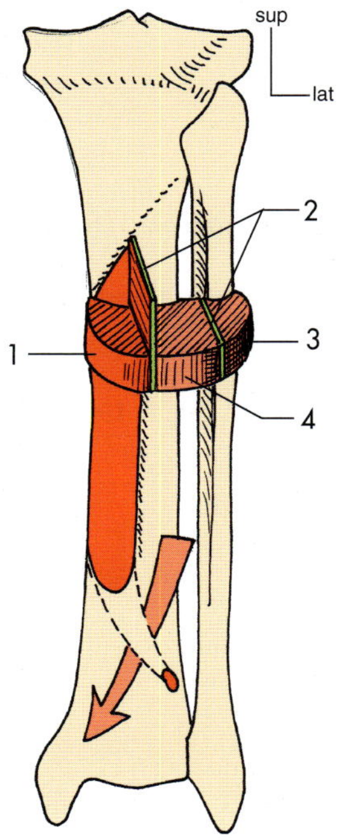

▶ **4-205**
Terminaison du LFO.
1. LFO
2. CFO

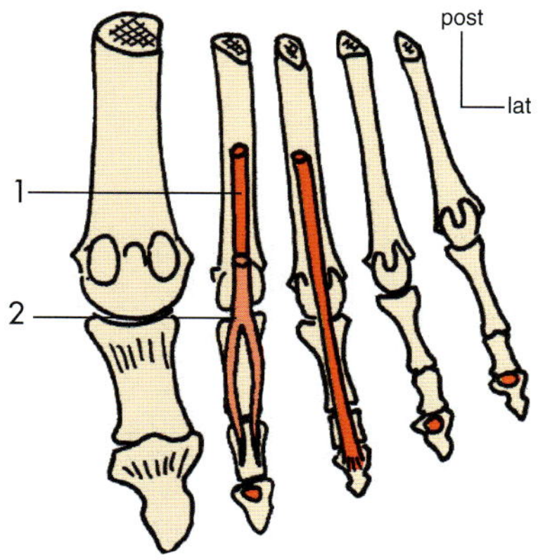

▶ **4-206**
Parties importantes du trajet du LFO.
1. Arcade du LFO : passage du TP (flèche)
2. Passage rétromalléolaire
3. Passage sur le sustentaculum
4. Croisement avec le LFH
5. Insertion du carré plantaire
6. Insertion des lombricaux
7. Perforation du CFO

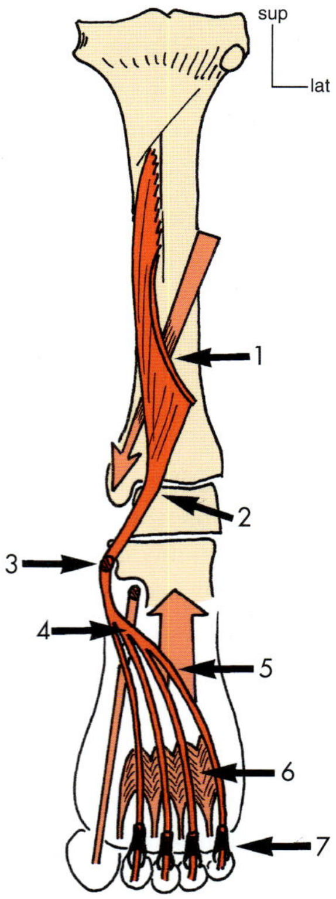

Présentation[1, 2] (fig. 4-203)	
groupe	– **rétromalléolaires médiaux** – extrinsèques
situation	– jambe
tendu de/à	– tibia → 4 derniers orteils
forme	– allongé, donnant 4 tendons

[1] Ancien fléchisseur commun des orteils.
[2] Il existe un LFO accessoire, dans 13 % des cas, s'insérant également sur le tibia et se terminant sur le muscle carré plantaire ou le tendon du LFO [14].

Origine (insertion proximale) (fig. 4-204)	
structure	– **tibia**
partie	– face postérieure
secteur	– sous la crête oblique – 1/3 moyen, en dedans de la crête verticale
par	– fibres charnues
+	– **arcade** s'insérant à la partie inférolatérale de la face[1] – SIM avec le tibial postérieur (TP)

[1] Environ 7 cm plus bas. L'insertion charnue du LFO descend moins bas que celle du TP afin de permettre à celui-ci de glisser en dedans sous son arcade.

Terminaison (insertion distale) (fig. 4-205)	
structure	– **P3** des 4 derniers orteils
partie	– base
secteur	– face plantaire
par	– tendon

Trajet (fig. 4-206)	
loge	– postérieure, plan profond, partie médiale
obliquité	– à la jambe : en bas et légèrement en dedans – au tarse : en bas et en avant – à la voûte plantaire : en avant et en dehors
aspect	– penniforme (le tendon remonte pratiquement au niveau de l'arcade) – charnu en haut et tendineux en bas, se divisant en 4 tendons au niveau plantaire
topogr.	1. chevauche le **tibial postérieur**, à la jambe (arcade) 2. **se réfléchit** à la cheville (rétromalléolaire médial) 3. passe sur le **sustentaculum**, au tarse 4. **croise le LFH** obliquement en avt et en dh (languette d'union) puis la voûte plantaire 5. reçoit le **carré plantaire** sur son bord latéral 6. donne naissance aux **lombricaux** au niveau métatarsien 7. **perfore le CFO** au niveau de P1[1]

[1] Le LFO joue au pied, le rôle du fléchisseur profond des doigts à la main.

LONG FLÉCHISSEUR DES ORTEILS (LFO)

▶ **4-207**

Rapports du LFO à la jambe.

1. Court fibulaire
2. Long fibulaire
3. Nerf fibulaire superficiel
4. LEO
5. LEH
6. Nerf fibulaire profond
7. Vaisseaux tibiaux ant.
8. TA
9. Vaisseaux fibulaires
10. TP
11. Veine grande saphène
12. LFO
13. Plantaire
14. Triceps sural
15. Vaisseaux tibiaux post.
16. Nerf tibial
17. Veine petite saphène
18. LFH

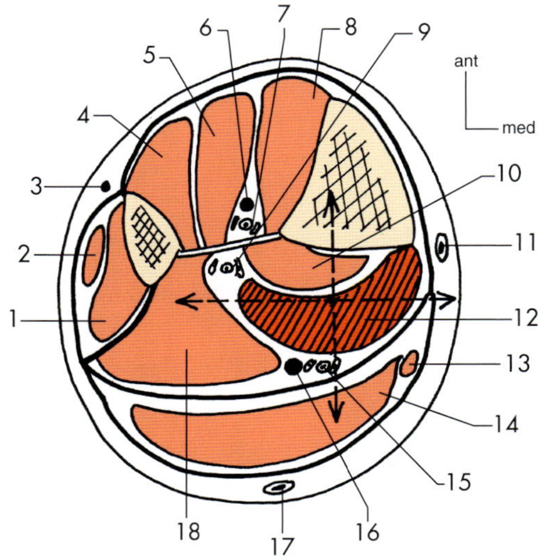

▶ **4-208**

Rapports du LFO au canal tarsien.

1. Abducteur du I
2. Carré plantaire
3. PVN plantaire latéral
4. PVN plantaire médial
5. LFH
6. LFO
7. TP
8. RMF
9. CF
10. LF
11. Abducteur du V

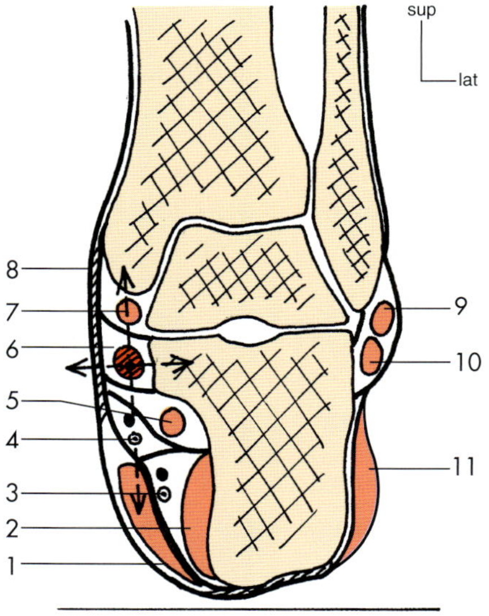

▶ **4-209**

Rapports du LFO à la voûte plantaire.

1. Veine petite saphène
2. IOP
3. IOD
4. LEO
5. CEO
6. PVN dorsal du pied
7. LEH
8. Veine grande saphène
9. Abducteur du I
10. CFH
11. LFH
12. PVN plantaire médial
13. CFO
14. LFO
15. Adducteur oblique du I
16. Carré plantaire
17. PVN plantaire latéral
18. Court fléchisseur et opposant du V en profondeur
19. Abducteur du V

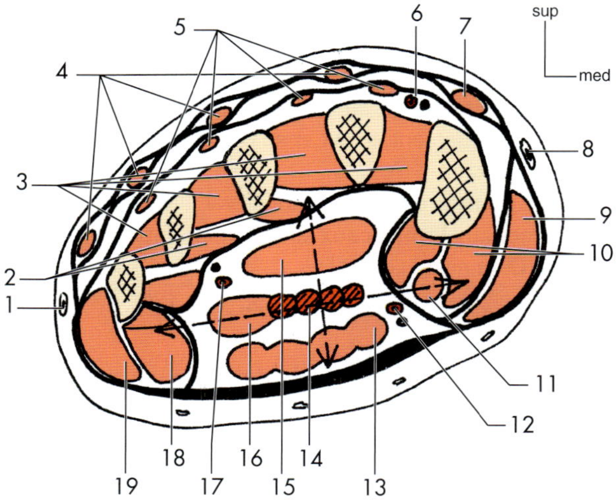

Rapports	
à la jambe (fig. 4-207)	
en avt	– tibia puis muscle tibial post. (qui croise)
en arr.	– PVN (nerf tibial et vaisseaux tibiaux post.) – **soléaire**
en dd	– fascia et veine grande saphène
en dh	– **LFH**
au canal tarsien[1](fig. 4-208)	
en ht	– tendon du **tibial post.** – malléole médiale
en bas	– tendon du **LFH** – PVN plantaire médial
en superf.	– RMF
en prof.	– sustentaculum
à la voûte plantaire (fig. 4-209)	
en superf.	– **CFO** puis aponévrose plantaire
en prof.	– LFH (croisement) – chef oblique de l'adducteur du I – plan osseux (**voûte**) et expansions du TP
en dd	– loge médiale – court et long fléchisseurs de l'hallux
en dh	– **carré plantaire** – loge latérale (court fléchisseur du V)
en arr.	– **carré plantaire**
entre les tendons	– **lombricaux**

[1] Ce canal s'étend, verticalement, de la malléole médiale à la partie la plus basse du calcanéus.
La partie strictement calcanéenne est parfois appelée canal calcanéen.

QROC sur le LFO

Corrigés p. 514

1. Quel est le trajet de ce muscle (LFO) ?
2. Quelle est l'innervation du LFO ?
3. Quels sont les rapports essentiels du LFO ?
4. De quel(s) muscle(s) le LFO est-il synergique ?

LONG FLÉCHISSEUR DES ORTEILS (LFO)

4-210

Action du LFO sur la malléole médiale (1), la voûte plantaire (2), les orteils (3).

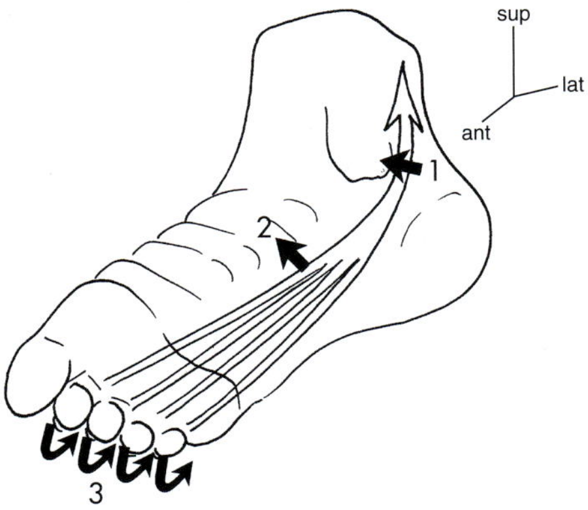

4-211

Innervation.

1. LFO
2. Nerf tibial
3. Soléaire
4. TP
5. LFH

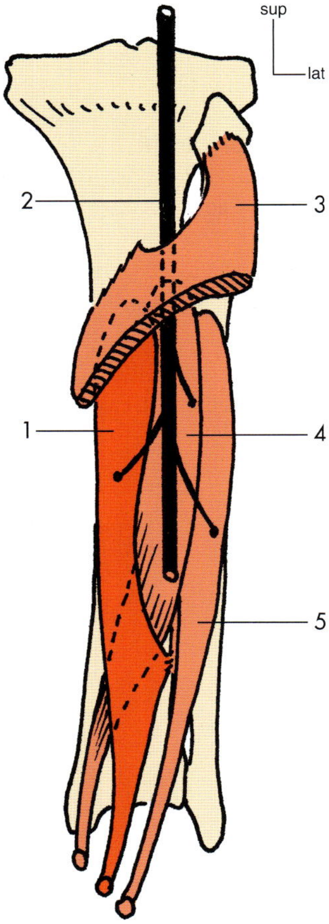

Action (fig. 4-210)	
statique	– soutien de la **voûte** plantaire
dynamique	– **flexion** des 4 derniers orteils (IPD) – inversion du pied (flexion plantaire + adduction + supination) – **flexion plantaire** de la cheville

Innervation, vascularisation (fig. 4-211)	
nerf	– nerf **tibial** (1 ou 2 filets)
racines	– L5, S1
artère	– artère tibiale postérieure

Incidences pratiques

- *Sur le plan morpho-palpatoire,* le tendon est palpable d'en arrière de la malléole médiale au sustentaculum, en arrière du TP.
- *Sur le plan mécanique et pathologique,* il contribue à former **l'entrait** plantaire de « de Doncker »[20] avec les autres structures plantaires. Comme son voisin, le LFH, son action est moins une flexion des orteils qu'une anti-extension qui plaque les orteils au sol, repoussant celui-ci dans l'accélération, la course.

L'action oblique de ce muscle, à la voûte plantaire, est corrigée par celle du carré plantaire qui lui est adjoint sur le plan fonctionnel, et qui ramène la force de traction oblique à l'axialité. L'obliquité lui confère une action d'inversion, en synergie avec le tibial postérieur.
Enfin, la naissance des lombricaux le met en rapport avec l'appareil extenseur des orteils, même si la faible intégration motrice de cette zone rend le résultat imparfait.

[20] On appelle *entrait* la structure concavitaire qui maintient l'angulation de 2 autres (comme la corde qui maintient un arc incurvé).

TRICEPS SURAL

4-212

Aspect du triceps sural.
1. Gastrocnémien médial
2. Gastrocnémien latéral
3. Soléaire
4. Tendon calcanéen

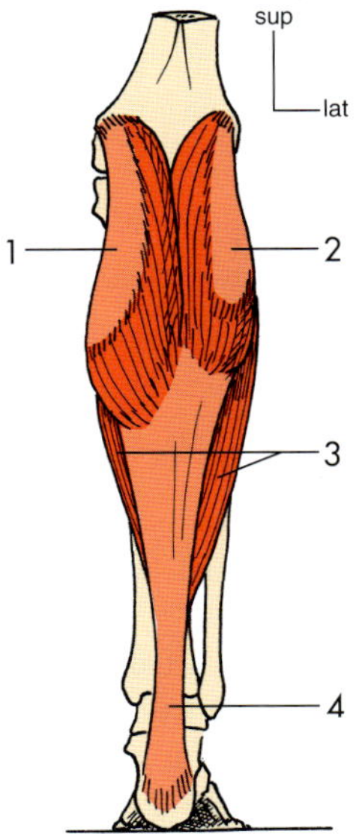

4-213

Origine du gastrocnémien.
1. Chef médial
2. Plantaire
3. Chef latéral

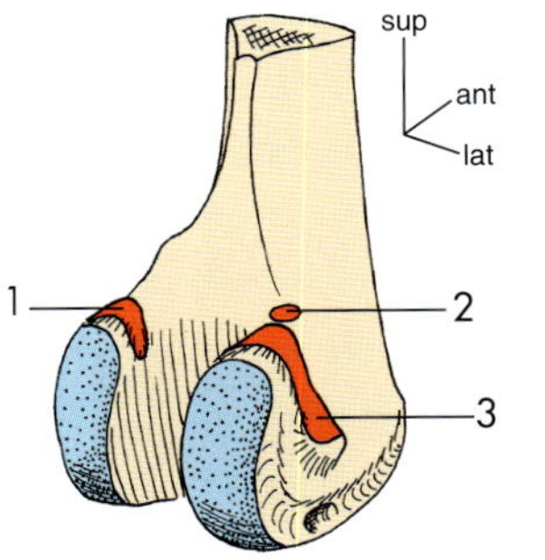

4-214

Origine du soléaire.
a) Insertions
1. Chef tibial
2. Chef fibulaire
3. Arcade fibreuse

b) Aspect de « solea » (semelle) du corps charnu

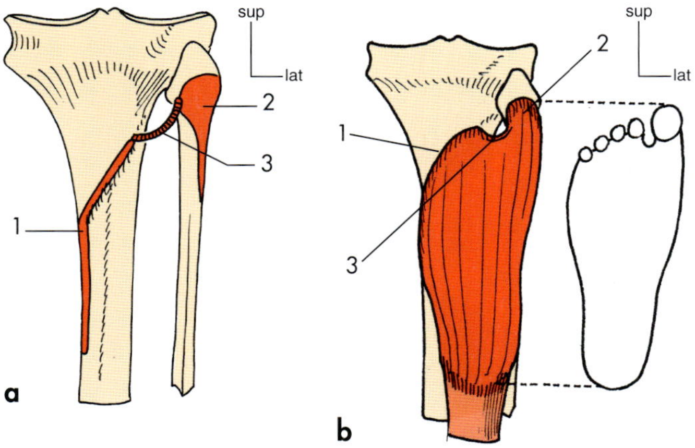

4-215

Terminaison du triceps.
1. Plantaire
2. Tendon calcanéen
3. Bourse rétrotendineuse
4. Bourse prétendineuse

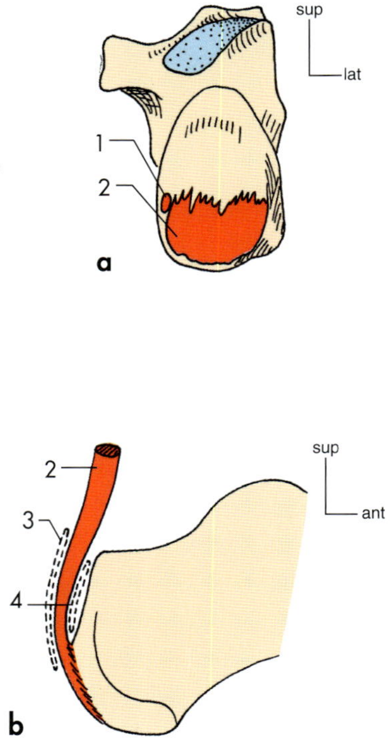

Présentation (fig. 4-212)	
groupe	– gastrocnémien[1] et soléaire forment 1 groupe
situation	– jambe (mollet)
tendu de/à	– fémur + 2 os de la jambe ⟶ pied
forme	– très volumineux

[1] Le gastrocnémien possède 1 chef médial et 1 latéral, anciens jumeaux interne et externe.

Origine (insertion proximale)	
gastrocnémien médial (fig. 4-213)[1]	
structure	– **fémur**
parties	– sur l'épicondyle médial (partie postérosup.) – sur le condyle médial (tubercule et ses crêtes, rejoignant l'épicondyle)
par	– lame tendineuse (portion médiale) – fibres charnues (portion latérale)
+	– coque condylienne médiale
soléaire[2]**(fig. 4-214)**	
structure	– **fibula** et **tibia**
parties	1. pour la fibula : col, débordant sur le corps (bord post.) 2. pour le tibia : crête oblique (sauf partie toute supérieure) et tiers moyen du bord médial
par	– lame aponévrotique (devenant intramusculaire)
+	– arcade fibreuse unissant les 2 insertions

[1] L'insertion du gastrocnémien latéral est symétrique à celle du chef médial. Il suffit d'inverser les termes de médial et latéral.
[2] Il existe un soléaire accessoire dans 6 % des cas. Il est tendu de la face post. du tibia soit au tendon calcanéen, soit au calcanéus (face sup. ou face médiale) [14].

Terminaison (insertion distale) (fig. 4-215)	
structure	– **calcanéus**
partie	– face postérieure
secteur	– partie inférieure (la supérieure est occupée par 1 bourse synoviale)
par	– tendon très puissant[1] formé de la réunion de 2 lames de terminaison : 1 superficielle pour le gastrocnémien et 1 profonde pour le soléaire
+	– fibres du muscle plantaire

[1] Ce tendon, cylindrique, est enroulé sur lui-même de telle façon que ses fibres postérieures, en haut, deviennent latérales en bas. Le tendon est plus étroit à hauteur de la cheville, lieu d'élection des ruptures.

TRICEPS SURAL

▶ **4-216**

Trajet des fibres musculaires du gastrocnémien (a) et du soléaire (b).

1. Lame d'origine d'un gastrocnémien
2. Lame d'origine du soléaire
3. Lame de terminaison du gastrocnémien
4. Lame accessoire de terminaison du soléaire
5. Lame principale de terminaison du soléaire
6. Tendon calcanéen

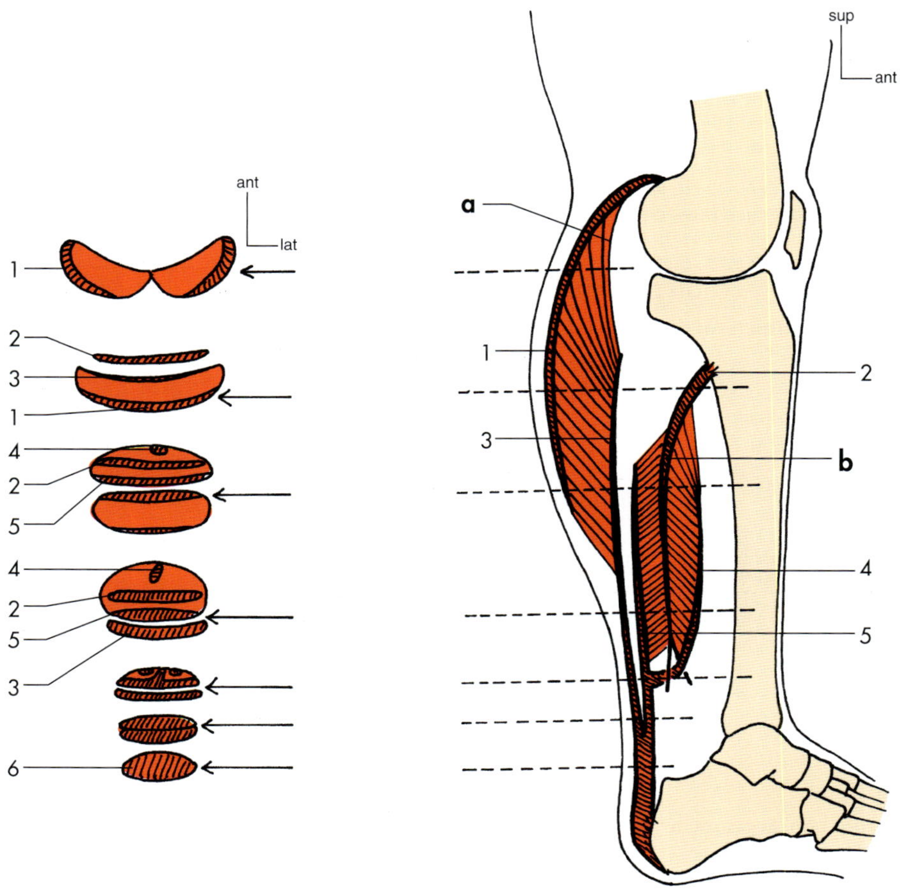

▶ **4-217**

Lames tendineuses du triceps sural (mêmes légendes que fig. 4-214).

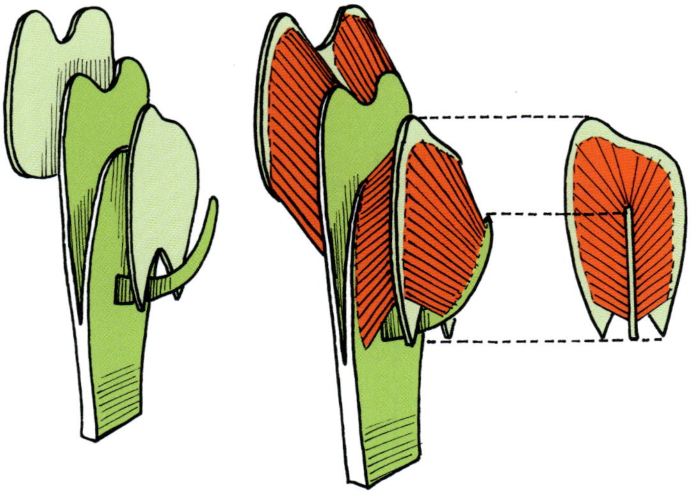

▶ **4-218**

Caricature des lames tendineuses du triceps (mêmes légendes que fig. 4-214).

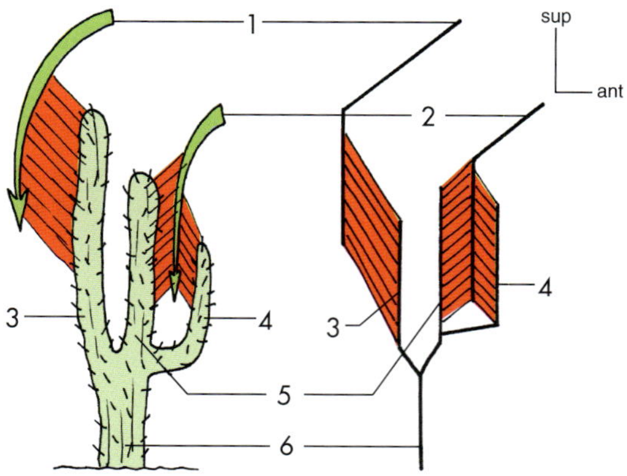

Trajet (fig. 4-216 à 4-218)	
loge	postérieure, plan superficiel
obliquité	vertical
aspect	3 chefs répartis en 2 plans (fig. 4-214) : 1. *gastrocnémien* : pour chacun des 2 chefs, les fibres charnues naissent à la face ant. de la lame d'origine et se jettent à la face post. de la lame de terminaison. Ils sont donc **semi-penniformes** 2. *soléaire* : les fibres charnues naissant à la face post. de la lame d'origine se jettent à la face ant. de la lame de terminaison. Les fibres charnues naissant à la face ant. de la lame d'origine se jettent sur les faces latérales d'une lame accessoire de terminaison, née à la face ant. de la partie basse de la lame de terminaison du soléaire et formant un éperon[1] remontant dans le muscle quasi sagittalement (fig. 4-215 et 4-216). Ce chef est donc doublement **penniforme**, favorable à la puissance
topogr.	1. au genou : **fosse poplitée** et son PVN 2. à la jambe : **galbe du mollet** et ses 2 plans 3. au cou-de-pied : tendon calcanéen[2] et **gouttières rétromalléolaires**

[1] Le tendon de terminaison peut être comparé, de façon imagée, à la vue d'un cactus (fig. 4-216).

[2] Ancien tendon d'Achille.

TRICEPS SURAL

▶ 4-219

Rapports des gastrocnémiens à la fosse poplitée.

1. Nerf fibulaire commun
2. Fabella (dans la coque condylienne)
3. Biceps
4. LCF du genou
5. Poplité (intracapsulaire)
6. Rétinaculum patellaire
7. LCA
8. Corps et ligament adipeux
9. Synoviale (et plicas)
10. LCP
11. LCT du genou
12. Veine grande saphène
13. Sartorius
14. Gracile
15. Semi-tendineux
16. Semi-membraneux et sa bourse synoviale
17. Gastrocnémien médial
18. Artère poplitée
19. Veine petite saphène
20. Nerf tibial
21. Veine poplitée (entre nerf tibial et condyle latéral)
22. Plantaire
23. Gastrocnémien latéral

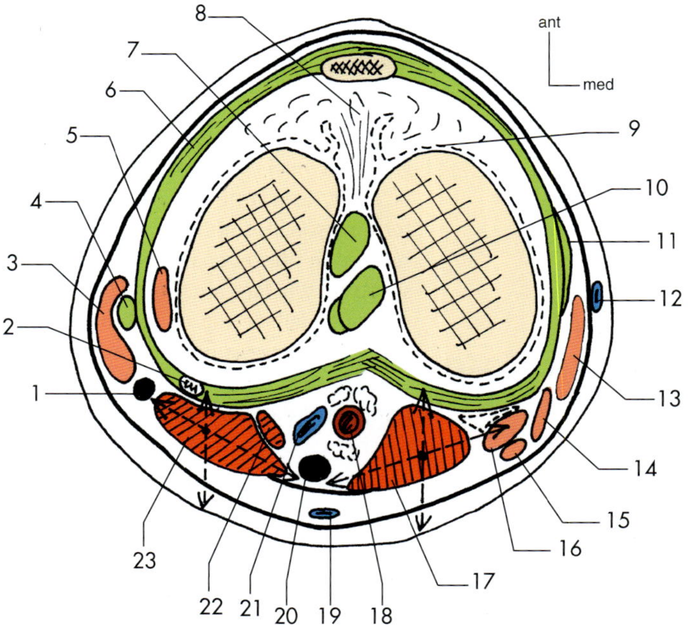

▶ 4-220

Rapports du triceps à la jambe.

1. Soléaire
2. LFH
3. Vaisseaux fibulaires
4. Court fibulaire
5. Long fibulaire
6. Nerf fibulaire superficiel
7. LEO
8. LEH
9. Nerf fibulaire profond et vaisseaux tibiaux ant.
10. TA
11. LFO
12. Veine grande saphène
13. TP
14. Vaisseaux tibiaux post.
15. Plantaire
16. Nerf tibial
17. Veine petite saphène
18. Gastrocnémien

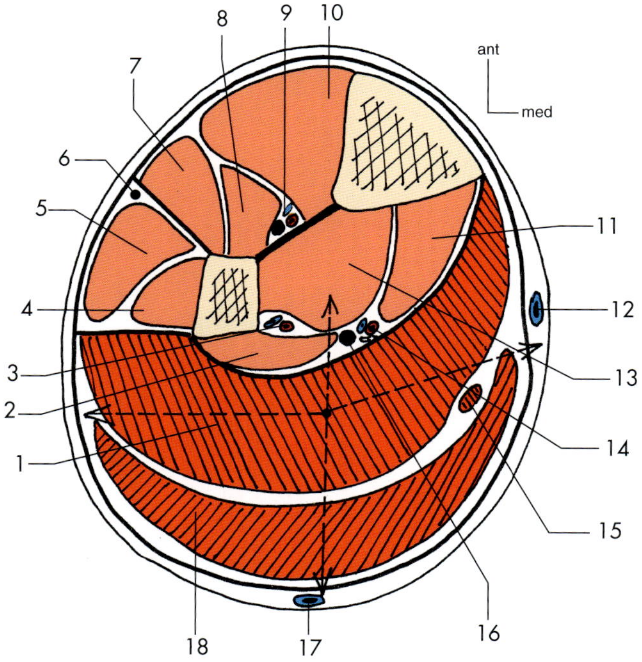

▶ 4-221

Rapports du tendon calcanéen au cou-de-pied.

1. Veine petite saphène
2. Court fibulaire
3. Long fibulaire
4. LFH
5. Nerf fibulaire superficiel
6. 3ᵉ fibulaire
7. LEO
8. RME
9. LEH
10. Nerf fibulaire profond et vaisseaux tibiaux ant.
11. TA
12. Veine grande saphène
13. TP
14. LEO
15. Vaisseaux tibiaux post.
16. Nerf tibial
17. Plantaire
18. Tendon calcanéen

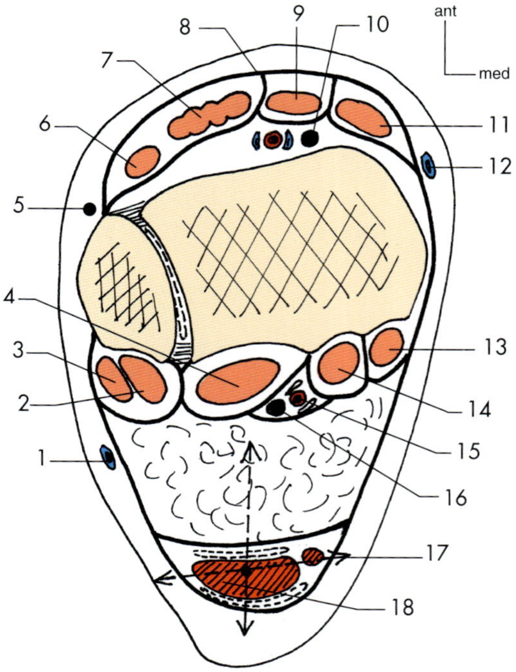

Rapports	
au genou (gastrocnémien seul) (fig. 4-219)	
axialement	– **fosse poplitée** (nerf tibial, vaisseaux poplités et nœuds lymphatiques, graisse, entre les 2 plans du fascia : veine petite saphène et sa crosse) – muscle plantaire, pour le chef latéral
sur les côtés	– latéral : nerf fibulaire commun – médial : muscles de la patte d'oie
en superf.	– peau
en prof.	– **coques condyliennes** (fabella pour le latéral)
au mollet (les 3 chefs) (fig. 4-220)	
en superf.	– veine petite saphène et peau
en prof.	– PVN : nerf tibial et vaisseaux tibiaux postérieurs – muscles du **plan profond** (de dd en dh : LFO, TP, LFH)
sur les côtés	– fascia et peau (veine grande saphène en dd)
au cou-de-pied (tendon calcanéen) (fig. 4-221)	
en avt	– **bourse synoviale** prétendineuse – 1 espace cellulograisseux[1] – tendons profonds (de dd en dh : TP, LFO, LFH) et le PVN
en superf.	– **bourse synoviale** rétrotendineuse – peau
en dd	– tendon du **plantaire** (si présent)
en dh	– peau

[1] Ancien espace de Käger, vite comblé en cas d'œdème.

QROC sur le triceps sural

Corrigés p. 514

1. Quelle est l'innervation du triceps sural ?
2. Donnez l'orientation des fibres charnues de ce muscle.
3. Donnez les rapports du soléaire à la partie moyenne de la jambe.
4. Décrivez le tendon calcanéen.
5. Quelle est l'action du gastrocnémien ?
6. Donnez les insertions du gastrocnémien latéral.
7. Donnez l'insertion terminale du soléaire.

▶ **4-222**

Action du soléaire (2) contrôlant l'inclinaison jambière (1).

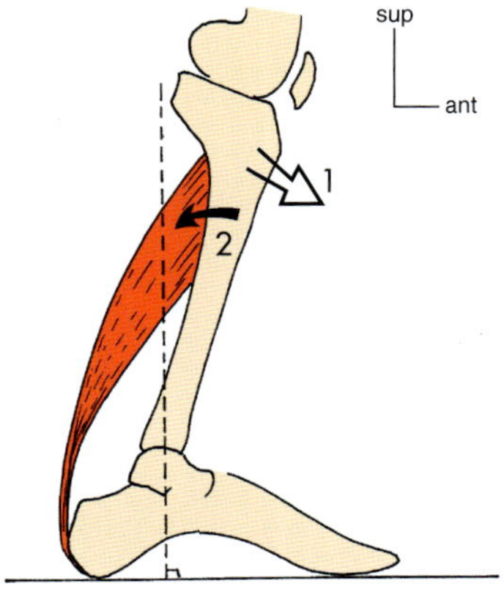

▶ **4-223**

Évolution de l'appareil tricipito-calcanéo-plantaire chez l'amphibien (a) et l'homme (b).

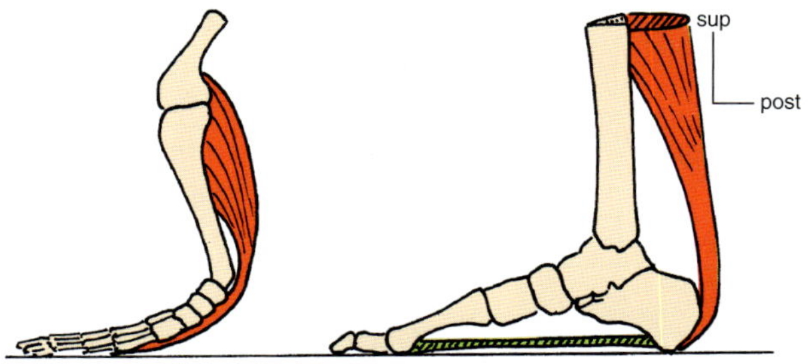

▶ **4-224**

Appareil extenseur postérieur (en chaîne fermée : R = résultante de 1 et 2).

1. Ischiojambiers
2. Gastrocnémien

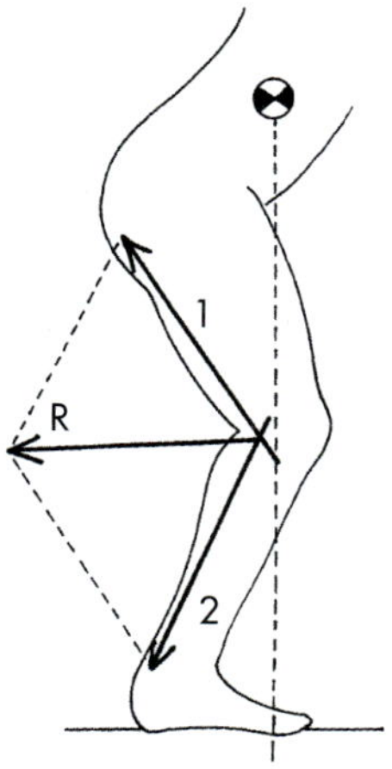

▶ **4-225**

Innervation du triceps sural.

1. Nerfs des gastrocnémiens
2. Nerf sup. (post.) du soléaire
3. Nerf inf. (ant.) du soléaire
4. Nerf tibial

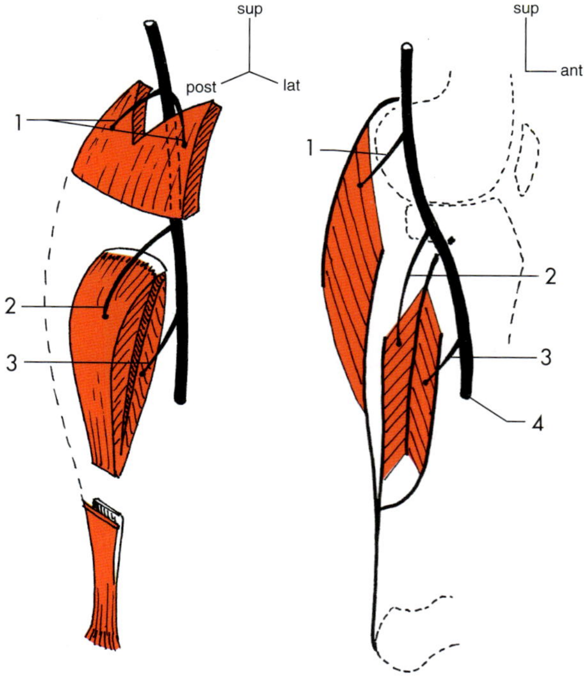

Action	
statique	– *pour le soléaire* : contrôle de l'inclinaison jambière vers l'avt (fig. 4-222) synergique du court fléchisseur des orteils (CFO) au pied
dynamique	– *pour l'ensemble* : **flexion plantaire** de la cheville (avec le CFO, on parle d'appareil tricipito-calcanéo-plantaire) (fig. 4-223) – *pour le gastrocnémien* : **flexion du genou** en chaîne ouverte et extension du genou en chaîne fermée (avec les ischiojambiers) (fig. 4-224)[1]

[1] Ce rôle est important en cas de syndrome fémoropatellaire (éducation de l'économie patellaire).

Innervation, vascularisation (fig. 4-225)	
nerfs	– nerf **tibial** : 1 nerf pour chaque chef du gastrocnémien 2 pour le soléaire : 1 nerf sup. (post.) et 1 nerf inf. (ant.)
racines	– soléaire : (L4) L5, S1 – gastrocnémien : (L5) S1, S2
artères	– gastrocnémien : artère poplitée – soléaire : artères tibiale post. et fibulaire

Incidences pratiques

- *Sur le plan morpho-palpatoire*, le galbe du mollet est visible et palpable. Les 2 chefs du gastrocnémien forment un volume ovoïde, le médial étant plus gros et descendant plus bas. Leur partie tendineuse d'origine forme un relief aplati de part et d'autre de la ligne médiane. Le soléaire est palpable en dessous d'eux et notamment du côté latéral, mieux dégagé.

Le tendon calcanéen est très saillant. Il sépare les 2 gouttières rétromalléolaires (empâtées dans les œdèmes).

- *Sur le plan mécanique et pathologique* : le gastrocnémien médial, plus gros, possède un **réseau de veines musculaires** débitant 7 ois plus de sang que son homologue latéral, ce qui lui confère un rôle important dans le drainage veineux du membre inférieur (C. Gillot).

Pour les 2 chefs du gastrocnémien, l'action d'**extension du genou**, au sein de l'appareil musculaire postérieur, est particulièrement importante en situation de chaîne fermée. En effet, elle permet de **minorer** la participation du quadriceps et donc de diminuer les contraintes fémoropatellaires.
Pour le soléaire, son activité séquentielle sur **l'aplomb** jambier conditionne l'équilibre ainsi que la **propulsion** lors d'une accélération du pas.
La rétraction du muscle, ou sa spasticité, aboutit à une position en varus équin, ce qui laisse à penser que son action est plus marquée en flexion plantaire avec inversion. Certains auteurs discutent de la participation différentielle des 2 chefs du gastrocnémien.

Muscle plantaire[21]

Le muscle plantaire, inconstant, est tendu du condyle latéral du fémur au bord médial du tendon calcanéen ou à la partie médiale de la face postérieure du calcanéus (figure page 455). Son corps charnu est bref, son tendon terminal est extrêmement long, ce qui en fait une « banque de tendon » en chirurgie réparatrice, sa rupture est spécifique dans le *tennis-leg*. Son action est liée à celle du gastrocnémien.

[21] Ancien « plantaire grêle », mal nommé puisque n'allant pas à la plante du pied.

PIED : LOGE DORSALE
COURT EXTENSEUR DES ORTEILS (CEO) ET HALLUX (CEH)

▶ 4-226

Insertions du CEO.
1. Tendons du LEO
2. Calcanéus
3. P1 de l'hallux

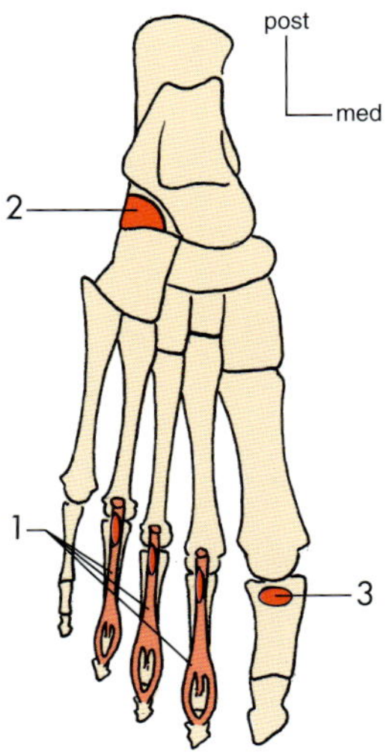

▶ 4-227

Trajet du CEO (mêmes légendes que fig. 4-224).

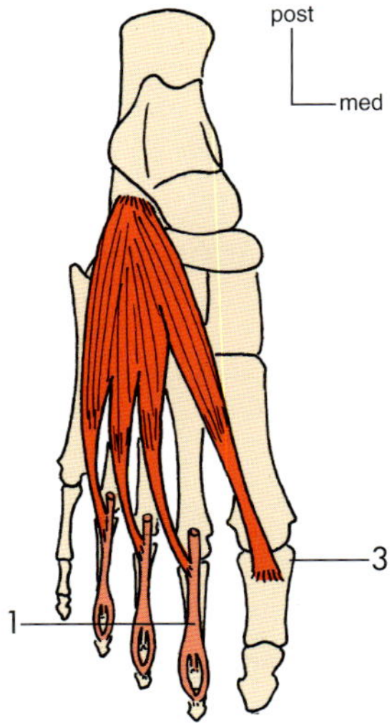

▶ 4-228

Coupe frontale passant par la tête du talus (T), le naviculaire (N), le cuboïde (C).
1. Court fléchisseur du V (et opposant)
2. Long fibulaire
3. Court fibulaire
4. Veine petite saphène
5. CEO (et CEH)
6. 3e fibulaire
7. LEO
8. PVN dorsal du pied
9. LEH
10. Veine grande saphène
11. TA
12. TP et ses expansions
13. Abducteur du I
14. PVN plantaire médial
15. Ligament plantaire long
16. LFH
17. LFO
18. CFO
19. PVN plantaire latéral
20. Carré plantaire
21. Abducteur du V

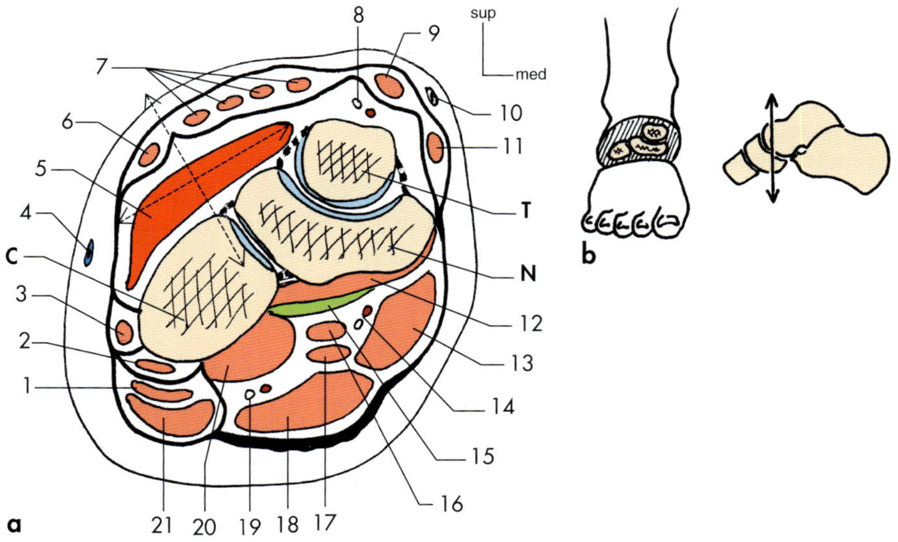

COURT EXTENSEUR DES ORTEILS (CEO) ET HALLUX (CEH)

Présentation[1, 2]	
groupe	– **intrinsèques** (seul muscle dorsal)
situation	– pied
tendu de/à	– calcanéus ⟶ tendons LEO et P1 de l'hallux
forme	– court, parfois divisé en CEO et CEH

[1] Ancien pédieux.
[2] Le CEH est le faisceau du CEO pour l'hallux, parfois individualisé et nommé à part.

Origine (insertion proximale) (fig. 4-226)	
structure	– **calcanéus**
partie	– face supérieure – partie antérolatérale
secteur	– en dh du ligament bifurqué
par	– fibres tendineuses courtes
+	– pilier lat. du RME

Terminaison (insertion distale) (fig. 4-224)		
	CEH	**CEO**
structure	– **P1 de l'hallux**	– **tendons du LEO (II à IV)**
partie	– base	– bord latéral
secteur	– face dorsale	– niveau MP
par	– tendon	– tendon
+	– reçoit expansions abd. et add.	(et avec lui : sur P2 et P3)

Trajet (fig. 4-227)	
loge	– dorsale (seul intrinsèque dorsal)
obliquité	– en avt, en dd, légèrement en bas
aspect	– aplati – se divise en 4 tendons (dont 1 plus volumineux : le CEH)
topogr.	1. corps : **sous-cutané** 2. tendons : sous les longs extenseurs (LEH, LEO)

Rapports (fig. 4-228)	
en prof.	– tarse – artère dorsale du pied (pour le CEH) – puis IOD
en superf.	– tendons du LEO et LEH – veines dorsales du pied (arcade) – branche terminale du nerf fibulaire superficiel

COURT EXTENSEUR DES ORTEILS (CEO) ET HALLUX (CEH)

▶ 4-229

Innervation, vascularisation du CEO.
1. LEO
2. CEO
3. CEH
4. RME
5. Nerf fibulaire profond
6. PVN dorsal du pied
7. LEH

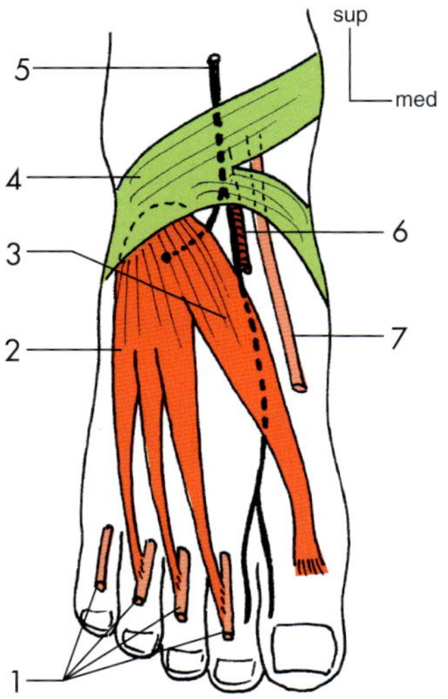

▶ 4-230

Systématisation de l'innervation des muscles intrinsèques du pied.
1. LFH
2. Abducteur du I
3. CFH
4. Adducteur du I
5. CEH
6. LEH
7. Nerf dorsal du pied
8. CEO
9. LEO
10. IOD
11. Opposant du V
12. Abducteur du V
13. Court fléchisseur du V
14. Nerf plantaire latéral
15. IOP
16. CFO
17. LFO
18. Lombricaux
19. Nerf plantaire médial

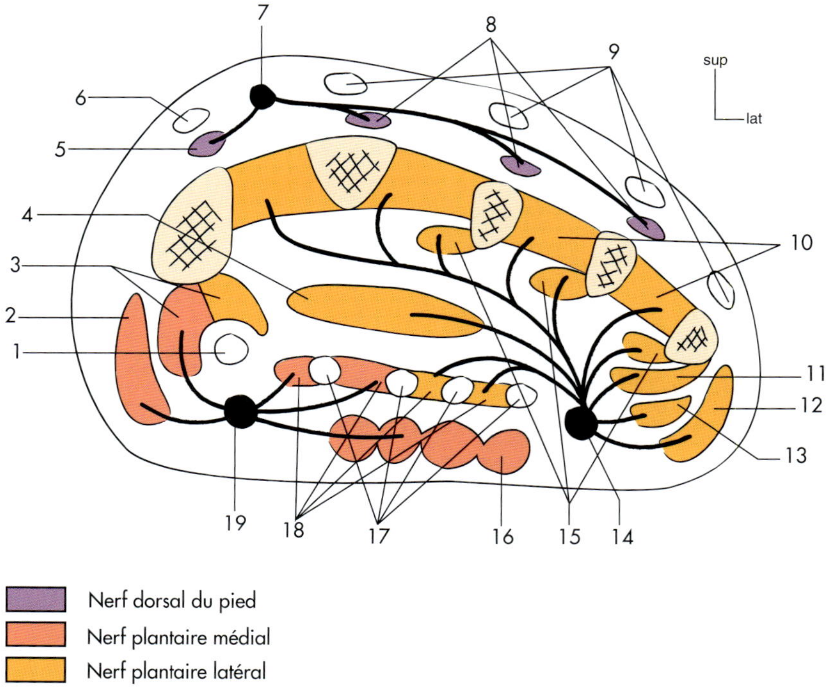

▶ 4-231

Schématisation de l'innervation des muscles intrinsèques du pied.
CEO/H Court extenseur des orteils/hallux
ACA Abducteur, court fléchisseur, adducteur de l'hallux
OCA Opposant, court fléchisseur, abducteur du V
CFO Court fléchisseur des orteils
IOD/IOP Interosseux dorsaux/plantaires

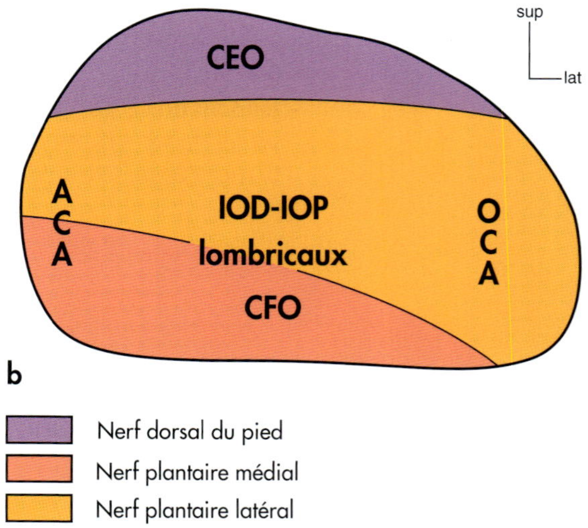

Action	
statique	– équilibre l'action du LEO (qui tire vers le dedans)
dynamique	– extension des 4 premiers orteils – synergie avec les LEH, LEO et lors de l'éversion

Innervation, vascularisation (fig. 4-229 à 4-231)	
nerf	– branche de terminaison latérale du nerf fibulaire profond
racines	– L5, S1
artère	– artère dorsale du pied (terminale de l'artère tibiale ant.)

Incidences pratiques

La contraction fait saillir la boursouflure caractéristique du corps charnu à la partie postérolatérale du dos du pied, ainsi que les tendons entre ceux du LEH et du LEO correspondant (en l'absence de graisse ou d'œdème).

PIED : LOGE MÉDIALE
ABDUCTEUR DE L'HALLUX

4-232

a) Insertions de l'abducteur de l'hallux.
1. Aponévrose plantaire
2. Processus médial de la tubérosité du calcanéus
3. Naviculaire
4. Sésamoïde médial
5. P1 de l'hallux

b) Trajet de l'abducteur de l'hallux (1) et le tendon du court fléchisseur du I (2).

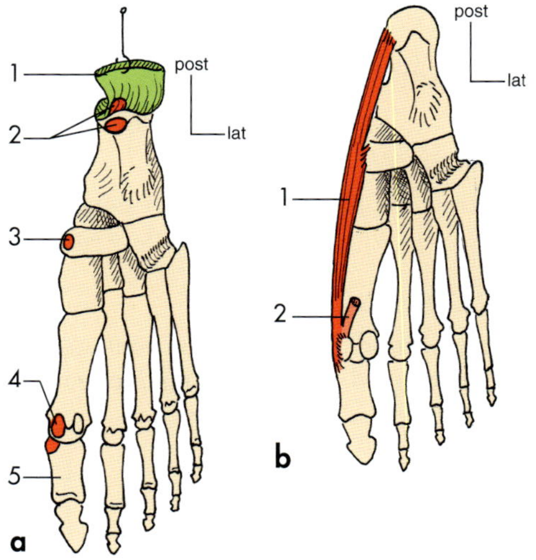

4-233

Rapports au canal tarsien.
1. Abducteur du V
2. Veine petite saphène
3. Long fibulaire
4. Court fibulaire
5. Ligament talocalcanéen interosseux
6. 3e fibulaire
7. LEO
8. PVN dorsal du pied
9. LEH
10. Veine grande saphène
11. Tibial ant.
12. Tibial post.
13. LFO
14. PVN plantaire médial
15. LFH
16. PVN plantaire latéral
17. Carré plantaire
18. Abducteur du I
19. RMF
20. Ligament plantaire long
21. CFO
22. Aponévrose plantaire

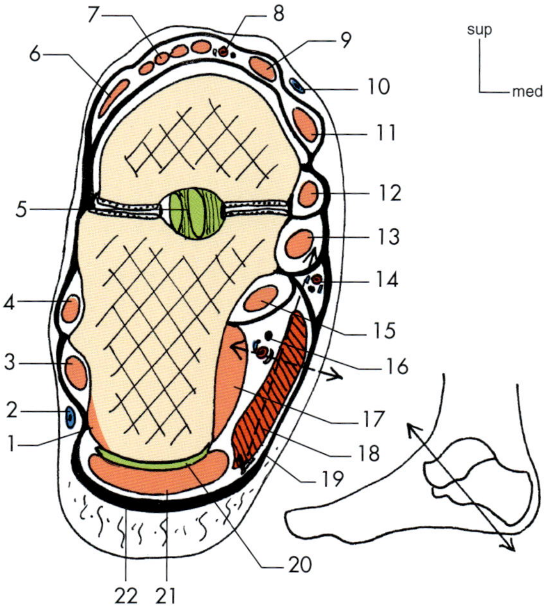

4-234

Rapports des muscles plantaires aux métatarsiens.
1. Court fléchisseur et opposant du V
2. Opposant du V
3. IOP
4. Abducteur du V
5. Veine marginale latérale
6. LEO
7. CEO
8. PVN dorsal du pied
9. LEH
10. Veine marginale médiale
11. Abducteur du I
12. CFH
13. LFH
14. Adducteur oblique du I
15. Aponévrose plantaire
16. CFO
17. LFO
18. Carré plantaire
19. PVN plantaire latéral

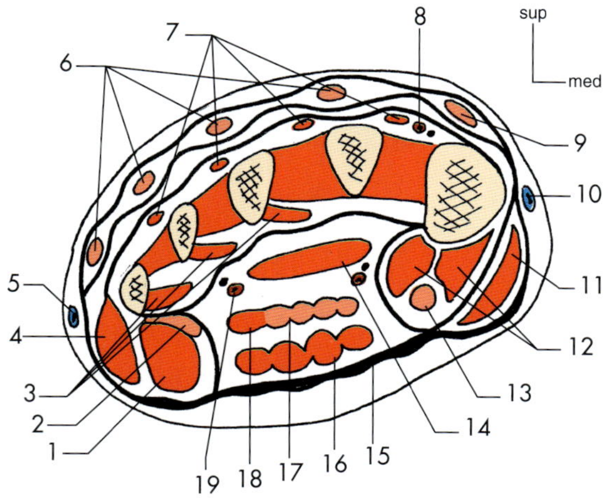

4-235

Rapports des muscles du pied aux parties proximale et distale des métatarsiens.
1. Court fléchiss. du V
2. Add. du V
3. Lombricaux
4. Add. oblique du I
5. Opposant du V
6. Carré plantaire
7. IOD
8. LFO
9. Court fléchiss. du I
10. Abd. du I
11. LFH
12. CFO

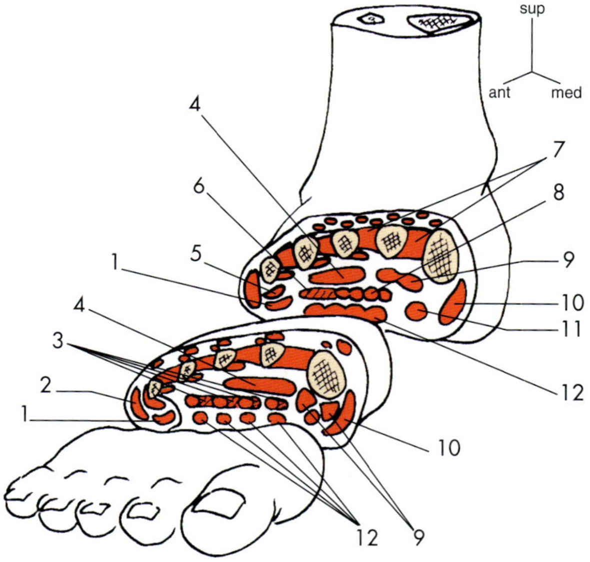

Présentation[1]	
groupe	– **intrinsèques** – propres de l'hallux – appareil sésamoïdien
situation	– pied
tendu de/à	– calcanéus → hallux
forme	– allongé

[1] Ancien adducteur du gros orteil (l'axe de référence était celui du corps et non du pied).

Origine (insertion proximale) (fig. 4-232a)	
structure	– **calcanéus**
partie	– face inférieure
secteur	– tubérosité (processus médial) (en avant du CFO et aponévrose plantaire)
par	– tendon + fibres charnues
+	– aponévrose plantaire et SIM avec le CFO – tubérosité du naviculaire[1]

[1] Insertion intermédiaire et accessoire.

Terminaison (insertion distale) (fig. 4-232a)	
structure	– **P1 de l'hallux**
partie	– base
secteur	– face plantaire
par	– tendon commun avec le CFH (faisceau med.)
+	– capsule, sésamoïde médial
	– expansions sur LEH et LFH

Trajet (fig. 4-232b)	
loge	– plantaire médiale – sous-cutané
obliquité	– en avant
aspect	– penniforme (le tendon remonte loin)
topogr.	1. situé dans un **dédoublement** du RMF (au canal tarsien) 2. longe le **bord médial** du pied

Rapports	
à la partie charnue (fig. 4-233)	
en superf.	– **RMF**
en prof.	– **canal tarsien** (PVN plantaire lat. et carré plantaire)
en ht	– LFO et PVN plantaire med.
en bas	– aponévrose plantaire
au tendon (fig. 4-234 et 4-235)	
en superf.	– peau
en prof.	– **CFH** et MP du I
en ht	– 1er rayon
en bas	– aponévrose plantaire

ABDUCTEUR DE L'HALLUX

▶ **4-236**

Innervation, vascularisation des muscles plantaires.

1. Adducteur oblique du I
2. Court fléchisseur du I
3. PVN plantaire médial
4. LFO
5. Abducteur du I
6. CFO
7. Carré plantaire
8. PVN plantaire latéral
9. Abducteur du V
10. Court fléchisseur du V
11. Opposant du V
12. IOP
13. Adducteur transverse du I

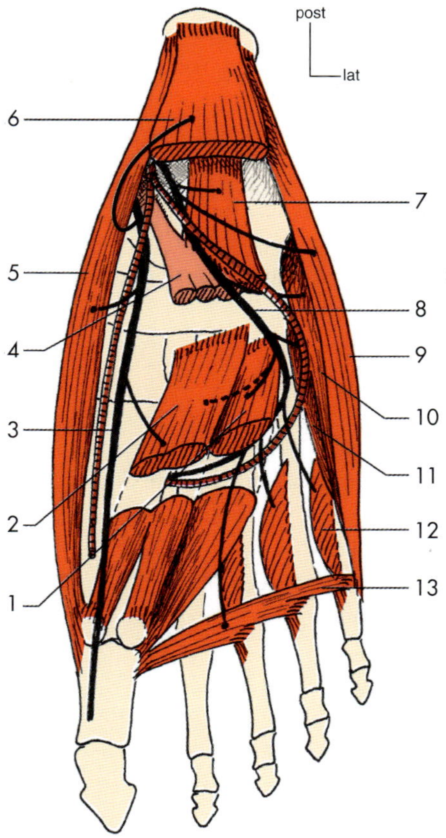

▶ **4-237**

Systématisation de l'innervation des muscles intrinsèques du pied.

1. LFH
2. Abducteur du I
3. CFH
4. Adducteur du I
5. CEH
6. LEH
7. Nerf dorsal du pied
8. CEO
9. LEO
10. IOD
11. Opposant du V
12. Abducteur du V
13. Court fléchisseur du V
14. Nerf plantaire latéral
15. IOP
16. CFO
17. LFO
18. Lombricaux
19. Nerf plantaire médial

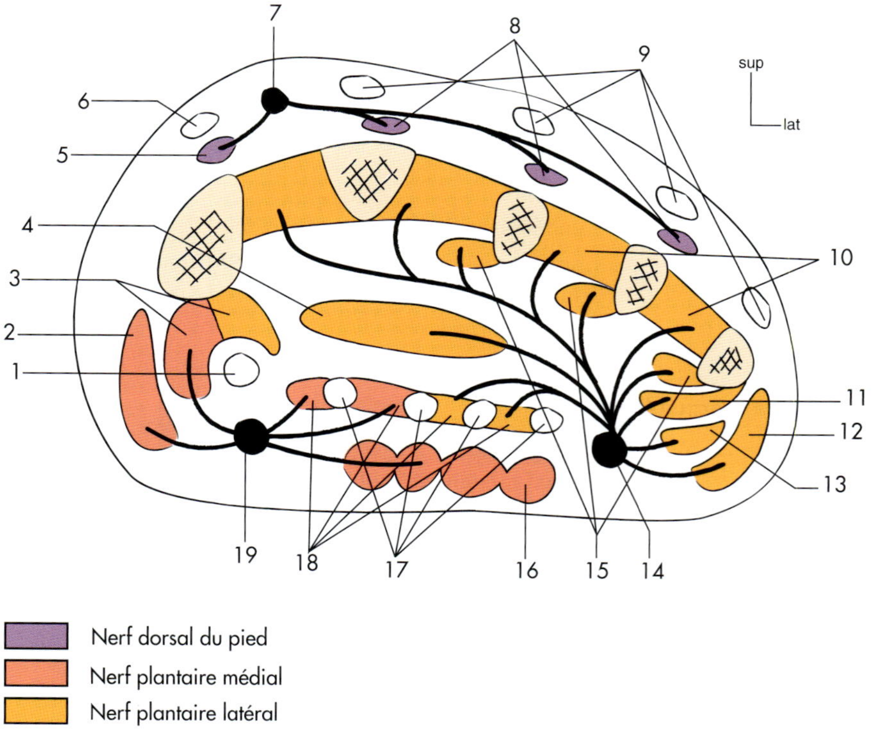

Action (MP)	
statique	– **stabilisation** de la MP du I – action anti-valgus pour l'hallux
dynamique	– abduction de l'hallux – flexion de l'hallux

Innervation, vascularisation (fig. 4-236)	
nerf	– nerf **plantaire médial** (fig. 4-237)
racines	– L5, S1
artère	– artère plantaire médiale

Incidences pratiques

- *Sur le plan morpho-palpatoire* : le muscle est palpable d'un bout à l'autre, seul le revêtement cutané peut gêner. Son contrôle actif est parfois difficile à obtenir.
- *Sur le plan mécanique et pathologique* : l'action anti-valgisante est importante, même si elle est insuffisante dans les hallux valgus. le muscle est sollicité dans l'étalement de l'avant-pied afin d'améliorer sa stabilité transversale.

ADDUCTEUR DE L'HALLUX[22]

▶ 4-238

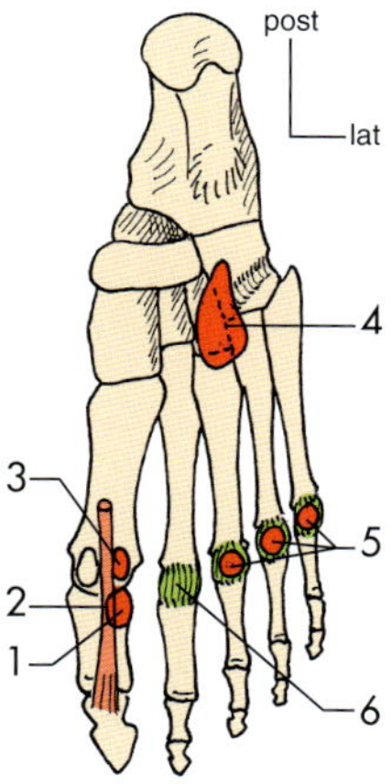

Insertions de l'adducteur de l'hallux.
1. P1 de l'hallux
2. Tendon du LFH
3. Sésamoïde latéral
4. Chef oblique
5. Chef transverse
6. Capsule MP

[22] Ancien abducteur du gros orteil.

Présentation	
groupe	– **intrinsèques** – propres de l'hallux – appareil sésamoïdien
situation	– pied
tendu de/à	– tarse → hallux
forme	– divisé en 2 faisceaux, oblique et transverse

Origine (insertion proximale) (fig. 4-238)				
	faisceau oblique			**faisceau transverse**
structure	– **cuboïde**	– **C3** (± C2)	– **M3 et M4**	– **capsules MP**
partie	– face plantaire	– plantaire	– bases	– 3ᵉ, 4ᵉ et 5ᵉ orteils
secteur	– tubérosité	– crête	– face plantaire	– face plantaire
par	– fibres charnues et tendineuses			– fibres charnues

Terminaison (insertion distale) (fig. 4-238)	
structure	– **P1 de l'hallux**
partie	– base, face plantaire
secteur	– tubercule latéral + sésamoïde latéral
par	– tendon commun
+	– expansion plantaire au LFH – expansion dorsale au LEH

▶ **4-239**

Trajet de l'adducteur de l'hallux (mêmes légendes que fig. 4-238).

7. Expansion au LEH

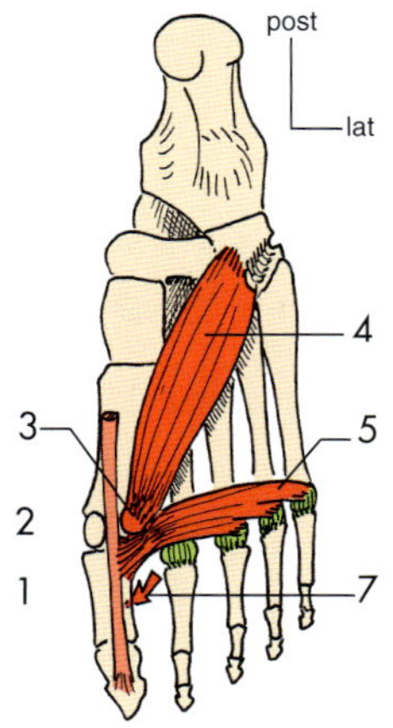

▶ **4-240**

Systématisation de l'innervation des muscles intrinsèques du pied.

1. LFH
2. Abducteur du I
3. CFH
4. Adducteur du I
5. CEH
6. LEH
7. Nerf dorsal du pied
8. CEO
9. LEO
10. IOD
11. Opposant du V
12. Abducteur du V
13. Court fléchisseur du V
14. Nerf plantaire latéral
15. IOP
16. CFO
17. LFO
18. Lombricaux
19. Nerf plantaire médial

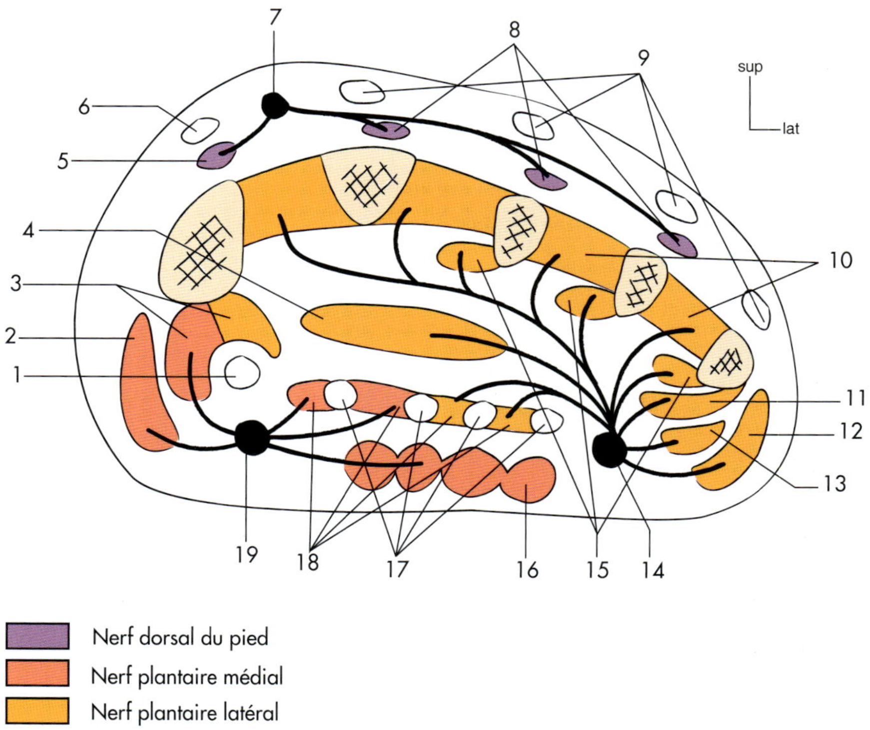

Trajet (fig. 4-239)	
loge	– plantaire médiale – plan profond
obliquité	– oblique en avant et dedans pour le 1er faisceau, transversal pour le second
aspect	– le faisceau oblique est important (le plus gros corps des muscles plantaires) – il est épais et aplati – le faisceau transverse est peu développé
topogr.	1. l'oblique croise la **voûte plantaire** 2. le transverse croise les **MP**

Rapports	
Chef oblique (*cf.* **fig. 4-234)**	
en superf.	– LFO, carré plantaire et lombricaux – CFO et aponévrose plantaire
en prof.	– PVN plantaire latéral – interosseux plantaires (IOP) – MP de l'hallux
Chef transverse	
en superf.	– tendons fléchisseurs
en prof.	– MP des 5 orteils

Action	
statique	– **stabilisation** des MP (surtout celle de l'hallux) – coaptation transversale de l'avant-pied
dynamique	– **adduction de l'hallux**

Innervation, vascularisation (*cf.* fig. 4-236)	
nerf	– nerf **plantaire latéral** (nerf tibial) (fig. 4-240)
racines	– S2, S3
artère	– artère plantaire latérale

Incidences pratiques

- *Sur le plan morpho-palpatoire,* le muscle est profond donc impalpable. Dans des cas favorables on peut deviner la contraction du chef oblique.
- *Sur le plan mécanique et pathologique* : la fréquente déviation de l'hallux valgus s'accompagne souvent d'un métatarsus varus. Ce muscle représente donc un important élément de retenue, notamment avec ses expansions sur les tendons de l'hallux. Son faible contrôle cortical gêne sa rééducation volontaire au profit d'activités pieds nus en terrain varié (sable).

COURT FLÉCHISSEUR DE L'HALLUX (CFH)

▶ **4-241**

Insertions du court fléchisseur de l'hallux.

1. Origine tarsienne
2. Terminaison sésamoïdienne
3. Terminaison phalangienne

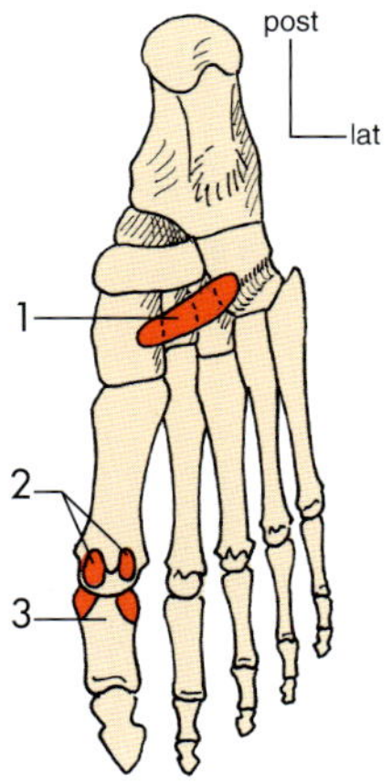

Présentation	
groupe	– **intrinsèques** – propres de l'hallux – appareil sésamoïdien
situation	– pied
tendu de/à	– tarse latéral → hallux
forme	– petit, en 2 faisceaux

Origine (insertion proximale) (fig. 4-241)		
	faisceau latéral	**faisceau médial**
structure	– **cuboïde**	– **C3**, **C2** (± C1)
partie	– face plantaire	– bord plantaire
secteur	– tubérosité, partie médiale	– partie antérieure
par	– fibres tendineuses	
+	– ligament calcanéo-cuboïdien plantaire et expansions du TP	

COURT FLÉCHISSEUR DE L'HALLUX (CFH)

▶ **4-242**

Trajet du court fléchisseur de l'hallux.

1. Tendon de l'abducteur du I
2. Tendon de l'adducteur oblique du I

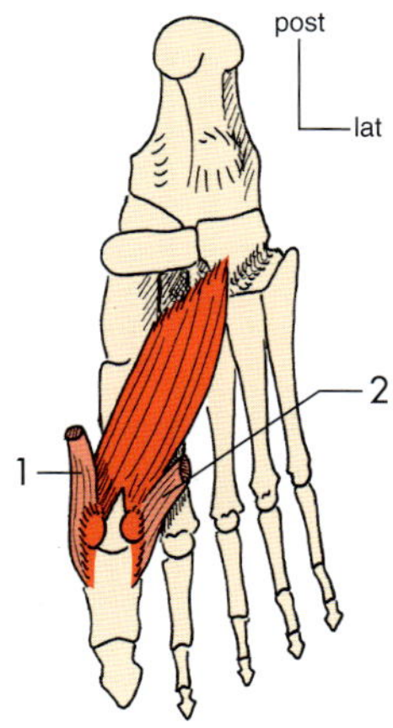

▶ **4-243**

Systématisation de l'innervation des muscles intrinsèques du pied.

1. LFH
2. Abducteur du I
3. CFH
4. Adducteur du I
5. CEH
6. LEH
7. Nerf dorsal du pied
8. CEO
9. LEO
10. IOD
11. Opposant du V
12. Abducteur du V
13. Court fléchisseur du V
14. Nerf plantaire latéral
15. IOP
16. CFO
17. LFO
18. Lombricaux
19. Nerf plantaire médial

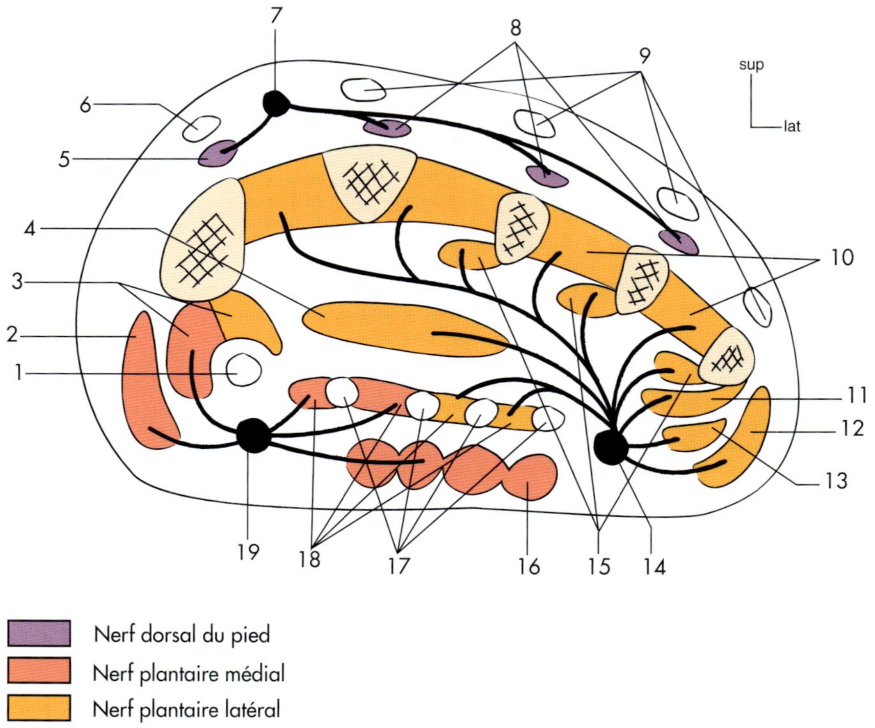

Terminaison (insertion distale) (fig. 4-241)		
	faisceau latéral	**faisceau médial**
structure	– **P1 de l'hallux**	
partie	– face plantaire	
secteur	– partie latérale	– partie médiale
par	– tendon commun	
+	– sésamoïde correspondant – capsule MP du I et fibrocartilage	

Trajet (fig. 4-242)	
loge	– plantaire, loge médiale
obliquité	– en avant et en dedans
aspect	– court, épais, en 2 faisceaux
topogr.	1. englobe le tendon du **LFH** entre ses 2 chefs 2. **appareil sésamoïdien** (latéral et médial)

Rapports (*cf.* fig. 4-234)	
en superf.	– **LFH** (entre les 2 chefs)
en prof.	– plan osseux + MP du I
en dd	– abducteur du I
en dh	– de la superficie à la profondeur : CFO, LFO puis adducteur oblique du I

Action (MP)	
statique	– **stabilisation** de la MP de l'hallux
dynamique	– flexion de la MP de l'hallux

Innervation, vascularisation (*cf.* fig. 4-236)	
Nerf (fig. 4-243)	– chef médial : nerf **plantaire médial** – chef latéral : id. ou parfois le nerf plantaire latéral[1]
racines	– L5, S1
artère	– artère plantaire médiale

[1] Cette innervation parfois différente fait penser à celle du court fléchisseur du pouce, à la main, avec les nerfs médian et ulnaire. Elle subit des variables.

Incidences pratiques

- *Sur le plan morpho-palpatoire*, le muscle est plus ou moins palpable sous le 1er rayon, selon la qualité de sa contraction. Il est indispensable de situer les plans des muscles plantaires (*cf.* fig. 4-234 et 4-236, ainsi que 4-193).
- *Sur le plan mécanique et pathologique*, la notion d'appareil sésamoïdien est en rapport avec la stabilité de la jonction MP de l'hallux. Elle doit être entretenue par le travail en charge sur terrain varié.

PIED : LOGE LATÉRALE
ABDUCTEUR DU 5E ORTEIL

▶ **4-244**

Insertions de l'abducteur du V.

1. Aponévrose plantaire
2. Processus latéral de la tubérosité calcanéenne
3. Styloïde de M5
4. Capsule de la MP
5. Base de M5

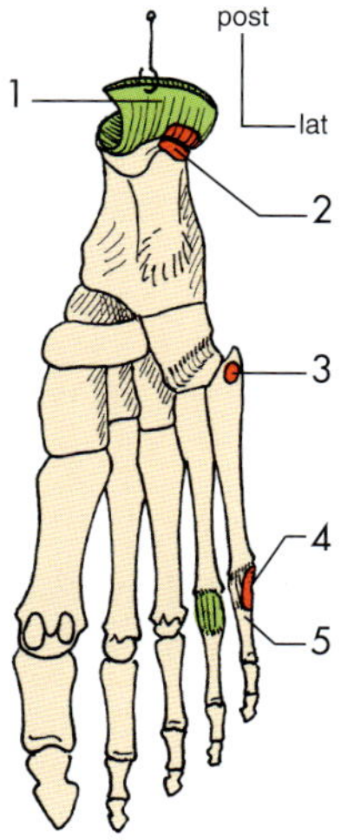

Présentation	
groupe	– **intrinsèques** – propres du 5e orteil
situation	– pied
tendu de/à	– calcanéus → 5e orteil
forme	– allongé

Origine (insertion proximale) (fig. 4-244)	
structure	– **calcanéus**
partie	– face inférieure
secteur	– tubérosité (processus latéral) (en avant du CFO et aponévrose plantaire)
par	– tendon + fibres charnues
+	– aponévrose plantaire et SIM avec le CFO – styloïde de M5[1]

[1] Insertion intermédiaire et accessoire.

ABDUCTEUR DU 5[E] ORTEIL

▶ **4-245**

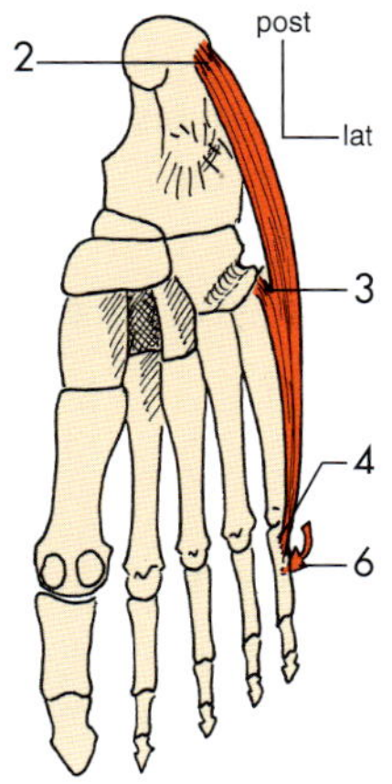

Trajet de l'abducteur du V (mêmes légendes que fig. 4-244).

6. Expansion au LEO

▶ **4-246**

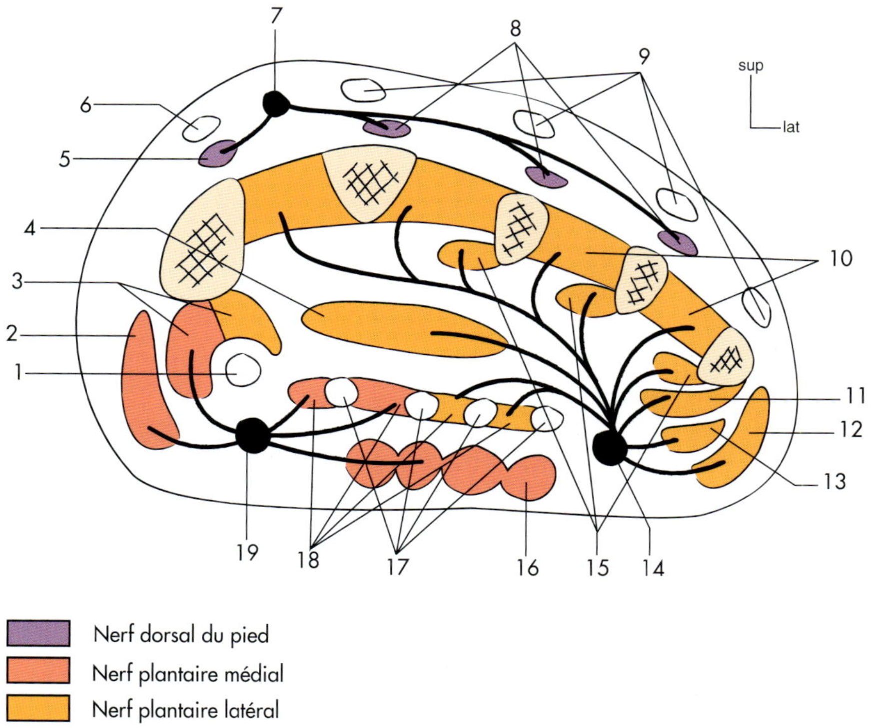

Systématisation de l'innervation des muscles intrinsèques du pied.

1. LFH
2. Abducteur du I
3. CFH
4. Adducteur du I
5. CEH
6. LEH
7. Nerf dorsal du pied
8. CEO
9. LEO
10. IOD
11. Opposant du V
12. Abducteur du V
13. Court fléchisseur du V
14. Nerf plantaire latéral
15. IOP
16. CFO
17. LFO
18. Lombricaux
19. Nerf plantaire médial

Terminaison (insertion distale) (fig. 4-244)	
structure	– **P1 du 5e orteil**
partie	– base
secteur	– face plantaire
par	– tendon
+	– capsule – expansion au LEO pour le 5e orteil

Trajet (fig. 4-245)	
loge	– plantaire latérale – sous-cutané
obliquité	– en avant
aspect	– penniforme (le tendon remonte loin)
topogr.	1. **recouvre** le court fléchisseur du V 2. longe le **bord latéral** du pied

Rapports (*cf.* fig. 4-234 et 4-236)	
en superf.	– **peau**
en prof.	– tendon du long fibulaire – puis court fléchisseur et opposant du V
en dd	– CFO
en bas	– aponévrose plantaire

Action	
statique	– stabilisation de la **MP du V**
dynamique	– abduction du 5e orteil

Innervation, vascularisation (*cf.* fig. 4-236)	
nerf	– nerf **plantaire latéral** (fig. 4-246)
racines	– S2, S3
artère	– artère plantaire latérale

Incidences pratiques

- *Sur le plan morpho-palpatoire,* comme pour l'hallux, ce muscle est palpable d'un bout à l'autre, seul le revêtement cutané peut gêner. Le contrôle actif est cependant difficile à obtenir.
- *Sur le plan mécanique et pathologique,* le muscle est sollicité dans l'étalement de l'avant-pied et en améliore la stabilité transversale.

COURT FLÉCHISSEUR DU 5E ORTEIL

▶ 4-247

Insertions du court fléchisseur du V.

1. Cuboïde et coulisse du sillon du long fibulaire
2. Base de M5
3. Base de P1 et capsule MP

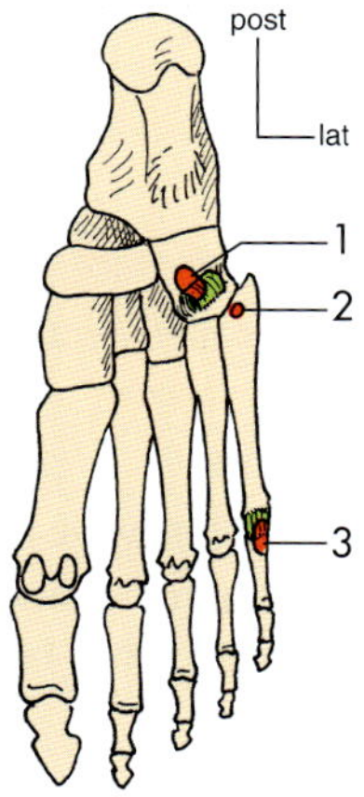

Présentation	
groupe	– **intrinsèques** – propres du V
situation	– pied
tendu de/à	– cuboïde → 5e orteil
forme	– petit

Origine (insertion proximale) (fig. 4-247)	
structure	– **cuboïde**
partie	– face plantaire
secteur	– tubérosité, partie latérale
par	– tendon
+	– insertion accessoire sur le styloïde de M5

COURT FLÉCHISSEUR DU 5^E ORTEIL

▶ **4-248**

Trajet du court fléchisseur du V.

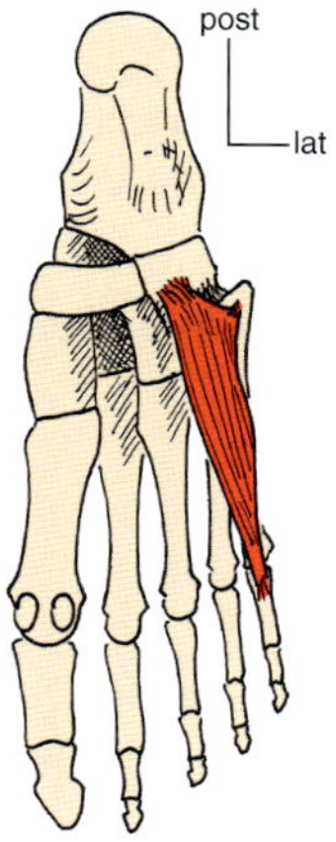

▶ **4-249**

Systématisation de l'innervation des muscles intrinsèques du pied.

1. LFH
2. Abducteur du I
3. CFH
4. Adducteur du I
5. CEH
6. LEH
7. Nerf dorsal du pied
8. CEO
9. LEO
10. IOD
11. Opposant du V
12. Abducteur du V
13. Court fléchisseur du V
14. Nerf plantaire latéral
15. IOP
16. CFO
17. LFO
18. Lombricaux
19. Nerf plantaire médial

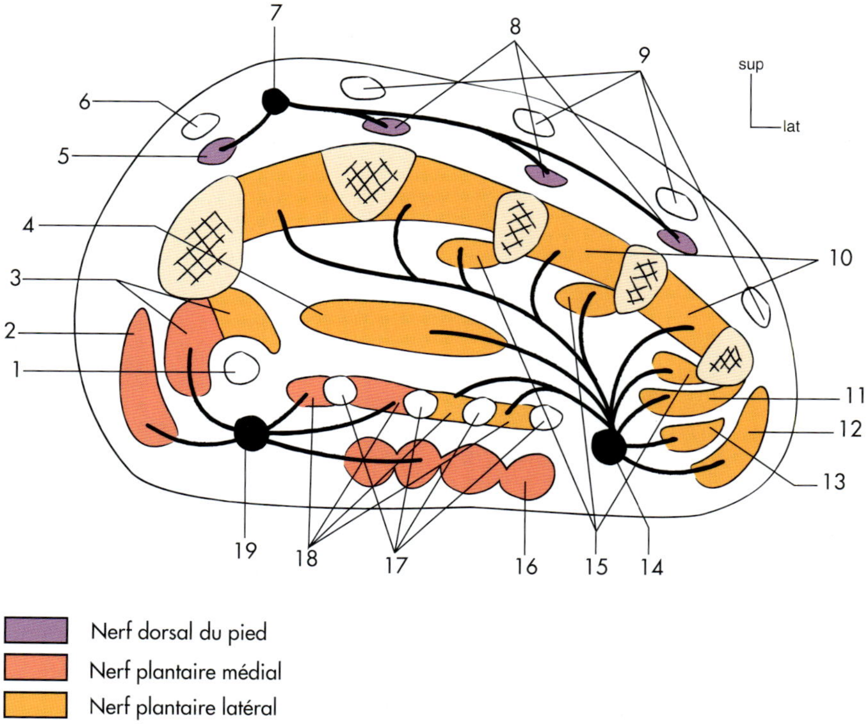

Terminaison (insertion distale) (fig. 4-247)	
structure	– **P1 du 5e orteil**
partie	– base
secteur	– face plantaire – en dd de l'abducteur du V
par	– tendon
+	– capsule MP du V et fibrocartilage

Trajet (fig. 4-248)	
loge	– plantaire latérale, plan moyen
obliquité	– en avant
aspect	– aplati, charnu en arrière et tendineux en avant
topogr.	– longe inférieurement le **corps de M5**

Rapports (*cf.* fig. 4-234)	
en superf.	– abducteur du V et aponévrose plantaire
en prof.	– opposant du V
en dd	– LFO
en dh	– **abducteur du V**

Action	
statique	– stabilisation latérale de la **tarso-métatarsienne** (cuboïde → M5)
dynamique	– **flexion de la MP** du 5e orteil

Innervation, vascularisation (*cf.* fig. 4-236)	
nerf	– nerf **plantaire latéral** (fig. 4-249)
racines	– S2, S3
artère	– artère plantaire latérale

Incidences pratiques

- *Sur le plan morpho-palpatoire,* c'est un petit muscle, plus localisable que palpable.
- *Sur le plan mécanique et pathologique,* comme tous les petits muscles plantaires, son action participe au maintien de la voûte et de ses variations. Son action isolée est peu fonctionnelle.

OPPOSANT DU 5E MÉTATARSIEN

▶ **4-250**

Insertions de l'opposant du V.

1. Cuboïde et coulisse du sillon du long fibulaire
2. Corps de M5

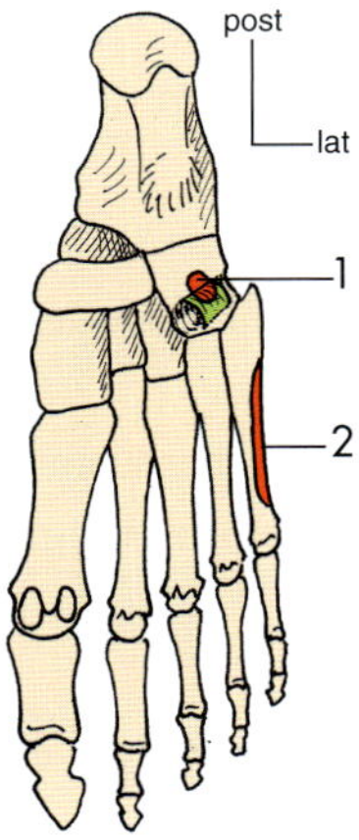

Présentation	
groupe	– intrinsèques – propres du V
situation	– pied
tendu de/à	– cuboïde → M5
forme	– allongé

Origine (insertion proximale) (fig. 4-250)	
structure	– **cuboïde**
partie	– face plantaire
secteur	– tubérosité, partie latérale
par	– tendon
+	– ligament calcanéo-cuboïdien plantaire et coulisse du long fibulaire

OPPOSANT DU 5E MÉTATARSIEN

▶ **4-251**

Trajet de l'opposant du V.

1. Gaine du long fibulaire
2. Opposant du V

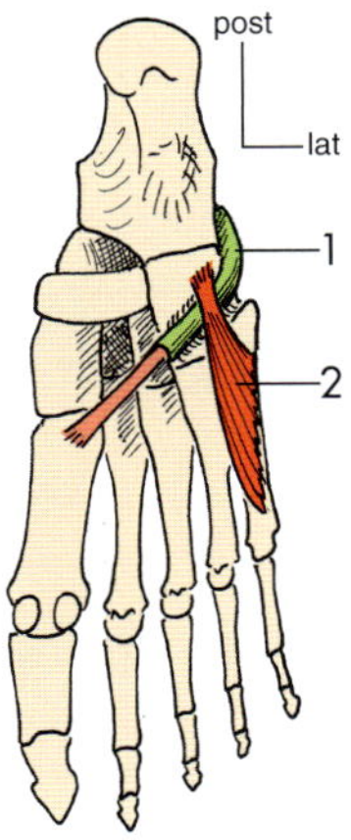

▶ **4-252**

Systématisation de l'innervation des muscles intrinsèques du pied.

1. LFH
2. Abducteur du I
3. CFH
4. Adducteur du I
5. CEH
6. LEH
7. Nerf dorsal du pied
8. CEO
9. LEO
10. IOD
11. Opposant du V
12. Abducteur du V
13. Court fléchisseur du V
14. Nerf plantaire latéral
15. IOP
16. CFO
17. LFO
18. Lombricaux
19. Nerf plantaire médial

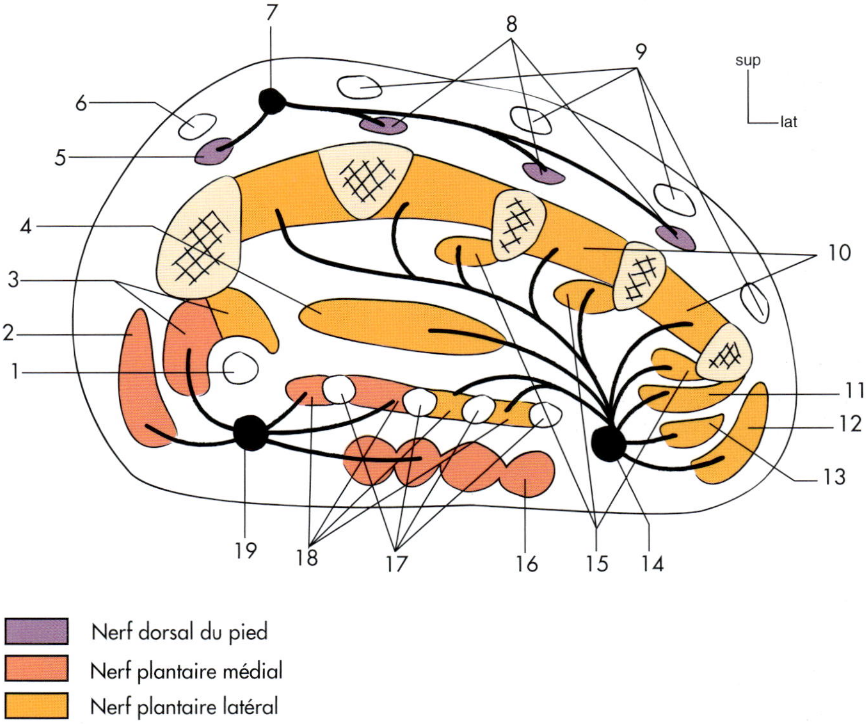

Terminaison (insertion distale) (fig. 4-250)	
structure	– **5e métatarsien**
partie	– corps
secteur	– face latérale près du bord latéral et sur lui
par	– fibres charnues

Trajet (fig. 4-251)	
loge	– plantaire latérale
obliquité	– en avant et dehors
aspect	– aplati et court
topogr.	1. monoarticulaire (interligne cuboïde-M5) 2. croise le sillon du long fibulaire

Rapports (*cf.* fig. 4-234)	
en superf.	– court fléchisseur et abducteur du V
en prof.	– tendon du long fibulaire et plan osseux
en dd	– adducteur oblique de l'hallux
en dh	– abducteur du V

Action	
statique	– stabilisation latérale de la **tarso-métatarsienne**[1] – stabilité du **bord latéral** du pied (qu'il plaque au sol dans le déséquilibre latéral)
dynamique	– **flexion** et **supination de M5**[2] (légère adduction)

[1] Ancienne articulation de Lisfranc.
[2] Il ne s'agit pas d'une véritable opposition.

Innervation, vascularisation (*cf.* fig. 4-236)	
nerf	– nerf **plantaire latéral** (fig. 4-252)
racines	– S2, S3
artère	– artère plantaire latérale

Incidences pratiques

- *Sur le plan morpho-palpatoire,* ce muscle est au contact du 5e métatarsien, peu palpable.
- *Sur le plan mécanique et pathologique,* son rôle est essentiellement le **plaquage du bord latéral** du pied au sol lors des déséquilibres vers le dehors.

PIED : LOGE MOYENNE OU MÉDIANE
COURT FLÉCHISSEUR DES ORTEILS (CFO)

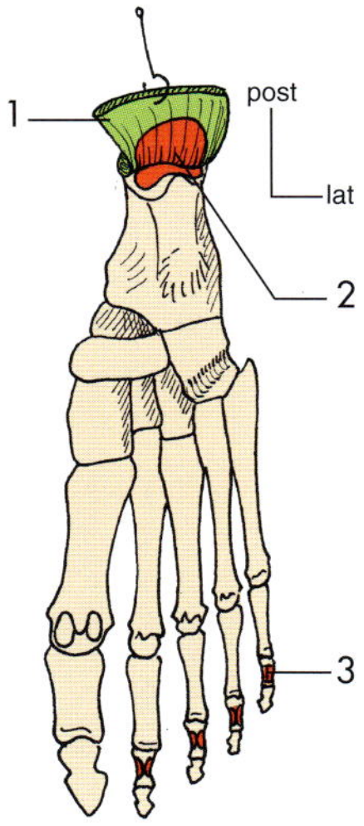

▶ **4-253**
Insertions du court fléchisseur des orteils (CFO).
1. Aponévrose plantaire
2. Tubérosité du calcanéus
3. Corps de P2

Présentation[1]	
groupe	– **intrinsèques**
situation	– pied
tendu de/à	– calcanéus → 4 derniers orteils
forme	– court

[1] Ancien court fléchisseur plantaire.

Origine (insertion proximale) (fig. 4-253)	
structure	– **calcanéus**
partie	– face inférieure
secteur	– tubérosité : du processus médial au latéral (en arrière des abducteurs du I et du V, mais en avant de l'aponévrose plantaire)
par	– fibres charnues et tendineuses
+	– aponévrose plantaire et SIM avec les abducteurs du I et du V

COURT FLÉCHISSEUR DES ORTEILS (CFO)

▶ **4-254**

Trajet du CFO.
La flèche noire (1) symbolise le tendon du LFO.

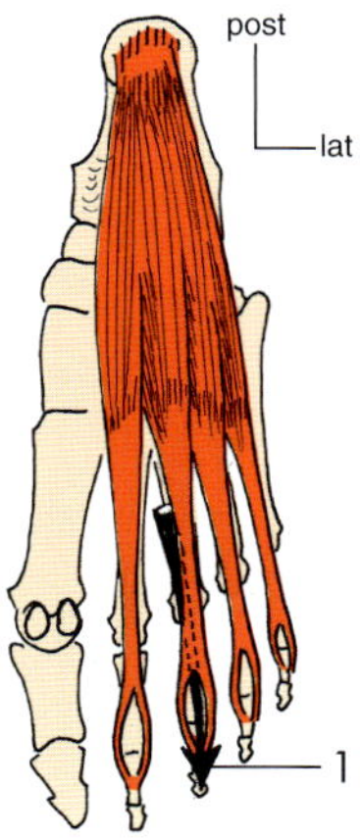

▶ **4-255**

Systématisation de l'innervation des muscles intrinsèques du pied.

1. LFH
2. Abducteur du I
3. CFH
4. Adducteur du I
5. CEH
6. LEH
7. Nerf dorsal du pied
8. CEO
9. LEO
10. IOD
11. Opposant du V
12. Abducteur du V
13. Court fléchisseur du V
14. Nerf plantaire latéral
15. IOP
16. CFO
17. LFO
18. Lombricaux
19. Nerf plantaire médial

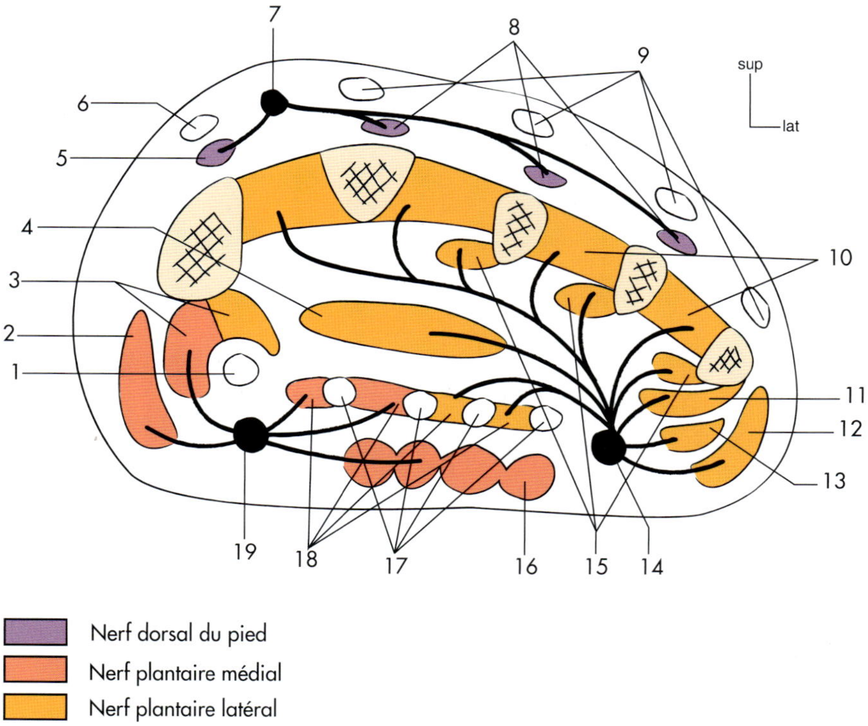

Terminaison (insertion distale) (fig. 4-253)	
structure	– **P2 des 4 derniers orteils**
partie	– corps
secteur	– face inférieure, près des bords latéraux
par	– 2 languettes tendineuses[1]

[1] Tout comme le fléchisseur superficiel des doigts, à la main.

Trajet (fig. 4-254)	
loge	– plantaire médiane
obliquité	– en avant
aspect	– court et aplati – étalé puis divisé en 4 tendons
topogr.	1. au tarse : **recouvre le LFO** et le carré plantaire 2. au niveau tarso-métatarsien : division en **4 tendons** 3. à P1 : chaque tendon se divise en 2 languettes et est **perforé par le LFO**

Rapports (*cf.* fig. 4-234 et 4-258)	
en superf.	– **aponévrose plantaire**
en prof.	– LFO, carré plantaire et lombricaux puis adducteur oblique du I
en dd	– PVN plantaire médial et court fléchiss. du I
en dh	– PVN plantaire latéral et court fléchiss. et opposant du V

Action	
statique	– maintien de la **voûte plantaire** (entrait plantaire)
dynamique	– **flexion** des 4 derniers orteils (IPP, puis MP) – synergie avec LFO, carré plantaire, LFH et triceps sural (appareil tricipito-calcanéoplantaire)

Innervation, vascularisation (*cf.* fig. 4-236)	
nerf	– nerf **plantaire médial** (fig. 4-255)
racines	– L5, S1
artère	– artère plantaire latérale

Incidences pratiques

- *Sur le plan morpho-palpatoire,* c'est le plus superficiel des muscles plantaires. Cependant, l'épaisseur du capiton plantaire et de l'aponévrose rend la palpation très indirecte.
- *Sur le plan mécanique et pathologique,* le rôle d'entrait (de Doncker) est primordial dans le maintien de la voûte. Il est dû en priorité aux structures passives (ligaments et aponévrose plantaire), puis aux muscles intrinsèques, en dernier aux extrinsèques (*cf.* LFO). La relation avec le triceps sural, d'ordre fonctionnel, réalise une chaîne musculo-aponévrotique à haut rendement (réceptions, propulsions).

CARRÉ PLANTAIRE

▶ **4-256**

Insertions du carré plantaire.

1. LFO
2. Ligament plantaire long
3. Chefs latéral et médial d'origine
4. Terminaison sur le LFO

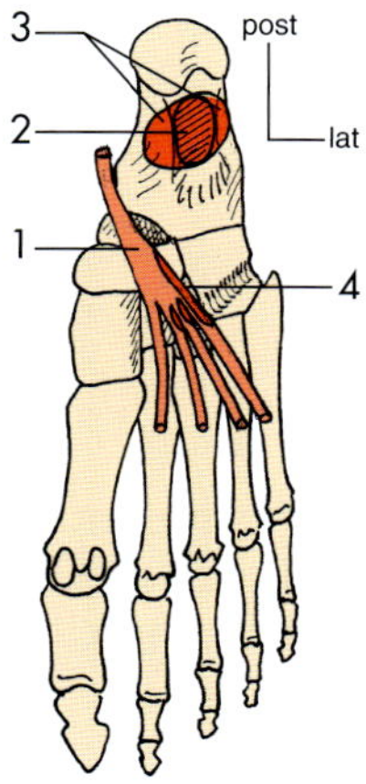

Présentation[1]	
groupe	– **intrinsèques** – annexé au LFO
situation	– pied
tendu de/à	– calcanéus → LFO
forme	– carré

[1] Ancienne chair carrée de Sylvius.

Origine (insertion proximale) (fig. 4-256)	
structure	– **calcanéus**
partie	– face inférieure, partie moyenne
secteur	– débordant de part et d'autre du ligament plantaire long – débordant à la face médiale du calcanéus (partie inférieure du canal calcanéen)
par	– fibres charnues
+	– ligament plantaire long

Terminaison (insertion distale) (fig. 4-256)	
structure	– LFO
partie	– tendon du 5e orteil
secteur	– partie inférolatérale (niveau tarso-métatarsien)
par	– fibres charnues et tendineuses
+	– expansions pour les autres tendons du LFO

CARRÉ PLANTAIRE

4-257

Trajet du carré plantaire (même légende que fig. 4-256).

5. LFH

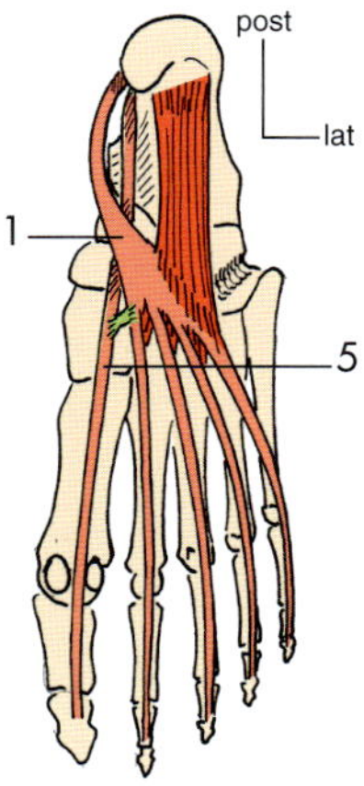

4-258

Les différentes couches plantaires du pied.

1. Aponévrose plantaire médiale
2. Aponévrose plantaire latérale
3. Aponévrose plantaire moyenne
4. Fibres transversales
5. Ligament métatarsien transverse superficiel
6. Abducteur du V
7. Long fléchisseur de l'hallux
8. Abducteur du I
9. IOP
10. Adducteur transverse du I
11. Adducteur oblique du I
12. Court fléchisseur du I
13. LFO
14. Carré plantaire
15. Court fléchisseur des orteils

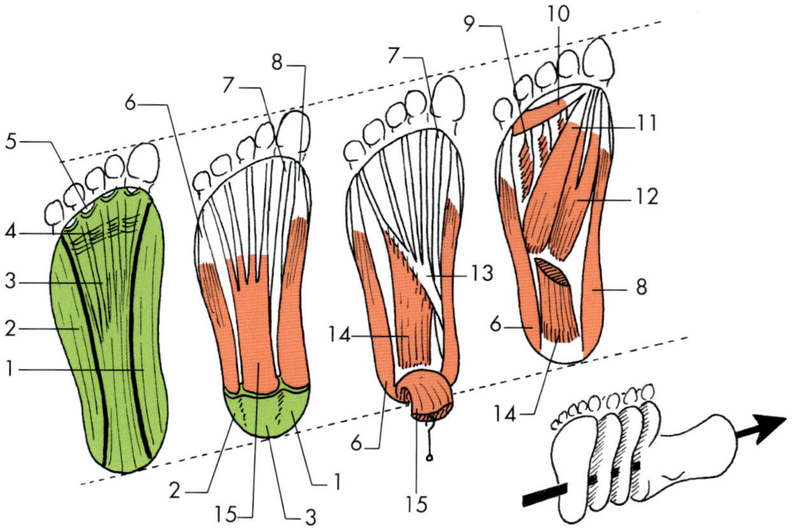

Trajet (fig. 4-257)	
loge	– plantaire moyenne, plan intermédiaire
obliquité	– en avant
aspect	– court, étroit et aplati
topogr.	– même plan que le LFO

Rapports (fig. 4-258 et *cf.* fig. 4-234)	
en prof.	– ligament **plantaire long** – ligament calcanéo-cuboïdien plantaire – adducteur oblique de l'hallux
en superf.	– court fléchisseur des orteils (CFO) – PVN plantaire latéral

Action	
statique	– maintien de la **voûte plantaire** (entrait plantaire)
dynamique	– **correction axiale** de l'action oblique du LFO – indirectement : flexion des 4 derniers orteils

Innervation, vascularisation (*cf.* fig. 4-236)	
nerf	– nerf **plantaire latéral**
racines	– S2, S3
artère	– artère plantaire latérale

Incidences pratiques

Muscle profond et donc non palpable, c'est un accessoire du LFO.

INTEROSSEUX DU PIED

▶ 4-259

Insertions des interosseux dorsaux (a) et plantaires (b).

1. Origine des IOD
2. Arcade du 1er IOD
3. Terminaison phalangienne des IOD
4. Origine des IOP
5. Terminaison phalangienne des IOP

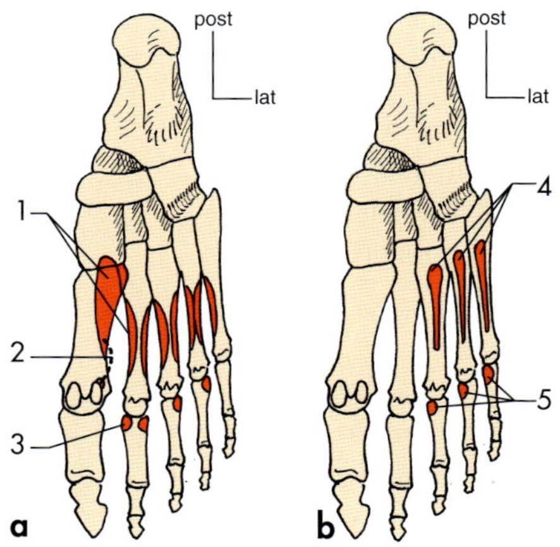

Présentation	
groupe	– **intrinsèques** – subdivisés en interosseux dorsaux (IOD) et plantaires (IOP)
situation	– pied
tendu de/à	– métatarsiens ⟶ P1 + LEO (à noter que l'axe de symétrie anatomique est le 2e métatarsien)
forme	– petits

Origine (insertion proximale) (fig. 4-259)		
	IOD (au nombre de 4)	**IOP (au nombre de 3)**
structure	**– 2 métatarsiens adjacents**	**– 3 derniers métatarsiens**
partie	– corps	– corps
secteur	– gde insertion : face qui tourne le dos à l'axe du pied – pte insertion : face qui regarde l'axe du pied	– bord plantaire (versant médial)
par	– fibres charnues	– fibres charnues
+	– 1er cunéiforme pour le 1er IOD[1]	

[1] Une petite arcade réunit cette insertion à la tête de M1.

INTEROSSEUX DU PIED

▶ **4-260**

Trajet des interosseux dorsaux (a) et plantaires (b).

1. IOD
2. Terminaison phalangienne de l'interosseux
3. Expansion de l'interosseux (dossière)
4. IOP

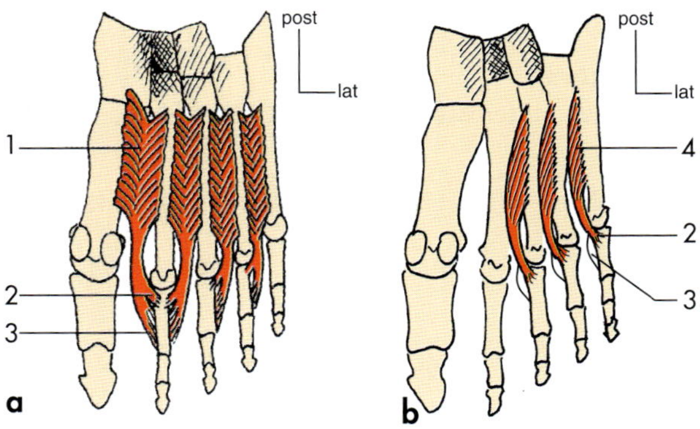

Terminaison (insertion distale) (fig. 4-259)	
structure	– IOD : **P1** des orteils 2, 3 et 4 – IOP : **P1** des 3 derniers orteils
partie	– base
secteur	– IOD : du côté de la grande insertion d'origine – IOP : du côté de l'insertion d'origine
par	– tendon
+	– expansion au LEO et dossière[1]

[1] Celle-ci est bien plus réduite qu'à la main.

Trajet (fig. 4-260)	
loge	– loges interosseuses
obliquité	– en avant – les IOD en dorsal, les IOP en plantaire
aspect	– charnus en arrière et tendineux en avant – IOD = penniformes/IOP = semi-penniformes
topogr.	1. occupent les **espaces interosseux** 2. liés aux **MP**

Rapports (*cf.* fig. 4-234)	
en ht	– CEO
en bas	– adducteur du I – **lombricaux et LFO** – PVN interosseux

Action (MP)	
statique	– **stabilisation** des MP
dynamique	– IOD : **écartement** des orteils[1] (= abd.) – IOP : **rapprochement** des orteils[2] (= add.) – IOD + IOP : **flexion** des MP (+ faible extension des phalanges)

[1] Les 1er et 5e orteils ont des abducteurs propres.
[2] Pour le rapprochement du 1er orteil, l'adducteur de l'hallux est plus puissant qu'un IOP.

Innervation, vascularisation (*cf.* fig. 4-236)	
nerf	– nerf **plantaire latéral**
racines	– S2, S3
artère	– artère plantaire latérale

Incidences pratiques

- *Sur le plan morpho-palpatoire*, les IOD sont repérables en dorsal, les IOP sont trop profonds.
- *Sur le plan mécanique et pathologique*, comme tous les muscles intrinsèques plantaires, les interosseux font partie de la **poutre composite** du pied. Ils agissent en traction à ce niveau, empêchant l'affaissement de la voûte, alors que le squelette est dorsal et agit en compression. Une insuffisance de la musculature plantaire amène un surmenage ostéoarticulaire qui se traduit par une arthrose qui se développe à la partie dorsale des interlignes (visible à la radiographie et sur l'os sec).

Ces muscles ont un rôle plus statique que dynamique, leur contrôle volontaire est d'ailleurs des plus difficiles.

LOMBRICAUX DU PIED

▶ **4-261**

Insertion des lombricaux.
1. LFO
2. Lombricaux

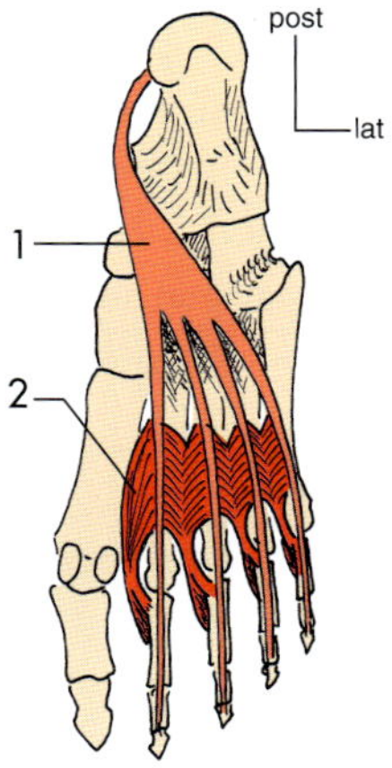

LOMBRICAUX DU PIED

Présentation	
groupe	– intrinsèques
situation	– pied
tendu de/à	– LFO → P1 et LEO
forme	– allongés – au nombre de 4

Origine (insertion proximale) (fig. 4-261)	
structure	**– 4 tendons du LFO**
partie	– bords adjacents à l'espace intertendineux (sauf pour le 1er lombrical)
secteur	– niveau métatarsien
par	– fibres charnues

Terminaison (insertion distale) (fig. 4-261)		
	niveau osseux	**niveau tendineux**
structure	– **P1** (4 derniers orteils)	**– tendon du LEO**
partie	– base	– bord médial
secteur	– face médiale	– niveau P1
par	– tendon	– languette tendineuse

Trajet (fig. 4-261)	
loge	– loges interosseuses
obliquité	– en avant
aspect	– fins (lombric = ver de terre) – penniformes (semi-penniforme pour le 1er)
topogr.	1. même plan que le **LFO**, à l'origine 2. liés aux **MP**

▶ **4-262**

Systématisation de l'innervation des muscles intrinsèques du pied.

1. LFH
2. Abducteur du I
3. CFH
4. Adducteur du I
5. CEH
6. LEH
7. Nerf dorsal du pied
8. CEO
9. LEO
10. IOD
11. Opposant du V
12. Abducteur du V
13. Court fléchisseur du V
14. Nerf plantaire latéral
15. IOP
16. CFO
17. LFO
18. Lombricaux
19. Nerf plantaire médial

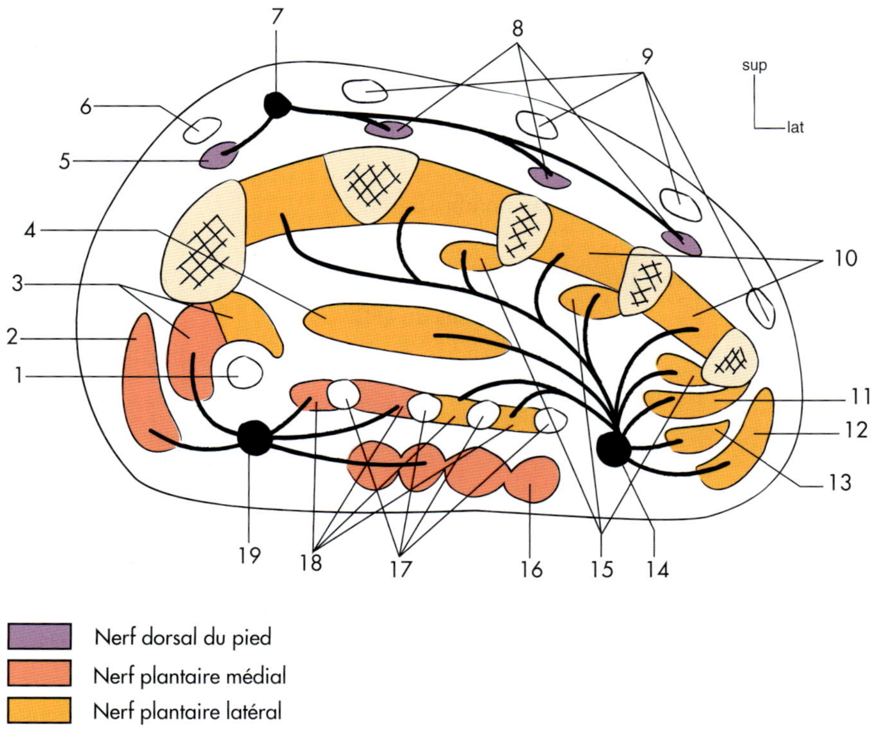

Rapports	
en superf.	– CFO et aponévrose plantaire
en prof.	– adducteur transverse du I – espace interosseux
en dh	– à la terminaison : les **MP**

Action (MP)	
statique	– **stabilisation des MP**
dynamique	– flexion des MP (± proprioception)

Innervation, vascularisation	
Nerfs (fig. 4-262)	a) 1er et 2e lombricaux : nerf plantaire médial b) 3e et 4e lombricaux : nerf plantaire latéral[1]
racines	a) 1er lombrical : L5, S1 b) 2e, 3e et 4e lombricaux : S2, S3
artères	– artères plantaires (surtout la latérale)

[1] Cette double innervation rappelle celle des lombricaux de la main, partagée entre les nerfs médian et ulnaire.

Incidences pratiques

- *Sur le plan morpho-palpatoire,* ces muscles ne sont pas discernables.
- *Sur le plan mécanique et pathologique,* leur action, calquée sur celle de la main, est beaucoup plus faible, les orteils ayant une faible faculté d'adaptation mécanique (déformations, voire fusions osseuses) et une moindre représentation corticale.

QROC sur les muscles intrinsèques du pied

Corrigés p. 514

1. Donnez les insertions du carré plantaire.
2. Donnez l'innervation du court fléchisseur de l'hallux.
3. Donnez les insertions de l'opposant du V.
4. Donnez le trajet de l'adducteur de l'hallux.
5. Donnez les rapports de l'abducteur de l'hallux.
6. Donnez les insertions proximales des interosseux plantaires.
7. Donnez les rapports du court fléchisseur des orteils.
8. Donnez les rapports du court extenseur des orteils.
9. Donnez l'action des interosseux dorsaux du pied.
10. Dites en quoi consiste l'appareil sésamoïdien de l'hallux.

5

APPAREIL FIBREUX

FASCIAS

▶ **5-1**

Appareil fibreux : zone d'insertion.

1. Métatarsiens extrêmes et têtes métatarsiennes
2. Rétinaculum inférieur des extenseurs (2 faisceaux)
3. Malléoles
4. Rétinaculum supérieur des extenseurs
5. Crête tibiale face med.
6. Tubérosité tibiale
7. Tubercule infra-condylaire
8. Tête fibulaire
9. Canal des adducteurs
10. Fascia lata
11. EIAS
12. Ligament inguinal
13. Épine du pubis
14. Fascia criblé
15. Dédoublement du fascia superficiel pour le sartorius
16. EIPS
17. Crête iliaque
18. Ligament suspenseur du pli sous-fessier
19. Fascia poplité (sous le superficiel)
20. Fascia profond de la loge post.
21. SIMAL
22. SIMPL
23. Fascia dorsal profond du pied
24. Aponévrose dorsale des interosseux
25. Fascia plantaire médial
26. Aponévrose plantaire
27. Fascia plantaire profond
28. Fascia plantaire latéral
29. Fascia dorsal superficiel du pied

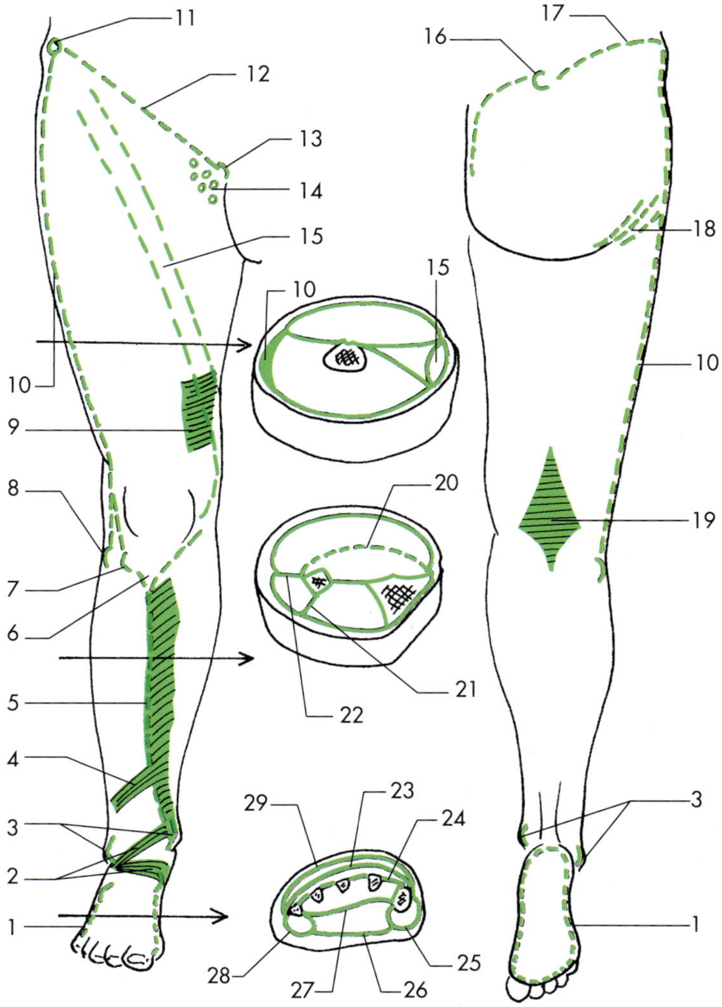

▶ **5-2**

Système tenseur proximal de la cuisse (a) et son équivalent vestimentaire (b).

1. Grand glutéal superficiel
2. Fascia lata
3. TFL

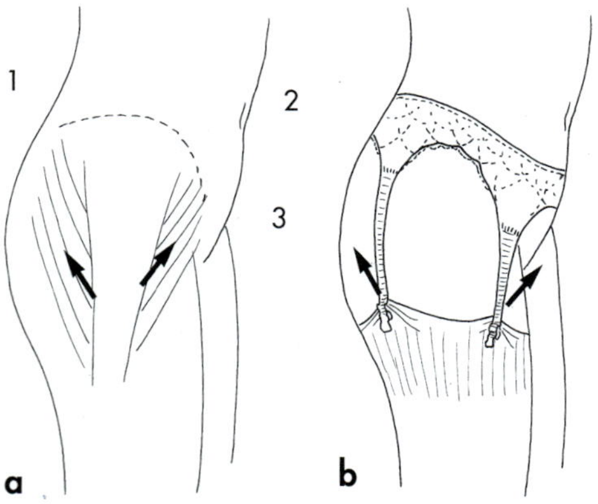

▶ **5-3**

Système tenseur proximal de la jambe (a) et son équivalent vestimentaire ancien (b).

1. Fascia jambier
2. Biceps fémoral
3. Tractus ilio-tibial (TFL)

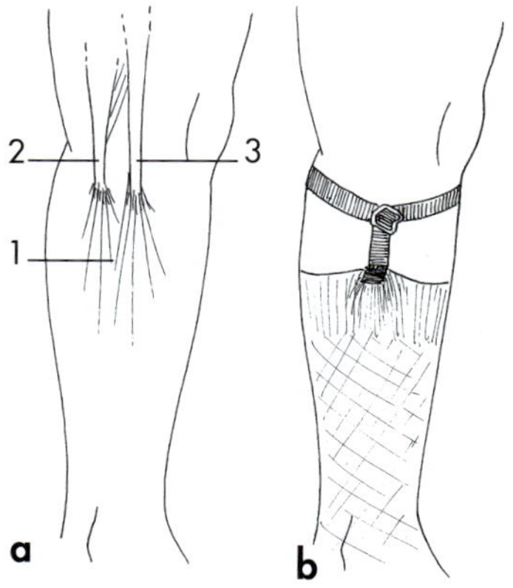

L'appareil fibreux du membre inférieur est beaucoup plus important que celui du membre supérieur. Si l'on met à part les éléments capsulo-ligamentaires et ses fibrocartilages, son appareil fibreux comporte un certain nombre de structures assurant l'isolation, le maintien et la transmission des tensions des organes musculo-tendino-ligamentaires, et servant à l'occasion de plage d'insertion pour certains muscles.

Fascia superficiel

C'est une enveloppe située sous les téguments, constituant une sorte de « sous-peau ». Il prend successivement les noms de glutéal, fémoral, poplité, crural (ou jambier) puis du pied : dorsal et plantaire. Il se caractérise par son étendue[1], ses points d'insertion[2] (fig. 5-1), ses systèmes tenseurs[3], ses dédoublements[4] et ses renforts[5].

À la hanche

Il s'insère, d'arrière en avant, sur la ligne rejoignant la crête médiane du sacrum, la crête iliaque et ses épines, le ligament inguinal, la partie la plus médiale du pubis, la branche ischiopubienne.
Il est constitué :

- *en arrière :* par le fascia glutéal superficiel, soulevé à la partie inférolatérale de la fesse par les ligaments suspenseurs du pli fessier[6];
- *latéralement :* par le fascia du moyen fessier. Il est **épais** (portion issue du tubercule glutéal) et recouvre le grand trochanter. Il en est séparé par une bourse synoviale et maintenu en place en avant par le TFL et en arrière par le grand fessier superficiel, ce qui constitue un système « porte-jarretelles » analogue ceux de la lingerie (fig. 5-2);
- *en avant :* il recouvre le trigone fémoral et prend le nom de **fascia criblé**, en raison de ses nombreuses perforations vasculaires[7].

À la cuisse

Il forme le fascia fémoral, tendu entre ceux de la hanche et du genou. Sa grande épaisseur latérale correspond au **fascia lata** ou **tractus iliotibial**[8] et agit comme un hauban latéral dans le maintien monopodal. Mis en tension par l'adduction de la hanche, son plaquage vertical est alors visible.
Le fascia est relié au fémur par l'intermédiaire des septums intermusculaires latéral et médial.
Il est dédoublé :

- *en avant :* sur toute la hauteur, de haut en bas et de dehors en dedans, pour le croisement du sartorius;
- *en dedans :* sur toute la hauteur, pour le logement du gracile;
- *en bas et en dedans :* par le **fascia du canal des adducteurs**, qui recouvre celui-ci.

Au genou

Le fascia est peu éloigné du plan osseux, il glisse sur les condyles fémoraux et s'insère sur la tubérosité tibiale, les crêtes obliques qui la prolongent en haut et sur les côtés, ainsi que sur la tête fibulaire.

- En avant : il est plaqué contre la genouillère tendino-aponévrotique de l'appareil extenseur, dont il est séparé par une bourse synoviale. Il est séparé de la peau par une autre bourse, sous-cutanée. Il ne s'insère donc pas sur la patella, exception faite de l'expansion du TFL[9].
- En arrière : il forme le fascia poplité superficiel, doublé en profondeur par le profond[10] et séparé de lui par la veine petite saphène[11].
- Sur les côtés : il est fortement amarré par les tenseurs formés par les expansions du TFL, en dehors, et de la patte d'oie, en dedans, réalisant un système « support-chaussette » semblable au système des anciens (fig. 5-3).

[1] Il ne change pas de nature mais simplement de nom, à la manière des rues qui changent de nom à chaque croisement important.

[2] À chaque fois que l'os est sous-cutané, à fleur de peau.

3 Situés à la partie proximale de chaque segment de membre.

[4] Soit pour le passage d'une veine superficielle, soit le croisement d'un muscle superficiel.

[5] Pour des raisons mécaniques : ainsi les rétinaculums et épaississements comme le fascia lata…

[6] Ou ligaments suspenseurs de Charpy ou ligaments ischio-cutanés de Luschka.

[7] La plus importante est celle de la crosse de la veine grande saphène.

[8] Ancienne bandelette de Maissiat, elle est fonctionnellement souvent assimilée au TFL en raison de l'action de ce muscle sur ce tractus et leurs fibres communes. Le tractus est adhérent à l'aponévrose du vaste latéral au tiers inf. de la cuisse (c'est une zone de douleurs musculaires après de mauvais échauffements sportifs).

[9] Parfois en cause dans les syndromes fémoropatellaires.

[10] De forme losangique, il est tendu entre le long biceps et le semi-membraneux, en haut, et le gastrocnémien, en bas.

[11] Ce qui permet à la veine (non dépendante des battements artériels), de bénéficier d'une chasse veineuse par plaquage entre les fascias lors des mouvements d'extension du genou.

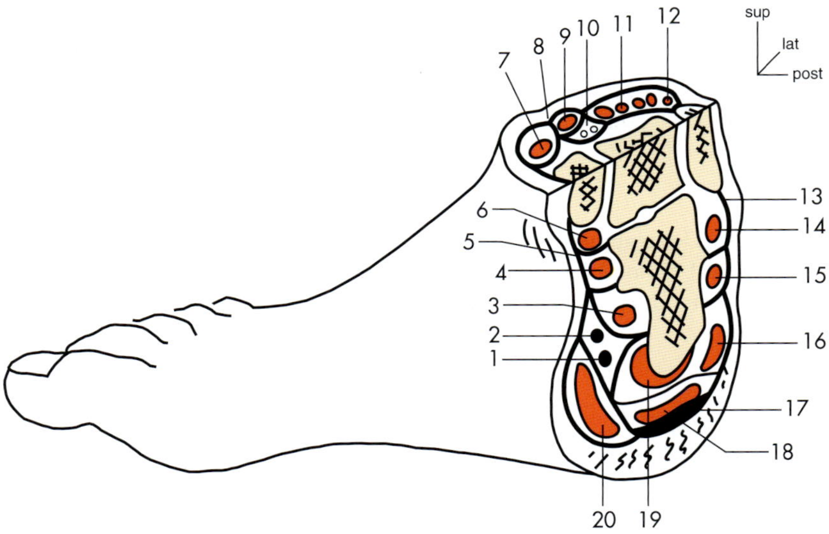

▶ **5-4**

Retinaculums du cou-de-pied.

1. PVN plantaire latéral
2. PVN plantaire médial
3. LFH
4. LFO
5. RMF
6. TP
7. TA
8. RME
9. LEH
10. PVN dorsal du pied
11. LEO
12. 3e fibulaire
13. RMFi
14. CF
15. LF
16. Abducteur du V
17. Aponévrose plantaire
18. CFO
19. Carré plantaire
20. Abducteur du I

À la jambe

Le fascia est plaqué contre le tibia, sur toute la face médiale de sa diaphyse et sa crête, jusqu'à la malléole médiale. Il s'insère aux extrémités de la fibula et y est relié par les septums intermusculaires antéro- et postérolatéraux. Sa partie antéro-inférieure est renforcée par le **rétinaculum** supérieur des muscles extenseurs[12].

Au pied

Au niveau du cou-de-pied, le fascia présente 3 **rétinaculums** et un **dédoublement** (fig. 5-4) :

- *en avant* : le rétinaculum des extenseurs (l'inférieur, avec ses 2 faisceaux) ou RME ;
- *en dedans* : celui des fléchisseurs (RMF), qui envoie des replis vers la profondeur pour isoler les structures du canal tarsien, qu'il recouvre ;
- *en dehors* : celui des fibulaires (RMFi) ;
- *en arrière* : il se dédouble pour engainer le tendon calcanéen et le tendon du plantaire. Il est séparé de la peau par une bourse synoviale.

À l'avant-pied, le fascia entoure l'ensemble :

- *en dorsal* : il recouvre les tendons extenseurs des orteils ;
- *sur les côtés* : il adhère au processus styloïde du 5e métatarsien, au sustentaculum, à la tubérosité du naviculaire et aux têtes des métatarsiens extrêmes ;
- *au niveau plantaire* : il est lié à la musculature superficielle (court fléchisseur des orteils) et prend le nom d'**aponévrose plantaire**, extrêmement épaisse et résistante.

Fascias profonds

Il double le fascia superficiel par endroits, ainsi que mentionné *supra*.

- À la hanche : il sépare la partie postérieure du moyen fessier et le piriforme du plan du grand fessier. Il donne lieu à des renforts profonds[13].
- Au genou : de forme losangique, il double le fascia superficiel (*cf. supra*).
- À la jambe : le fascia profond isole les 2 plans, superficiel (triceps) et profond (PVN tibial et muscles profonds) de la volumineuse loge postérieure. Il s'insère sur le bord médial du tibia et latéral de la fibula. Il s'étend de la crête d'insertion du soléaire et son arcade jusqu'à l'extrémité inférieure des 2 os, plaquant les tendons profonds contre le plan osseux et délimitant des tunnels ostéofibreux.
- À la cheville : ce fascia se continue par les cloisons reliant les rétinaculums au plan osseux et séparant les différentes formations (tendons et PVN).
- Au pied : en dorsal, il existe un fascia grêle recouvrant le CEO et le PVN dorsal du pied. Il s'insère de part et d'autre du pied sur le fascia superficiel. Plus en profondeur, on trouve le fascia interosseux dorsal, recouvrant les interosseux. À la partie plantaire, on trouve un fascia profond, tendu du 1er au 5e métatarsien et isolant la loge plantaire moyenne du plan des muscles interosseux.

[12] Ancien l. transverse de la jambe. À ne pas confondre avec le faisceau supérieur (frondiforme) du RME inférieur. Quand on parle de RME sans préciser, il s'agit de l'inférieur, le plus important des deux.

[13] C'est le cas de l'arcade de Bouisson, qui délimite le foramen suprapiriformien, et de la bandelette de Champenois, qui double la partie haute du l. sacrotubéral.

CLOISONS ET ÉLÉMENTS ANNEXÉS

Cloisons

Septums

Ils isolent les loges musculaires et relient le fascia superficiel au plan osseux.

- À la cuisse : le septum intermusculaire latéral (SIML) est le plus épais des deux, il sépare le vaste latéral du long biceps. Le médial (SIMM) sépare le vaste médial du canal fémoral et des adducteurs.
- À la jambe : les septums intermusculaires sont antéro- et postérolatéraux (SIMAL et SIMPL). Ils isolent la loge latérale de l'antérieur et de la postérieure.
- À la cheville : on peut noter les replis issus des rétinaculums et isolant les éléments de passage.
- Au pied : les 3 loges plantaires sont séparées par un septum intermusculaire médial (SIMM) et un latéral (SIML).

Membrane interosseuse (MIO)

Il n'en existe qu'une seule, à la jambe. Tendue entre les bords interosseux des 2 os, elle sépare les muscles des loges antérieure et postérieure pour lesquels elle représente une plage d'insertion supplémentaire. Ses fibres sont obliques en bas et en dehors[14], renforcées postérieurement par la dégénérescence des fibres profondes du tibial postérieur, d'obliquité inverse.

Le bord supérieur de la MIO laisse un espace libre pour le passage des vaisseaux tibiaux antérieurs. Au-dessus d'eux se trouve la corde oblique, oblique en haut en dehors.

Le bord inférieur se prolonge par le ligament interosseux de l'articulation tibiofibulaire inférieure.

Éléments annexés

On peut regrouper, pour simplifier, les structures à forte proportion en collagène :

- les **aponévroses** qui sont des enveloppes musculaires ou membranes liées aux muscles. La plus importante, aux membres inférieurs, est l'aponévrose plantaire, composée de fibres longitudinales (recouvrant le court fléchisseur des orteils), transversales, et du ligament métatarsien transverse superficiel, situé en regard des têtes métatarsiennes;
- la forte **part fibreuse de certains muscles** (c'est particulièrement vrai pour le membre inférieur[15]) : psoas (le tendon remonte jusqu'à L4), tenseur du fascia lata (qui s'étend jusqu'au tibia par le biais du fascia lata), ischiojambier (fortement membraneux et tendineux), triceps et, plus spécialement, soléaire (avec ses différentes lames tendineuses), tibial postérieur (le tendon remonte très haut et s'étale largement en bas), long fibulaire (le tendon remonte très haut), l'adducteur de l'hallux (le tendon remonte jusqu'au plan fibreux d'origine);
- les **arcades** qui unissent 2 plages d'insertion d'un même muscle (ex. : celle du soléaire);
- les **éléments de contention**, tels les **coulisses** fibreuses qui amarrent les tendons des fléchisseurs des orteils contre le plan osseux, ou les dossières qui stabilisent les tendons extenseurs des orteils;
- les **éléments de glissement**. Ils sont représentés soit par :
  - les **bourses synoviales sous-cutanées**. Les plus importantes sont l'ischiatique (à cause des frottements en position assise), la prépatellaire (frottements en position à genoux), la rétrotendineuse du tendon calcanéen (frottement des chaussures),
  - les **bourses synoviales tendineuses**. Les plus importantes sont celle de l'obturateur interne, celles entre les fessiers, la trochantérienne, celles du semi-membraneux, du poplité, celles entre les tendons de la patte d'oie, la prétendineuse du tendon calcanéen,
  - les **gaines synoviales** qui entourent des tendons à chaque zone où un frottement risque de se produire à la réflexion contre un os (gaines rétromalléolaires médiales et latérales, gaine plantaire du long fibulaire), ou contre un rétinaculum (gaines des muscles releveurs du pied), ou au sein d'un tunnel ostéofibreux (gaines digitales);
- les **amarrages fibreux** entre certaines structures, notamment au contact du tissu sous-cutané[16] lorsqu'il est adhérent au plan sous-jacent.

[14] Ce qui autorise les mouvements d'ascension de la fibula lors de la flexion dorsale du pied.

[15] On doit garder à l'esprit le rôle statique de ces muscles dans la fonction bipédique du membre inférieur, et, selon C. Gillot, leur rôle dans le retour veineux (effet de plaquage par le plan fibreux) particulièrement important du fait de la pesanteur, défavorable pour ce membre.

[16] À noter que du tissu cellulograisseux est présent partout où il y a des passages vasculonerveux ou des zones intermédiaires entre 2 structures.

NEUROLOGIE

6

PLEXUS LOMBAL

▶ **6-1**

Rapports entre le plexus lombal et les 2 plans du psoas (fausse coupe associant une passant par la vertèbre et une par le foramen intervertébral).

1. Spinaux (érecteurs)
2. Grand dorsal
3. Carré des lombes
4. Abdominaux
5. Plan costoïdal (transversaire) du psoas
6. Racine du plexus lombal
7. Plan corporéal du psoas
8. Uretère droit
9. Veine cave inférieure
10. Sympathique
11. Artère aorte
12. L3

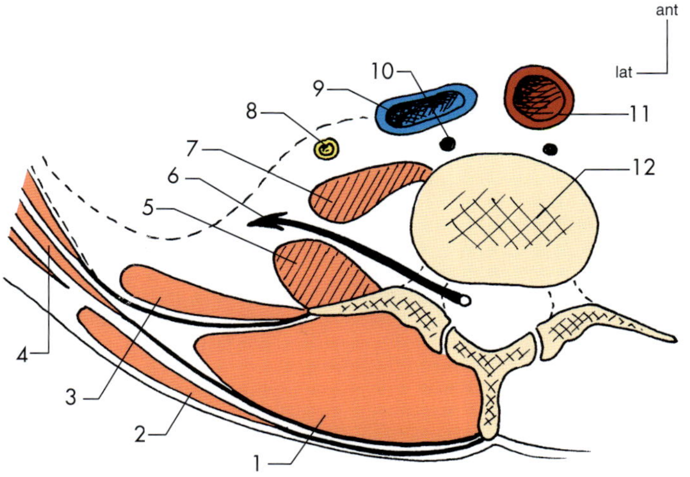

▶ **6-2**

Vue antérieure du plexus lombal.

1. Nerf fémoral
2. Nerf cutané latéral de la cuisse
3. Nerf ilio-inguinal
4. Nerf ilio-hypogastrique
5. Aponévrose de l'oblique externe
6. Nerf subcostal (appelé aussi 12e nerf intercostal)
7. Tronc lombosacral
8. Nerf obturateur
9. Nerf génitofémoral
10. Anastomose fémorale cutanée latérale (Valentin)

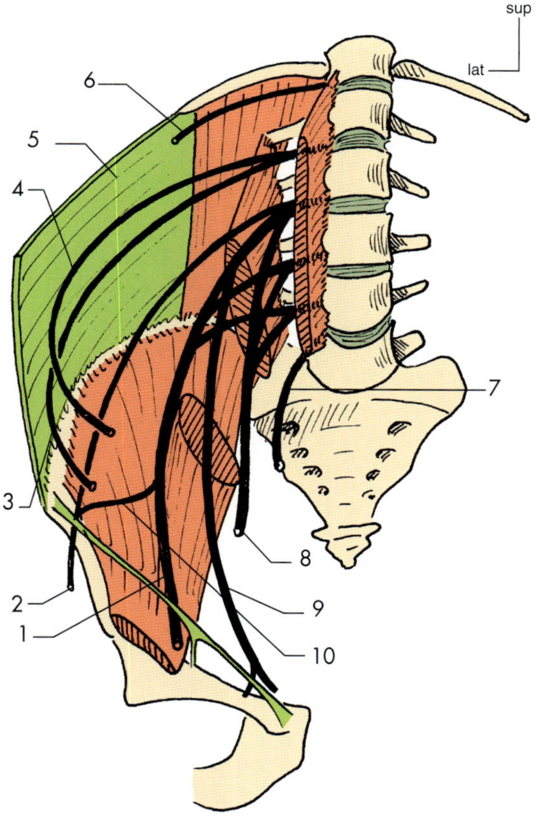

▶ **6-3**

a) Schématisation du plexus lombal (mêmes légendes que fig. 6-2).

11. Anastomoses inter-radiculaires

b) Territoires moteurs schématiques des grands nerfs du membre inférieur.

1. Nerf obturateur
2. Nerf fémoral
3. Nerf sciatique

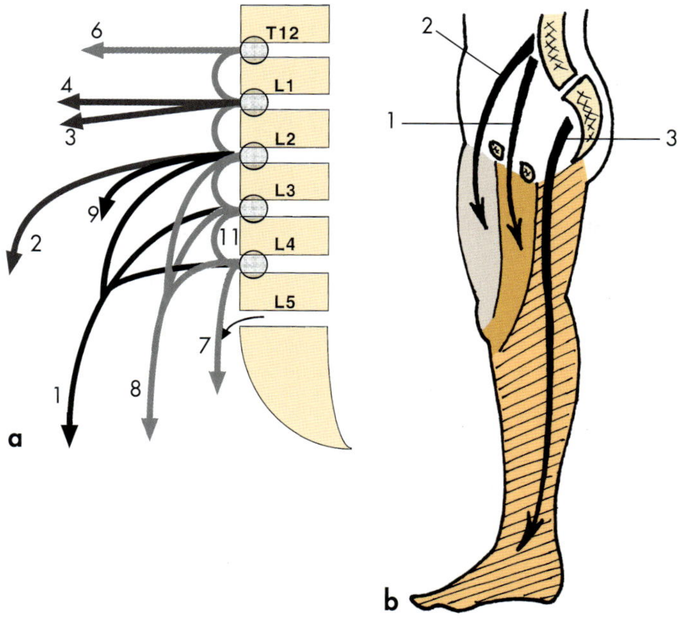

Généralités		
situation	– entre les 2 plans du psoas (fig. 6-1)	
étendue	– rachis lombal → bord latéral du psoas	
aspect	– triangulaire à base lombale (fig. 6-2)	
constitution	– T12 à L4 (branches antérieures)	
rapports	*en avt*	– plan corporéal du **psoas**
	en arr.	– plan transversaire du **psoas** – carré des lombes
	en dd	– foramens intervertébraux
	en dh	– bord latéral du psoas – péritoine et viscères
	en bas	– fosse iliaque

Branches collatérales[1] (fig. 6-3)		
Nerf ilio-hypogastrique (IH)[2] et nerf ilio-inguinal (II)[3,4]		
type	– IH : mixte – II : sensitif seulement	
orig.	– L1	
trajet	– en bas, dh, avt	
termin.	– branche abdominale	→ muscles **pyramidal** et **droit de l'abdomen** → muscles obliques int. et ext. → muscle transverse → téguments inférieurs de l'abdomen
	– branche génitale	→ téguments du scrotum ou grandes lèvres
Nerf génitofémoral[5]		
type	– mixte	
orig.	– L2	
trajet	– en bas, avt	
termin.	– branche med. (génitale)	→ muscle **crémaster**[6] → téguments du scrotum ou grandes lèvres, pubis
	– branche lat. (fémorale)	→ téguments du trigone fémoral
Nerf cutané latéral de la cuisse[7]		
type	– sensitif	
orig.	– L2, L3	
trajet	– en bas, dh, avt	
termin.	– branche postérieure	→ partie postérolatérale de la cuisse
	– branche antérieure	→ partie antérolatérale de la cuisse

Branches terminales
Ce sont les nerfs **obturateur** et **fémoral** (*cf.* chapitres les concernant).

1 Ne sont pas comprises : les collatérales issues directement des nerfs spinaux (racines) et destinées aux muscles intertransversaires (étage correspondant), au carré des lombes (T12 à L4), au grand psoas (L1 à L4, formant le nerf sup. du psoas) et au petit psoas (L1).
2 Ancien nerf grand abdominogénital.
3 Ancien nerf petit abdominogénital.
4 Ces 2 nerfs enroulent la partie inférolatérale de l'abdomen et se complètent.
5 Ancien nerf génitocrural.
6 Le réflexe crémastérien est important en neurologie, car c'est le seul qui interroge électivement la racine L2.
7 Ancien nerf fémoro-cutané.

PLEXUS SACRAL

▶ **6-4**

Plexus sacral.

1. Nerf sciatique
2. Tronc lombosacral
3. L5
4. S1
5. S2
6. S3
7. S4
8. Plexus pudendal
9. LSE
10. LST
11. Nerf pudendal

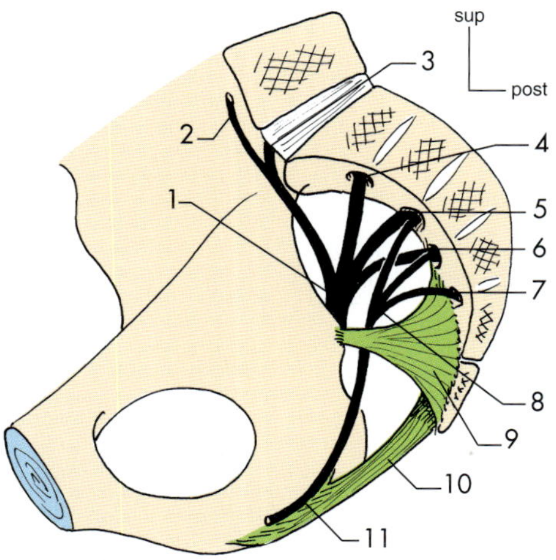

▶ **6-5**

Schématisation sagittale du plexus sacral.

a) Collatérales postérieures

b) Collatérales antérieures

1. Nerf glutéal inférieur
2. Nerf du piriforme
3. Nerf glutéal supérieur
4. Plexus sacral
5. Nerf de l'obturateur int. et jumeau sup.
6. Nerf du carré fémoral et du jumeau inf.
7. Nerf sciatique

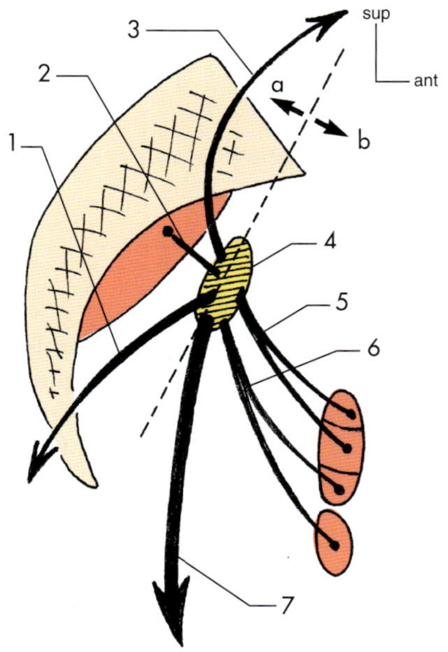

▶ **6-6**

a) Schématisation frontale du plexus sacral (mêmes légendes que fig. 6-5).

8. Nerf pudendal

b) Territoires moteurs schématiques des grands nerfs du membre inférieur.

1. Nerf fémoral
2. Nerf obturateur
3. Nerf sciatique

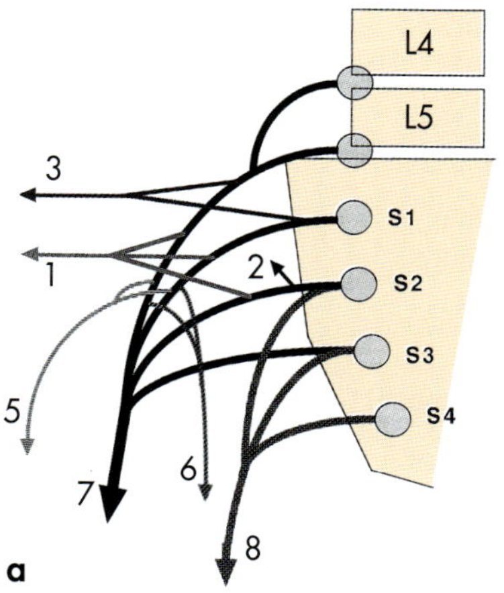

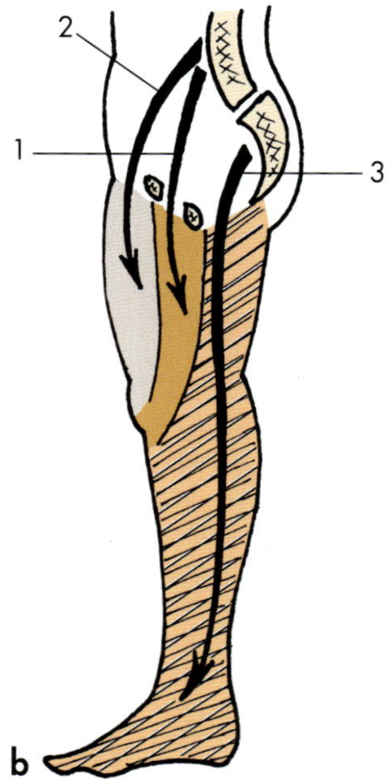

Généralités[1]		
situation	– petit bassin (fig. 6-4)	
étendue	– face antérieure du sacrum → grande incisure sciatique	
aspect	– triangulaire à base sacrale	
constitution	– TLS (L4, L5) et S1, S2, S3 (branches antérieures)	
rapports	*en avt*	– **aponévrose** du piriforme[2] – vaisseaux iliaques
	en arr.	– **piriforme**, puis sacrum
	en dd	– organes du petit bassin
	en dh	– grande incisure sciatique
	en ht	– détroit supérieur du bassin
	en bas	– plexus pudendal – ligament sacro-épineux

1 Le plexus pudendal (ancien plexus honteux) qui lui fait suite est traité avec le tronc (périnée).
2 Cette promiscuité explique les sciatalgies ayant pour cause une irritation du piriforme.

Branches collatérales (fig. 6-5 et 6-6)
Branches antérieures
– nerf de l'obturateur interne et du jumeau supérieur – nerf du jumeau inférieur et du carré fémoral
Branches postérieures

– nerf glutéal supérieur
– nerf du piriforme
– nerf glutéal inférieur[1], se terminant en 2 branches :
  – 1 profonde, musculaire, pour le grand fessier
  – 1 superficielle, cutanée, pour la fesse (postéro-inf.) et la cuisse (postérieure)

1 Ancien nerf petit sciatique.

Branche terminale
Il s'agit du nerf sciatique (*cf.* ce chapitre).

NERF FÉMORAL

Présentation[1]	
type	– mixte
situation	– branche terminale du plexus lombal
de/à	– région lombale → trigone fémoral
aspect	– volumineux
fonction	– extension du genou

[1] Ancien nerf crural.

▶ 6-7

Terminaison du nerf fémoral.
1. Sartorius
2. Artère fémorale profonde
3. Droit fémoral
4. TFL
5. Nerf cutané latéral de la cuisse
6. Fascia superficiel
7. Iliopsoas
8. Artère circonflexe iliaque superficielle
9. Nerf fémoral
10. Artère fémorale commune
11. Artère épigastrique superficielle
12. Veine fémorale commune
13. Fascia criblé
14. Artère pudendale externe supérieure
15. Artère pudendale externe inférieure
16. Veine grande saphène (crosse)
17. Pectiné
18. Long adducteur
19. Gracile

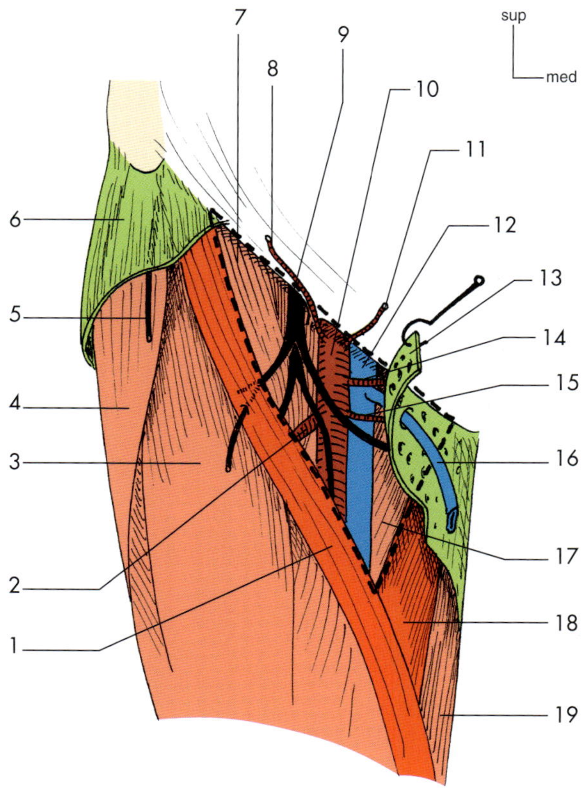

Origine (*cf.* fig. 6-2)	
où	– région lombale antérieure (entre les 2 plans du psoas)
par	– réunion des branches antérieures des racines L2, L3, L4

Terminaison (fig. 6-7)	
où	– trigone fémoral (partie supérieure)
par	– 4 branches terminales

Trajet
niveau lombal (*cf.* fig. 4-8)
– démarre en regard de L5 – oblique en bas, en avant et en dehors
niveau iliaque (*cf.* fig. 4-5)
– dans la fosse iliaque – longe le bord latéral du psoas (dans sa gaine) : **gouttière de l'iliopsoas**
niveau inguinal (*cf.* fig. 4-6)
– passe dans l'espace sous-péritonéal[1] – glisse sous le ligament inguinal (compartiment musculaire, avec le psoas)

[1] Ancien espace de Bogros.

Rapports				
niveau	région lombale (*cf.* fig. 6-2)	fosse iliaque (*cf.* fig. 4-5)	région inguinale (*cf.* fig. 4-6)	trigone fémoral (fig. 6-7 et *cf.* fig. 4-11b)
où	*– entre les 2 plans du psoas*	*– gouttière iliopsoas*	*– sous le ligament inguinal*	*– partie supérieure*
avec	*– nerf obturateur + cutané lat.*	*– (seul)*	– Psoas	*– paquet vasculaire fémoral*
en avt	– **psoas corporéal**	– péritoine à gauche : côlon à droite : cæcum	– ligament **inguinal**	– **fascia** criblé
en arr.	– **psoas** costoïdal	– gouttière iliopsoas	– **psoas**	– muscle **iliopsoas**
en dd	– nerf obturateur	– psoas – nerf génitofémoral	– **arcade iliopectinée** – **vaisseaux fémoraux**	– vaisseaux fémoraux
en dh	– nerf cutané latéral de la cuisse	– iliaque	– sartorius	– sartorius

Branches collatérales (*cf.* fig. 4-8)
1. nerf inférieur du psoas (quelques filets pour la partie basse du muscle)
2. nerfs de l'iliaque (3 à 4 filets)
3. rameau pour le pectiné (inconstant)
4. nerf cutané latéral de Valentin (anastomose avec le cutané lat. de la cuisse)

▶ 6-8

Branches terminales du nerf fémoral.

1. Nerf cutané intermédiaire de la cuisse
2. Nerf du quadriceps
3. Nerfs du sartorius
4. Nerf musculaire latéral
5. Nerf fémoral
6. Vaisseaux fémoraux
7. Nerf musculaire médial
8. Nerf saphène
9. Nerf du pectiné et du long adducteur
10. Nerf cutané médial de la cuisse
11. Nerf du VMO

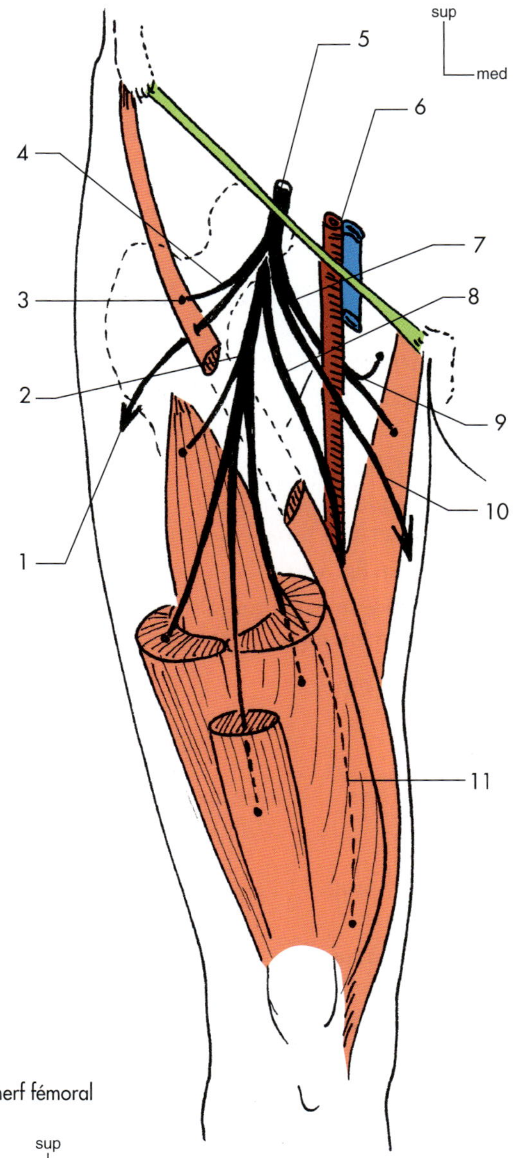

▶ 6-9

Territoire moteur (a) et sensitif (b) du nerf fémoral (*cf.* fig. 9-1b).

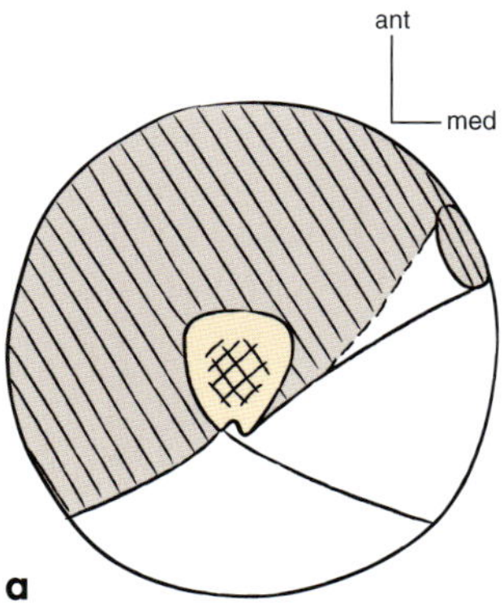

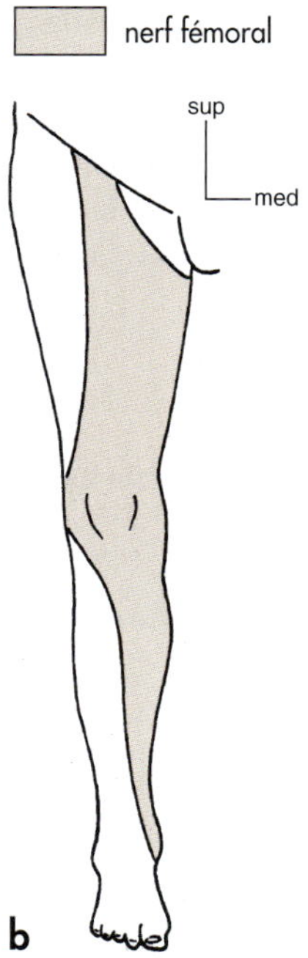

Branches terminales (fig. 6-8)	
Au nombre de 4, réparties en 2 plans : – 2 superficielles (en dd le nerf musculaire médial, et en dh le nerf musculaire latéral) – 2 profondes (en dd le nerf saphène, et en dh le nerf du quadriceps)	
1. Nerf musculaire médial[1]	
type	– mixte
trajet	– oblique en bas, dd
filets	– 2 branches : → 1 profonde (motrice) : passe en arr. des vaisseaux innerve **pectiné et long adducteur** → 1 superficielle (sensitive) : passe en avant des vaisseaux innerve face antéromédiale de la cuisse
2. Nerf musculaire latéral[2]	
type	– mixte
trajet	– vertical
filets	→ moteurs : nerfs du **sartorius** → sensitifs : nerf cutané intermédiaire de la cuisse, qui se divise en 3 rameaux (perforant supérieur, moyen, et accessoire du saphène) pour les faces antérieure et inféromédiale de la cuisse
3. Nerf saphène[3]	
type	– sensitif
trajet	– longe l'artère fémorale superficielle (trigone, canal fémoral, canal des add.) puis devient sous-cutané (il ne reste pas dans le hiatus de l'adducteur) – donne le nerf saphène accessoire (partie inféromédiale de la cuisse)[4]
filets	– à la face med. du genou : 1 branche ant. pour la face med. du genou – 1 branche post. pour la face med. de la jambe (jusqu'à la malléole med.)
4. Nerf du quadriceps	
type	– moteur
trajet	– vite divisé en 4 :
filets	1) nerf du **droit fémoral** (DF) + 1 rameau pour la coxo-fémorale 2) nerf du **vaste latéral** (VL) + 1 rameau pour le VI 3) nerf du **vaste médial** (VM) + 1 rameau pour le VI, 1 pour le muscle **articulaire** du genou, 1 pour le vaste médial oblique (VMO)[5] 4) nerf du **vaste intermédiaire** (VI) + anastomoses avec nerfs voisins

1 Ancien nerf musculocutané interne de la cuisse.
2 Ancien nerf musculocutané externe de la cuisse.
3 Ancien nerf saphène interne.
4 Zone de sensibilité partagée avec le nerf obturateur.
5 Le VM se décompose en VM longitudinal (ou axial) et VM oblique (*cf.* Quadriceps).

Territoires			
Moteur (fig. 6-9a)		**Sensitif (fig. 6-9b et *cf.* fig. 9-1)**	
1. **hanche ant. :**	iliopsoas pectiné et long add.	faces **antéroméd.** de :	cuisse genou jambe cheville
2. **cuisse ant. :**	sartorius quadriceps		

NERF OBTURATEUR

▶ 6-10

Terminaison du nerf obturateur.

1. Nerf obturateur
2. Bandelette iliopectinée
3. Nerf de l'obturateur externe
4. Ligament inguinal
5. Branche postérieure du nerf obturateur
6. Branche antérieure du nerf obturateur
7. Obturateur externe

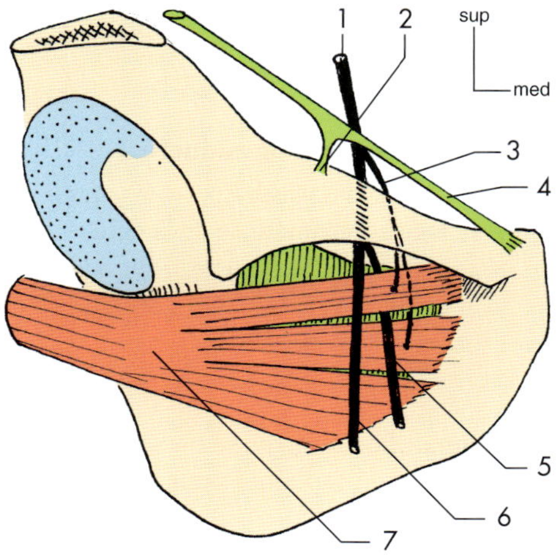

▶ 6-11

Rapports intrapelviens du nerf obturateur.

1. Nerf et artère obturateurs
2. Artère iliaque externe
3. Iliaque
4. Nerf fémoral
5. Psoas
6. Veine cave inf.
7. Artère aorte
8. Artère iliaque commune
9. Artère iliaque interne
10. Obturateur interne

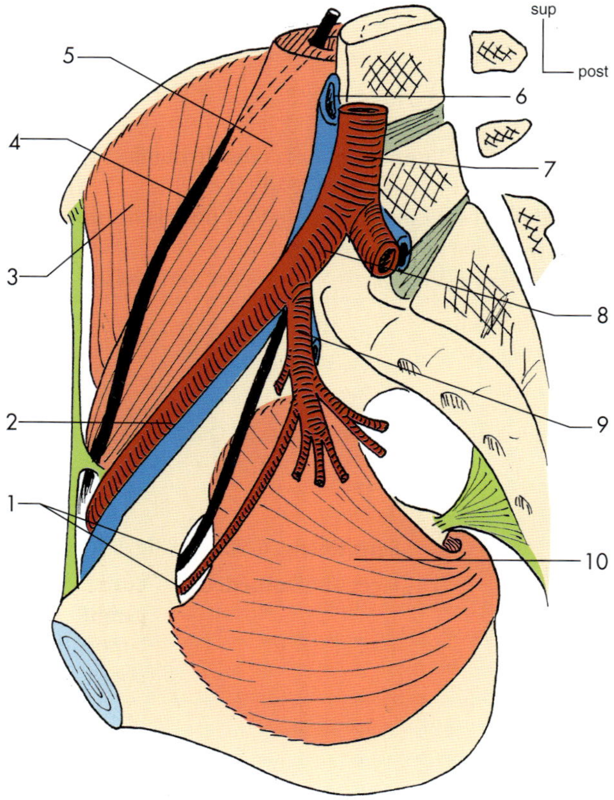

Présentation	
type	– mixte
situation	– branche terminale du plexus lombal
de/à	– région lombale → sillon obturateur
aspect	– volumineux
fonction	– adduction de la hanche
rmq	– il existe un nerf obturateur accessoire[1]

[1] Il naît en L2 et L3, a le même trajet, s'anastomose avec le nerf obturateur ou le nerf fémoral. Il donne quelques filets pour le muscle pectiné et l'articulation de la hanche.

Origine (*cf.* **fig. 6-2**)	
où	– région lombale antérieure (entre les 2 plans du psoas)
par	– réunion des branches antérieures des racines **L2**, **L3**, **L4**

Terminaison (fig. 6-10)	
où	– au foramen obturé, dans le sillon obturateur
par	– 2 branches : antérieure et postérieure

Trajet (*cf.* fig. 6-2)
Niveau lombal
– glisse au bord médial du psoas – dirigé en bas
Niveau pelvien
– dans la fosse iliaque – oblique en bas et en avant
Niveau pubien
– s'engage sous la branche supérieure du pubis, dans le sillon obturateur – se dirige en avant et se termine en une bifurcation

Rapports

Niveau	**Région lombale** (*cf.* **fig. 6-2**)	**Petit bassin (fig. 6-11)**	**Pubis (fig. 6-10)**
où	– *entre les 2 plans du psoas*	– *détroit supérieur*	– *sillon obturateur*
avec	– *nerf fémoral*	– *vaisseaux obturateurs*	– *vaisseaux obturateurs*
en avt	– **psoas** corporéal		
en arr.	– **psoas** costoïdal		
en dd	– foramens intervertébraux	– organes du petit bassin (ovaires, vessie)	– corps du pubis
en dh	– psoas – viscères abdominaux	– paroi coxale – obturateur int.	
en ht		– vaisseaux iliaques externes – **détroit supérieur**	– **branche supérieure du pubis**
en bas		– **obturateur int.** – et élévateur de l'anus	– **membrane obturatrice interne** – obturateur int.

▶ **6-12**

Systématisation des terminales du nerf obturateur (la flèche en pointillés marque la limite entre le tronc et les terminales du nerf).

1. Gracile (hors de la coupe sagittale)
2. Long adducteur
3. Pectiné
4. Branche antérieure du nerf obturateur
5. Nerf obturateur
6. Branche postérieure du nerf obturateur
7. Obturateur externe
8. Court adducteur
9. Grand adducteur (I)
10. Grand adducteur (II)
11. Nerf sciatique
12. Grand adducteur (III)

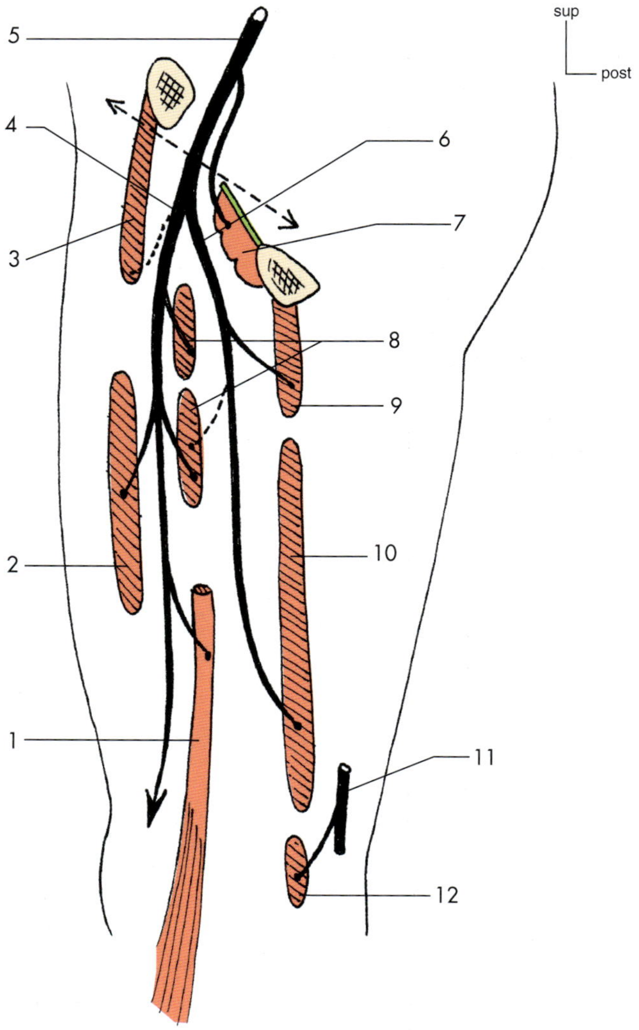

▶ **6-13**

a) Territoire moteur du nerf obturateur
b) Territoire sensitif du nerf obturateur (*cf.* fig. 9-1b).

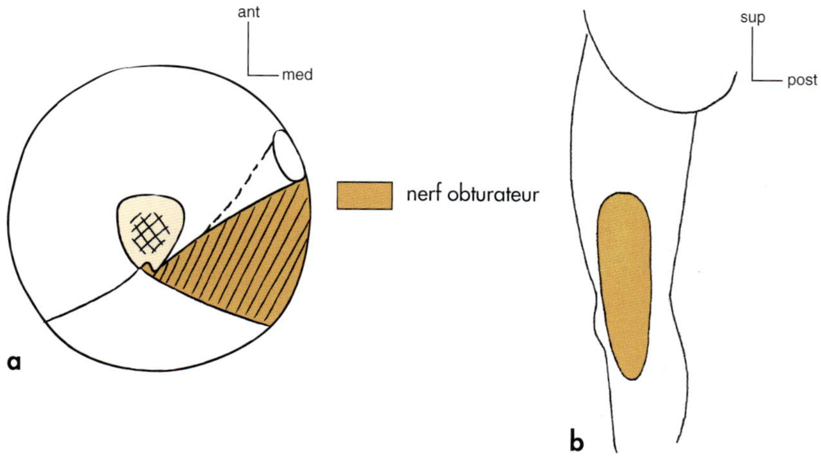

Branches collatérales (fig. 6-10 et 6-12)
1. **nerf de l'obturateur externe** (né juste avant le sillon)
2. nerf articulaire (partie médiale de la coxo-fémorale)

Branches terminales[1] (fig. 6-12)	
1. Branche antérieure, ou superficielle	
type	– mixte
trajet	– verticale, entre : en avant : pectiné et long adducteur en arrière : court adducteur
filets	1. filet inconstant pour le pectiné[2] 2. **nerf du long adducteur**[3] 3. **nerf du gracile** 4. **nerf du court adducteur (1 nerf sup. et 1 nerf inf.)** 5. filet cutané pour la face médiale de la cuisse
2. Branche postérieure, ou profonde	
type	– motrice
trajet	– verticale, entre : en avant : court adducteur en arrière : grand adducteur
filets	1. nerf du 1er faisceau du grand adducteur 2. nerf du 2e faisceau du grand adducteur[4] 3. parfois nerf du court adducteur

[1] Elles naissent dans le sillon obturateur et descendent, parallèlement, dans la loge médiale.
[2] Innervé par le nerf fémoral.
[3] Innervé simultanément par le nerf fémoral.
[4] Le 3e faisceau est innervé par le nerf sciatique.

Territoires		
Moteur (fig. 6-12 et 6-13a)		**Sensitif (fig. 6-13b et *cf.* fig. 9-1)**
– cuisse **médiale** :	tous les adducteurs + obturateur ext. sauf le 3e faisceau du gd add.	– face **médiale** de : cuisse (partie inf.) genou

NERF SCIATIQUE

▶ 6-14

Origine du nerf sciatique.

1. Grande incisure sciatique
2. Tronc lombosacral
3. S1
4. S2
5. S3
6. LSE
7. Tronc du sciatique

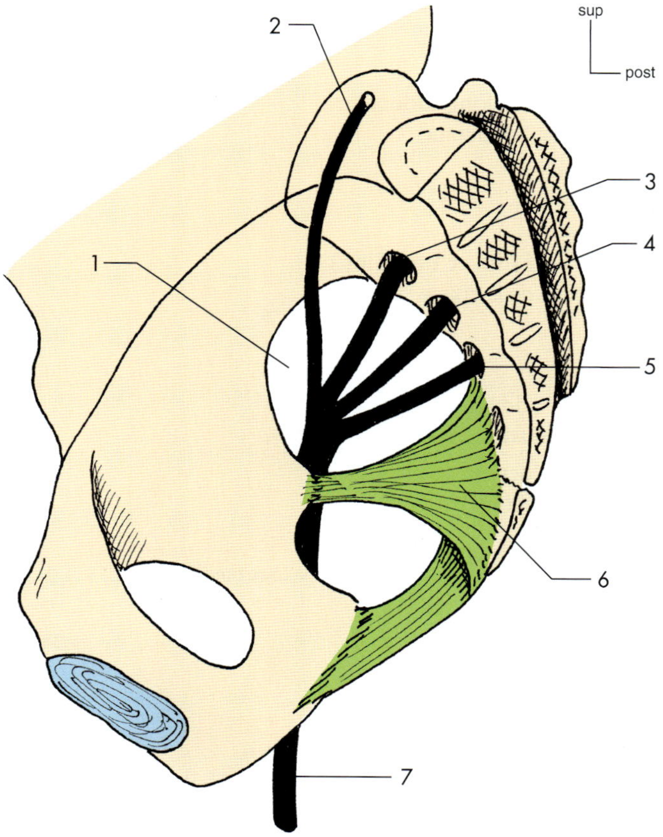

Présentation[1]	
type	– moteur[2]
situation	– branche terminale du plexus sacral
de/à	– grande incisure sciatique → genou
aspect	– le plus volumineux du corps[3]
fonction	– flexion du genou

1 Ancien nerf grand sciatique.
2 Le tronc du sciatique est uniquement moteur mais ses branches terminales sont mixtes, il faut préciser.
3 Diamètre d'environ 14 mm.

Origine (fig. 6-14)	
où	– petit bassin, à la face antérieure du muscle piriforme
par	– issu de L4 et L5 (= TLS), S1 (S2, S3)

Terminaison (fig. 6-15)	
où	– genou, partie supérieure de la fosse poplitée[1]
par	– division en 2 terminales

1 La division terminale peut être haute, jusqu'à la fesse, voire être dès le début : une partie passant à travers le piriforme, l'autre passant en dessous.

Trajet (fig. 6-15)
Niveau bassin
– sort par la grande incisure sciatique (foramen infrapiriformien) – oblique en bas et en dehors
Niveau fesse
– région profonde de la fesse (quadrant inféromédial)[1] – vertical – passe dans le défilé ischio-trochantérien[2]
Niveau cuisse
– dans la loge postérieure, partie profonde – vertical – descend entre les ischiojambiers médiaux et latéraux

1 Par conséquent, par sécurité, les piqûres intramusculaires doivent être faites dans le quadrant opposé : supérolatéral.
2 Le nerf, au fond de ce défilé, est à la fois protégé des chocs et plus près de l'axe articulaire de la hanche : il n'est donc pas étiré par sa flexion (il faut, en plus, une irritation du nerf et une extension du genou pour provoquer le signe de Lasègue).

▶ 6-15

Nerf sciatique.

1. Nerf tibial
2. Nerf du 3e faisceau du grand adducteur
3. Nerf du semi-membraneux
4. Nerf inf. du semi-tendineux
5. Nerf sup. du semi-tendineux
6. Nerf du long biceps
7. Obturateur interne
8. LSE
9. Piriforme
10. Tronc du sciatique
11. Carré fémoral
12. Grand adducteur
13. Nerf du court biceps
14. Filet articulaire
15. Nerf fibulaire commun

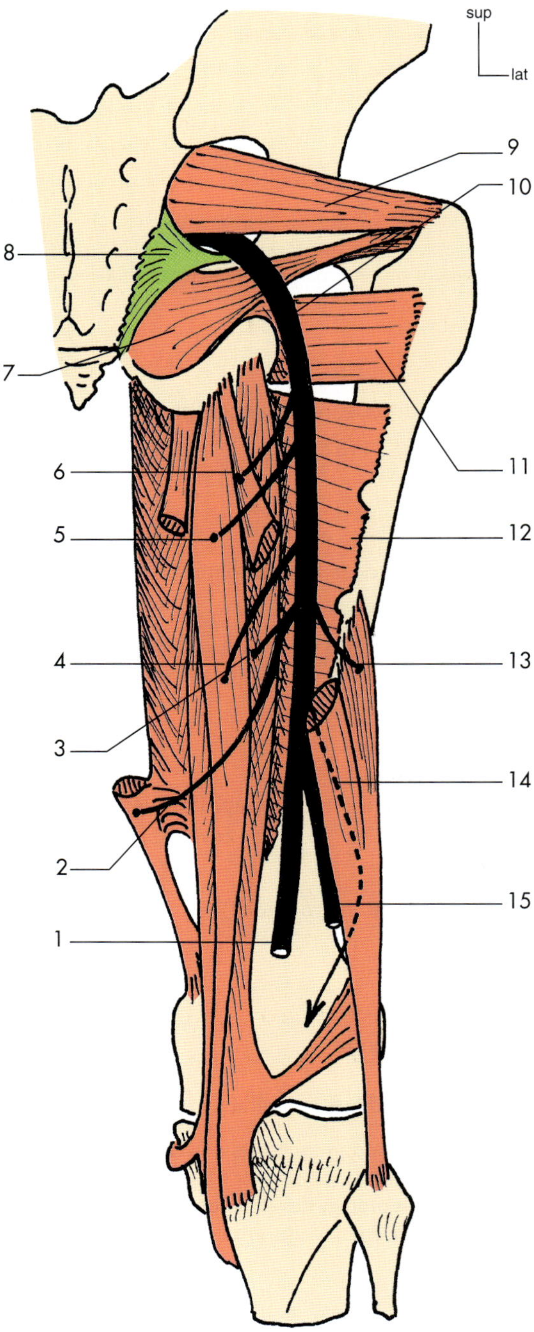

▶ 6-16

Territoire moteur du nerf sciatique.

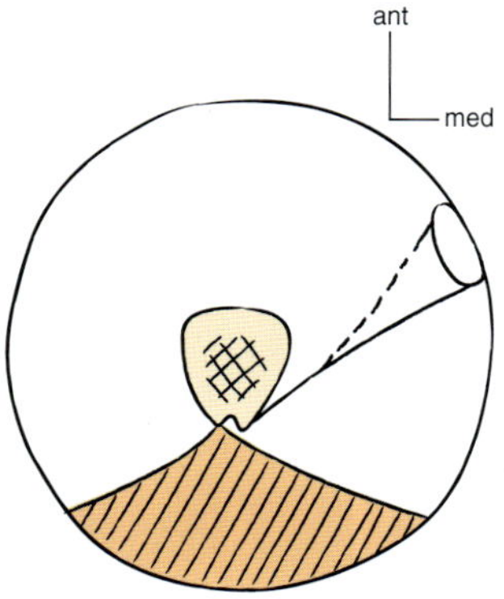

Rapports			
Niveau	**Grande incisure (*cf.* fig. 4-46)**	**Fesse (*cf.* fig. 4-77)**	**Cuisse (fig. 6-15)**
où	*foramen infrapiriformien*	*partie inférieure*	*loge postérieure*
avec	*PVN glutéal inf.*	*PVN glutéal inf.*	*réseau cruciforme*[1]
en avt	– **os coxal**	– **obturateur int. et jumeaux** – **carré fémoral**	– grand adducteur – réseau cruciforme
en arr.	– piriforme – ligament sacrotubéral	– PVN glutéal inférieur – **grand fessier**	– en ht : grand fessier – en bas : long biceps fémoral
en dd		– **ischion** – tendon commun des IJ	– semi-membraneux
en dh		– **grand trochanter**	– court biceps fémoral
en ht	– **bord inf. du piriforme**		
en bas	– **ligament sacro-épineux** – épine sciatique		

[1] Il s'agit du réseau artériel qui réunit l'a. glutéale inférieure et les perforantes issues de l'a. fémorale profonde.

Branches collatérales (fig. 6-15)
1. filets articulaires pour la hanche (capsule post.) 2. **nerf du long biceps** 3. **nerf supérieur du semi-tendineux** 4. **nerf inférieur du semi-tendineux** 5. **nerf du semi-membraneux et du 3e faisceau de grand add.** 6. **nerf du court biceps** 7. filets articulaires pour le genou

Branches terminales (fig. 6-15)
Ce sont les nerfs tibial, en bas, et fibulaire commun, en dehors (*cf.* ces nerfs).[1]

[1] Anciens sciatiques poplités interne et externe (SPI et SPE).

Territoires	
Moteur (fig. 6-16)	**Sensitif**
1. **cuisse postérieure** : tous les IJ 2. le 3e faisceau du grand adducteur	– rien

NERF FIBULAIRE COMMUN

Présentation[1] (fig. 6-17)	
type	– mixte
situation	– branche terminale du nerf sciatique
de/à	– genou (postérosup.) ⟶ jambe (postérolat.)
aspect	– très court
fonction	– releveurs et abducteurs du pied

[1] Ancien nerf sciatique poplité externe.

Origine	
où	– genou (post.) – partie sup. de la fosse poplitée
par	– bifurcation du sciatique en tibial et fibulaire commun – issu de **L4**, **L5**, **S1**

▶ 6-17
Nerf fibulaire commun.
1. Veine petite saphène
2. Arcade du soléaire
3. Nerf sural médial
4. Artère et veine poplitées
5. Semi-membraneux
6. Semi-tendineux
7. Nerf sciatique
8. Long et court biceps fémoral
9. Nerf tibial
10. Nerf fibulaire commun
11. Filet articulaire (genou)
12. Nerf communicant fibulaire
13. Nerf sural latéral
14. Nerfs sup. du tibial antérieur
15. Nerf fibulaire profond
16. Nerf fibulaire superficiel
17. Long fibulaire

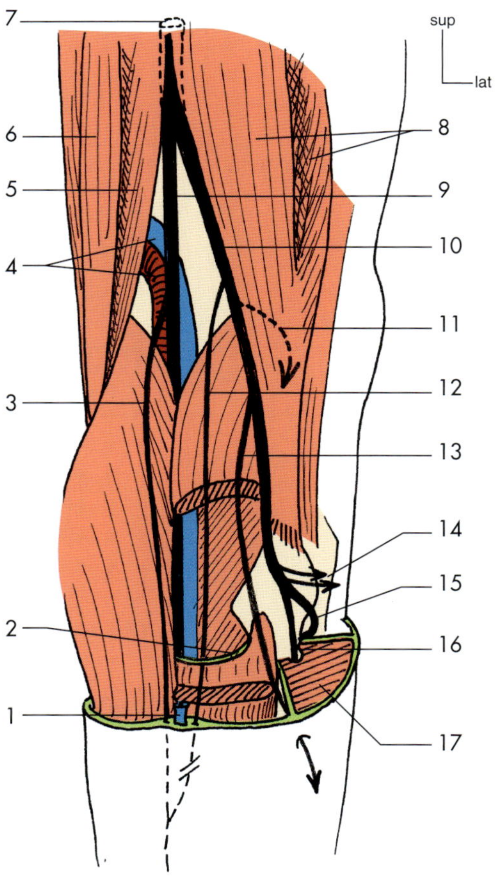

▶ 6-18
Territoire sensitif du nerf fibulaire commun (*cf.* fig. 9-1b).

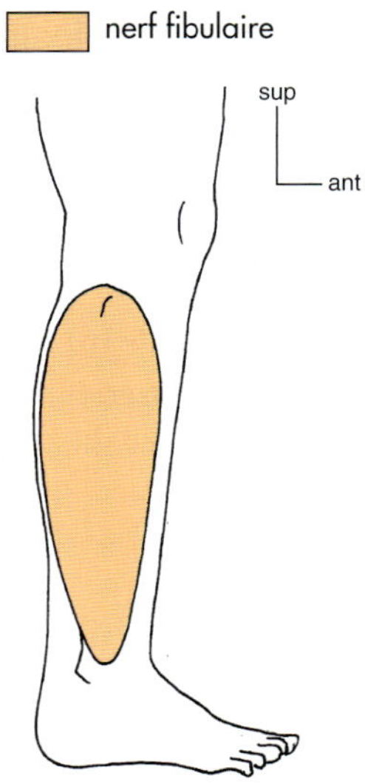

Terminaison (fig. 6-17)	
où	– partie supérolatérale de la jambe – niveau col de la fibula
par	– bifurcation en 2 branches terminales : nerfs fibulaires superficiel et profond

Trajet
Au genou
– partie postérolatérale – oblique en bas et dehors (longe le tendon du biceps fémoral)
À la jambe
– enroule le col fibulaire d'arrière en avant – se situe en profondeur du muscle long fibulaire

Rapports		
Niveau	**Genou**	**Jambe**
où	*fosse poplitée*	*col de la fibula*
avec	*PVN poplité*	*seul (sauf artères récurrentes)*
en avt	– surface poplitée – gastrocnémien (latéral)	
en arr.	– fascias	
en dd	– nerf tibial et PV poplité	
en dh	– tendon du biceps	
en superf.		– corps du muscle long fibulaire
en prof.		– col de la fibula

Branches collatérales (fig. 6-17)
1. filet articulaire pour le genou 2. nerf communicant fibulaire[1] 3. nerf cutané sural latéral[2] 4. 2 nerfs supérieurs du muscle tibial antérieur

[1] Ancien nerf saphène péronier ou accessoire du nerf saphène externe
[2] Ancien nerf cutané péronier.

Branches terminales
1. nerf fibulaire superficiel (vers le bas) 2. nerf fibulaire profond (vers l'avant)

Territoires	
Moteur	**Sensitif (fig. 6-18 et *cf.* fig. 9-1)**
– **jambe :** tibial antérieur (fibres sup.)	– **jambe :** face latérale (antérolat. et postérolat.)

NERF FIBULAIRE SUPERFICIEL

▶ 6-19

Nerf fibulaire superficiel.

1. Nerf cutané dorsal latéral (du nerf sural caudal)
2. Nerf cutané dorsal intermédiaire
3. Filets cutanés malléolaires
4. Nerf inf. du long fibulaire
5. Nerf sup. du long fibulaire
6. Nerf fibulaire superficiel
7. SIMPL
8. Nerf fibulaire commun
9. Tête fibulaire
10. SIMAL
11. Nerf fibulaire profond
12. Nerf du court fibulaire
13. Nerf du 3e fibulaire
14. Nerf cutané dorsal médial et ses 3 branches terminales

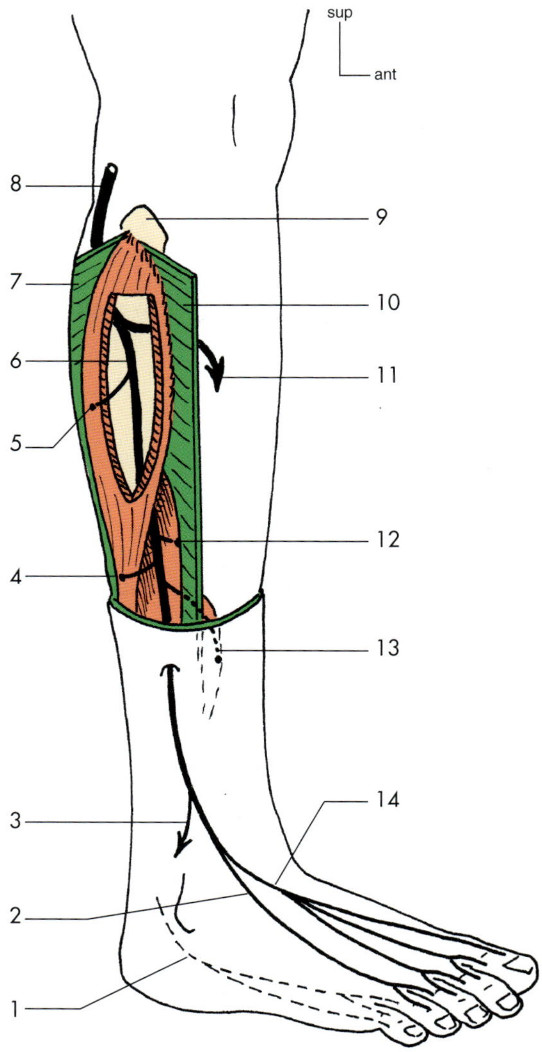

Présentation[1] (fig. 6-19)	
type	– mixte
situation	– branche terminale du nerf fibulaire commun
de/à	– partie supérolatérale de la jambe → partie antérieure de la cheville
aspect	– peu volumineux
fonction	– abduction et pronation du pied

[1] Ancien nerf musculocutané.

Origine	
où	– col de la fibula
par	– bifurcation du nerf fibulaire commun – racines **L4**, **L5**, **S1**

Terminaison	
où	– cheville – en superficie du rétinaculum des muscles extenseurs (RME)
par	– 2 branches (1 lat. et 1 med.)

Trajet
À la jambe
– loge latérale – descend verticalement – recouvert par le long fibulaire puis passe en avant du court fibulaire – perfore le fascia superficiel pour devenir sous-cutané
Au pied
– situé à la face dorsale (oblique en avant et en dedans)

Rapports

Niveau	**Jambe (sup.)**	**Jambe (inf.)**
où	*col de la fibula*	*loge latérale*
avec	*artères perforantes de la tibiale ant.*	*seul (sauf artères récurrentes)*
en avt	– long fibulaire	– SIMAL
en arr.	– long fibulaire	– court fibulaire
en dd	– fibula	– court fibulaire
en dh	– long fibulaire	– fascia superficiel

▶ 6-20

Territoire du nerf fibulaire superficiel. La zone hachurée est partagée avec le nerf fibulaire profond (anastomose) (*cf.* fig. 9-1b).
a) Territoire moteur
b) Territoire sensitif

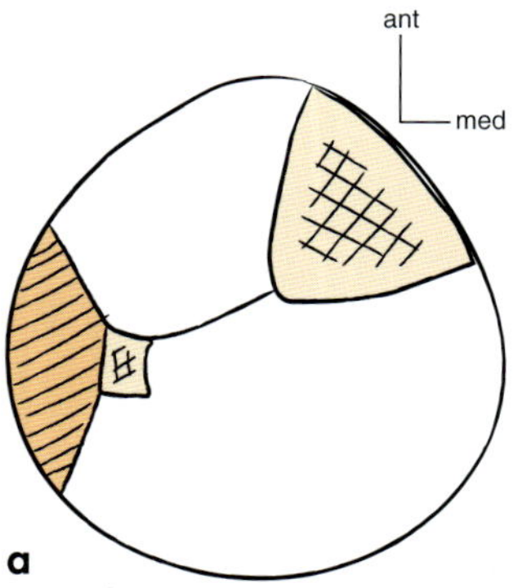

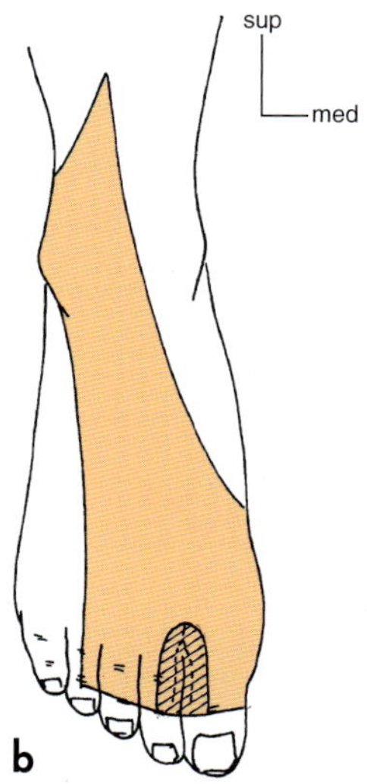

Branches collatérales

1. **nerf supérieur du long fibulaire**
2. **nerf du court fibulaire**
3. **nerf inférieur du long fibulaire**
4. **nerf du 3e fibulaire**
5. filets cutanés malléolaires (jambe inférolatérale)

Branches terminales

1. Branche médiale = nerf cutané dorsal médial, donnant 3 rameaux :	
1 médial → nerf digital propre médial du I	
1 moyen ou nerf digital commun du 1er espace	→ nerf digital propre latéral du I[1] et nerf digital propre médial du II
1 latéral ou nerf digital commun du 2e espace	→ nerf digital propre latéral du II et nerf digital propre médial du III
2. Branche latérale = nerf cutané dorsal intermédiaire, donnant 2 rameaux :	
1 latéral ou nerf digital commun du 3e espace	→ nerf digital propre latéral du III et nerf digital propre médial du IV
1 médial → anastomose avec nerf tibial	
Rmq	– ces territoires excluent la dernière phalange de chaque orteil – il existe un nerf cutané latéral, issu du nerf sural (*cf.* Nerf tibial)

[1] S'anastomose avec le nerf fibulaire profond pour innerver la 1re commissure.

Territoires

Moteur (fig. 6-20a)	Sensitif (fig. 6-20b)
jambe : les 3 fibulaires (long, court et 3e)	1. **cheville :** face antérolatérale 2. **pied :** partie médiale du dos du pied (en dd d'un axe passant par le milieu du 4e orteil et excluant les P3)

NERF FIBULAIRE PROFOND

Présentation[1] (fig. 6-21)	
type	– mixte
situation	– branche terminale du nerf fibulaire commun
de/à	– jambe (supérolat.) → cheville (ant.)
aspect	– peu volumineux
fonction	– releveurs du pied

[1] Ancien nerf tibial antérieur.

▶ 6-21
Nerf fibulaire profond.
1. Court extenseur des orteils et de l'hallux
2. RME
3. Nerf du LEO
4. Nerf fibulaire profond
5. Nerf fibulaire superficiel
6. Nerfs sup. du tibial ant. issus du nerf fibul. commun
7. Nerf fibulaire commun
8. Nerf sup. du tibial ant.
9. Nerf du LEH
10. Nerf inf. du tibial ant.
11. Branches terminales du n. fibulaire profond

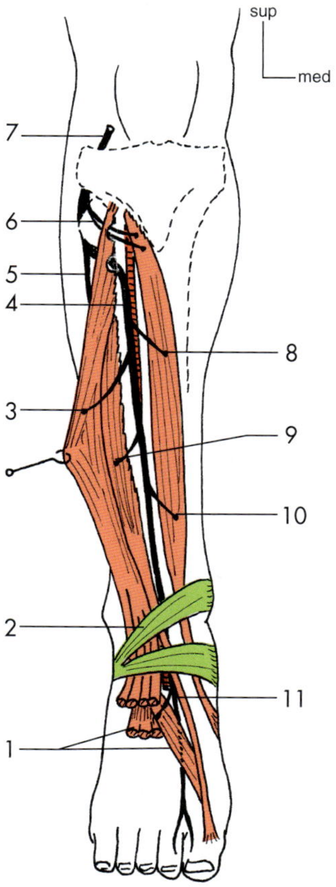

Origine	
où	– col de la fibula
par	– bifurcation du nerf fibulaire commun – issu de **L4, L5, S1**

Terminaison	
où	– partie antérieure du **cou-de-pied** – sous le rétinaculum des extenseurs (RME)
par	– 2 branches terminales

Trajet
À la jambe
– d'abord un court trajet dans la **loge latérale**, vers l'avant – puis descend verticalement au fond de la **loge antérieure** (entre TA et LEO, contre la membrane interosseuse [MOI])
Au cou-de-pied
– passe verticalement **sous le RME** puis se termine en 2 branches

Rapports

	Jambe (partie haute)	Jambe (le reste)	Cou-de-pied
où	*loge latérale*	*loge antérieure*	*partie dorsale*
avec	*bifurcation du nerf fib. comm.*	*artère tibiale ant.*	*artère dorsale du pied*
en avt		– muscle tibial ant.	– RME
en arr.		– MIO	– plan osseux
en dd	– col fibulaire	– muscle tibial ant.	– tendon du tibial ant.
en dh	– muscle long fibulaire	– muscles LEO puis LEH	– artère dorsale du pied – tendon du LEO

Branches collatérales

1. filets vasculaires pour l'artère tibiale ant.
2. **nerf supérieur du tibial antérieur**[1]
3. **nerf du long extenseur des orteils**
4. **nerf du long extenseur de l'hallux**
5. **nerf inférieur du tibial antérieur**
6. parfois 1 nerf pour le 3e fibulaire[2]
7. nerf articulaire pour la talocrurale

[1] Ne pas confondre avec les filets, supérieurs, issus du nerf fibulaire commun.
[2] Lorsque celui-ci n'est pas innervé par le nerf fibul. superficiel, comme les 2 autres fibulaires.

Branches terminales (fig. 6-21)

1. **branche latérale :** nerf CEO et filets pour les articulations du tarse
2. **branche médiale :** anastomoses avec le nerf fibulaire superficiel[1]

[1] Pour les nerfs collat. dors. lat. du I et collat. dors. méd. du II.

Territoires

moteur	sensitif (fig. 6-22)
1. **jambe antérieure** (± 3e fibulaire) 2. **pied dorsal** : CEO	– **pied :** 1re commissure (bords dorsaux de P1)

NERF TIBIAL

▶ 6-22

Territoire du nerf fibulaire profond. La zone hachurée est partagée avec le nerf fibulaire superficiel (anastomose) (*cf.* fig. 9-1b).
a) Territoire sensitif
b) Territoire moteur

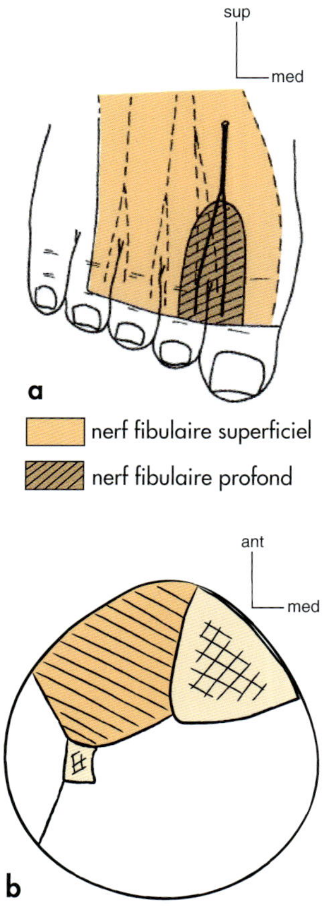

▶ 6-23

Nerf tibial.

1. Nerf plantaire médial
2. Nerf du LFO
3. Nerf inf. du soléaire (ou post.)
4. Nerf du poplité
5. Nerf sup. du soléaire (ou ant.)
6. Nerfs des gastrocnémien méd. et lat.
7. Filet pour l'artère poplitée
8. Nerf sciatique
9. Nerf fibulaire commun
10. Nerf interosseux crural
11. Nerf sural médial
12. Nerf du tibial post.
13. Nerf du LFH
14. Filets articulaires de la cheville
15. Filets calcanéens
16. Nerf plantaire latéral

Les pointillés localisent l'arcade du soléaire, ancienne séparation entre le n. sciatique poplité interne (SPI) au-dessus, et le tibial postérieur en dessous (ancienne nomenclature).

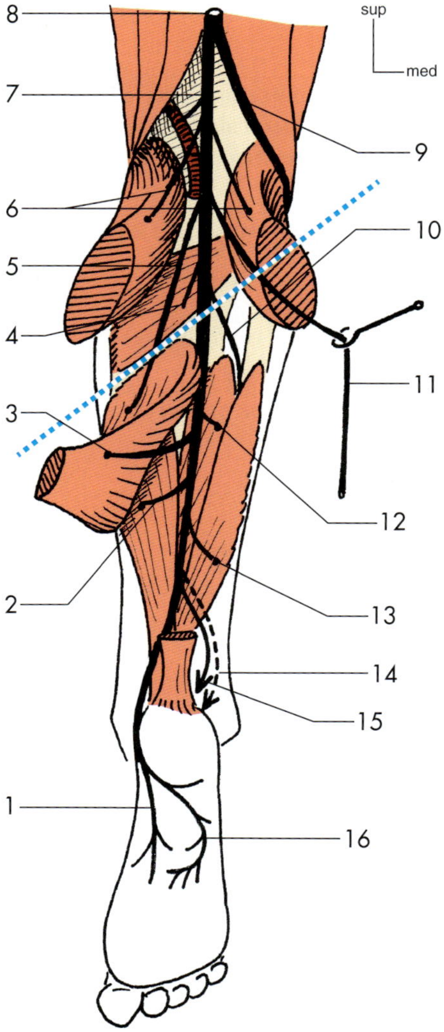

Présentation[1] (fig. 6-23)	
type	– mixte
situation	– branche terminale du nerf sciatique
de/à	– genou → partie médiale de l'arrière-pied
aspect	– volumineux
fonction	– flexion plantaire du pied et des orteils

[1] Ancien nerf sciatique poplité interne et nerf tibial postérieur (ils sont réunis sous ce vocable, alors qu'ils formaient 2 tronçons séparés auparavant).

Origine	
où	– fosse poplitée (limite supérieure[1])
par	– bifurcation du nerf sciatique en fibulaire commun et tibial – issu de **L4**, **L5**, **S1**, **S2**, **S3**

[1] Sauf en cas de division haute du nerf sciatique

Terminaison	
où	– canal calcanéen
par	– bifurcation en nerfs plantaires médial et latéral

Trajet
Au genou
– médian et vertical – recouvert par les 2 fascias poplités et au contact de la veine poplitée[1]
À la jambe
– médian et vertical – descend à la loge post. entre le plan musculaire superficiel (triceps) et le profond
À la cheville
– rétromalléolaire médial, avec les tendons profonds – se réfléchit vers le bas et l'avant
Au pied
– finit au canal calcanéen, se bifurquant en 2 terminales

[1] Il la plaque contre le condyle latéral du fémur lors de l'extension du genou, assurant ainsi une chasse veineuse.

Rapports

Niveau	**Genou**	**Jambe**	**Cheville**	**Pied**
où	*fosse poplitée*	*loge post.*	*gouttière rétromalléolaire médiale*	*canal calcanéen*
avec	*PVN poplité*	*artère tibiale post.*	*artère tibiale post.*	
en avt	– **vaisseaux poplités** – poplité	– **muscles du plan prof.**	– tibia	
en arr.	– **fascias poplités** – gastrocnémien	– fascia profond – **soléaire**	– espace cellulograisseux – début du RMF	
en dd	– semi-membraneux – gastrocnémien médial	– artère tibiale post. – veines plexiformes	– vaisseaux tibiaux post. – **TP et LFO**	– **RMF** – abducteur du I

▶ 6-24

Nerf sural médial.

1. Nerf sural (caudal)
2. Nerf sural médial
3. Nerf tibial
4. Nerf sciatique
5. Division du nerf fibulaire commun en superf. et prof.
6. Nerf communicant fibulaire
7. Nerf sural latéral
8. Anastomose avec le nerf fibulaire superficiel
9. Nerf digital commun du 4e espace
10. Nerf digital propre latéral du V

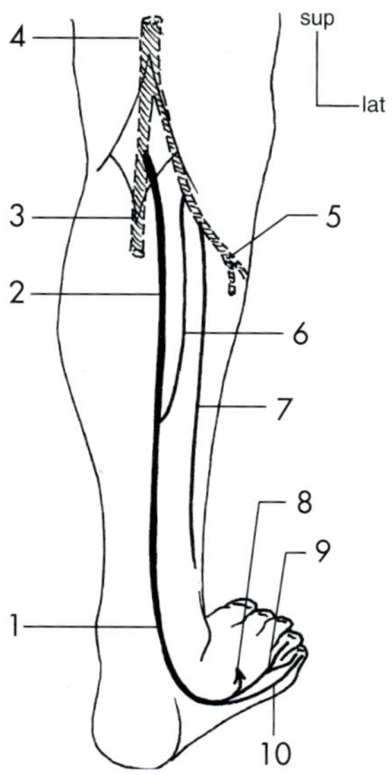

▶ 6-25

Territoire sensitif du nerf tibial (*cf.* fig. 9-1b).

1. Nerf plantaire médial et ses 4 terminales
2. Nerf plantaire latéral et ses 2 terminales
3. Nerf tibial

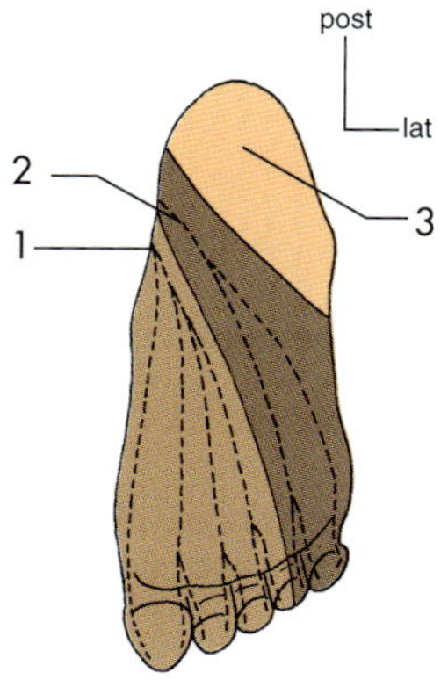

▶ 6-26

Systématisation de l'innervation des muscles intrinsèques du pied.

1. LFH
2. Abducteur du I
3. CFH
4. Adducteur du I
5. CEH
6. LEH
7. Nerf dorsal du pied
8. CEO
9. LEO
10. IOD
11. Opposant du V
12. Abducteur du V
13. Court fléchisseur du V
14. Nerf plantaire latéral
15. IOP
16. CFO
17. LFO
18. Lombricaux
19. Nerf plantaire médial

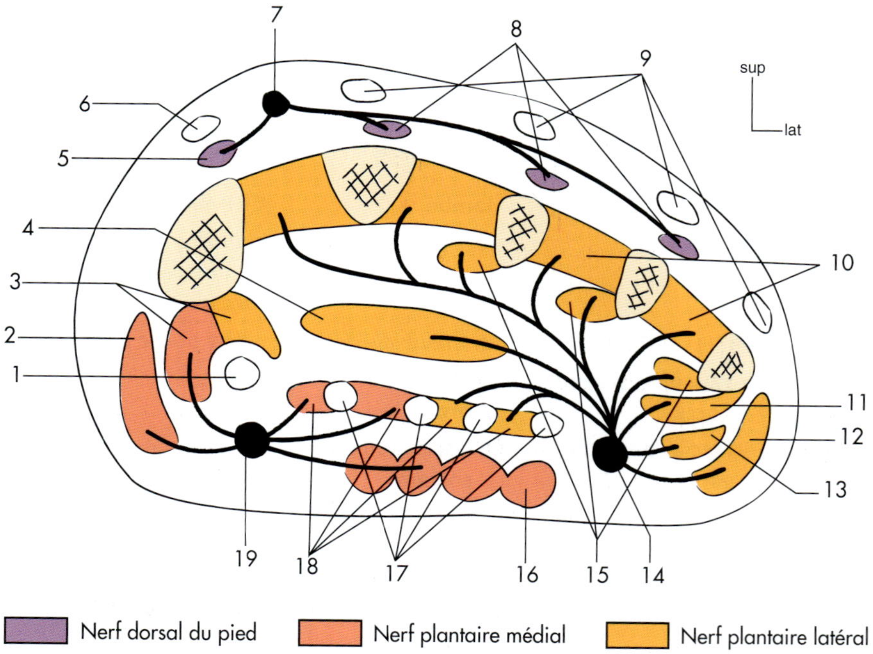

Rapports				
Niveau	**Genou**	**Jambe**	**Cheville**	**Pied**
en dh	– **nerf fibulaire commun** – gastrocnémien latéral	– LFH – vaisseaux fibulaires	– **LFH**	– **calcanéus** (f. med.)
en ht				– sustentaculum – LFO et TP
en bas				– LFH – carré plantaire

Branches collatérales (fig. 6-23)
Au genou
1. **nerfs du gastrocnémien (med. et lat.)** 2. **nerf post. (ou sup.) du soléaire** 3. **nerf du plantaire (s'il existe)** 4. **nerf du poplité** 5. nerf sural médial[1] (*cf.* en fin de §) 6. filets pour l'artère poplitée 7. filets articulaires pour le genou 8. nerf interosseux crural (pour l'os, l'articulation tibiofibulaire inf. et muscle tibial post.)
À la jambe
1. filets vasculaires pour les artères tibiale post. et fibulaire 2. **nerf ant. (ou inf.) du soléaire** 3. **nerf du tibial postérieur (TP)** 4. **nerf du long fléchisseur des orteils (LFO)** 5. **nerf du long fléchisseur de l'hallux (LFH)** 6. filets articulaires pour la talocrurale 7. filets calcanéens med. et lat. (peau du talon)
Rmq : nerf sural médial (fig. 6-24)
– nerf sensitif – vertical, suit la veine petite saphène – reçoit le nerf **communicant fibulaire** (anastomose avec le nerf fib. comm.) – à partir de là, se nomme nerf **sural** (ou sural caudal) – passe en arr. de la malléole latérale – donne le nerf **cutané dorsal latéral**, avec 3 branches terminales : 1. nerf digital propre latéral du V 2. nerf digital propre du 4ᵉ espace (→ nerfs digitaux propres médial du V et latéral du IV) 3. anastomose avec le nerf fibulaire superf. *rmq : ces filets n'innervent pas P3*[2]

[1] Ancien nerf saphène externe.
[2] La partie dorsale de P3 est innervée par le nerf plantaire latéral.

Branches terminales	
1. Nerf plantaire médial[1]	
se distribue à la loge plantaire médiale	
innervation sensitive (fig. 6-25)	1. nerf digital commun du 1ᵉʳ espace : 2 nerfs digitaux propres (med. et lat.) + 1 filet dorsal pour P3 2. nerf digital commun du 2ᵉ espace (même terminaison) 3. nerf digital commun du 3ᵉ espace (même terminaison) 4. nerf digital propre médial du I
innervation motrice (fig. 6-26)	1. **abducteur de l'hallux** 2. **court fléchisseur du I (faisceau médial ou les 2)** 3. **court fléchisseur des orteils** 4. **1ᵉʳ et 2ᵉ lombricaux**

6-27

Territoire moteur du nerf tibial

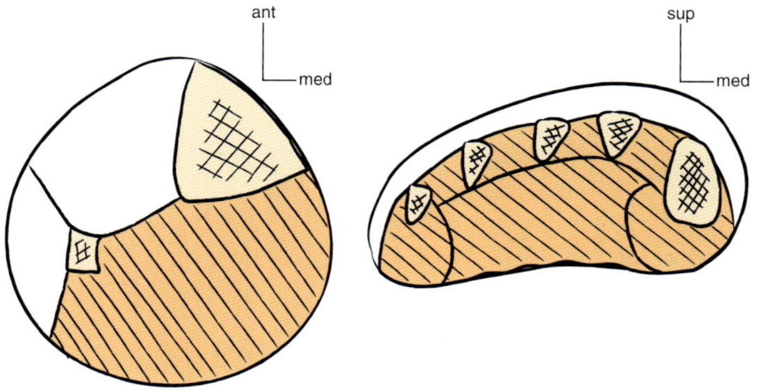

6-28

Territoire sensitif du nerf tibial (*cf.* fig. 9-1b).

1. Nerf plantaire médial et ses 4 terminales
2. Nerf plantaire latéral et ses 2 terminales
3. Nerf tibial

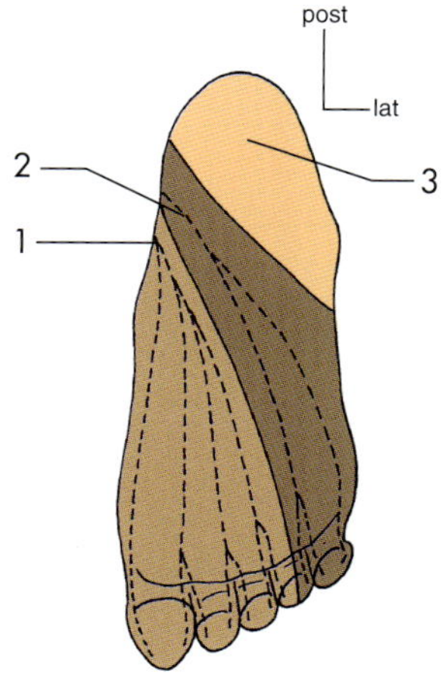

2. Nerf plantaire latéral[2]	
se distribue aux loges plantaires moyenne et latérale	
innervation sensitive	1. nerf interosseux plantaire du 4e espace 2. nerf digital propre latéral du V
innervation motrice	1. **adducteur de l'hallux** 2. **court fléchisseur du I (faisceau latéral)**[3] 3. **abducteur du V** 4. **court fléchisseur du V** 5. **opposant du V** 6. **carré plantaire** 7. **tous les interosseux (IOD et IOP)** 8. **3e et 4e lombricaux**

1 Cette branche est l'équivalente du nerf médian à la main.
2 Cette branche doit faire penser au nerf ulnaire à la main.
3 Variable. Ce chef peut être innervé par le nerf plantaire médial.

Territoires	
Moteur (fig. 6-27)	**Sensitif (fig. 6-28)**
1. jambe : tous les muscles de la **loge post.** 2. pied : tous les muscles **plantaires**[1]	– pied : face **plantaire** entière et le talon face dorsale du bord latéral et des dernières phalanges

1 Attention, cela n'est pas synonyme de « tous les intrinsèques », car le CEO est en face dorsale.

QROC de neurologie

Corrigés p. 515

1. Quel est le rapport essentiel du plexus lombal ?
2. Quelles sont les principales terminales du plexus lombal ?
3. Donnez les branches terminales du plexus sacral.
4. Donnez les racines du nerf fémoral.
5. Quelles sont les terminales du nerf fémoral ?
6. Qu'est-ce que le nerf cutané latéral de la cuisse ?
7. Quel est le rapport essentiel de la portion extra-pelvienne du nerf fémoral ?
8. Quel est le territoire sensitif du nerf fémoral ?
9. Donnez le trajet du nerf obturateur.
10. Quel est le territoire moteur du nerf obturateur ?
11. Quels sont les territoires du nerf sciatique ?
12. Quelles sont les racines du nerf sciatique ?
13. Quels sont les rapports importants du nerf fibulaire commun ?
14. Quel est le territoire moteur du nerf fibulaire superficiel ?
15. Quel est le trajet du nerf fibulaire profond ?
16. Quels sont les territoires sensitifs du pied ?
17. Quel est le trajet du nerf fibulaire superficiel ?

ANGIOLOGIE

7

ARTÈRES ILIAQUES

▶ **7-1**

Artères du petit bassin.

1. Artère obturatrice
2. Artère rectale moyenne
3. Artère vaginale
4. Artère pudendale interne
5. Artère utérine
6. Nerf obturateur
7. Artère ombilicale
8. Artère iliaque externe droite
9. Iliopsoas
10. Artère iliaque commune droite
11. Veine cave inf.
12. Artère aorte
13. Artère iliaque commune gauche
14. Artère iliaque interne droite
15. Artère glutéale sup.
16. Artère glutéale inf.
17. Artère rectale inf.
18. Artère périnéale
19. Artères destinées à la région pubo-vésicale

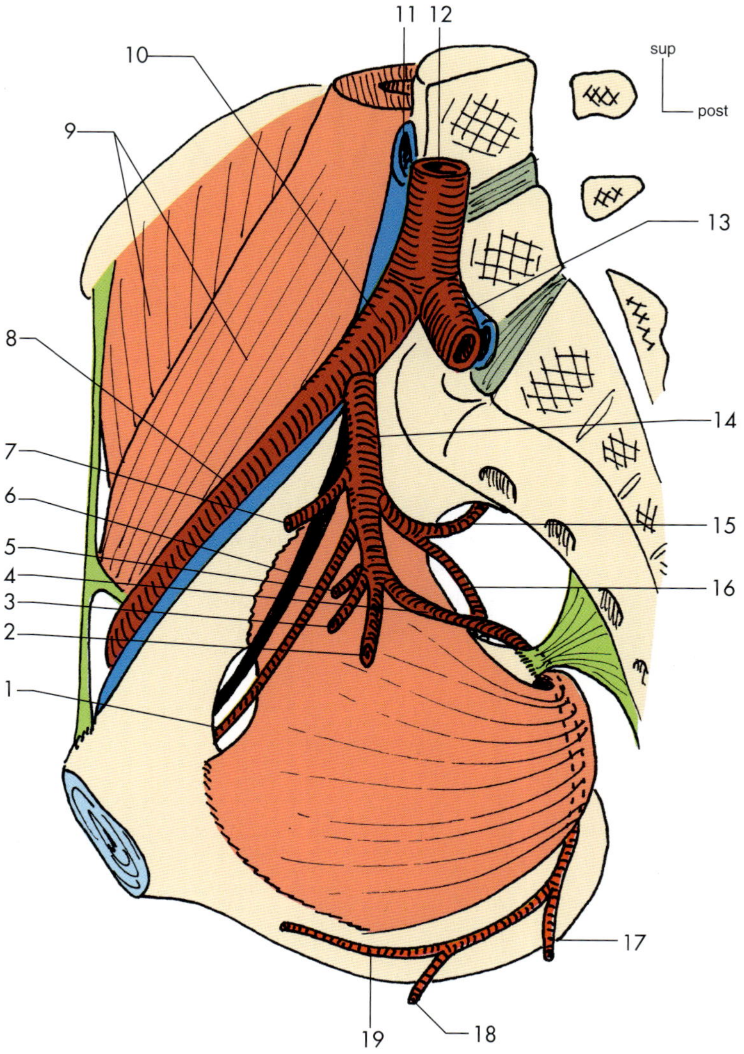

Présentation générale	
situation	– Pelviennes
de/à	– partie postérosupérieure (rachis) ⟶ petit bassin et aine
composition	– 1 tronc très volumineux et ses 2 terminales

Artère iliaque commune (fig. 7-1)	
origine	
où	– en regard de L4
par	– bifurcation de l'aorte abdominale
trajet	
obliquité	– dirigée en bas et dh
collatérales	– artères pour l'uretère, le grand psoas, le péritoine
rapports	**chaque artère :** – en dh : grand psoas – en dd : L5 – en avt : péritoine – en arr. : sa veine iliaque commune, le tronc lombosacral (TLS) **artère droite :** – avec le plan osseux (en arr.)[1] **artère gauche :** – en avt : artère rectale supérieure, uretère gauche
terminaison	
où	– niveau de l'articulation sacro-iliaque
par	– division en 2 branches terminales : artères iliaques int. et ext.
caractéristiques	
taille	– courte (environ 5 cm)[2] et très gros calibre (Ø 10 à 12 mm)

[1] Ce tronc artériel peut créer une pince pour la veine iliaque commune gauche.
[2] La droite est plus longue que la gauche en raison de position latérale gauche de l'aorte abdominale.

Artère iliaque externe (fig. 7-1)	
origine	
où	– niveau **sacro-iliaque**
par	– division de l'artère iliaque commune en artères iliaques ext. et int.
trajet	
obliquité	– en avant, bas, dh – longe la ligne arquée en la surplombant
collatérales	– artère principale du grand psoas – artère épigastrique inf. – artère circonflexe iliaque profonde
rapports	– en avt : péritoine (cæcum-appendice à droite et côlon sigmoïde à gauche), conduit déférent ou ligament rond. À droite : uretère droit – en arr. : muscle grand psoas (dont elle longe le bord médial) – en dh : nœuds lymphatiques iliaques externes latéraux, nerf génitofémoral – en dd : veine iliaque externe, nœuds lymphatiques externes intermédiaires
terminaison	
où	– sous le ligament **inguinal**
par	– artère fémorale commune

caractéristiques	
taille	– longue de 10 à 12 cm, très volumineuse (Ø 10 à 11 mm)
territoire	– partie inféro-antérieure de la paroi abdominale – membre inférieur
anastomoses	→ ← artère iliaque interne

Artère iliaque interne (fig. 7-1)	
origine	
où	– niveau sacro-iliaque
par	– division de l'artère iliaque commune en artères iliaques ext. et int.
trajet	
petit bassin	– trajet court (environ 4 cm) et dirigé en bas
anastomoses	→ ← entre les différentes branches de l'artère iliaque int. → ← avec l'aorte abdominale → ← avec l'artère iliaque externe → ← avec l'artère fémorale commune
terminaison	
où	– un peu au-dessus de la grande incisure sciatique
par	– de nombreuses terminales, extra- et intrapelviennes
caractéristiques	
taille	– courte, volumineuse
territoire	– essentiellement le petit bassin – ainsi que les zones proches
anastomoses	→ ← a. iliaque externe

Branches terminales extrapelviennes de l'artère iliaque int. (fig. 7-1)	
artère obturatrice	
trajet	– longe inférieurement la ligne arquée – accompagne le nerf obturateur – sort par le sillon obturateur (foramen obturé) – se termine en 2 courtes branches
caractéristiques	– ne dépasse pas la région obturatrice
territoire	– vascularise la **vessie** et sa région, une partie de la coxo-fémorale (artère du ligament de la tête), les muscles obturateurs et le haut des adducteurs
artère glutéale supérieure	
trajet	– sort par la grande incisure sciatique (foramen suprapiriformien) – se dirige ensuite vers l'avant
caractéristiques	– la plus grosse des terminales de l'iliaque interne
territoire	– vascularise les muscles de la **région glutéale lat.**

artère glutéale inférieure[1]	
trajet	– sort par la grande incisure sciatique (foramen infrapiriformien) – se dirige ensuite vers le bas et s'anastomose avec les perforantes issues de l'artère fémorale profonde, formant le réseau cruciforme de la cuisse
territoire	– vascularise la **région glutéale post.** et les muscles **adducteurs**

[1] Ancienne artère ischiatique.

Branches terminales intrapelviennes de l'artère iliaque int. (fig. 7-1)	
a. utérine (F)[1]	– descend à la base du ligament large et longe l'utérus
a. vésicale (H)[2]	– se dirige vers la partie inférieure de la vessie, la vésicule séminale et la prostate inférieure
a. vaginale (F)	– se dirige vers le vagin
a. rectale	– se dirige vers le rectum moyen
a. pudendale interne	– sort par la grande incisure sciatique (foramen infrapiriformien) avec l'artère glutéale inférieure – se coude autour du ligament sacro-épineux pour rentrer dans le petit bassin par la petite incisure sciatique (contournant ainsi l'élévateur de l'anus) – puis longe la face interne de la branche ischiopubienne dans le canal pudendal[3], avec le nerf pudendal
a. ombilicale	– se dirige vers l'ombilic de la paroi pelvienne latérale

[1] (F) = femme
[2] (H) = homme
[3] Ancien canal d'Alcock.

ARTÈRE FÉMORALE

▶ **7-2**

Artère fémorale.

1. Aa. perforantes
2. A. du quadriceps
3. A. circonflexe latérale
4. A. fémorale profonde
5. A. circonflexe iliaque superficielle
6. A. iliaque externe
7. A. épigastrique superficielle
8. A. fémorale commune
9. A. pudendale externe
10. A. fémorale superficielle
11. A. circonflexe médiale
12. Grand adducteur (3e faisceau)
13. A. poplitée

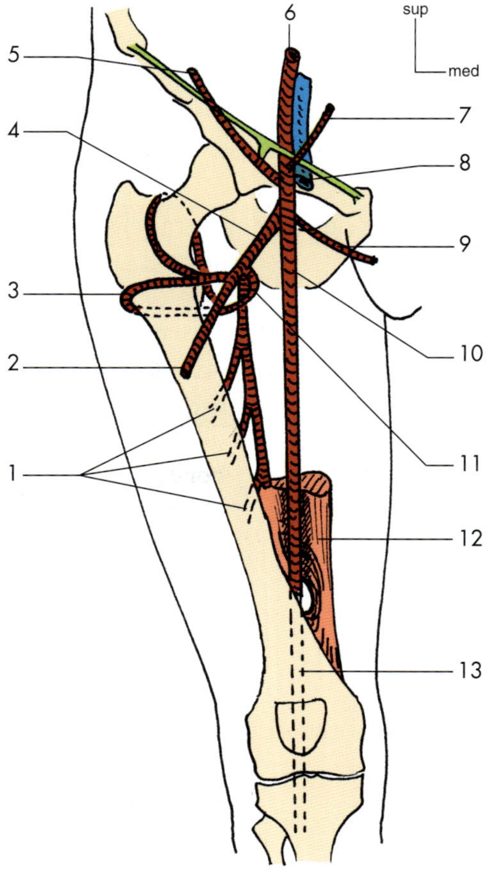

▶ **7-3**

Circuits artériels de la cuisse.

1. 3e perforante
2. Long adducteur
3. 2e perforante
4. 1re perforante
5. A. fémorale superficielle
6. A. circonflexe médiale
7. A. circonflexe latérale
8. A. fémorale commune
9. Pectiné
10. Branche sup. du pubis
11. Ligament inguinal
12. A. iliaque externe
13. A. obturatrice
14. A. glutéale inf.
15. Branche ischiopubienne
16. Grand adducteur (1er faisceau)
17. Court adducteur
18. Grand adducteur (2e faisceau)
19. Réseau anastomotique (cruciforme)
20. Grand adducteur (3e faisceau)
21. A. poplitée

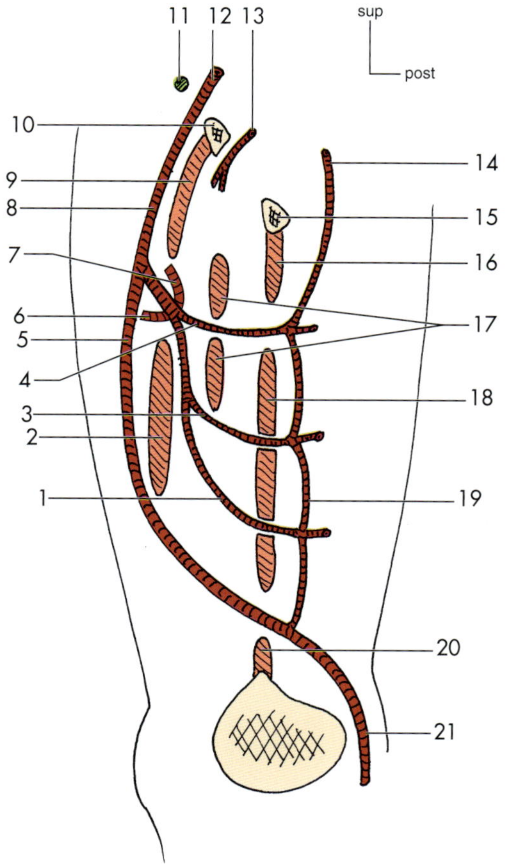

Présentation (fig. 7-2)	
situation	– cuisse
de/à	– pli de l'aine ⟶ partie supéromédiale du genou
aspect	– très volumineuse (Ø = 9 mm) – possède un court trajet (artère fémorale commune), suivi d'un plus long (artère fémorale superficielle[1]) (*cf.* fig. 7-3)

[5] Par opposition à la collatérale appelée artère fémorale profonde.

Topographie	
origine	
où	– lacune vasculaire (sous le ligament inguinal)
par	– suite de l'artère iliaque ext.
trajet	
cuisse	– verticale – trigone fémoral (artère fémorale commune) – canal fémoral (artère fémorale superficielle, recouverte par le sartorius) – canal des adducteurs (recouverte par 1 repli aponévrotique)
terminaison	
où	– hiatus de l'adducteur
par	– artère poplitée

Rapports			
niveau	**aine**	**cuisse (partie sup.)**	**cuisse (partie inf.)**
où	*lacune vasculaire*	*trigone fémoral*	*canal fémoral*
avec	*nerf génitofémoral* *veine fémorale*	*nerf saphène + accessoire* *veine fémorale*	*nerf saphène + accessoire* *veine fémorale*
en avt	– ligament inguinal	– fascia criblé – veine grande saphène	– vaste médial – fascia subsartorial
en arr.	– pectiné et iliopsoas	– pectiné	– long et grand adducteurs
en dd	– veine fémorale – nœuds lymphatiques	– long adducteur	– fascia – veine grande saphène
en dh	– arcade iliopectinée – nerf fémoral (puis psoas)	– sartorius	– fémur

Vascularisation	
Branches collatérales	
	1. artère épigastrique superf. (⟶ fascia criblé ⟶ en dd : remonte jusqu'à l'ombilic) 2. artère circonflexe iliaque superf. (⟶ fascia criblé ⟶ en dh : partie sup-lat. de la cuisse et lat. de l'abdomen) 3. artères pudendales externes (⟶ 1 sup. pour pénis/gdes lèvres et 1 inf. pour scrotum) **4. artère fémorale profonde** (*cf.* en fin de §) 5. artère descendante genou (1 rameau saphène et 1 rameau articulaire)
Anastomoses	
	1. proximales (⟶ ⟵ avec artère iliaque int.) 2. moyennes (⟶ ⟵ avec le réseau cruciforme) (fig. 7-3) 3. distales (⟶ ⟵ avec le réseau périarticulaire genou)

Territoire	
	– fémorale profonde : cuisse – fémorale superficielle : destinée à la partie distale du membre
rmq : artère fémorale profonde	
origine	– 4 cm en dessous du ligament inguinal (post.)
trajet	– verticale, en avant du muscle pectiné – puis entre le long et le court adducteurs (partie sup.) – enfin entre le long et le grand adducteurs (partie inf.)
terminaison	– au-dessus du hiatus de l'adducteur
collatérales	– artères circonflexes médiale et latérale[1] – artère du quadriceps – artères perforantes (au nombre de 3, s'anastomosent avec l'artère glutéale inf.)

[1] Anciennes circonflexes postérieure (pour la médiale) et antérieure (pour la latérale).

ARTÈRE POPLITÉE

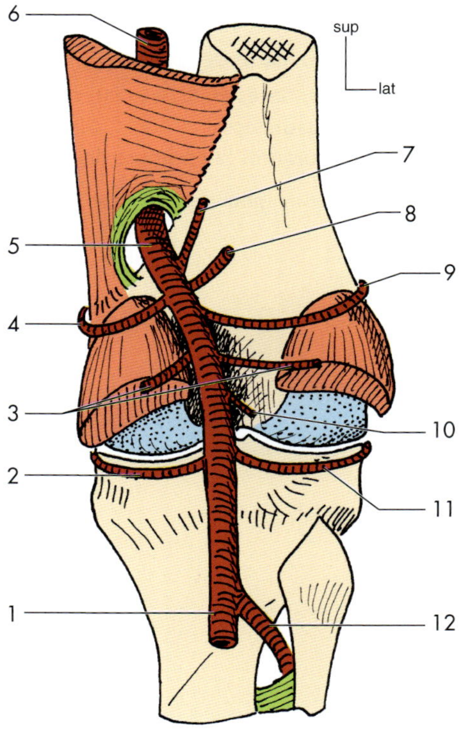

▶ 7-4

Artère poplitée.

1. Artère tibiale post.
2. Artère inféromédiale
3. Artères surales (gastrocnémien)
4. Artère supéromédiale
5. Artère poplitée
6. Artère fémorale
7. Anastomose avec le réseau cruciforme
8. Artères musculaires (IJ)
9. Artère supérolatérale
10. Artère moyenne du genou
11. Artère inférolatérale
12. Artère tibiale ant.

Présentation	
situation	– genou
de/à	– partie supéromédiale du genou → partie postéro-inf. du genou
aspect	– très volumineuse

Topographie (fig. 7-4)	
origine	
où	– hiatus de l'adducteur
par	– suite de l'artère fémorale
trajet	
genou	– oblique en bas et dh puis verticale – médiane
terminaison	
où	– arcade tendineuse du soléaire
par	– division en artères tibiales ant. et post.

Rapports	
niveau	**genou**
où	*fosse poplitée*
avec	*PV poplité + nerf tibial*
en avt	– surf. poplitée et ligament poplité oblique – poplité
en arr.	– en ht : semi-membraneux – en bas : fascias poplités (prof. + superf.) + gastrocnémien
en dd	– en ht : semi-membraneux – en bas : gastrocnémien médial
en dh	– veine fémorale + nerf tibial – nœuds lymphatiques

Vascularisation	
Branches collatérales	
1. anastomose avec le réseau cruciforme	
2. artères musculaires	→ IJ
3. artère supérolat. genou	→ VL et VI + 1 réseau articulaire
4. artère supéroméd. genou	→ VM + 1 réseau articulaire
5. artères surales	→ gastrocnémien med. + lat.
6. artère moy. du genou	→ fosse poplitée → ligaments croisés
7. artère inférolat. genou	→ gastrocnémien et poplité + 1 réseau articulaire TFS
8. artère inféroméd. genou	→ gastrocnémien et poplité + tibia (sup.)
Anastomoses	
	1. → ← réseau périarticulaire du genou 2. → ← réseau patellaire
Territoire	
	– région du genou

ARTÈRE TIBIALE ANTÉRIEURE

Présentation	
situation	– jambe
de/à	– partie postéro-inf. du genou → partie ant. de la cheville
aspect	– peu volumineuse

▶ 7-5

Artère tibiale antérieure.

1. Artère malléolaire latérale
2. Artère tibiale ant.
3. Nerf fibulaire profond
4. Artère récurrente tibiale ant.
5. Artère récurrente fibulaire ant.
6. Artère récurrente fibulaire post.
7. Artère récurrente tibiale post.
8. Cercle périarticulaire du genou
9. Artère récurrente tibiale méd. (de la tibiale post.)
10. Artère malléolaire médiale
11. Artère dorsale du pied

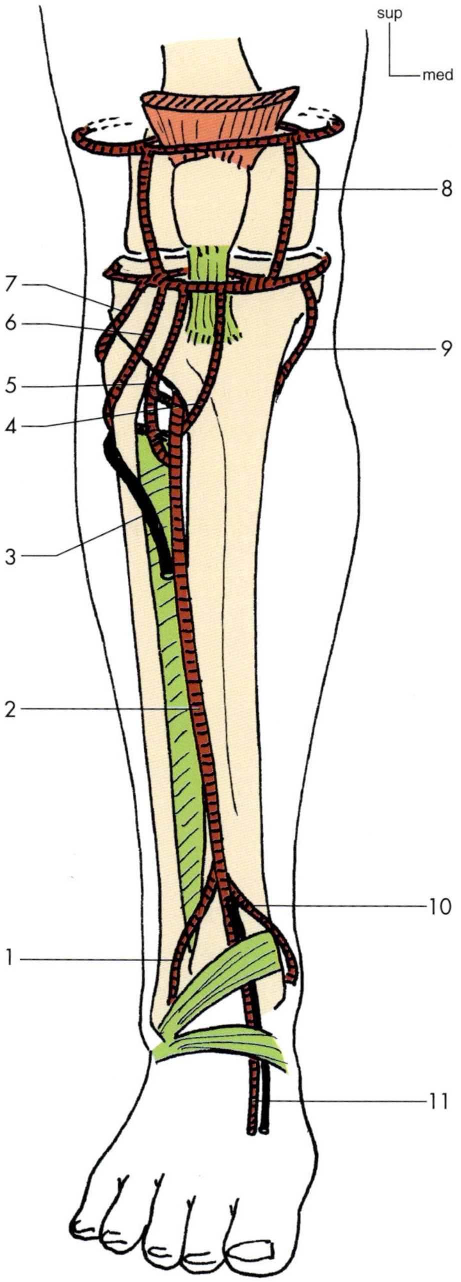

Topographie (fig. 7-5)	
origine	
où	– arcade du soléaire
par	– bifurcation de l'artère poplitée en artères tibiales ant. et post.
trajet	
jambe	– part obliquement en bas et dh – puis traverse l'espace interosseux vers l'avant[1] – puis descend verticalement dans la loge ant. de la jambe, contre la MIO
terminaison	
où	– sous le RME (espace intermalléolaire ant.)
par	– artère dorsale du pied

[1] Elle se distingue du trajet du nerf fibulaire commun (raison pour laquelle, à partir de ce point, les artères ne portent plus le même nom que les nerfs : artère tibiale ant. avec le nerf fibulaire profond, artère tibiale post. avec nerf tibial).

Rapports			
niveau	**jambe (partie post.)**	**jambe (partie sup.)**	**cheville**
où	*espace interosseux*	*loge antérieure*	*RME*
avec	*veine tibiale ant.*	*nerf fibulaire prof.*	*nerf fibulaire prof.*
en avt	– poplité	– **tibial ant.** et **LEO**	– **RME** et **LEH**
en arr.	– soléaire – gastrocnémien latéral	– **MIO** (partie sup.) – puis tibia (partie inf.)	– plan osseux
en dd		– **tibial ant.**	– LEH – nerf fibulaire prof.
en dh		– nerf fibulaire prof. – LEO puis LEH	– LEO
en bas	– MIO		

Vascularisation	
Branches collatérales	
1. près du genou	– artère récurrente tibiale post.[1] (→ en ht/dh : articulation TFS + muscle poplité) – artère récurrente fibulaire post.[1] (→ contourne le col fibulaire) – artère récurrente tibiale ant.[1] (partie sup. de la loge ant.) – artère récurrente fibulaire ant.[1] (articulation TFS et muscles TA, LEO)
2. à la jambe	– artères musculaires (pour loges ant. et lat.)
3. près de la cheville	– artère malléolaire médiale[2] – artère malléolaire latérale[2]
Anastomoses	
	1. proximales (→ ← réseau périarticulaire du genou)[3] 2. distales (→ ← réseau périmalléolaire latéral)[4]
Territoire	
	– loges **antérieure et latérale**

[1] Réseau péri-articulaire du genou.
[2] Réseau péri-malléolaire.
[3] Anastomose avec artère poplitée.
[4] Anastomose avec artère tibiale post.

ARTÈRE TIBIALE POSTÉRIEURE

Présentation	
situation	– jambe
de/à	– partie postéro-inf. du genou → partie médiale de l'arrière-pied
aspect	– volume moyen

Topographie (fig. 7-6)	
origine	
où	– arcade du soléaire
par	– bifurcation de l'artère poplitée en tibiales ant. et post.
trajet	
jambe	– verticale – loge postérieure – entre plans musculaires superf. et prof.
terminaison	
où	– canal tarsien
par	– bifurcation en artères plantaires med. et lat.

▶ **7-6**
Artère tibiale postérieure.
1. Artère malléolaire postéromédiale
2. Artère tibiale postérieure
3. Artère nourricière du tibia
4. Artère récurrente tibiale médiale
5. Artère poplitée
6. Artère tibiale antérieure
7. Artère fibulaire
8. Rameau communicant
9. Artère malléolaire postérolatérale

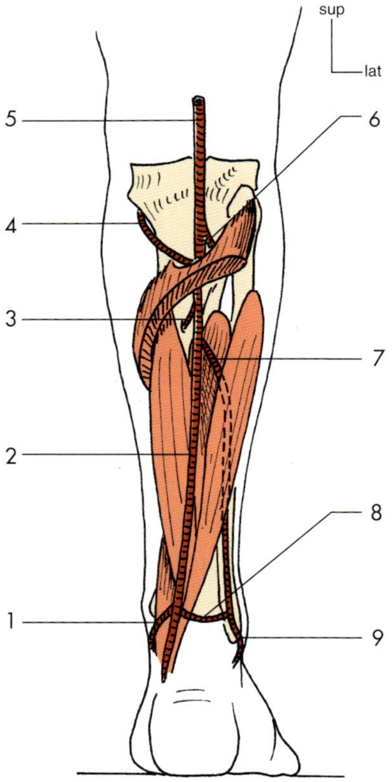

Rapports		
niveau	**jambe**	**cheville**
où	*loge postérieure*	*gouttière rétromalléolaire médiale*
avec	*veine tibiale post. et nerf tibial*	*veine tibiale post. et nerf tibial*
en avt	– **muscles profonds** (TP +++)	– LFO – plan osseux (tibia)
en arr.	– **soléaire** – réseau veineux plexiforme	– nerf tibial – espace prétendineux du triceps[1]
en dd	– LFO	– **RMF**
en dh	– nerf tibial – LFH	– LFH

[1] La prise du pouls y est possible.

Vascularisation	
Branches collatérales	
1. près du genou	– artère nourricière du tibia – artère récurrente tibiale médiale[1]
2. à la jambe	– **artère fibulaire** (*cf.* en fin de §) – rameaux musculaires
3. près de la cheville	– artère malléolaire postéromédiale[2] – anastomose avec l'artère fibulaire – rameaux calcanéens (région calcanéenne et talon)
Anastomoses	
	1. proximales (→ ← réseau périarticulaire du genou)[3] 2. moyennes (→←) 3. distales (→ ← artère tibiale post. et réseau périmalléolaire latéral[2])
Territoire	
	– loge **postérieure**[4]
rmq : artère fibulaire	
origine	3 cm au-dessous du muscle poplité
trajet	– oblique en bas et dh puis verticale, le long de la fibula – artère nourricière de la fibula – artères perforantes pour la loge latérale (→ ← avec réseau antérieur) – → ← avec artère tibiale post. – artères pour l'articulation TFI – artère malléolaire postérolatérale[2]
terminaison	région rétromalléolaire latérale[5]

[5] Anastomose avec le réseau calcanéen.
[1] Réseau péri-articulaire du genou.
[2] Réseau péri-malléolaire.
[3] Anastomose avec artère poplitée.
[4] Le pied est vascularisé par les terminales (artères plantaires).

ARTÈRES DU PIED

Présentation générale	
situation	– pied
aspect	– petit calibre – au nombre de 3

Artère dorsale du pied[1] (fig. 7-7)	
origine	
où	– espace intermalléolaire ant. – sous le **RME**
par	– prolongement de l'artère tibiale ant.

▶ **7-7**
Artères de la face dorsale du pied.
1. Artères métatarsiennes dorsales
2. Artères perforantes
3. Artère arquée
4. Artère tarsienne latérale
5. Artère du CEO
6. Artère du sinus du tarse
7. Artère tibiale antérieure
8. Artères tarsiennes médiales

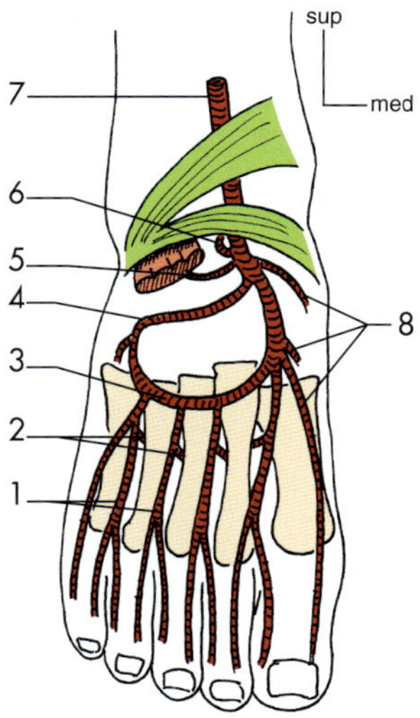

▶ **7-8**
Artères plantaires du pied.
1. Artères perforantes
2. Artère plantaire médiale
3. Artère tibiale postérieure
4. Artère plantaire latérale
5. Arcade plantaire profonde
6. Artères métatarsiennes plantaires
7. Artères digitales plantaires

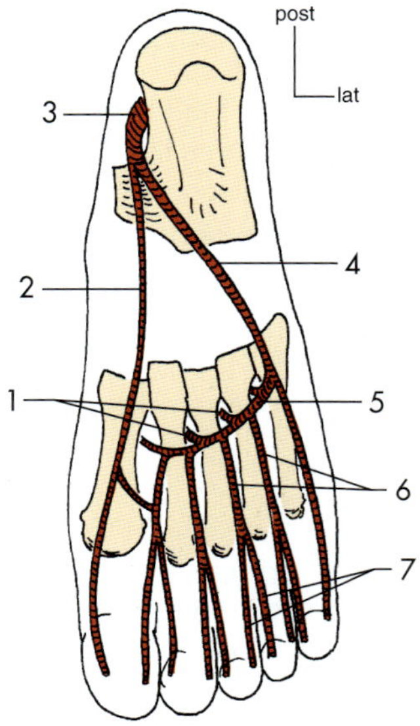

trajet	
dorsal	– vers l'avant (longe le tendon du LEH) – satellite du nerf dorsal du pied
collatérales	1. artère du sinus du tarse (→ en dd/bas) 2. artère du CEO 3. artère tarsienne latérale (→ ← rameau perforant de l'artère fibulaire) 4. artère arquée (→ ← en dh avec l'artère plantaire lat.) 5. artères tarsiennes médiales (et artère digitale med. de l'hallux)
anastomoses	– artère fibulaire (rameau perforant) – artère plantaire latérale
terminaison	
où	– 1er espace intermétatarsien (à sa base)
par	→ ← artère plantaire latérale (= arcade plantaire prof.)
territoire	
pied	– partie dorsale

[1] Cette artère n'est pas constante. Il s'ensuit que l'absence de pouls à ce niveau ne signe pas pour autant une oblitération artéritique.

Artère plantaire médiale (fig. 7-8)	
origine	
où	– canal tarsien
par	– bifurcation de l'artère tibiale post. en plantaires lat. et med.
trajet	
plantaire	– loge médiale : d'arrière en avant – plus petit calibre que la plantaire latérale
terminaison	
où	– partie distale de M1
par	– artère digitale plantaire médiale de l'hallux (+1 anastomose (→←) avec artère métatarsienne plant. du 1er espace)
territoire	
pied	– loge plantaire médiale

Artère plantaire latérale (fig. 7-8)	
origine	
où	– canal tarsien
par	– bifurcation de l'artère tibiale post. en plantaires lat. et med.
trajet	
plantaire	– traverse la loge moyenne **obliquement** en avt/dh – atteint la base de M5 – décrit une courbe à concavité médiale, à la **base** des métatarsiens – forme l'**arcade plantaire profonde**
collatérales	1. artères perforantes (espaces intermétatarsiens → ← artère dorsale) 2. artères métatarsiennes plantaires (→ artères digitales plantaires) 3. artère digitale plantaire latérale du V
anastomoses	– artère dorsale du pied
terminaison	
où	– dans le 1er espace intermétatarsien
par	– anastomose (→←) avec l'artère dorsale du pied
territoire	
pied	– loges **plantaires latérale et moyenne**

VEINES DU MEMBRE INFÉRIEUR

▶ **7-9**

Réseau veineux profond du membre inférieur.

1. V. dorsale du pied
2. V. tibiale ant.
3. V. fémorale superficielle
4. Vv. circonflexes
5. V. fémorale profonde
6. V. fémorale
7. Branche sup. du pubis
8. Ligt inguinal
9. V. iliaque ext.
10. V. obturatrice
11. V. glutéale inf.
12. 1re perforante
13. 2e perforante
14. 3e perforante
15. Réseau cruciforme
16. V. poplitée
17. V. fibulaire
18. V. tibiale post.
19. V. plantaire latérale
20. V. plantaire médiale

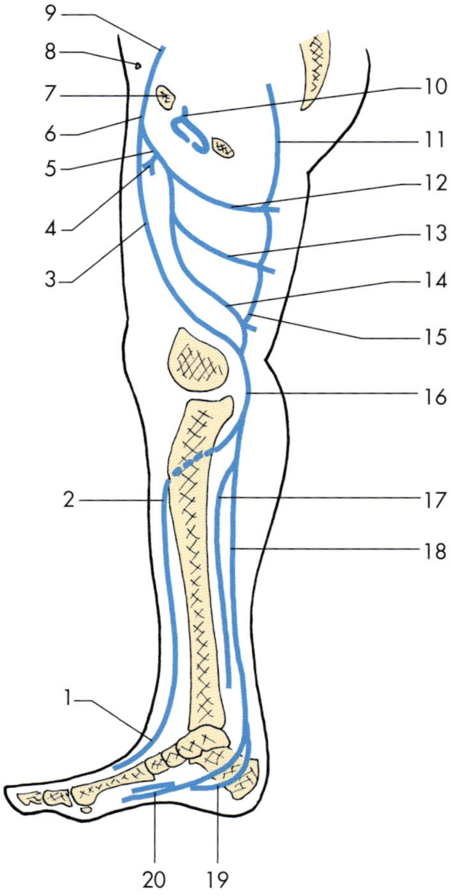

▶ **7-10**

Veines dorsales superficielles du pied (le pointillé symbolise l'axe bimalléolaire).

1. Veines intercapitales
2. Veines métatarsiennes dorsales
3. Réseau dorsal superficiel
4. Veine marginale latérale
5. Veine petite saphène
6. Veine grande saphène
7. Veine marginale médiale
8. Arcade veineuse dorsale

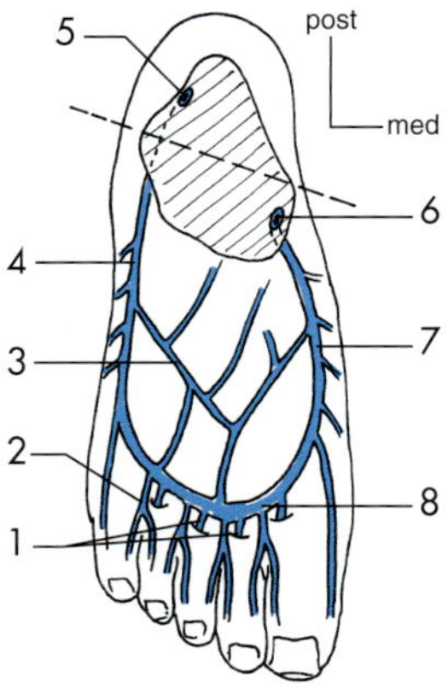

▶ **7-11**

Veines plantaires superficielles du pied.

1. Réseau veineux plantaire
2. Arcade veineuse plantaire
3. Veines digitales plantaires
4. Réseau veineux pulpaire

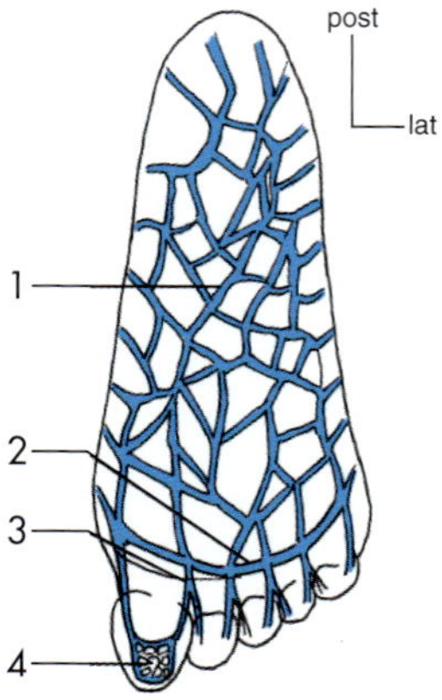

Organisation	
type	– c'est un des 2 systèmes de circulation de retour[1]
conformation	– divisé en 2 réseaux : 1 prof. et 1 superf. (extrafascial) (le réseau superficiel comprend celui du pied et les 2 veines saphènes) – ces réseaux sont réunis par de nombreuses communications[2] – les variables anatomiques sont fréquentes et nombreuses
caractéristiques	– système centripète (origine distale) – système passif (activé par des forces externes)[3] – possède un tonus de paroi (fibres musculaires)[4]

[1] L'autre étant le système lymphatique.
[2] C. Gillot [16] distingue 2 types de veines anastomotiques : les perforantes, qui font passer le sang d'un réseau à un autre, et les communicantes, qui le font passer entre veines d'un même réseau.
[3] Les forces latérales (*vis a latere*), de très loin les plus importantes, sont représentées par les battements artériels au sein de la gaine commune inextensible (ce qui comprime rythmiquement la veine) et par le plaquage des muscles et des fascias lors de la contraction et des mouvements. Il existe des forces poussantes (*vis a tergo*) représentant le reliquat de pression artérielle et, pour une part très minime une aspiration dite cardiaque (*vis a fronte*), dans la proximité de cet organe. Des éléments variables interviennent : la pesanteur (selon la position) et plus faiblement la respiration (selon la position et l'inspiration ou expiration).
[4] Ces fibres sont plus nombreuses dans la portion distale du membre inférieur (face à l'influence accrue de la pesanteur).

Réseau veineux profond (fig. 7-9)	
situation	– satellite des artères – dans la même gaine vasculaire que l'artère
aspect	– 1 grosse ou 2 petites par artère
caractéristiques	– draine 90 % du sang veineux – même trajet et mêmes rapports que les artères – reçoit la vidange des veines superficielles[1]

[1] Le pied est la seule zone faisant exception à cette règle. Le réseau plantaire profond se continue par le réseau jambier profond mais se vide en partie dans le réseau superficiel marginal du pied.

Réseau superficiel du pied	
réseau dorsal (fig. 7-10)	
arcade dorsale	– arc de cercle concave en arrière, en regard des corps métatarsiens – reçoit les veines des orteils
veines marginales	– longent dorsalement les bords lat. et med. du pied – se prolongent à la jambe par les veines saphènes
réseau plantaire (fig. 7-11)	
plexus veineux	– réseau en mailles de filet – très faible importance[1] – se vidange dans les veines marginales

[1] Pour V. Gillot [17], comme pour N. Lassau [18], ce réseau draine environ 5 % du sang veineux, soit moitié moins qu'un réseau superficiel habituel (10 %).

▶ 7-12

Veine grande saphène.
1. Veine marginale médiale
2. Veine grande saphène
3. Fascia criblé
4. Crosse de la grande saphène
5. Veine fémorale commune
6. Anastomose intersaphénienne

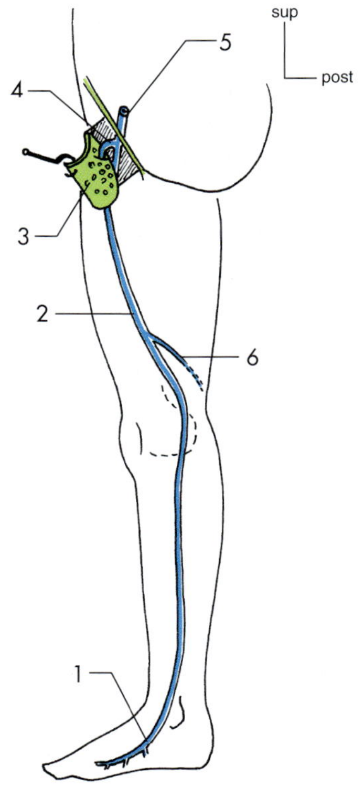

▶ 7-13

Veine petite saphène.
1. Anastomose intersaphénienne
2. Veine poplitée
3. Crosse de la petite saphène
4. Fascia poplité
5. Fascia superficiel
6. Veine petite saphène
7. Veine marginale latérale

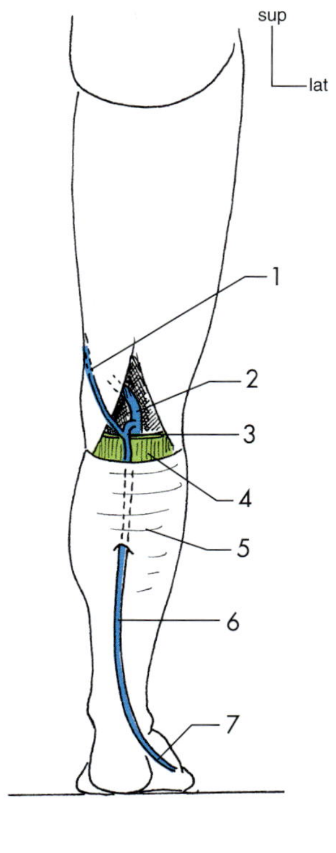

Les grandes veines du membre inférieur sont au nombre de 2, elles échangent des anastomoses.

Veine grande saphène (fig. 7-12)	
origine	
où	– en avant de la malléole médiale
par	– prolongement de la veine marginale médiale
trajet	
jambe	– verticale – à la face médiale (extrafasciale)
genou	– contourne le condyle fémoral médial légèrement en arrière
cuisse	– verticale – reçoit la veine communicante intersaphénienne – à la face médiale (extrafasciale)
terminaison	
où	– à la région inguinale, dans la veine fémorale commune – perfore le fascia criblé (vers la profondeur)
par	– la crosse de la grande saphène
territoire	
	partie superficielle et médiale du membre inférieur

Veine petite saphène (fig. 7-13)	
origine	
où	– en arrière de la malléole latérale
par	– prolongement de la veine marginale latérale
trajet	
jambe	– verticale et médiane (extrafasciale) – perfore le fascia superficiel à la partie haute – atteint la zone poplitée entre le fascia superficiel et le fascia poplité[1] – émet la veine communicante intersaphénienne
terminaison	
où	– fosse poplitée
par	– la **crosse** de la petite saphène
territoire	
	partie superficielle et latérale de la jambe

[1] Cette situation facilite le plaquage de la veine lors de l'extension du genou et active le flux.

LYMPHATIQUES DU MEMBRE INFÉRIEUR

▶ **7-14**

Territoire de drainage des lymphatiques du membre inférieur.

1. Territoire du membre supérieur droit et partie supérodroite du tronc
2. Veines subclavières
3. Territoire du reste du corps (les deux membres inférieurs et le membre supérieur gauche)

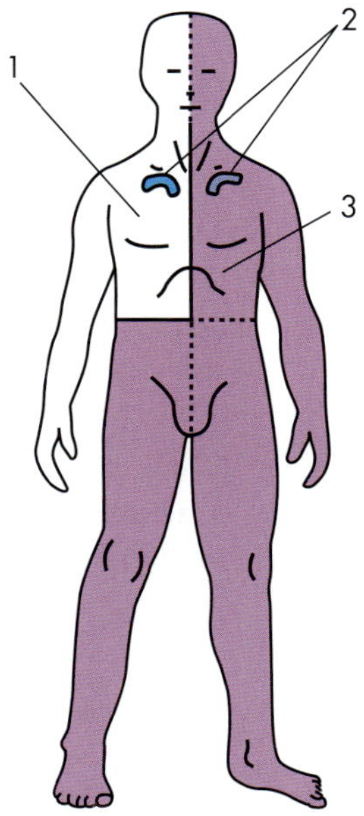

▶ **7-15**

Vaisseaux lymphatiques superficiels du membre inférieur.

1. Nœuds inguinaux superficiels supérolatéraux
2. Nœuds inguinaux superficiels supéromédiaux
3. Nœuds inguinaux superficiels inférieurs
4. Nœuds poplités superficiels

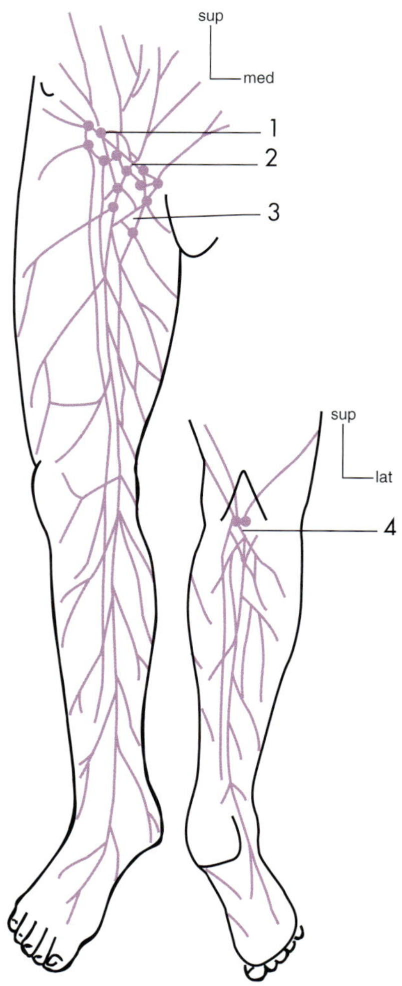

Organisation	
type	– c'est un des 2 systèmes de circulation de retour[1]
conformation	– divisé en 2 réseaux : 1 prof. et 1 superf. – les variables anatomiques sont fréquentes
caractéristiques	– système centripète (origine distale) – système passif – très petits calibres – ramifications nombreuses
territoire	– moitié inférieure du corps (toute la zone infra-ombilicale, du même côté) (fig. 7-14)

[1] L'autre étant le système veineux.

Lymphatiques profonds	
situation	– satellites des artères et veines (profondes)
caractéristiques	– ce réseau reçoit le drainage des nœuds lymphatiques superficiels
jambe	→ **nœuds poplités profonds**
cuisse	– loges ant. et post. → **nœuds inguinaux profonds** – loge médiale → **nœuds iliaques externes**
région glutéale	→ **nœuds iliaques internes**

Lymphatiques superficiels (fig. 7-15)	
situation	– satellites des veines superficielles
caractéristiques	– ce réseau se draine ensuite dans les nœuds lymphatiques profonds
pied	– dorsal : peu nombreux – plantaire : réseau dense
jambe	– vaisseaux médiaux (satellites de la veine grande saphène) et postérieurs (satellites de la veine petite saphène) → **nœuds poplités superficiels**
cuisse	– vaisseaux médiaux (satellites de la veine grande saphène) et latéraux → **nœuds inguinaux superficiels inférieurs**
région glutéale	– vaisseaux médiaux et latéraux → **nœuds inguinaux superf. supéromédiaux (trigone fémoral)** → **nœuds inguinaux superf. supérolatéraux**

QROC d'angiologie

Corrigés p. 515

1. Quel est le trajet du sang veineux profond à partir du pied ?
2. Quel est le trajet du sang veineux superficiel du pied ?
3. Quels sont les rapports de la veine poplitée ?
4. Où sont situés les nœuds lymphatiques du membre inférieur ?
5. Quel est le territoire vasculaire de l'artère fémorale profonde ?
6. D'où vient l'artère fibulaire ?
7. Par quelle(s) artère(s) est vascularisée l'extrémité supérieure du fémur ?
8. Par quelle artère est vascularisée la loge plantaire moyenne du pied ?
9. Qu'est-ce que le réseau cruciforme de la cuisse ?
10. Quels sont les principaux pouls du membre inférieur ?

8

MORPHOLOGIE TOPOGRAPHIE

TRIGONE FÉMORAL

▶ 8-1

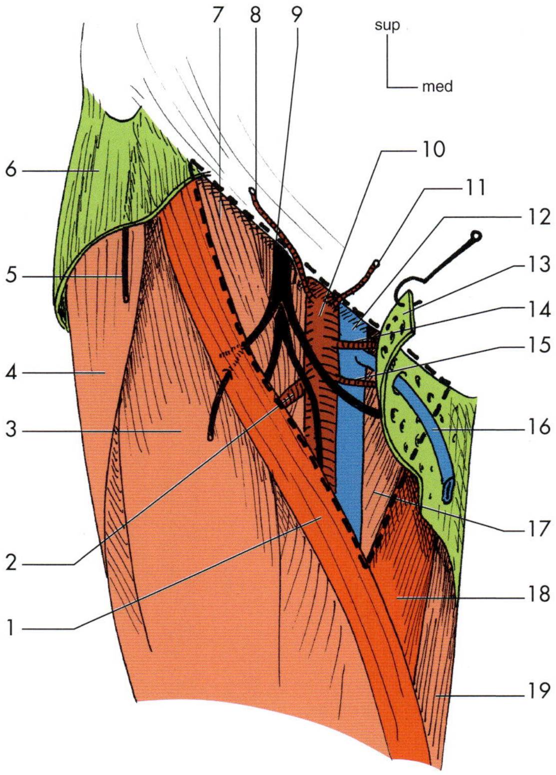

Trigone fémoral.
1. Sartorius
2. Artère fémorale profonde
3. Droit fémoral
4. TFL
5. Nerf cutané latéral de la cuisse
6. Fascia superficiel
7. Iliopsoas
8. Artère épigastrique superficielle
9. Nerf fémoral
10. Artère fémorale commune
11. Artère circonflexe iliaque superficielle
12. Veine fémorale commune
13. Fascia criblé
14. Artère pudendale externe supérieure
15. Artère pudendale externe inférieure
16. Veine grande saphène (crosse)
17. Pectiné
18. Long adducteur
19. Gracile

Définition[1]	
	– c'est une zone de passage vasculonerveux
Situation	
	– partie supéromédiale de la face ant. de la cuisse (fig. 8-1)
Forme	
	– triangulaire à base supérieure (inguinale)
Contenant	
	– en dh : sartorius – en dd : long adducteur – en ht : ligament inguinal – en prof. : en dh le muscle iliopsoas, en dd le pectiné – en superf. : fascia superficiel (en dd le fascia criblé)
Contenu	
	– de dh en dd : nerf fémoral (et ses 4 branches terminales), artère fémorale commune, veine fémorale commune (et la crosse de la veine grande saphène), nœuds lymphatiques – et de la graisse

[1] Ancien triangle de Scarpa.

RÉGION TROCHANTÉRIENNE

▶ 8-2

Région trochantérienne.

1. Grand glutéal
2. Carré fémoral
3. Obturateur interne et jumeaux
4. Piriforme
5. Moyen glutéal
6. Sillon inférieur du flanc
7. TFL
8. Grand trochanter

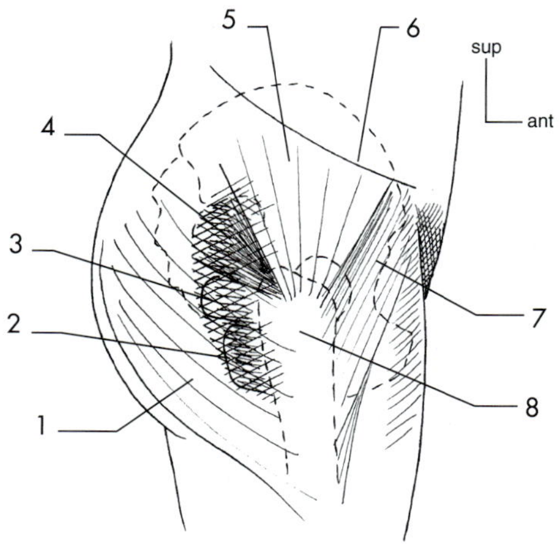

Définition		
	– c'est une zone morphologique	
Situation		
	– partie latérale de la hanche (fig. 8-2)	
Forme		
	– plus ostéomusculaire chez l'homme, plus musculograisseuse chez la femme – région circulaire centrée autour du grand trochanter	
Description		
limites	– sup. : la crête iliaque chez les gens minces, le sillon inférieur du flanc chez les autres (accentué par l'inclinaison homolatérale du tronc) – inf. : la jonction (arbitraire) avec la face latérale de la cuisse – ant. : le bord antérieur du TFL – post. : la partie latérale du galbe du grand glutéal	
relief	**au centre**	– la saillie osseuse du grand trochanter (accentuée lors d'une attitude hanchée) ses 3 bords sont palpables avec 3 doigts – relief ± recouvert de graisse (« culotte de cheval ») dans l'obésité gynoïde
	au-dessus	– masse charnue du moyen glutéal, convexe en tous sens et plus marquée à la contraction
	au-dessous	– méplat du tractus iliotibial (et fibres tendineuses du TFL)
	en arrière	– méplat rétrotrochantérien, se creusant davantage en serrant les fesses – correspond à la localisation des pelvitrochantériens
	en avant	– relief oblique en bas et arrière de la partie charnue du TFL recouvrant celle du petit glutéal

RÉGION GLUTÉALE

▶ 8-3

Région glutéale.

a) Morphologie féminine. Projection du nerf sciatique (2) et quadrant supérolatéral : zone des injections intramusculaires (1)

b) Morphologie masculine. À gauche, morphologie réniforme du grand glutéal contracté. À droite, projection rhomboïdale des fibres du grand glutéal (3), amas graisseux (4), ligament suspenseur du pli sous-glutéal (5)

c) En position assise : aplatissement et élargissement transversal de la fesse

d) En flexion de hanche : mise en évidence de la morphologie rhomboïdale chez un sujet masculin maigre.

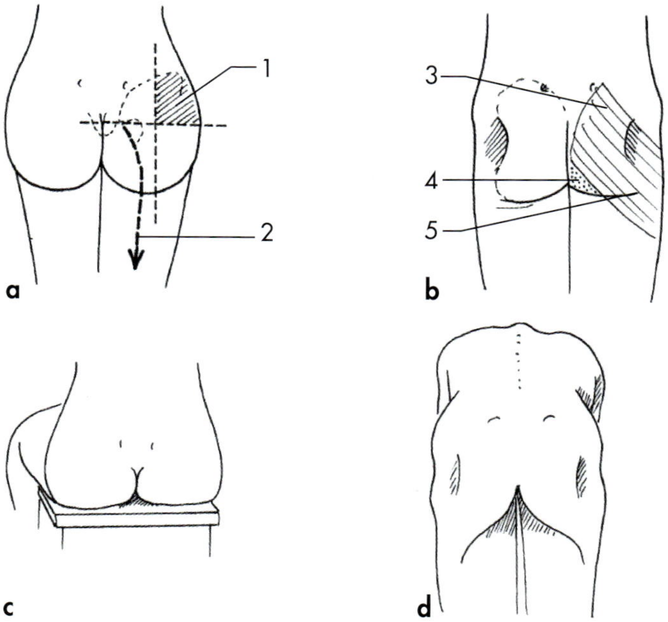

Définition	
	– c'est une zone morphologique
Situation	
	– partie postérieure de la hanche (fig. 8-3)
Forme	
	– relief musculaire et graisseux important, convexe en tous sens – s'accentue en extension active de hanche – s'atténue lors de la flexion
Description	
limites	– sup. : EIPS et crête iliaque – inf. : sillon sous-glutéal (ne correspondant pas au bord inf. du grand glutéal) – med. : sillon interglutéal – lat. : méplat rétrotrochantérien
relief	**différences sexuelles** – chez la femme, le galbe cellulograisseux amoindrit le relief musculaire et la fesse est plus arrondie (± charnue selon le cas) **différences dues à l'âge** – avec l'âge la graisse fond et le relief musculaire, même faible, donne une forme rhomboïdale (losangique) lors de la contraction **différences dues à la contraction musculaire** – chez l'homme principalement, le serrage des fesses leur donne un aspect réniforme à hile latéral **différentes zones de la fesse** – le grand glutéal descend plus bas en dh – la graisse occupe davantage la zone inféromédiale – on divise la fesse en 4 quadrants (l'inféromédial correspond au passage du nerf sciatique, son opposé supérolatéral est le terrain d'élection des piqûres intramusculaires)

FACE ANTÉRIEURE DE LA CUISSE

▶ 8-4

Région antérieure de la cuisse.
1. Vaste médial
2. Droit fémoral
3. Vaste latéral
4. TFL
5. Sartorius
6. Triangle du quadriceps

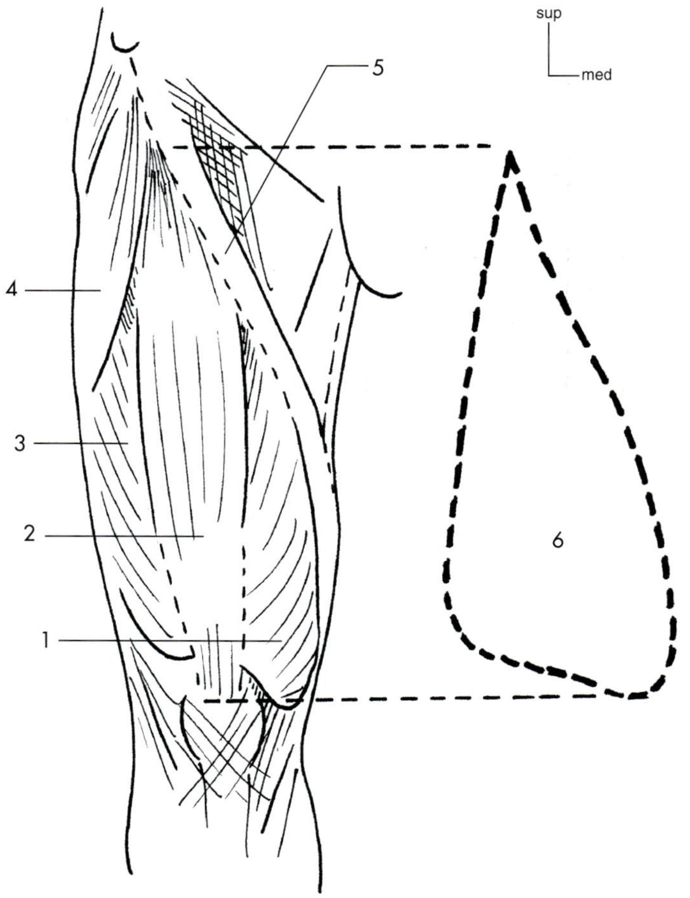

Définition	
	– c'est une région morphologique (correspond à la loge antérieure)
Situation	
	– partie antérieure du segment proximal du membre inférieur (fig. 8-4)
Forme	
	– relief musculaire oblong, accentué par la contraction – triangulaire à base inférieure et à grand axe oblique en bas et en dd
Description	
limites	– en dd : sartorius (oblique en bas et en dd, très allongé) – en dh : tractus iliotibial (TFL) plaquant la cuisse vers le dd – en bas : tendon quadricipital, large et épais
relief	– masse musculaire volumineuse du quadriceps (de forme grossièrement triangulaire à sommet sup.) – une bande musculaire verticale et médiane : droit fémoral – un relief supérolatéral, en partie masqué par le TFL : vaste latéral – un relief inféromédial, globuleux à la contraction chez le sujet musclé : vaste médial

FACE MÉDIALE DE LA CUISSE

▶ 8-5

Région médiale de la cuisse (partagée en 2 moitiés a et b).

1. Vaste médial
2. Sartorius
3. Droit fémoral
4. Long adducteur
5. Grand glutéal
6. Grand adducteur
7. Gracile
8. Semi-membraneux
9. Semi-tendineux

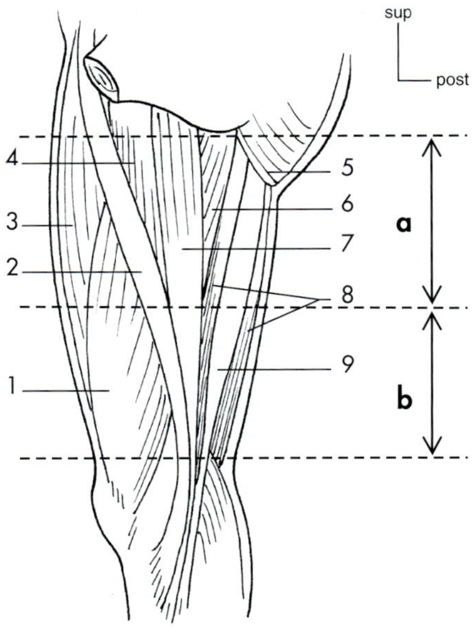

Définition		
	– c'est une zone morphologique (correspond à la loge médiale)	
Situation		
	– partie médiale du segment proximal du membre inférieur (fig. 8-5)	
Forme		
	– masse musculaire épaisse allongée, bombée d'avant en arrière – ce relief, sans plan osseux sous-jacent, s'élargit en position assise (par appui) – les tendons proximaux (surtout long adducteur) sont plus marqués à la partie supérieure (et plus visibles à l'écartement de la cuisse)	
Description		
limites	1. en avt : canal fémoral (masqué par le sartorius) 2. en arr. : ischiojambiers médiaux 3. en profondeur : plan osseux	
relief	– sur la couture du pantalon :	– gracile et, en profondeur, court adducteur
	– à la moitié supérieure :	– en avt : long adducteur – en arr. : grand adducteur
	– à la partie postéro-inférieure :	– en avt : sartorius et VM – en arr. : semi-tendineux et semi-membraneux

FACE LATÉRALE DE LA CUISSE

▶ 8-6

Région latérale de la cuisse (entre les pointillés).

1. Court biceps
2. Long biceps
3. Vaste latéral
4. Tractus iliotibial

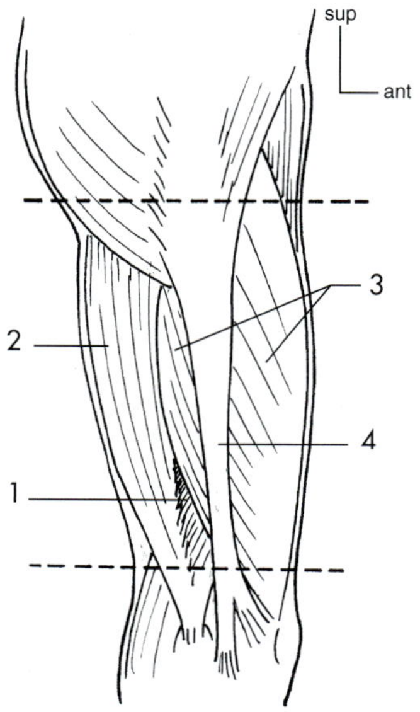

Définition	
	– c'est une zone morphologique (ne correspond pas à une loge musculaire, mais au plaquage par le tractus iliotibial[1] de la jonction entre les loges ant. et post.)
Situation	
	– sur la couture du pantalon, côté latéral (fig. 8-6)
Forme	
	– bande aplatie longitudinalement, rétrécie en bas
Description	
limites	– en ht : grand trochanter – en bas : condyle latéral du fémur – en avt : vaste latéral (VL) – en arr. : VL et biceps (en bas : court biceps) – en superf. : tractus iliotibial – en prof. : VL
relief	– aplati (plaquage par le tractus iliotibial) – déprimé axialement lors d'une adduction de hanche (plaquage accentué)

[1] Ancienne bandelette de Maissiat

FACE POSTÉRIEURE DE LA CUISSE

▶ 8-7

Région postérieure de la cuisse (entre les pointillés).

1. Semi-membraneux
2. Semi-tendineux
3. Grand adducteur
4. Gracile
5. Grand glutéal
6. Vaste latéral
7. Long biceps
8. Court biceps

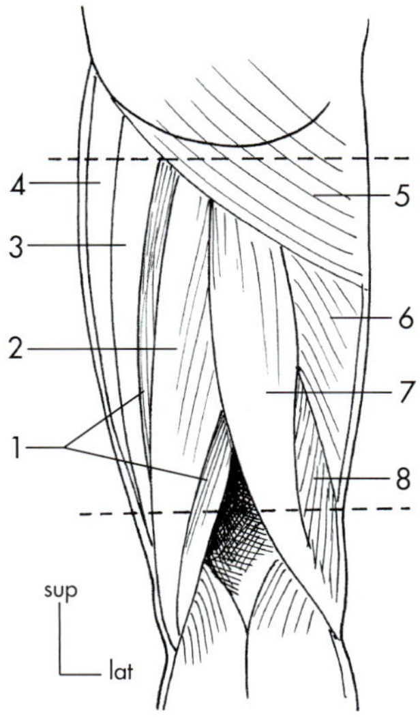

Définition	
	– c'est une région morphologique (correspond à la loge postérieure)
Situation	
	– partie postérieure du segment proximal du membre inférieur (fig. 8-7)
Forme	
	– relief musculaire étroit et allongé, plus marqué à la contraction (flex. du genou)
Description	
limites	– en dh : tractus iliotibial (TFL) – en dd : muscle gracile – en ht : bord inf. du grand glutéal (oblique en bas et dh) – en bas : l'écartement des ischiojambiers (pointe du losange poplité)
relief	– moitié supérieure : tendon commun des ischiojambiers (IJ) – moitié inférieure : différenciation des IJ médiaux (semi-tendineux et semi-membraneux) et latéral (long biceps)

CANAL FÉMORAL

▶ 8-8

Canal fémoral : coupe au niveau moyen (a) et à la partie inférieure : canal des adducteurs (b).

1. Droit fémoral
2. Vaste médial
3. Vaste intermédiaire
4. Vaste latéral
5. Court et long biceps
6. Nerf sciatique
7. Long adducteur
8. Semi-tendineux
9. Semi-membraneux
10. Grand adducteur
11. Gracile
12. Veine grande saphène
13. Vaisseaux fémoraux (et nerf saphène)
14. Sartorius
15. Fascia des adducteurs

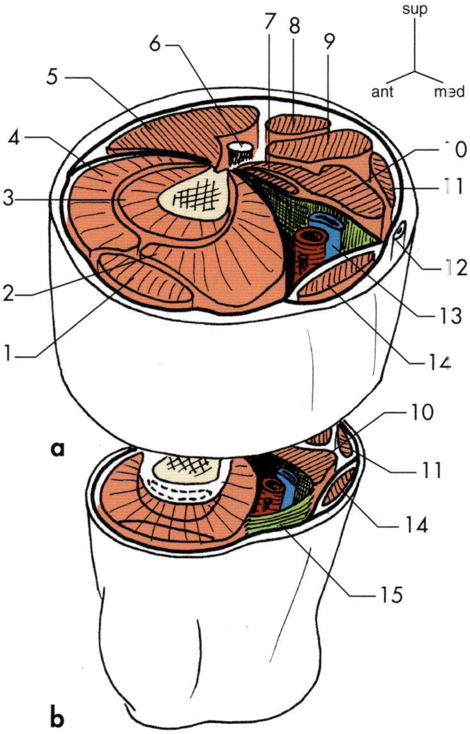

Définition	
	– c'est une zone de passage vasculonerveux
Situation	
	– partie antéromédiale de la cuisse (fig. 8-8) – entre, en ht, le trigone fémoral, et, en bas, le hiatus de l'adducteur – à la partie inférieure de la cuisse il prend le nom de **canal des adducteurs**[1] car sa limite superficielle n'est plus le sartorius mais un fascia reliant le VM au grand adducteur
Forme	
	– allongé (à la coupe : angle dièdre ouvert en dedans)
Contenant	
	– en dh : le plan osseux (fémur) – en dd : muscle sartorius (à la partie inf. : fascia des adducteurs) – en avt : muscle vaste médial – en arr. : muscle long adducteur (à la partie sup.), puis grand add. (à la partie inf.)
Contenu	
	– artère et veine fémorales superficielles – nerf saphène, vaisseaux lymphatiques

[1] Ancien canal de Hunter.

FOSSE POPLITÉE

▶ 8-9

Région poplitée, en coupe (a) entre les pointillés, et en vue postérieure (b).

1. LCF du genou
2. Bourse synoviale prétendineuse
3. Tendon quadricipital
4. LCA
5. LCP
6. Veine grande saphène
7. LCT du genou
8. Sartorius
9. Gracile
10. Gastrocnémien médial
11. Semi-membraneux
12. Semi-tendineux
13. Nœuds lymphatiques
14. Artère poplitée
15. Veine petite saphène
16. Nerf tibial
17. Veine poplitée (entre nerf tibial et condyle lat.)
18. Plantaire
19. Nerf fibulaire commun
20. Gastrocnémien latéral
21. Biceps
22. Hiatus de l'adducteur
23. Grand adducteur
24. Vaisseaux fémoraux

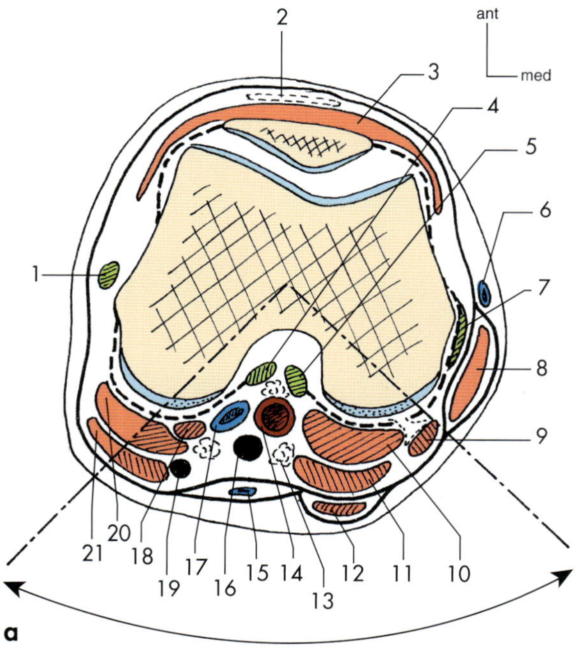

a

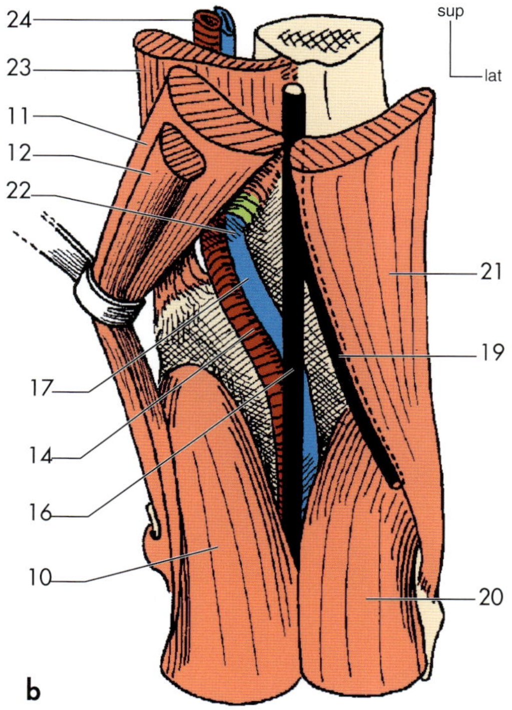

b

Définition	
	– c'est une zone de passage vasculonerveux
Situation	
	– partie postérieure du genou (fig. 8-9 et *cf.* fig. 6-17)
Forme	
	– losangique à grand axe vertical – déprimée en flexion, légèrement bombée en rectitude
Contenant	
	– en ht/dh : biceps – en ht/dd : semi-tendineux et semi-membraneux – en bas/dh : gastrocnémien latéral – en bas/dd : gastrocnémien médial – en prof. : plan ostéoarticulaire – en superf. : les 2 fascias poplités (avec la crosse de la veine petite saphène)
Contenu	
	– artère et veine poplitées[1] + lymphatiques – nerfs tibial (dans l'axe vertical) et fibulaire commun (longeant le biceps) – graisse

[1] À noter que la veine est placée entre le nerf tibial et le condyle latéral du fémur, ce qui assure une chasse veineuse lors de l'extension du genou grâce au placquage entre le nerf tibial et le fémur.

FACE ANTÉRIEURE DU GENOU

▶ 8-10

Région antérieure du genou : en rectitude (a) et en flexion maximale (b).

1. TFL
2. Tendon quadricipital
3. Vaste latéral
4. Vaste médial
5. Patte d'oie
6. Tendon patellaire
7. Tubercule infracondylaire
8. Épicondyle latéral du fémur
9. Bord latéral de la trochlée fémorale
10. Tubérosité tibiale

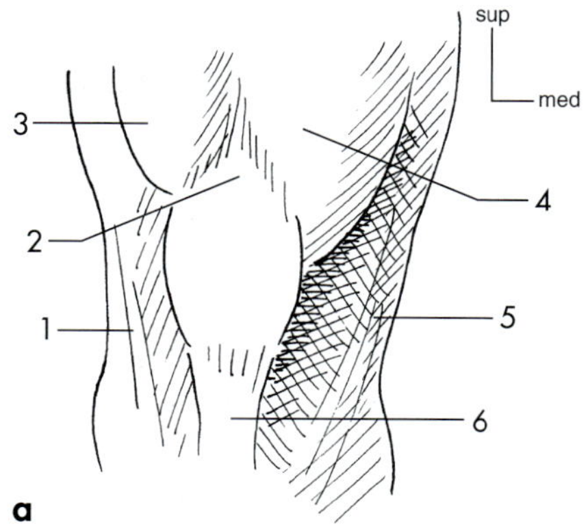

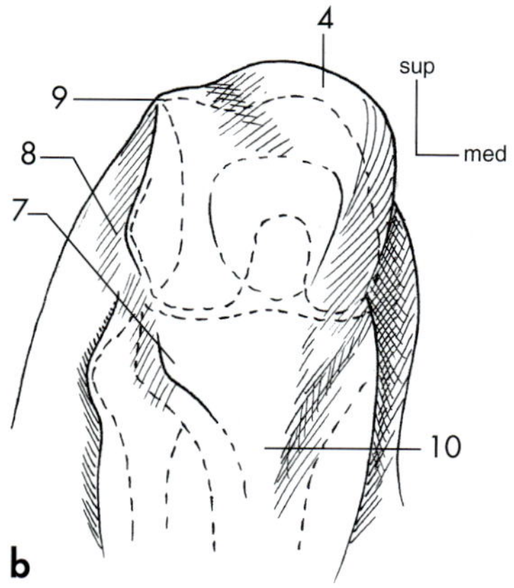

Définition	
	– c'est une zone morphologique
Situation	
	– face antérieure de la partie moyenne du membre inférieur (fig. 8-10)
Forme	
	– centrée autour d'un relief osseux sous cutané et proéminent : la patella
Description	
limites	– en ht : tendon quadricipital – en bas : tubérosité tibiale – en dd : tendons de la patte d'oie – en dh : fascia lata (TFL)
relief	**au centre** – relief osseux patellaire, saillant (± triangulaire à base sup.) **au-dessus** – large masse charnue du tendon quadricipital (plus volumineux en dd) – à la contraction le tendon s'aplatit et les jonctions charnues s'accentuent **au-dessous** – tendon patellaire (légèrement oblique en bas et en dh) – la dépression située de part et d'autre disparaît à la contraction quadricipitale : le plaquage du tendon aplatit le corps adipeux du genou et le fait saillir sur les côtés **médialement** – méplat médio-patellaire (expansions médiales de l'appareil extenseur) **latéralement** – méplat latéro-patellaire (expansions latérales de l'appareil extenseur)
note	**en flexion de genou :** – la morphologie patellaire s'atténue (du fait du calage de la patella dans l'interligne antérieur et de la saillie des condyles fémoraux) – la lèvre latérale de la surface patellaire du fémur, peu recouverte, devient saillante – la lèvre médiale de cette surface est masquée par les volumineuses fibres du VM, donnant un relief marqué, convexe en tous sens

FACE MÉDIALE DU GENOU

▶ **8-11**

Région médiale du genou.
1. Méplat rétropatellaire
2. Vaste médial
3. Semi-membraneux
4. Semi-tendineux
5. Gracile
6. Sartorius
7. Épicondyle médial du fémur
8. Patte d'oie

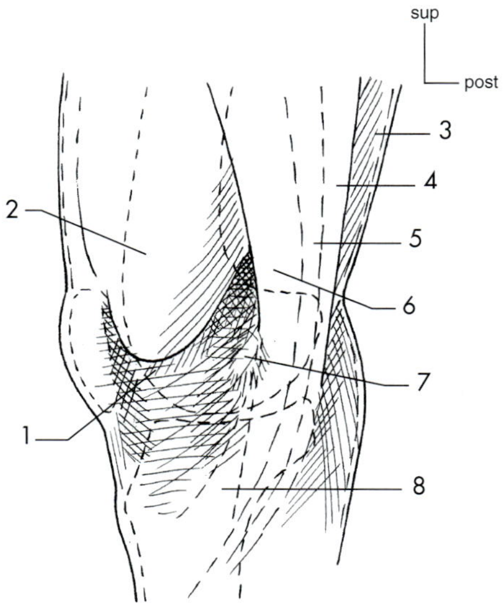

Définition	
	– c'est une zone morphologique
Situation	
	– partie médiale de la jonction entre la cuisse et la jambe (fig. 8-11)
Forme	
	– relief osseux recouvert de tendons aplatis – zone plus en relief que la face latérale, du fait du valgus du genou
Description	
limites	– en prof. : plan osseux du genou – en superf. fascia et peau – en avt : plan patellaire – en arr. : ischiojambiers médiaux
relief	– situé de part et d'autre de l'interligne fémorotibial **partie moy.** – petite saillie de l'épicondyle médial du fémur – au-dessus : relief charnu du VM (s'il est détendu, on peut palper le tubercule de l'adducteur : 3e faisceau du grand add.) **partie ant.** – méplat rétropatellaire (expansions du tendon quadricipital) **partie post.** – relief tendineux aplati des muscles de la patte d'oie – parfois relief superficiel de la veine grande saphène

FACE LATÉRALE DU GENOU

▶ 8-12

Région latérale du genou en rectitude (a) et en flexion (b).

1. LCF du genou
2. Tendon du biceps
3. Vaste latéral
4. Tendon du tractus (TFL)
5. Méplat rétropatellaire

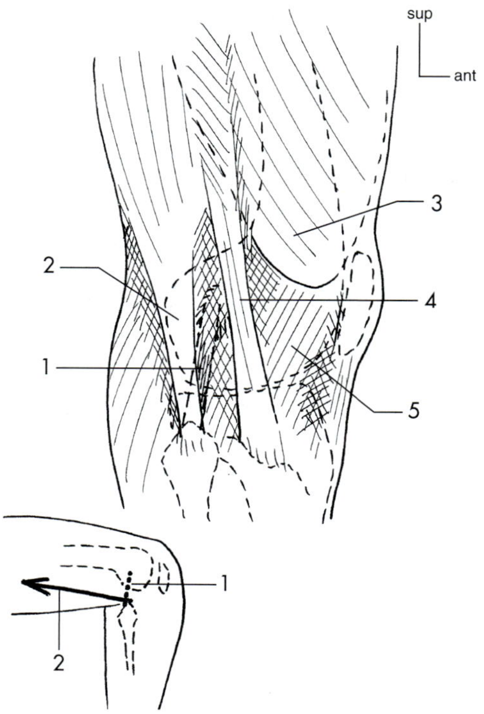

Définition	
	– c'est une zone morphologique
Situation	
	– partie latérale de la jonction entre la cuisse et la jambe (fig. 8-12)
Forme	
	– relief osseux recouvert de tendons aplatis
Description	
limites	– en prof. : plan osseux – en superf. : fascia et peau – en avt : plan patellaire – en arr. : biceps et plan poplité
relief	– situé de part et d'autre de l'interligne fémorotibial **partie moy.** – relief tendineux vertical du tractus iliotibial (TFL) **partie ant.** – méplat rétropatellaire (expansions du tendon quadricipital) **partie post.** – petite saillie osseuse de l'épicondyle latéral du fémur – saillie verticale du tendon du biceps recouvrant le ligament collatéral fibulaire du genou (LCF)[1]

[1] La palpation du LCF nécessite une flexion du genou de façon à ce que le tendon bicipital devienne perpendiculaire à lui (un bâillement latéral est en outre souhaitable).

FACE POSTÉRIEURE DE LA JAMBE

▶ 8-13

Région postérieure de la jambe (divisée en 2 moitiés).

1. Gastrocnémien médial
2. Gastrocnémien latéral
3. Soléaire
4. Tendon calcanéen

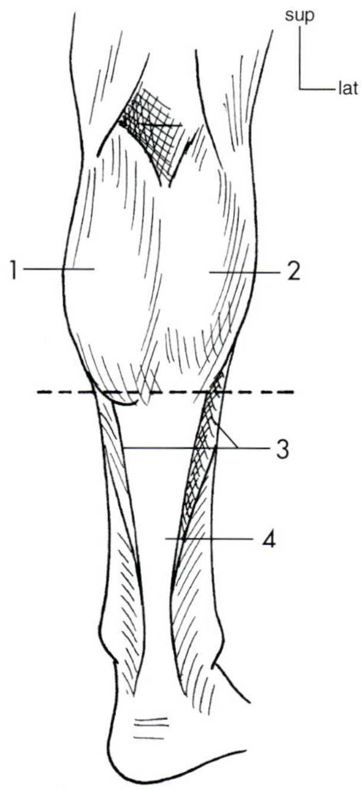

Définition		
	– c'est une zone morphologique correspondant à la loge postérieure	
Situation		
	– partie postérieure du segment distal du membre inférieur (fig. 8-13)	
Forme		
	– relief musculaire à sa moitié supérieure (plus marqué à la contraction) et tendineux à sa moitié inférieure	
Description		
limites	– en ht : fosse poplitée – en bas : cou de pied postérieur – en avt : plan osseux – en arr. : fascia superficiel et veine petite saphène	
relief	**moitié sup.**	– volumineuse, divisée en 2 masses charnues (gastrocnémiens lat. et med.) – ces masses sont oblongues à grand axe vertical, plus larges en bas – le gastrocnémien médial est plus ventru et plus haut que le latéral – chaque chef du gastrocnémien est aplati en haut et sur les côtés (lame tendineuse d'origine)
	moitié inf.	– partie effilée vers le bas – c'est une lame tendineuse limitée de chaque côté par les fibres du soléaire – cette lame est triangulaire à sommet calcanéen, épaisse

LOGE ANTÉROLATÉRALE DE LA JAMBE

▶ 8-14

Région antérolatérale de la jambe (entre pointillés).

1. LEO
2. Muscles fibulaires
3. TA
4. Tendon du LEH
5. RME

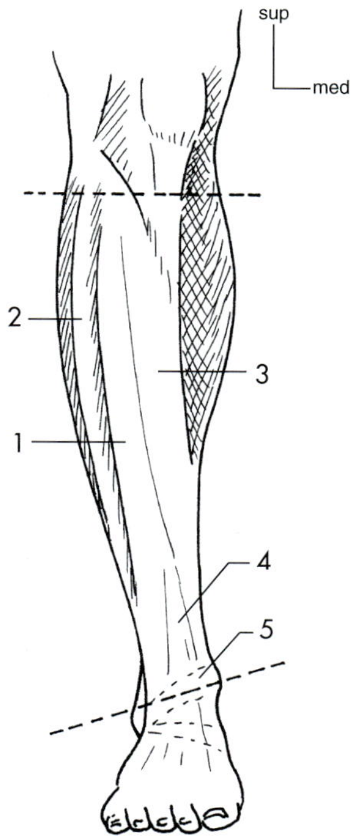

Définition		
	– c'est une zone morphologique (répond aux loges antérieure et latérale de la jambe)	
Situation		
	– partie antérolatérale du segment distal du membre inférieur (fig. 8-14)	
Forme		
	– relief musculaire, accentué par le relèvement et l'abduction du pied, l'extension des orteils – loge allongée verticalement, subdivisée en 2 (ant. et lat.) par un petit sillon vertical	
Description		
limites	– en ht : crête oblique prolongeant la tubérosité tibiale vers le haut, avec le tubercule infracondylaire – en bas : ligne bimalléolaire – en dd : crête tibiale – en dh : sillon de séparation avec la loge postérieure	
relief	**loge ant.**	– correspond aux muscles releveurs du pied – elle est plus large et plus saillante que la latérale – la partie supérieure est charnue et plus large – la partie inférieure est tendineuse et plus étroite
	loge lat.	– la contraction des muscles fibulaires laisse voir une petite dépression transversale, à mi-hauteur, correspondant à la limite charnue entre le long et le court

COU DE PIED ANTÉRIEUR

▶ 8-15

1. LEO
2. 3e fibulaire
3. RME
4. Malléole latérale
5. PVN dorsal du pied (suite du n. fib. prof. et vaissx tibiaux ant.)
6. TA
7. LEH

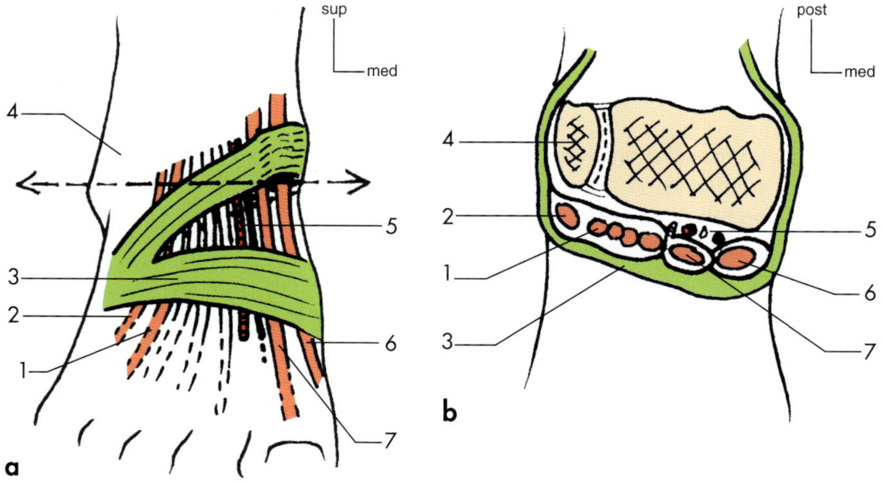

Définition	
	– c'est une zone morphologique
Situation	
	– à la partie antérieure de la cheville – d'une malléole à l'autre
Forme (fig. 8-15)	
	– correspond au pli de flexion de la cheville – convexe transversalement et concave verticalement – marquée par le passage des tendons releveurs du pied (relief accentué par la contraction)
Composition	
	1. **superficiellement,** elle répond au rétinaculum des muscles extenseurs (des orteils). Il est palpable lors de la contraction des releveurs du pied 2. **en dessous,** on repère et l'on palpe, de dedans en dehors : – tendon du tibial ant. – tendon du LEH – PVN dorsal du pied (prise du pouls) – tendon du LEO – tendon du 3e fibulaire 3. **en profondeur,** elle répond au plan ostéoarticulaire des 2 os de la jambe (malléoles et interligne tibiofibulaire inf.)

COU DE PIED POSTÉRIEUR

▶ 8-16

A. Gouttière rétromalléolaire latérale
B. Gouttière rétromalléolaire médiale
1. Malléole latérale
2. CF
3. LF
4. N. tibial et vaissx tibiaux post.
5. Espace cellulograisseux
6. Tendon calcanéen
7. M. plantaire
8. LFH
9. LFO
10. TP

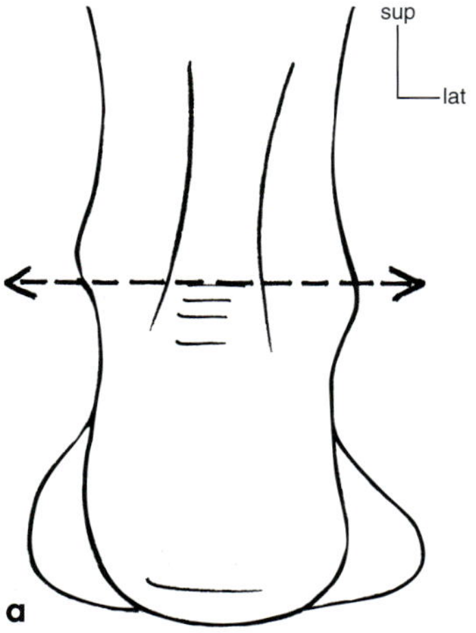

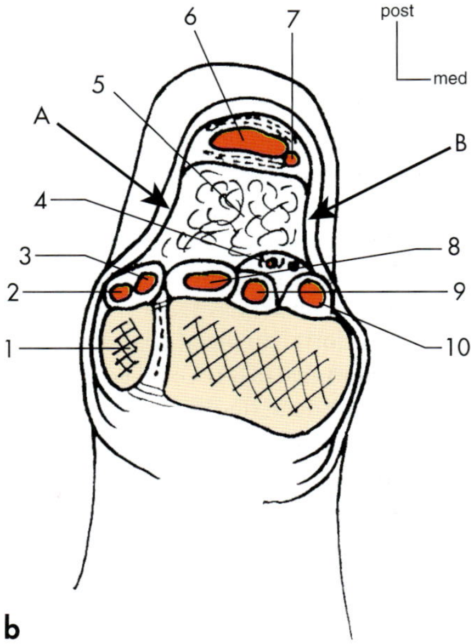

Définition	
	– c'est une zone morphologique, comprenant un passage vasculonerveux
Situation	
	– à la partie postérieure de la cheville – d'une malléole à l'autre
Forme (fig. 8-16)	
	– composée d'une saillie verticale et médiane séparant 2 gouttières rétromalléolaires
Composition	
	1. saillie médiane : – étroite, convexe transversalement et légèrement concave verticalement – correspond au tendon calcanéen (légèrement oblique en bas et en dd). – le tendon est puissant et légèrement rétréci en regard de la jonction talocrurale (zone des ruptures), il est isolé (avec le tendon du muscle plantaire) par un dédoublement du fascia superficiel **2. gouttière rétromalléolaire médiale :** – située entre le tendon calcanéen et la malléole médiale – cette gouttière est concave transversalement et légèrement verticalement (elle est vite comblée en cas d'œdème) – elle contient de dd en dh : les tendons du tibial post. et du LFO, le PVN tibial post., le tendon du LFH. Ces structures sont séparées par des cloisons fibreuses issues du fascia profond **3. gouttière rétromalléolaire latérale :** – située entre le tendon calcanéen et la malléole latérale – cette gouttière est concave transversalement et légèrement verticalement (elle est vite comblée en cas d'œdème) – elle contient les tendons des court et long fibulaires, dans une gaine synoviale maintenue par le rétinaculum supérieur de muscles fibulaires

CANAL TARSIEN, OU CALCANÉEN

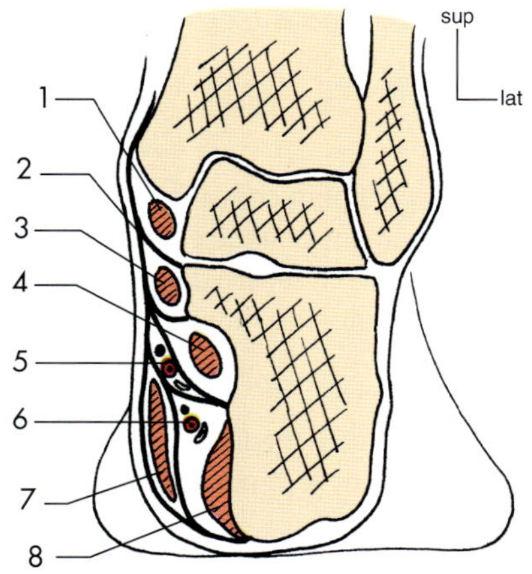

▶ 8-17

Canal tarsien (coupe frontale).

1. TP
2. RMF
3. LFO
4. LFH
5. PVN plantaire médial
6. PVN plantaire latéral
7. Abducteur du I
8. Carré plantaire

Définition[1]	
	– c'est une zone de passage vasculonerveux et tendineux
Situation	
	– partie postéromédiale du pied (fig. 8-17) – entre la région rétromalléolaire médiale et la voûte plantaire
Forme	
	– tunnel ostéo-fibreux (TOF) oblique en bas et en avant
Contenant	
	– en prof. : face médiale du calcanéus – en superf. : rétinaculum des muscles fléchisseurs (avec ses expansions séparant les différents contenus) – en ht : malléole med. (sustentaculum tali, si portion strictement calcanéenne) – en bas. : abducteur de l'hallux et fibres médiales du carré plantaire
Contenu	
	de haut en bas : – tendon du tibial postérieur (TP), sous la malléole médiale – tendon du long fléchisseur des orteils (LFO), en regard du sustentaculum – tendon du long fléchisseur de l'hallux (LFH), sous le sustentaculum – PVN plantaire médial – PVN plantaire latéral

[1] Les 2 termes peuvent être considérés comme synonymes. Signalons simplement que la partie strictement calcanéenne exclut le tendon du TP, alors qu'il est inclus dans la notion de canal tarsien (englobant le talus).

VOÛTE PLANTAIRE

▶ 8-18

Coupes sagittale (a) et transversale (b) du pied.

1. Ligament calcanéo-cuboïdien et plantaire long
2. Muscles profonds de la plante
3. CFO
4. Aponévrose plantaire
5. Capiton cellulograisseux plantaire
6. Loge latérale
7. Loge moyenne (aponévrose plantaire)
8. Loge médiale

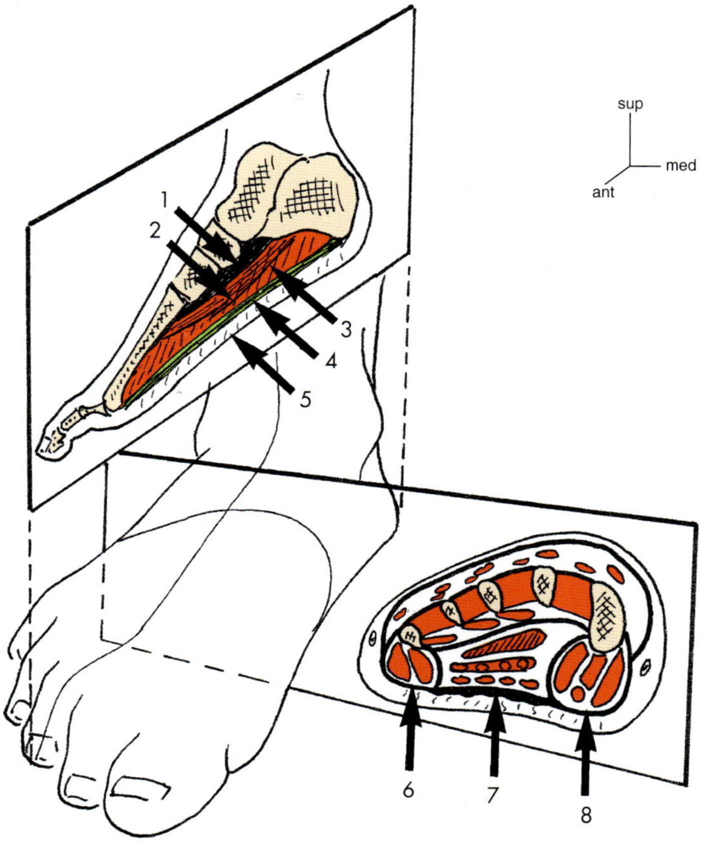

Définition	
	– c'est une zone morphologique
Situation	
	– partie inférieure du pied (fig. 8-18)
Forme	
	– triangulaire à base distale et sommet talonnier – relief musculaire recouvert d'un épais capiton cellulograisseux
Description	
limites	– antérieure : ligne des têtes métatarsiennes recouverte par un capiton épais – postérieure (pointe du triangle) : talon du pied – médiale : bord du pied représenté par le relief de l'abducteur de l'hallux – latérale : bord du pied représenté par le relief de l'abducteur du 5e orteil
relief	– concave en tous sens, plus marqué en dedans, avec :
	1. une surface cutanée fine et adhérente au centre ; épaisse et calleuse aux zones de contact (surtout talon, têtes de M1 et M5) 2. un contenu musculaire réparti en 3 loges : – médiale (abducteur de l'hallux, CFH, tendon du LFH) – moyenne (de la superficie à la profondeur : aponévrose plantaire, tendons CFO et LFO, carré plantaire et lombricaux, adducteur oblique de l'hallux) – latérale (abducteur, court fléchisseur et opposant du V)

DOS DU PIED

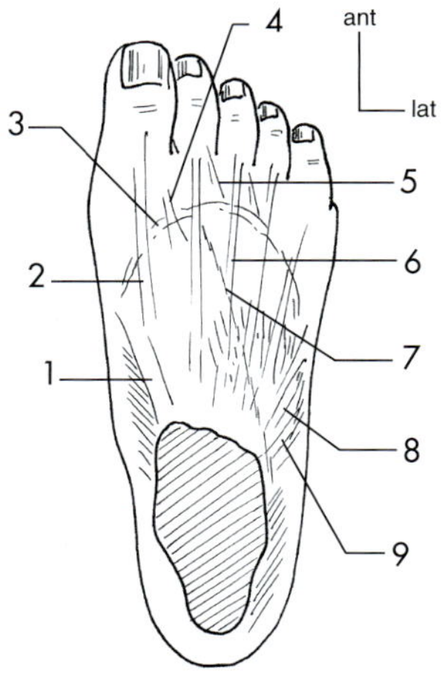

▶ 8-19

Face dorsale du pied.

1. Tendon du TA
2. Tendon du LEH
3. Arcade veineuse dorsale
4. Tendon du CEH
5. Tendons du CEO
6. Tendon du LEO
7. Nerf fibulaire superficiel
8. Tendon du 3e fibulaire
9. Corps charnu du CEO

Définition	
	– c'est une zone morphologique
Situation	
	– partie dorsale du pied, entre la cheville et les orteils (fig. 8-19)
Forme	
	– surface située dans un plan oblique en bas, en dh et en avt – plus large en distal et bombée transversalement
Description	
limites	– en arr. : rétinaculum des muscles extenseurs (RME) – en avt : commissure des orteils – en dd : bord médial du pied – en dh : bord latéral du pied
relief	il montre 3 plans très proches : peau, tendons, os. – la peau, fine et mobile, avec le trajet oblique en avt et dd de la partie terminale du nerf fibulaire superficiel – entre peau et os glissent les tendons du long extenseur de l'hallux (LEH), en dedans, puis de celui des orteils (LEO), en dehors. Entre eux passe le PVN dorsal du pied (pouls) – sous le LEO passe obliquement (en avt et dd) le court extenseur des orteils (CEO) dont on voit le volume charnu à la partie postérolatérale des tendons du LEO et, plus ou moins, les tendons obliques entre ceux du LEO. Latéralement on peut noter le tendon du 3e fibulaire – les 5 métatarsiens et les interosseux dorsaux

QROC de morpho-topographie

Corrigés p. 516

1. Quelles sont les limites du trigone fémoral ?
2. Quel est le contenu du canal fémoral ?
3. Quelles sont les limites de la fosse poplitée ?
4. Quelles sont les limites du canal tarsien ?
5. Quelle est la morphologie de la région trochantérienne ?
6. Quelle est la morphologie du mollet ?
7. Qu'est-ce que la gouttière rétromalléolaire médiale ?
8. Comment peut-on palper la surface patellaire du fémur ?
9. Donnez les caractéristiques de la gouttière rétromalléolaire latérale.
10. Quelle est la morphologie de la loge latérale de la jambe ?

CHRONO–QROC

9

OSTÉOLOGIE

Question : l'essentiel de l'os coxal ?		
30"	3'	15'
5 points à dire	**7 points à ajouter**	**8 points à ajouter**
▸ les 2 os coxaux = partie la plus importante de la ceinture pelvienne	▸ 3 os primitifs	▸ f. ext. = 3 parties de ht en bas : – ht : surf. glutéale pour mm. glutéaux – moy. : rétrécie pour acétabulum – inf. : foramen obturé avec adducteurs, obturateur ext. et, en arr. les IJ ▸ f. int. = 2 parties séparées par ligne arquée
▸ ff. ext./int. + 4 bords	▸ ff. avec orifices : grande + petite incisures + for. obturé	▸ ff. avec orifices avec fibreux : – grande incisure = piriforme + 2 foramens – petite incisure = OI + jumeaux – foramen obturé = MOI + PVN obturat.
▸ 3 articulations	▸ 3 types différents ▸ orientations	▸ types : – coxofémorale = sphéroïde – symphyse pubienne = symphyse – sacro–iliaque = mi–synoviale – mi–symphyse ▸ orient. : – coxofémorale dh, bas, avt – symphyse pubienne dd – sacro–iliaque dd, ht, avt
▸ entonnoir : gd + pt bassins	▸ grand bassin = péritoine s/fosses iliaques ▸ petit bassin = recto–uro–génital s/élév. anus	▸ grand bassin = péritoine s/fosses iliaques + m. iliaque ▸ petit bassin = recto–uro–génital s/élévat. anus + coccygien
▸ mm. tronc + cuisse/genou	▸ tronc : – abdo + dorsaux – glutéaux/IJ/add. – PT – autres (DF, iliaq.)	▸ tronc : – abdo : crête 2/3 ant. – dorsaux : crête tiers post. – glutéaux (coiffe superf.) – IJ : tubér. → loge post. – add. : br. IP – PT : 2 int. + 2 ext. + 2 post. – DF (3 tendons) – iliaque : rejoint par psoas

Question : l'essentiel de l'extrémité supérieure du fémur ?		
30″	3′	15′
5 points à dire	**5 points à ajouter**	**5 points à ajouter**
▸ volumineuse en 4 parties	▸ extrémité recourbée en dedans	▸ â. cervicodiaphysaire : 130° ; â. antéversion : 15°
▸ tête sphéroïde pour l'os coxal	▸ tête congruente et concordante	▸ tête 2/3 de sphère de 4 à 5 cm de Ø, fovéa près du centre
▸ col long	▸ col orienté en dedans, haut, avant	▸ col plat en avant et traversé en arr. par sillon de l'obturateur ext. (oblique en dehors et en haut)
▸ grand trochanter pour les insertions des pelvitrochantériers (PT) + petit et moyen glutéaux	▸ mm. PT sur ff. médiale et sup. du grand trochanter, mm. glutéaux (plus superficiels) sur ff. lat. et ant.	▸ grand trochanter surplombe le col – f. med., d'avant en arr. : obturateur ext., obturateur int. et jumeaux ; – f. sup. : pririforme ; – f. lat. : moyen glutéal ; – f. ant. : petit glutéal et limite avec col = ligne intertrochantérique pour capsule et l. iliofémoral)
▸ petit trochanter pour l'iliopsoas	▸ petit trochanter dans la concavité de l'angle cervicodiaphysaire	▸ petit trochanter : en avant fossette pour le l. pubofémoral, en arrière apex pour iliopsoas

Question : l'essentiel de l'extrémité inférieure du fémur ?		
30"	3'	15'
5 points à dire	**7 points à ajouter**	**6 points à ajouter**
▶ = volumineuse	▶ divisée en 3 : zone de transition, surface patellaire et les 2 condyles	▶ la zone de transition permet le passage d'une diaphyse à 3 faces à une extrémité inférieure grossièrement quadrangulaire
▶ déjetée en arrière	▶ surface patellaire = ginglyme pour la patella	▶ surface patellaire ou trochlée : 1 gorge verticale et 2 joues, dont la lat. est plus large, plus haute et plus saillante ▶ elle regarde en avant, légèrement en bas, SAECH
▶ présente 2 surfaces articulaires, pour patella et pour tibia	▶ condyles fémoraux = bicondylaire pour les 2 condyles tibiaux et les ménisques	▶ chaque condyle : – f. périphérique avec 1 épicondyle pour le l. coll. et le gastrocnémien correspondants – f. axiale délimité la fosse intercondylaire et insertion d'un l. croisé (LCA partie postérosup. du condyle lat./ LCP partie antérosup. du condyle med.) – f. sup. avec une saillie en forme d'accent circonflexe pour le gastrocnémien correspondant (et le m. plantaire pour le condyle lat.) – ff. inf. et post. = SAECH convexe sagittalement et un peu transversalement, regarde en bas et arr.
▶ insertion des ligaments collatéraux et croisés	▶ ll. croisés : dans la fosse intercondylaire ▶ ll. collatéraux : sur les épicondyles	▶ les condyles, grossièrement symétriques, se différencient en : – lat. : large, court et sagittal – med. : étroit, long et oblique (en arr., dd)
▶ insertion des gastrocnémiens et du poplité	▶ gastrocnémien : 1 sur chaque tubercule supracondylaire ▶ poplité sur la face lat. du condyle lat.	▶ poplité dans la fosse condylaire du condyle lat.

Question : l'essentiel de l'extrémité supérieure du tibia ?		
30"	3'	15'
5 points à dire	**5 points à ajouter**	**5 points à ajouter**
▶ = volumineuse	▶ condyles tibiaux : 1 lat. + 1 med., ovalaires à grand axe grossièrement sagittal, concaves frontalement, regardent en haut, SAECH	▶ face sup. = plateau tibial (oblique en arr. et bas de ± 5°)
▶ pyramide quadrangulaire à sommet inf. tronqué = 5 faces	▶ entre les condyles : 2 aires intercondylaires (ant. : LCA ; post. : LCP)	▶ condyles : lat. = sagittal, + large et + court que le med., plat ou légèrement convexe sagittalement ; med. = oblique en arr. et dedans, + étroit et + long que le lat., concave sagittalement
▶ face sup. SAECH double (condyles tibiaux) pour les condyles fémoraux	▶ entre les 2 aires : rétrécissement avec 2 tubercules intercondylaires (lat. et med.) = butées frontales pour les condyles fémoraux	▶ crête lat. de la face ant. : plus marquée que l'autre et tubercule infracondylaire (Gerdy) avec insertion du tractus iliotibial (et TFL par son intermédiaire)
▶ face ant. avec la tubérosité tibiale : insertion du tendon patellaire	▶ face ant. : la tubérosité tibiale se prolonge sur les côtés par 2 crêtes divergentes en haut (insertion des fibres des vastes lat. et med. du quadriceps)	▶ dans chaque aire intercondylaire : insertion des freins de cornes des ménisques
▶ faces périphériques : facette fibulaire en dehors et insertion du semi-membraneux en dedans	▶ partie postérolat. : la facette fibulaire regarde en bas, dehors et arr.	▶ partie postéroméd. : insertion du tendon direct du SM, un tendon réfléchi se prolongeant en dedans, se terminant face médiale de l'extrémité sup.

Question : l'essentiel de la fibula ?		
30"	3'	15'
5 points à dire	**5 points à ajouter**	**5 points à ajouter**
▸ = os lat. de la jambe, à la jonction des 3 loges (triangulaire)	▸ extrémité sup. : col + tête en angle dièdre (en dd : avec facette pour le tibia ; en dh insertion du court biceps fémoral avec le LCF dans sa profondeur)	▸ extrémité sup. : col rétréci avec débordement des insertions du corps (LF et soléaire).
▸ grêle et allongé	▸ extrémité inf. : 1 surface pour le tibia (sans cartilage), 1 pour le talus	▸ surface articulaire de la tête = surface plane avec cartilage (contrairement à en bas)
▸ participe à la pince malléolaire	▸ f. ant. : LEO, LEH et 3ᵉ fibulaire en bas	▸ apex de la tête : insertion du ligament poplité arqué
▸ articulé avec : tibia, en haut et en bas, et talus, en bas	▸ f. lat. : LF en haut et CF en bas	▸ extrémité inf. : syndesmose pour le tibia ; très légèrement convexe en tous sens pour le talus (fait partie du ginglyme talocrural)
▸ f. ant. : releveurs du pied f. lat. : rétromalléolaires lat. f. post. : soléaire en haut et des rétromalléolaires med.	▸ f. post. : soléaire en haut, TP en dessous et dedans, LFH en dehors	▸ bords de la diaphyse : – ant. → septum intermusculaire antérolat. – post. → septum intermusculaire postérolat. – médial → MIO

Question : l'essentiel des malléoles ?		
30"	3'	15'
5 points à dire	**6 points à ajouter**	**6 points à ajouter**
▶ = partie la plus basse des 2 os de la jambe	▶ malléole med. = courte, trapue, apex bifide ▶ malléole lat. = longue, plus fine, apex pointu (fer de lance)	▶ le sillon post. de la malléole lat. livre passage aux tendons court et long fibulaires, celui de la malléole med. à celui du tibial postérieur
▶ la médiale = solidaire de l'appui du pilon tibial sur le talus, la latérale est libre donc mobile	▶ le bord postérieur de chacune est épais et déprimé en sillon grossièrement vertical pour des tendons rétromalléolaires	▶ LCF = composé de 3 faisceaux : l'antérieur et le postérieur se dirigent respectivement en avt et en arr., se terminant sur le talus, le faisceau moyen se dirige inféro–postérieurement et se termine sur le calcanéus
▶ la mobilité est le fait de la syndesmose tibiofibulaire inférieure	▶ surface articulaire de la malléole med. = plane, répond à la f. med. de la poulie du talus et fait partie du ginglyme talocrural	▶ LCT = composé de 2 plans : – plan superf. = en éventail, biarticulaire, se termine sur le naviculaire, le sustentaculum tali et le fibrocartilage qui les relie (ligament calcanéo–naviculaire plantaire) – plan prof. = en 2 faisceaux : l'ant. et le post. se dirigent respectivement en avt et en arr., se terminant sur le talus
▶ la latérale est plus basse et plus postérieure que la médiale	▶ surface articulaire de la malléole lat. = double : – 1 partie sup. sans cartilage, pour le champ fibulaire du tibia (type la syndesmose), formant la pince malléolaire – 1 partie inf. encroûtée de cartilage hyalin, légèrement convexe en tous sens pour f. lat. de la poulie du talus	▶ les malléoles sont sous–cutanées et facilement palpables
▶ elles donnent insertion aux ligaments de la cheville	▶ ligaments collatéraux = composés de plusieurs faisceaux disposés en éventail à sommet jambier	▶ l'écartement de la pince malléolaire est dû à la flexion dorsale de la cheville, qui place la partie large de la poulie du talus dans la pince malléolaire ▶ le serrage de cette pince s'effectue lors du mouvement inverse, qui engage la partie étroite du talus dans la pince, il est dû à la composante de serrage de l'action des muscles rétromalléolaires

Question : l'essentiel du talus ?		
30"	3'	15'
5 points à dire	**6 points à ajouter**	**5 points à ajouter**
▸ = os du tarse postérosupérieur	▸ tête = face antérieure : sphéroïde pour naviculaire + champ ligamentaire	▸ corps : face postérieure = sillon oblique en bas, dedans pour LFH
▸ articulé avec les 2 os de la jambe, le calcanéus et le naviculaire	▸ col : court, avec 1 crête transversale	▸ axe col – tête oblique en avant, bas, dedans
▸ os trapu et dense, divisé en 1 corps, 1 col, 1 tête	▸ corps : face sup. = ginglyme pour pilon tibial	▸ les surfaces inférieures sont séparées par le sinus du tarse
▸ toutes ses faces sont articulaires sauf la petite face postérieure	▸ corps : face med. = facette pour malléole med. (complète ginglyme)	▸ elles sont à grand axe oblique en dehors et avant, l'antérieure est concave selon son grand axe et l'inférieure convexe selon lui
▸ aucune insertion musculaire	▸ corps : face lat. = surface articulaire pour malléole fibulaire	▸ facette fibulaire = légèrement convexe d'avant en arrière et légèrement convexe verticalement (surtout à sa partie basse)
	▸ corps : face inf. = 2 surfaces trochoïdes pour le calcanéus	

Question : l'essentiel du calcanéus ?		
30"	3'	15'
5 points à dire	**5 points à ajouter**	**6 points à ajouter**
▶ = tarse postérieur et inférieur	▶ face sup., 2 SAECH (ant. et post.) pour le talus, séparées par sillon du sinus du tarse	▶ face sup., 2 SAECH (ant. et post.) trochoïdes ovalaires à grand axe oblique en avant et en dehors (inversées : l'ant. concave selon son grand axe, la post. convexe dans cet axe)
▶ le plus gros os du pied (allongé en haut et avant, débutant la voûte plantaire)	▶ face inf., 3 insertions d'avant en arr. : l. calcanéo–cuboïdien plantaire, puis l. plantaire long avec m. carré plantaire, enfin mm. abd. du I, du V et CFO	▶ face inf. : l. calcanéo–cuboïdien plantaire sur tubercule, m. carré plantaire déborde le l. plantaire long de part et d'autre sur les côtés, mm. abd. du I et du V sur les tubercules postéroméd. et lat. et CFO sur toute la largeur en arrière
▶ appui post. du pied au sol	▶ face ant., surface articulaire pour le cuboïde	▶ face ant., surface cuboïdienne = en selle (convexe de dedans en dehors et en s verticalement, partie sup. formant le rostre du calcanéus)
▶ articulé avec talus et cuboïde	▶ face post., insertion du tendon calcanéen (triceps sural)	▶ face post., ovalaire à grand axe oblique en bas et dehors, insertion du tendon calcanéen à sa moitié inf.
▶ insertions : tendon calcanéen et muscles intrinsèques pour les 4 loges du pied	▶ faces med. et lat. : glissement des tendons rétromalléolaires med. et lat.	▶ face med., en avt et en ht : sustentaculum tali (bord libre = passage du LFO), en arr. et bas : large sillon oblique en avant en bas (canal calcanéen) avec débordement du carré plantaire et passage du tendon du LFH et PVN plantaires
		▶ face lat. : plane et sous–cutanée, légèrement en avant : trochlée fibulaire limitant 2 sillons (sup. et inf. : passage des tendons des CF et LF)

Question : l'essentiel du tarse antérieur ?		
30"	3'	15'
6 points à dire	**5 points à ajouter**	**5 points à ajouter**
▸ = 4 os disposés de dedans en dehors (Cu1, Cu2, Cu3, cuboïde)	▸ faces dorsales : lisses, libres, glissement des tendons dorsaux	▸ surfaces en équerre : 1 facette supplémentaire en avant s'il y a contact avec une base de métatarsien voisin
▸ grossièrement prismatiques triangulaires (3 cunéiformes) et cubique (cuboïde)	▸ faces mitoyennes : la surface articulaire est en équerre à concavité inféro–ant.	▸ 1er cunéiforme, plus gros, face med. sous–cutanée, TA à la partie inféro–ant.
▸ chaque cunéiforme a une surface post. pour le naviculaire et une ant. pour le métatarsien correspondant ▸ le cuboïde a 1 facette post. pour le calcanéus et 1 ant. pour M4 et M5	▸ dans la concavité de ces équerres : insertion d'un ligament interosseux	▸ bord inf. des 2e et 3e cunéiformes : insertion du CF et abd. oblique de l'hallux
▸ les faces mitoyennes de ces os présentent une surface articulaire pour l'os voisin	▸ f. inf. du cuboïde : insertion de mm. pour le 1er et le 5e rayon	▸ 2e cunéiforme = le plus haut situé dans la voûte plantaire et encastré dans les autres
▸ présentent des insertions musculaires en plantaire et sur le la f. med. de Cu1	▸ bord inf. de cunéiformes : prolongement de l'insertion de mm. intrinsèques de l'hallux	▸ les arêtes inf. des cunéiformes convergent vers le bas (voûte), ce qui se traduit par une arche transversale du tarse antérieur (médiopied pour certains)

ARTHROLOGIE

Question : l'essentiel de l'articulation coxo–fémorale ?		
30″	3′	15′
5 points à dire	**5 points à ajouter**	**5 points à ajouter**
▸ = articulation proximale du membre inférieur	▸ acétabulum : seulement la surface semi–lunaire est articulaire	▸ sphéroïde congruent et (macroscopiquement) concordant
▸ met en présence acétabulum, labrum et tête fémorale	▸ acétabulum : regarde en dehors, bas et avant	▸ l. iliofémoral : de l'EIAI → ligne intertrochantérique, en 2 faisceaux divergents obliques en dehors et en bas (+ fibres intermédiaires)
▸ sphéroïde	▸ tête fémorale en 2/3 de sphère, diamètre plus petit que la tête humérale, fovéa presque au centre	▸ l. pubofémoral : de la branche sup. du pubis → petit trochanter, en se rétrécissant (délimite un Z avec les 2 faisceaux précédents)
▸ capsule avec un ligament intracapsulaire (pour l'artère de la tête)	▸ tête : regarde en dedans, haut et avant (également !)	▸ l. ischiofémoral, plus faible : du corps de l'ischion → capsule postérieure, en 3 petits faisceaux ± en dehors
▸ 3 ligaments (un par cs primitif)	▸ ligaments = iliofémoral, pubofémoral, ischiofémoral	▸ ligaments renforcés par les muscles : iliofémoral (DF, petit glutéal, IP), pubofémoral (pectiné), ischiofémoral (obturateur ext.)

Question : l'essentiel de l'articulation du genou ?		
30"	3'	15'
5 points à dire	**5 points à ajouter**	**5 points à ajouter**
▸ = 2 articulations en une seule capsule (note : tibiofibulaire sup. = à part)	▸ 2 types articulaires différents, ni congruence ni concordance	▸ fémoropatellaire = ginglyme ; fémorotibiale = bicondylaire
▸ 4 éléments en présence : fémur, patella, tibia et les 2 ménisques	▸ LCT : adhérent à la capsule, en 2 plans, long (épiphyso–diaphysaire)	▸ LCT : de l'épicondyle med. du fémur → quart sup. de la f. med. de la diaphyse tibiale, oblique en bas, avant, dehors, renforcé par les tendons de la patte d'oie
▸ capsule lâche sagittalement (culs–de–sac) et tendue sur les côtés	▸ LCF : distinct de la capsule, en profondeur du tendon du biceps fémoral	▸ LCF : de l'épicondyle lat. du fémur → tête fibulaire, renforcé par le tendons du biceps fémoral
▸ 1 système ligamentaire collatéral : LCT et LCF	▸ LCA et LCP : intracapsulaires mais extra–articulaires	▸ LCA : de l'ère intercondylaire ant. → condyle lat. de fémur (partie postérosup. de la face med.), oblique en haut, arrière, dehors (protégé par les tendons des IJ)
▸ 1 système ligamentaire pivot central : LCA et LCP	▸ capsule : cul–de–sac sous–quadricipital (le + important du corps) et coques condyliennes	▸ LCP : de l'ère intercondylaire post. → condyle med. de fémur (partie antérosup. de la face lat.), oblique en ht, avt, dd

Question : l'essentiel des ligaments du genou ?		
30''	3'	15'
6 points à dire	**5 points à ajouter**	**7 points à ajouter**
▶ = 2 systèmes : collatéraux et croisés	▶ ces 2 systèmes sont complétés par d'autres formations (l. patellaire, rétinaculums patellaires, l. poplité arqué et l. poplité oblique), en plus des renforts capsulaires (= coques condyliennes)	▶ Ligaments collatéraux liés aux points d'angle (PAPM-PAPL)
▶ chaque système est double : 1 collatéral tibial (LCT) et 1 fibulaire (LCF), 1 croisé antérieur (LCA) et 1 postérieur (LCP)	▶ LCT s'insère sur la diaphyse tibiale et provient de l'épicondyle fémoral homolatéral	▶ LCT = aplati, oblique en bas, avant et dehors, = 2 plans : 1 profond et 1 superf. ▶ plan superf. = fémorotibial ▶ plan profond = fémoroméniscal, tibioméniscal et tibiotibial (fibres passant en arcade au-dessus du tendon du semi-membraneux réfléchi)
▶ LCT = long épaississement capsulaire ▶ LCF = court et à distance de la capsule	▶ LCF s'insère sur l'épiphyse sup. de la fibula et provient de l'épicondyle fémoral homolatéral	▶ LCF = cylindrique, oblique en bas, arrière et légèrement dedans
▶ ll. croisés = intracapsulaires mais extrasynoviaux	▶ LCA vient de l'aire intercondylaire ant. du tibia et se dirige vers l'arrière du condyle fémoral latéral	▶ ligaments croisés = puissants, torsadés, en plusieurs faisceaux leur permettant d'avoir des fibres tendues (isométrie) quelle que soit l'angulation de flexion
▶ ll. croisés le sont dans les plans frontal et sagittal	▶ LCP vient de l'aire intercondylaire post. du tibia et se dirige vers l'avant du condyle fémoral médial	▶ LCA = oblique en haut, arrière et dehors, le LCP l'est en haut, avant et dedans

Question : l'essentiel de l'articulation talo-crurale ?		
30"	3'	15'
5 points à dire	**5 points à ajouter**	**5 points à ajouter**
▶ = entre la jambe et le pied, met en présence : tibia, fibula, talus	▶ tibia (surface inf. et malléole med.) et fibula (malléole lat.) = pince malléolaire enserrant le talus	▶ capsule avec 3 culs–de–sac (ant. et post.) + tenseurs
▶ de type ginglyme	▶ dôme du talus ou poulie : 1 gorge antéropost. et 2 joues, bord ant. plus large (écarte la pince lors de la flexion dorsale)	▶ flexion dorsale écarte la pince
▶ ligaments collatéraux : tibial (LCT) et fibulaire (LCF)	▶ capsule = lâche sagittalement et tendue sur les côtés (ligaments)	▶ LCF : 3 faisceaux d'avant en arrière
▶ liée fonctionnellement à la tibiofibulaire inférieure	▶ la capsule forme un récessus au niveau tibiofibulaire inférieur	▶ LCT : 2 plans (prof. avec 2 faisceaux, ant. et post. ; superf. en éventail)
▶ renforcée par des muscles rétromalléolaires	▶ ligaments collatéraux = en éventail à sommet jambier et composés de plusieurs faisceaux	▶ plan superf. du LCT = biarticulaire et contrôle aussi la transverse du tarse médiale

Question : l'essentiel de l'articulation transverse du tarse médiale ?		
30"	3'	15'
5 points à dire	**6 points à ajouter**	**8 points à ajouter**
▸ entre tarse post. & tarse ant., côté médial	▸ tête talus regarde en avt, dd, bas	▸ dans l'axe de la ligne de Méary (avant, dedans, bas) ▸ anciennement « Chopart interne »
▸ tête talus + naviculaire + fibrocartilage	▸ surfaces : – tête convexe tt sens – glène navicul. – fibrocartil. entre sustentaculum et bord inf. glène	▸ surface sur le talus : + facette ligamentaire de la tête (inféroméd.) ▸ gd axe oblique en haut et dehors (sens du mouvement d'éversion, et inversement)
▸ type sphéroïde	▸ renforcée par tendon TP	▸ compartiment plus haut (sommet arche med.)
▸ capsule commune avec subtalaire ant.	▸ capsule au pourtour de la glène naviculaire, sur le bord med. du l. calcanéo–naviculaire plantaire, sur la crête transversale du col du talus et en arrière de la surface articulaire ant. de la subtalaire ▸ capsule lâche en dd, épaisse en dh	▸ fonctionnellement liée à tout l'arrière–pied ▸ forme le pivot des mouvements tridimensionnels du pied, avec l'insertion des 3 gros muscles moteurs de cette zone à sa périphérie : le TP sur le naviculaire, le TA sur le 1er cunéiforme, le LF sur la face plantaire de M1
▸ ll. = calcanéo–navicu . plant. + faisc. med. du bifurqué	▸ + l. bifurqué (faisc. med.)	▸ + faisc. deltoïdien du LCT

Question : l'essentiel de l'articulation métatarso–phalangienne de l'hallux ?		
30"	3'	15'
5 points à dire	**5 points à ajouter**	**5 points à ajouter**
▶ = 4 éléments en présence : tête métatarsienne, glène de P1, fibrocartilage, sésamoïdes (au nombre de 2)	▶ tête convexe en tous sens, sa moitié inf. présente une crête sagittale bordée par 2 sillons	▶ articulation ni congruente ni concordante, soumise à de fortes contraintes
▶ type ellipsoïde	▶ glène ovalaire à grand axe transversal et concave en tous sens	▶ fibrocartilage inséré au bord inf. de la glène, triangulaire à la coupe
▶ système ligamentaire collatéral	▶ fibrocartilage glénoïdien à la face plantaire	▶ capsule lâche sagittalement
▶ valgus physiologique de 10°	▶ sésamoïdes à surface articulaire en dièdre (destinée à glisser dans les rails de la tête métatarsienne)	▶ ligaments collatéraux lat. et med. tendus des tubercules latéraux de la tête → bords latéraux de la glène + fibrocartilage glénoïdien
▶ capsule et synoviale classiques	▶ renforcée par les mm. sésamoïdiens	▶ mm. sésamoïdiens = en dedans : abd. et chef med. du court fléchisseur ; en dehors : add. et chef lat. du court fléchisseur

MYOLOGIE

Question : l'essentiel du psoas ?		
30"	3'	15'
5 points à dire	**5 points à ajouter**	**5 points à ajouter**
▸ = muscle du tronc et de la hanche	▸ constitué de 2 plans : corporéal et transversaire (ou costoïdal)	▸ oblique en bas, en avant et en dehors (niveau abdominal), puis en bas, en arrière (niveau fémoral)
▸ tendu de la colonne lombale au fémur	▸ *insertion corporéale :* corps de T12 à L4, jonction ff. ant. et post., aux parties sup. et inf. (réunies par 1 arcade) et partie adjacente du disque intervertébral	▸ *rapports au niveau lombal :* le plexus lombal (entre les 2 chefs du muscle)
▸ formant un biceps avec l'iliaque	▸ *insertion transversaire :* processus transversaires de L1 à L5, apex, f. ant.	▸ *rapports au niveau pelvien :* gouttière de l'iliopsoas avec le n. fémoral glissant dedans
▸ innervé par le n. fémoral et des rameaux issus du plexus lombal	▸ *insertion fémorale :* extrémité sup. du fémur, petit trochanter, f. ant. de l'apex	▸ *rapports au niveau inguinal :* dans le compartiment musculaire avec les fibres de l'iliaque en dehors et le n. cutané lat. de la cuisse, avec le n. fémoral juste en avant du psoas et, en dedans : la lacune vasculaire avec les vaisseaux fémoraux
▸ puissant fléchisseur de hanche et stabilisateur de la colonne lombale	▸ muscle se réfléchissant au bord antérieur de l'os coxal	▸ *rapports au niveau fémoral :* le trigone fémoral dont le tendon forme la limite profonde et latérale (PVN fémoral avec les 4 branches terminales du nerf, graisse, lymphonœuds)

Question : l'essentiel des muscles pelvitronchantériens ?

30"	3'	15'
5 points à dire	**7 points à ajouter**	**5 points à ajouter**
▸ = muscles tendus du bassin, en dessous du détroit sup. au grand trochanter fémoral	▸ 4 sont extra-pelviens : obturateur externe, jumeaux sup. et inf., carré fémoral ▸ 2 sont intra- puis extra-pelviens : piriforme et obturateur int.	▸ piriforme : sacrum → f. sup. du grand trochanter, passe par la grande incisure sciatique (délimite les 2 foramens supra et infrapiriformiens)
▸ au nombre de 6	▸ le piriforme est en rapport avec les racines du nerf sciatique	▸ obturateur int. : pourtour int. du foramen obturé → f. med. du grand trochanter, passe par la petite incisure sciatique (réflexion à 90°)
▸ profonds	▸ l'obturateur interne est en rapport avec l'élévateur de l'anus	▸ jumeaux : jumelés à la portion extra-pelvienne de l'obturateur int.
▸ situés à la fesse, zone rétrotrochantérienne	▸ les jumeaux sont intimement liés à l'obturateur interne (formant un triceps pelvien)	▸ obturateur ext. : pourtour ext. du foramen obturé → fosse trochantérique de la f. med. du grand trochanter
▸ innervés par des collatérales du plexus sacral (sauf l'obturateur ext.)	▸ l'obturateur externe est en profondeur du trigone fémoral puis enroule le col du fémur	▸ carré fémoral : ischion → f. post. du grand trochanter
	▸ le carré fémoral forme le fond de la gouttière ischiotrochantérienne	

Question : l'essentiel des muscles glutéaux ?		
30"	3'	15'
5 points à dire	**5 points à ajouter**	**5 points à ajouter**
▶ = gros groupe musculaire latéral de la hanche	▶ pt glutéal : le plus profond, recouvert par TFL	▶ pt glutéal : entre lignes glutéales ant. et inf. → f. ant. gd trochanter
▶ 3 mm. d'avant en arr. : pt, moy., gd	▶ moy. glutéal : plan moyen, principal abducteur	▶ moy. glutéal : entre lignes glutéales post. et ant. → f. lat. gd trochanter
▶ pt et moy. : surface g utéale → grand trochanter	▶ gd glutéal : le plus superficiel, épais, en 2 plans (1 → fémur ; 1 → tractus ilio-tibial)	▶ gd glutéal : entre bord post. et ligne glutéale post. + crête + sacrum (crêtes med. et intermédiaire) → moitié sup. de lèvre lat. de la ligne âpre + déborde sur extrémité sup.
▶ gd : surface glutéale + sacrum → ligne âpre	▶ le gd glutéal recouvre les pelvitrochantériens	▶ pt glutéal + fascia lata + gd glutéal = « Δ fessier de Farabeuf »
▶ innervés par nn. glutéaux sup. et inf.	▶ actifs dans les 3 plans : flex–rotation médiale/abd./ext–rotation latérale	▶ pt & moy. = PVN glutéal sup./gd = PVN glutéal inf.

Question : l'essentiel des adducteurs de hanche ?		
30"	3'	15'
5 points à dire	**5 points à ajouter**	**10 points à ajouter**
▸ = gros groupe musculaire médial de la cuisse	▸ occupent la loge med. de la cuisse	▸ *pectiné :* le plus haut, de la branche sup. du pubis → face post. du grand trochanter
▸ = pectiné + LA + CA + GA + gracile	▸ situés sur 3 plans d'avt en arr. avec un muscle sous–cutané sur leur flanc médial (le gracile)	▸ *LA :* de la partie ant. de la br. ischiopubienne → partie moy. de la ligne âpre (le long de la lèvre med.)
▸ innervés par les 3 gros nerfs du MI	▸ tendu de la région ischiopubienne → ligne âpre + tibia, pour le gracile	▸ *CA :* de la branche ischiopubienne, entre l'obturateur ext. et le gracile → partie sup. de la ligne âpre, en 2 faisceaux, entre LA et GA
▸ de l'os coxal (branche ischiopubienne) → fémur (ligne âpre) + tibia	▸ sont en rapport avec le trigone fémoral en avant et les ischiojambiers en arrière	▸ *GA :* de la branche ischiopubienne depuis le gracile jusqu'à la tubérosité ischiatique → sur toute la hauteur de la ligne âpre en dedans de la lèvre lat., se portant le long de la branche lat. de bifurcation, en haut, et se portant en dedans jusqu'au tubercule de l'add., en bas (délimite le hiatus de l'add. juste avant le tubercule)
▸ mm. puissants répartis sur 3 plans d'avt en arr.	▸ innervés principalement par le n. obturateur, mais aussi un peu par le fémoral et le sciatique	▸ *gracile :* du bord inf. la br. ischiopubienne, en arrière du LA → quart sup. de la f. med. de la diaphyse tibiale (patte d'oie) en arrière du sartorius et au–dessus du semi–tendineux
		▸ racines nerveuses : L2, L3, L4 ▸ *pectiné :* n. musculaire med. issu du fémoral (parfois + br. ant. du n. obturateur) ▸ *LA :* br. ant. du n. obturateur + n. musculaire med. ▸ *CA :* br. ant. du n. obturateur pour les 2 faisceaux + branche post. pour le faisceau inf. ▸ *GA :* branche post. du n. obturateur pour les faisceaux I & II, n. sciatique pour le III ▸ *gracile :* branche ant. du n. obturateur

Question : l'essentiel des muscles de la patte d'oie ?		
30"	3'	15'
5 points à dire	**7 points à ajouter**	**5 points à ajouter**
▸ = 3 muscles : sartorius, gracile, semi-tendineux	▸ tous 3 sont biarticulaires	▸ *sartorius* : tendu de l'EIAS à la partie ant. de la patte d'oie (quart sup. de la face med. du tibia
▸ ils ont 3 origines différentes mais 1 terminaison commune (face med. du tibia)	▸ *sartorius* = en rapport avec le trigone fémoral et le canal fémoral	▸ *gracile* : tendu de la branche inf. du pubis à la partie postérosup. de la patte d'oie
▸ appartiennent aux 3 loges de la cuisse : ant., med., post.	▸ *gracile* = en rapport avec les adducteurs	▸ *semi-tendineux* : tendu de la tubérosité ischiatique à la partie postéro-inf. de la patte d'oie
▸ ont 3 innervations différentes : fémoral, obturateur, sciatique	▸ *semi-tendineux* = en rapport avec le nerf sciatique	▸ racines nerveuses : sartorius : L2, L3 ; gracile : L2, L3 ; subtalaire : L5, S1, S2
▸ sont tous 3 rotateurs médiaux du genou	▸ *sartorius* innervé par le n. musculaire latéral (du fémoral) ▸ *gracile* par la branche terminale ant. du n. obturateur ▸ *semi-tendineux* par une collatérale du sciatique	▸ outre la rotation med., ils sont tous fléchisseurs du genou et stabilisateurs médiaux

Question : l'essentiel de l'appareil extenseur (antérieur) du genou ?		
30"	3'	15'
5 points à dire	**5 points à ajouter**	**5 points à ajouter**
▸ = constitué par les 4 chefs du quadriceps, l'articulation fémoropatellaire et ses annexes ligamentaires, le tendon patellaire	▸ DF : de l'os coxal, près de l'articulation coxo–fémorale VM et VL : de la ligne âpre VI : des f. ant. et lat. de la diaphyse fémorale	▸ DF : par 3 tendons (EIAI, sillon supra–acétabulaire, f. ant. du gd trochanter)
▸ forme tout le relief antérieur de la cuisse	▸ terminaison par tendon quadricipital sur la patella pour les 4 chefs	▸ VM : s'insère sur la lèvre med. de la ligne âpre (se prolongeant sur les branches med. de bi– et de trifurcation)
▸ l'ensemble relie l'os coxal et le fémur à la patella et au tibia	▸ les VM, VL et DF continuent, formant le tendon patellaire, qui se termine sur l'extrémité sup. du tibia (tubérosité tibiale et les 2 crêtes qui s'en écartent sur les côtés)	▸ VL : s'insère latéralement à la lèvre lat. (se prolongeant le long des branches lat. de bi– et de trifurcation)
▸ 1 chef biartculaire 3 chefs monoarticulaires	▸ le glissement antérieur est le fait du cul–de–sac sous–quadricipital, de l'articulation fémoropatellaire et du corps adipeux du genou	▸ VI : s'insère sur les 2/3 sup. des f. ant. et lat. de la diaphyse, avec quelques fibres particulières en avant → m. articulaire du genou, qui se termine sur le cul–de–sac sous–quadricipital (tenseur)
▸ innervé par une terminale du n. fémoral (n. du quadriceps)	▸ le quadriceps est en rapport avec le sartorius en dedans (et le canal fémoral), et avec le tractus iliotibial en dehors)	▸ le tendon patellaire fait apparaître des fibres directes et quelques fibres croisées, ainsi que quelques fibres arciformes issues des sartorius et tractus iliotibial

Question : l'essentiel du triceps sural ?		
30"	3'	15'
5 points à dire	**5 points à ajouter**	**5 points à ajouter**
▸ = gros muscle postérieur de la jambe (galbe du mollet)	▸ gastrocnémien : chaque chef va du condyle fémoral correspondant à une lame de terminaison commune	▸ au genou, les 2 gastrocnémiens = en rapport avec la fosse poplitée
▸ principal fléchisseur plantaire du pied	▸ soléaire : va des 2 os de la jambe à une lame de terminaison rejoignant celle du gastrocnémien	▸ à la jambe, triceps = groupe superficiel de la loge post. (soléaire en avant du gastrocnémien)
▸ formé de 3 chefs (soléaire et 2 gastrocnémiens)	▸ 2 chefs sont biarticulaires : les 2 chefs du gastrocnémien, 1 est monoarticulaire : le soléaire	▸ au cou de pied, le tendon calcanéen délimite les gouttières rétromalléolaires
▸ muscle multipenniforme (très puissant)	▸ terminaison : moitié inf. de la face post. du calcanéus	▸ tendon calcanéen = fusion des lames de terminaison du gastrocnémien et du soléaire, il est oblique en bas et en dedans
▸ innervé par le nerf tibial	▸ racines : – soléaire = (L4), L5, S1 – gastrocnémien = (L5), S1, S2	▸ fibres musculaires : celles issues de la face ant. de chaque lame tendineuse d'origine du gastrocnémien se jettent à la face post. de la lame de terminaison du gastrocnémien; celles issues de la face post. de la lame d'origine du soléaire se jettent à la face ant. de la lame de terminaison principale de ce chef; celles issues de la face ant. de la lame d'origine du soléaire se jettent sur les faces lat. d'une lame accessoire de terminaison remontant à la face ant. de la lame principale (située dans un plan grossièrement sagittal)

Question : l'essentiel des muscles rétromalléolaires médiaux ?		
30"	3'	15'
5 points à dire	**5 points à ajouter**	**5 points à ajouter**
▸ = 3 muscles profonds de la loge post. de la jambe	▸ ordre à la jambe, de dd en dh : → LFO, TP, LFH	▸ tous charnus en ht, tendineux en bas
▸ TP, LFO, LFH	▸ ordre à la cheville, de dd en dh : → TP, LFO, LFH	▸ TP : en rapport direct avec la malléole med. et la tête du talus
▸ tous obliques en bas et en dedans à la jambe, se réfléchissant derrière la malléole med. pour aller vers le pied	▸ ordre au pied, de ht/dd. en bas/dh. : → TP, LFH, LFO	▸ LFO : forme une arcade pour le TP, puis au pied reçoit le carré plantaire, puis donne insertion aux lombricaux, puis perfore le CFO
▸ se croisent mutuellement	▸ TP = m. inverseur pur	▸ LFH : puissant, croise toutes les articulations médiales du pied, passe entre les 2 chefs du CFO et les 2 sésamoïdes
▸ tous innervés par le n. tibial	▸ LFH, LFO : fléchisseur des orteils	▸ sont tous recouverts par le soléaire et en rapport avec la voûte plantaire

Question : l'essentiel des muscles rétromalléolaires latéraux ?

30"	3'	15'
5 points à dire	**5 points à ajouter**	**6 points à ajouter**
▶ = les 2 muscles de la loge lat. de la jambe	▶ LF : moitié sup. de la face latérale de la fibula → sous la base de M1	▶ l'insertion du LF est traversée verticalement par le n. fibulaire superficiel
▶ LF + CF	▶ CF : moitié inf. de la face latérale de la fibula → tubérosité de la base de M5	▶ charnus en ht, tendineux en bas
▶ grêles et verticaux à la jambe, obliques au pied	▶ LF : sur toute la hauteur de la jambe, croise latéralement le tarse post. et traverse la voûte plantaire	▶ tous 2 en rapport direct avec la malléole lat. puis la trochlée fibulaire (rétinaculum des mm. fibulaires)
▶ stabilisateurs latéraux de la cheville	▶ CF : sur la moitié inf. de la jambe, croise latéralement tout l'arrière-pied	▶ LF : en rapport avec la voûte plantaire
▶ innervés par le n. fibulaire superficiel	▶ sont abducteurs et pronateurs du pied	▶ CF : soulève l'arrière-pied ▶ LF : abaisse le 1er rayon

Question : l'essentiel des muscles releveurs du pied ?		
30″	3′	15′
5 points à dire	**5 points à ajouter**	**5 points à ajouter**
▸ = muscles de la loge ant. de la jambe	▸ 2 sont des muscles propres de la cheville (TA, 3e fibulaire)	▸ TA : face lat. tibia → 1er cunéiforme et base de M1
▸ de dd en dh : TA, LEH, LEO, 3e fibulaire	▸ 2 sont des muscles des orteils (LEH, LEO)	▸ LEH : partie moyenne de la f. med. de la diaphyse fibulaire → base dorsale de P2 de l'hallux
▸ de la jambe → pied	▸ charnus en haut, tendineux en bas	▸ LEO : 3/4 sup. de la f. med. de la diaphyse fibulaire → P3 des 4 derniers orteils
▸ passent sous le RME	▸ sont tous fléchisseurs dorsaux de la cheville, 2 seulement sont extenseurs des orteils	▸ 3e fibulaire : quart sup. de la f. med. de la diaphyse fibulaire → base dorsale de M5
▸ innervés pas le n. fibulaire profond	▸ 3e fibulaire = inverseur pur	▸ 3e fibulaire = inconstant

Question : l'essentiel des muscles intrinsèques du pied ?		
30"	3'	15'
5 points à dire	**5 points à ajouter**	**8 points à ajouter**
▸ = tous plantaires (sauf 1 dorsal)	▸ *m. dorsal du I :* CEH : f. sup. du calcanéus (partie antérolat.) → base dorsale de P1 de l'hallux	▸ le CEH est le chef médial du CEO
▸ répartis en loges plantaires med., lat. et moy. (et 1 dans la loge dorsale)	▸ *mm. plantaires du I :* – abd. : calcanéus (inféroméd.) → base plantaire lat. de P1 de l'hallux + sésamoïde med. – ct fléchiss. : cuboïde + 2e & 3e cunéiformes (f. plantaire) → base plantaire de P1 du V – opposant : cuboïde (f. plantaire) → diaphyse M5	▸ le CF se termine par un tendon commun avec l'abd. du I, médialement, et avec l'add. du I, latéralement
▸ loge plant. med. : abd., court fléchiss. et add. du I	▸ *mm. du V :* – abd. : cuboïde (f. plant.) → base plantaire lat. de P1 du V – ct fléchiss. : cuboïde (f. plant.) → base plantaire de P1 du V	▸ les tendons communs du CF et add., ainsi que du CF et abd. envoient chacun une expansion au LFH et au LEH
▸ loge plant. lat. : opposant ; court fléchiss. et abd. du V	▸ *mm. loge plant. moy. :* – IOD – IOP – lombricaux	▸ add. du I : les chefs oblique et transverse se terminent par un tendon commun ▸ IOD : des 5 métatarsiens → P1 des orteils 2, 3 et 4 (face du côté de la grande insertion d'origine) ▸ IOP : des 3 derniers métatarsiens → P1 du même rayon (face du côté de l'insertion d'origine) ▸ lombricaux : tendons du LFO → f. médiale de P1 des 4 derniers orteils
▸ loge plant. moy. : IOP IOD et lombricaux	▸ innervés par les nn. plantaires med. et lat. (sauf CEH par le fibulaire profond)	▸ les tendons allant sur les sésamoïdes de l'hallux envoient une expansion dorsale formant la dossière de l'hallux

NEUROLOGIE

Question : l'essentiel du nerf sciatique ?		
30″	3′	15′
5 points à dire	**5 points à ajouter**	**5 points à ajouter**
▸ = le plus gros nerf du corps	▸ loge post. cuisse (tronc) : innerve les IJ et le 3ᵉ faisc. du grand adducteur	▸ *rapports à la fesse :* – en superficie : grand glutéal – en prof. : mm. pelvitrochantériens
▸ innerve la loge post. de la cuisse et tout ce qui est en dessous du genou	▸ loge post. jambe (n. tibial) : innerve les rétromalléolaires médiaux (TP, LFH, LFO) et l'ensemble du triceps sural	▸ *rapports à la cuisse :* – en superficie : semi–tendineux, long biceps – en prof. : semi–membraneux, court biceps – en dh : biceps fémoral – en dd : semi–tendineux, semi–membraneux
▸ seule branche terminale du plexus sacral	▸ loge lat. jambe (n. fibulaire superf.) : innerve les long et court fibulaires	▸ *rapports au genou :* – séparation en nn. tibial et fibulaire commun – avec le PVN de la fosse poplitée – en dh : tendons biceps et gastrocnémien lat. – en dd : tendons semi–tendineux et semi–membraneux, gastrocnémien med.
▸ racines L4, L5, S1, S2, S3	▸ loge ant. jambe (n. fibulaire prof.) : innerve les releveurs du pied : TA, LEH, LEO, 3ᵉ fibulaire (ce dernier par le n. fibulaire superficiel)	▸ *rapports à la jambe :* – n. tibial : loge post. entre les mm. du plan prof. et triceps sural – n. fibul. superf. : loge lat. puis sous–cutané en bas – n. fibul/prof. : loge ant. contre la MIO
▸ mixte seulement par ses terminales	▸ pied : – innerve la loge dorsale (CEO–CEH) – innerve les 3 loges plantaires	▸ *rapports au pied :* – terminale du n. fibul. prof. : médial et sous cutané – n. plant. med. : loge plant. med. – n. plant. lat. : loges plant. moy. puis lat.

10

CORRIGÉS DES TESTS ET QROC

Tests du chapitre généralités

Premier test

- Il s'agit d'un volume grossièrement cubique, c'est-à-dire présentant 6 faces (3 sont visibles).
- La face antérieure est **quadrangulaire**, plus haute que large, et est divisée en 2 parties : 1 supérieure et 1 inférieure :
  - la **moitié inférieure** est occupée par une surface rectangulaire à **grand axe** transversal dont les **bords** latéraux et l'inférieur longent les bords de la face. Au **centre** de cette surface on note un **tubercule** de taille réduite ;
  - la **moitié supérieure** présente une **empreinte** ovalaire à **grand axe** transversal qui occupe toute la portion **moyenne** de cette partie.
- La face latérale est **plane** et lisse.
- La **quasi-totalité** de la face supérieure est occupée par un volume **hémisphérique** à base inférieure. L'**apex** présente un petit **processus** cylindrique à **grand axe** vertical. De ce processus naît une **branche** contournée en **S italique**, concave en avant à sa partie proximale et convexe en avant à sa partie distale. Son extrémité est surmontée d'une **protubérance** en forme de tronc de cône à **grand axe** vertical et à **grande base** supérieure.

Second test

La solution (*cf.* schéma) illustre le croquis qui a dû être dessiné. Les erreurs les plus fréquentes résident dans la non-compréhension du Volume initial (un prisme triangulaire présente 2 bases et 3 faces latérales) et dans la difficulté de retranscrire des éléments pour lesquels **il faut attendre la fin de la phrase avant de pouvoir les situer**. Cette difficulté est maximale lorsque la communication est verbale.

Réponses des QROC

Ostéologie

Os coxal

1. Cavité hémisphérique, à la partie moy. de la face ext. de l'os coxal et composée de 2 parties :
   - une périphérique : surf. articulaire semi-lunaire (au pourtour sup. de la cavité, répond à la tête fémorale, sphéroïde congruent, en croissant à concavité inf., concave en tous sens). Corne ant. = effilée, post. = large, en surplomb. Entre les 2 : incisure acétabulaire. Est bordée par le limbus (insertion au labrum), regarde en dehors, bas et avant. SAECH) ;
   - une centrale (fosse acétabulaire), en retrait, répond au coussinet graisseux pour le ligament de la tête. Non articulaire.
2. Forme d'un anneau de clé, grossièrement ovalaire, limité par l'ischion en arrière et le pubis en avant. Obturé par la MOI et partiellement par la MOE.
3. Globalement concave, dirigé en bas et en dd, présente une succession de saillies et creux : EIAS (TFL, sartorius, l. inguinal), incisure interépineuse antérieure, EIAI (droit fémoral, l. iliofémoral), sillon du psoas, éminence iliopubienne (arcade iliopectinée), crête pectinéale (pectiné), épine du pubis (abdominaux).
4. C'est le bord supérieur de l'os (de l'EIAS à l'EIPS). Convexe en haut, convexe en dh dans ses 2/3 ant. (insertion abdominaux, de dd en dh : transverse, oblique int., oblique ext.) et concave en dh dans son tiers post. (insertion de dd en dh : ligaments iliolombaires et masse sacrolombaire, carré des lombes, grand dorsal). Sur la lèvre lat. : le fascia glutéal.
5. La face int. forme, en haut, la limite lat. du grand bassin (insertion : iliaque), avec, en arr., la jonction sacro-iliaque, et, en bas, elle limite le petit bassin (insertion de l'obturateur interne et près du bord inférieur celle du périnée). Entre les 2 parties se trouve la ligne arquée (partie du détroit supérieur).
6. Au nombre de 3 (2 paires, 1 impaire) : surface semi-lunaire de l'acétabulum (sphéroïde congruente, pour la tête fémorale), sacro-iliaque (mi-synoviale/mi-symphyse, pour le sacrum), symphyse pubienne (intercalant un fibrocartilage avec le pubis controlatéral).

7. Au nombre de 5 : pectiné (crête pectinéale, bord sup. de la branche sup. du pubis), gracile (branche inf. du pubis, le long du bord inf.), long adducteur (branche inf. du pubis, partie ant.), court adducteur (en arr. du long add.), grand adducteur (branche ischiopubienne, déborde sur la tubérosité ischiatique).
8. De la symphyse pubienne à la tubérosité ischiatique, en 2 parties : 1/3 ant. (symphyse pubienne), 2/3 post. (épais, insertion du fascia superficiel du périnée).
9. Détroit supérieur : lignes arquées des 2 os coxaux + sacrum. Détroit inférieur : 2 branches ischio-pubiennes + coccyx + ligaments sacrotubéraux.
10. Située à la partie sup. de la face ext. de l'os coxal. Quadrangulaire, gd axe antéropost., concave de haut en bas, convexe d'avt en arr. dans ses 2/3 ant. et concave dans son 1/3 post. Elle est divisée en 3 champs par les 2 lignes glutéales post. (verticale) et ant. (concave en bas et en avant). Champ post. : réduit, insertion du gd glutéal. Champ moyen : croissant à concavité inf., insertion du moyen glutéal. Champ antérieur, quadrangulaire, étendu, insertion du petit glutéal.

Fémur

1. Petit et moyen gluteal, droit fémoral récurrent, piriforme, obturateurs int. et ext., jumeaux sup. et inf., carré fémoral, prolongement des vastes latéral et médial, psoas-iliaque (partie haute du gd glutéal).
2. Tête (en dd, en haut et en avt.), trochlée (en avt, légèrement en bas), condyles (en bas et en arr.).
3. 3e faisceau du gd adducteur, gastrocnémien médial.
4. Vastes médial et latéral, court, long et grand adducteurs, pectiné, court biceps, grand glutéal.
5. Située à la face ant. de l'extrémité inf. Répond à la face post. de la patella. Type ginglyme. Forme : poulie pleine à gd axe transversal, gorge sagittale et 2 joues (lat. = plus haute, plus large et plus saillante), limitée en bas par crêtes condylo-trochléaires et fosse intercondylaire. Regarde en avt, un peu en bas. SAECH.
6. C'est l'espace compris entre les 2 condyles fémoraux. Limitée en dehors par la face med. du condyle lat., sagittale (insertion LCA en ht et arr.), en dedans par la face lat. du condyle médial, oblique en arr. et en dd, (insertion LCP partie tout ant.), en avant par la jonction entre surface poplitée et bord inf. de la trochlée.
7. Ligne intertrochantérique : ligament iliofémoral (2 faisceaux sur ses 2 tubercules). En avant du petit trochanter : ligament pubofémoral. Partie ant. de la face med. du gd trochanter : ligament ischiofémoral.
8. Épicondyle latéral : LCF, sur le médial : LCT. En arrière d'eux : rétinaculums patellaires. De part et d'autre de la fosse intercondylaire : ligaments croisés (LCA et LCP).
9. VL : ligne âpre, versant lat. de la lèvre lat. (+ prolongement en bas le long de la bifurcation, en haut le long de la trifurcation + bord inf. des faces lat. et ant. du gd trochanter), VM : ligne âpre, lèvre médiale et ses prolongements haut et bas. VI : 3/4 sup. des faces ant. et lat. + bords med. et lat. Droit fémoral : face ant. du gd trochanter (tendon récurrent à l'angle supéromédial).
10. Le latéral est plus court, plus large et plus sagittal. Il possède les insertions du poplité et du plantaire (inconstant), le médial celle du 3e faisceau du grand adducteur.

Patella

1. Située 2/3 sup. de la face post., répond à la surface patellaire (trochlée) du fémur. Type ginglyme. Elle est quadrangulaire, séparée en 2 par une crête verticale. Le champ médial est plus réduit et plus convexe que le latéral (et traversé par 1 crête oblique en bas et en dd). La surface regarde en arr., SAECH.
2. Base : tendon quadricipital (d'arr. en avt : VI, VL et VM, DF). Bords latéraux : fibres directes du Vaste homolatéral et croisées du Vaste controlatéral. Le ligament patellaire n'est pas un muscle.
3. Apex : le ligament patellaire. Bords latéraux : ligament méniscopatellaire et rétinaculum patellaire homolatéral.
4. Il est extra-articulaire.
5. Les fibres charnues descendent plus bas que celle du Vaste latéral.

Tibia

1. Tendon patellaire (quadriceps), semi-membraneux (direct et réfléchi), TFL, expansions des LEO, long fibulaire, biceps fémoral.

2. Les 2 surfaces des condyles pour le fémur, surface fibulaire supérieure, surface pour le talus (face inf. du pilon tibial + face lat. de la malléole médiale), champ fibulaire (inférieur) non encroûté de cartilage.
3. Trois sillons, de dd en dh : tibial postérieur, long fléchisseur des orteils, long fléchisseur de l'hallux.
4. Située partie médiale de la face sup. de l'extrémité sup., répond au condyle fémoral med. (en périphérie au ménisque med.). Type bicondylaire. Forme ovalaire (gd axe oblique en avt et en dh) concave en tous sens et regarde en haut. SAECH.
5. Située face sup. de l'épiphyse sup., en forme de sablier : aire ant. (insertions cornes ant. et LCA), aire post. (insertions cornes post. et LCP), zone intermédiaire : tubercules intercondylaires.
6. Muscles poplité, long fléchisseur des orteils, tibial postérieur, soléaire.
7. Capsule fémorotibiale : ligne joignant les 2 condyles en avt et en arr. + bord périphérique des 2 surfaces articulaires. Capsule tibiofibulaire sup. : pourtour de la facette fibulaire. Capsule talocrurale : pourtour de la face inf. du pilon tibial se prolongeant sur les bords ant. et post. de la malléole médiale.
8. Pyramide quadrangulaire (à gd axe oblique en bas et en avt) à sommet inférieur tronqué.
9. Elle regarde en bas, en arr. et en dh ($\pm$ oblique).
10. Saillie osseuse prolongeant en bas la face med. du corps. Présente 2 faces (med. = sous-cutanée et lat. = surface articulaire talocrurale), 2 bords (ant. = insertion du LCT de la cheville; post. = sillon du tibial postérieur) et un apex (bifide, insertion du faisceau post. du plan profond du LCT de la cheville).

Fibula

1. Forme d'un cylindre (col) surmonté d'un dièdre ouvert en bas (tête) : 2 pans obliques (postéro-lat. et antéromed.).
2. La face lat. regarde en dh, située entre les bords ant. et post.; la face post. (séparée en 2 par 1 crête) regarde en arr., située entre les bords post. et med. (interosseux); la face med. (étroite) regarde en dd, située entre les bords interosseux et ant.; le bord ant. est entre les faces med. et lat.; le bord post. est entre les faces lat. et post.; le bord interosseux est entre les faces post. et med.
3. Biceps fémoral + débordement soléaire et long fibulaire.
4. Aplatie de dd en dh, en forme de fer de lance : 2 faces et 2 bords. Face lat. sous-cutanée, lisse, convexe en tous sens. Face med. : partie sup. = champ tibial (sans cartilage), partie inf. = facette pour le talus, triangulaire à base sup., peu convexe en tous sens, regarde en dd (légèrement en bas à sa partie inf.), SAECH. En arr. d'elle : fosse pour l'insertion du faisceau post. du LCF de la cheville. Le bord ant. = convexe (ligament tibiofibulaire inf. et ant. et, en dessous : faisceaux ant. et moy. du LCF de la cheville). Le bord post. = convexe, épais, déprimé en sillon pour les tendons fibulaires (lèvre post. = insertion ligament tibiofibulaire inf. et post.).
5. Face supéro-latérale de la tête : ligament collatéral fibulaire du genou. Apex de la tête : ligament poplité arqué (Les épaississements capsulaires sont peu identifiés).
6. Face latérale : le long du bord antérieur, insertion du ligament tibiofibulaire inf. et ant. et des faisceaux ant. et moy. du ligament collatéral fibulaire de la talocrurale. Face médiale : en arrière de la surface articulaire, insertion du faisceau post. du ligament collatéral fibulaire de la talocrurale. Bord postérieur : insertion du ligament talo-fibulo-calcanéen et du rétinaculum des muscles fibulaires.
7. Une insertion épiphysaire sup. sur la face lat. de la tête et du col, 2 insertions diaphysaires sur la moitié sup. de la face lat. (1 le long du bord ant., 1 le long du bord post.).
8. Le sillon pour la bifurcation du nerf fibulaire commun en fibulaires superficiel et profond (complication neurologique des fractures à ce niveau).
9. Long extenseur des orteils, long extenseur de l'hallux, 3e fibulaire.
10. Membrane interosseuse.

Tarse

1. Face sup. : court extenseur des orteils. Face inf. : carré plantaire, abducteurs du I et du V, court fléchisseur des orteils. Face post. : tendon calcanéen (triceps). Face med. : débordement du carré plantaire et expansion du tibial postérieur.
2. Aucune.
3. Oblique en avant et en dehors.

4. Surface articulaire située à la partie moy. de la face sup. du calcanéus, répond à la surface post. de la face inf. du talus. Type trochoïde, ovalaire à gd axe oblique en avt et dh, convexe selon le gd axe et plane transversalement. Regarde en haut et peu en avt, SAECH.
5. La glène regarde en arr., en ht et en dh. Les 3 facettes antérieures regardent en avt. La petite facette inconstante pour le cuboïde regarde en dh.
6. Opposant et court fléchisseur du V; court fléchisseur et adducteur oblique du I; expansion du TP.
7. Quadrangulaire, en 2 parties : une postérosup., en équerre, répond au 3e cunéiforme, une antéro-inf. donne insertion au ligament interosseux entre 2e et 3e cunéiformes.
8. Elles sont essentiellement plantaires. Le seul ligament dorsal important est le ligament bifurqué.
9. C'est le plus fréquent des os surnuméraires du pied. S'articule avec le processus lat. de la face post. du talus.
10. Elles sont situées en fonction de leur profondeur : les plus post. = les plus superficielles, les plus ant. = les plus profondes.

Avant-pied

1. Elle est encastrée entre les 3 cunéiformes du tarse antérieur.
2. Surface articulaire située à l'épiphyse distale, répond à la base de P1 de l'hallux (+ fibrocartilage et sésamoïdes), type ellipsoïde. Saillie convexe en tous sens, la plus volumineuse des métat., plus étendue en plantaire qu'en dorsal, présente une crête médiane verticale à sa moitié inf. (limite 2 sillons répondant aux sésamoïdes). Regarde en avt (légèrement en bas et en dd), SAECH.
3. C'est une surface articulaire répondant à la tête de P2, type ginglyme, forme quadrangulaire à gd axe transversal, avec une crête médiane verticale séparant 2 joues. Regarde en arr., SAECH, son bord inf. donne insertion au fibrocartilage articulaire.
4. Long fibulaire (base plantaire du I), court fibulaire (styloïde de la base du V), 3e fibulaire (base dorsale du V), expansions du TP (bases plantaires des II, III et IV).
5. Interosseux dorsaux et plantaires, opposant du V.
6. Longue, fine (grêle), triangulaire à la coupe, présente une légère torsion axiale couchant l'os distalement sur sa face médiale (plus accentué en allant vers M5).

Arthrologie

Coxo-fémorale

1. Ligament iliofémoral (EIAI → ligne intertrochantérique); ligament pubofémoral (branche sup. du pubis → fosse en avt du petit trochanter); ligament ischiofémoral (le long de la corne post. → capsule et face med. du grand trochanter); ligament de la tête (cornes acétabulaires et ligament transverse → fovéa).
2. Surface semi-lunaire, ligament transverse, labrum, tête fémorale.
3. Les 3 tendons du droit fémoral, le petit glutéal, l'iliopsoas.
4. Acétabulum : en dh, bas, avt; tête fémorale : en ht, dd, avt.
5. Située à la partie supéromédiale de l'extrémité sup. du fémur; répond à la surface semi-lunaire (et son ligament transverse) et au labrum; 2/3 de sphère pleine de 4 à 5 cm de Ø; le sommet du quadrant postéro-inférieur présente la fovéa du ligament de la tête (passage artère); regarde en ht, dd, avt.; SAECH.

Genou

1. Fémur, tibia, patella, 2 ménisques. La fibula ne fait pas partie de la même cavité articulaire.
2. Avec le tibia : freins méniscaux. Avec la patella : ligament méniscopatellaire. Entre eux : ligament jugal ou interméniscal. Avec le fémur : ligament méniscofémoral. Avec la capsule. Pour le médial : avec le ligament collatéral tibial et le tendon du semi-membraneux. Pour le latéral : avec le poplité.
3. Ligaments collatéraux (tibial et fibulaire), croisés (antérieur et postérieur), postérieurs (poplité oblique et arqué), patellaires (ligament patellaire et rétinaculums), méniscaux (freins et ligament méniscofémoral).
4. Fibrocartilage en forme de croissant (plus ouvert que le lat.), triangulaire à la coupe, bord périphérique épais et adhérent à la capsule et au LCT, face inf. répondant au condyle tibial med. et la supérieure articulée avec le condyle fémoral med. (cartilage hyalin). Inséré sur le tibia par des freins situés au niveau de ses cornes.

5. S'insère au pourtour du cartilage, sauf : au-dessus de la surf. patellaire du fémur, sur la lèvre sup. du sillon condylaire et englobe la zone intercondylaire du tibia. Lâche sagittalement (2 culs-de-sac, dont l'ant. = très important) et tendue sur les côtés (culs-de-sac tractés par muscle articulaire du genou, en avant, poplité et semi-membraneux, en arr.).
6. Répond au condyle fémoral latéral en son centre et à l'emplacement du ménisque latéral à sa périphérie. Il fait partie de la bicondylaire fémorotibiale et est légèrement différent du compartiment médial : il est concave de dedans en dehors mais plat ou même légèrement convexe d'avant en arrière. Il regarde en haut et est encroûté de cartilage hyalin.
7. C'est le prolongement postérosup. du paquet adipeux ; se termine au sommet de la fosse intercondylaire.
8. LCT : long (épiphyso-diaphysaire), plat, adhérent à la capsule, oblique en bas, en avt et en dh ; LCF : court (épiphyso-épiphysaire), cylindrique, distinct de la capsule, oblique en bas, en arr.
9. Intracapsulaires et extra-articulaires, épais, puissants, composés de fibres torsadées ; forment un pivot central (LCA : de l'aire intercondylaire ant. à la face med. du condyle lat. du fémur, oblique en ht, arr. et dh. LCP : de l'aire intercondylaire post. du tibia à la face lat. du condyle med. du fémur, oblique en ht, avt et dd).
10. Ce sont : partie post. du ménisque med., coque condylienne med., gastrocnémien med., semi-membraneux et ses 3 tendons, fibres post. du LCT.

Talocrurale (cheville)

1. Face inf. du pilon tibial et face lat. de la malléole médiale, face médiale de la malléole latérale et faces sup., lat. et med. du corps du talus.
2. C'est une syndesmose, donc sans cartilage hyalin, responsable de mouvements d'écartement-rapprochement.
3. Il est puissant, en 2 plans, le profond avec 2 faisceaux, le superficiel en éventail et prenant également la transverse du tarse médiale et la subtalaire ant.
4. Lâche sagittalement avec 2 culs-de-sac (ant. et post.) et serrée sur les côtés (renforcée par les ligaments collatéraux). Plus un récessus tibiofibulaire.
5. C'est l'écartement de la malléole latérale (partie large de la trochlée talaire dans la pince malléolaire).

Articulations du pied

Articulations de l'arrière-pied

1. Elle a une cavité commune avec la transverse du tarse médiale.
2. Elle est subdivisée en 2 compartiments (lat. et med.).
3. Ligaments calcanéo-naviculaire plantaire, calcanéo-cuboïdien, plantaire long, bifurqué et quelques renforts dorsaux, ainsi qu'indirectement le plan superficiel du LCT de la cheville et ceux de la subtalaire ant.
4. En haut et un peu en avant.

Articulations de l'avant-pied

5. Tête de M1, base de P1, les 2 sésamoïdes et le fibrocartilage plantaire.
6. De dd en dh : saillie du 1er cunéiforme, retrait du 2e, saillie du 3e, retrait du cuboïde avec un interligne grossièrement transversal puis oblique en dh et en arr.
7. Ce sont les ligaments interosseux et ceux qui croisent chaque interligne plantaire (les ligaments dorsaux sont faibles).
8. Ce sont toutes 2 des ginglymes.

Myologie

Psoas-iliaque

1. Stabilisation dans les 3 plans pour le rachis et antérieure pour la hanche. En dynamique, essentiellement à la hanche : flexion.
2. En haut : corps de T12 à L4 ou L5 et transverses des 5 lombales. En bas : petit trochanter.
3. 3 ou 4 nerfs issus du nerf fémoral (L1, L2, L3).
4. Le plexus lombal.
5. En arrière : la coxo-fémorale, en avant : le trigone (PVN, notamment le nerf fémoral).
6. Le nerf fémoral.

Petit glutéal

1. En profondeur : coxo-fémorale, en superficie : TFL et moyen glutéal.
2. Les fibres convergent en bas et un peu en avant.
3. Faisceau sup. du ligament iliofémoral.
4. Le nerf glutéal supérieur (L4, L5, S1).
5. Fléchisseur, abducteur, stabilisateur de hanche (fibres ant. = rotation médiald; fibres post. = rotation latérale).

Moyen glutéal

1. En profondeur : petit glutéal, puis articulation de la hanche. En profondeur et en arrière : piriforme.
2. Nerf glutéal sup. (L4, L5, S1).
3. Les fibres convergent en bas : les ant. = un peu en arrière, post. = un peu vers l'avant, moy. = verticales.
4. En dynamique : abducteur de hanche, en statique = stabilisateur latéral du bassin.

Grand glutéal

1. Plan superficiel (fibres aponévrotiques) ¼ post. du versant ext. de la crête iliaque + sacrum : face post. (crêtes médiane et intermédiaire). Plan profond (fibres charnues) : champ post. de la surface glutéale de l'os coxal + face superf. des ligaments sacro-iliaques post., sur les bords latéraux du sacrum et coccyx + face superf. du LST.
2. Plan superficiel (fibres charnues) : bord post. du fascia lata (1/3 sup.). Plan profond (fibres aponévrotiques) : ligne âpre du fémur (1/3 sup. de la lèvre lat.), déborde sur la branche lat. de trifurcation (+ SIML).
3. En superficie : fascia glutéal, bourse synoviale sous-cutanée. En profondeur : bourse synoviale profonde, ischion, pelvitrochantériens, nerf sciatique. En avant : moyen glutéal, fascia lata et TFL.
4. Extenseur de hanche, rotateur latéral, stabilisateur du fascia lata, coussin contractile sous l'ischion.
5. Oblique en bas, en dh, formé des fibres parallèles et fasciculées. Il est épais et losangique.
6. Nerf glutéal inférieur (L5, S1, S2).

TFL

1. Nerf glutéal sup. (L4, L5).
2. Hanche : fléchisseur, abducteur, rotateur med. Genou : rotateur lat., hauban lat., verrouille l'extension.
3. Naissent sur l'EIAS et parties adjacentes (crête, bord ant., face ext., aponévrose), se dirigent en bas, arr. en s'étalant. Elles sont superficielles et se jettent au bord ant. du fascia lata.
4. En haut : est en avant du fascia lata et recouvre le petit glutéal. En bas : croise l'interligne du genou et est en avant du biceps fémoral.
5. Les fibres charnues se jettent sur le fascia lata et donnent des fibres tendineuses qui se terminent sur le tubercule infracondylaire du tibia (extr. sup., sur la crête latérale de la face ant.).

Piriforme

1. Nerf du piriforme (S2, parfois S1).
2. Rotateur latéral et abducteur de hanche. Il est aussi stabilisateur et rotateur neutre.
3. Il est dans le même plan que le petit glutéal et les autres pelvitrochantériens, recouvert par le gd glutéal.
4. En intrapelvien : les racines du nerf sciatique sont juste en avant (dans son aponévrose). À la sortie du bassin, il délimite les foramens supra- (PVN glutéal sup.) et infrapiriformiens (nerf sciatique). En extrapelvien : le gd glutéal est en superficie, le nerf sciatique et l'obturateur int. (avec jumeau sup.) en dessous, le petit glutéal au-dessus.
5. Ce sont les corps de S2, S3, S4, partie latérale, ainsi qu'une ligne les réunissant en dehors.

Obturateur interne et jumeaux

1. En dd : élévateur de l'anus et vessie. En dh : MOI. En bas : canal pudendal et périnée. En haut : PVN obturateur.
2. Jumeau sup. : nerf de l'obturat. int. et du jumeau sup. Jumeau inf. : nerf du jumeau inf. et du carré fémoral.
3. Il consiste en la sustentation du bassin sur les têtes fémorales, lorsque le fémur est fixe.
4. En intrapelvien, ses fibres convergent en arr. et en dh. Elles sortent du bassin à la petite incisure sciatique, se réfléchissant à 90° contre le bord post. de l'os (bourse synoviale). À ce niveau, elles

reçoivent les muscles jumeaux. En extra-pelvien le tendon, commun, se dirige en av. et dh pour se terminer sur le gd trochanter.

5. En profondeur : obturateur ext. puis le plan osseux. En superficie : nerf sciatique et gd glutéal. En haut : piriforme. En bas : carré fémoral.

Obturateur externe

1. Nerf de l'obturateur ext. (collatérale du nerf obturateur), L3, L4.
2. Rotateur latéral, antéverseur (ou fléchisseur), stabilisateur et sustentateur du bassin.
3. C'est le plus profond.
4. À sa partie charnue : plaqué contre le foramen obturé (avec au dessus : branche sup. du pubis et acétabulum). À sa partie tendineuse : passe sous la corne post., est plaqué contre le col fémoral et recouvert par l'obturateur int.
5. À la partie sup. de la face ext. de la branche ischiopubienne et MOE.

Carré fémoral

1. Nerf du jumeau inf. et du carré fémoral (L4, L5, S1).
2. Rotateur latéral, adducteur, stabilisateur de la hanche.
3. Dans le même plan que petit glutéal, autres pelvitrochantériens, grand adducteur, recouvert par gd glutéal.
4. En arrière (superficie) : nerf sciatique et gd glutéal. En avant (profondeur) : plan osseux.
5. Le long du bord latéral de la tubérosité ischiatique.

Sartorius

1. Nerf du sartorius, branche du nerf musculaire lat., terminale du nerf fémoral (L2, L3).
2. À l'origine : trigone fémoral, au trajet : canal fémoral, à la terminaison : interligne du genou et patte d'oie.
3. Il enroule la face ant. de la cuisse en diagonale de haut en bas et de dh en dd.
4. Hanche : fléchisseur, abducteur et rotateur latéral. Genou : fléchisseur et rotateur médial.
5. Couturier. Cela traduit le latin sartorius, ce qui correspond à l'action du muscle (assis tailleur).

Quadriceps

1. Le VL a un volume plus supérolatéral, ses fibres charnues descendent moins bas. Le VM a un volume inféromédial, ses fibres charnues descendent plus bas (on distingue un vaste médial oblique, VMO, dont les fibres sont plus couchées sur l'horizontale), de plus le VM se termine par une lame intramusculaire (structure penniforme).
2. Nerf du quadriceps, 1 des 4 branches terminales du nerf fémoral (L2, L3, L4), avec : 1 filet pour le DF, 1 pour le VL (+ VI), 1 pour le VI, 1 pour le VM (+ VI et VMO).
3. En haut : la coxo-fémorale (en arr.), le sartorius (en dd), le TFL (en dh). Au milieu : sous-cutané, le plan des vaste médial et latéral est juste en arrière. En bas : une partie du tendon du DF passe par-dessus la patella, la peau est en avt, la patella puis le ligament patellaire et le corps adipeux sont en arrière, les expansions des vastes med. et lat. l'abordent sur les côtés.
4. Sur les 2/3 sup. des faces ant. et lat. ainsi que des bords latéraux de la diaphyse fémorale.
5. Il est très large, épais, puissant, formé de la réunion des 4 chefs du quadriceps. Il est oblique en bas et en dedans.
6. Il est étroit, épais, puissant. Il est formé du ligament patellaire, du tendon du droit fémoral et reçoit les expansions croisées des vastes latéral et médial. Il est oblique en bas, et légèrement en arrière et en dehors.
7. Du vaste intermédiaire.

Ischiojambiers

1. Parce que cette insertion est dans un plan plus antérieur que les 2 autres (du fait de l'obliquité de la face post. de la tubérosité ischiatique). De ce fait, elle est plus profonde et les fibres glissent sous celles du long biceps et semi-tendineux ; se dirigeant en bas et en dedans.
2. Nerf sciatique avec 1 filet pour la longue portion (L5, S1) et 1 pour la courte (L5, S1, S2). En cas de division haute du sciatique, ces nerfs proviennent du nerf fibulaire commun.
3. Ils sont à forte proportion de tissu conjonctif (membraneux et tendineux).
4. Elle est triple : tendon direct à la face post. du condyle médial de l'extrémité sup. du tibia ; tendon réfléchi à la partie antéromédiale de ce même condyle ; tendon récurrent sur la coque condylienne latérale (et fabella).

5. Il est sous-cutané et, au genou, croise l'interligne médial et le LCT, il est en rapport avec la patte d'oie (au-dessus du gracile et en arr. du sartorius).
6. Le chef long est extenseur de hanche. Le chef court, associé au long, est fléchisseur et rotateur latéral du genou. De plus, au genou, le biceps assure la stabilité postérolatérale, renforce la capsule tibiofibulaire sup. et tend le fascia jambier.

Muscles adducteurs

1. Ils sont situés sur 3 plans, d'avt en arr. : pectiné et long add., puis court add., puis grand add. Le gracile est plus en dedans et superficiel.
2. Pectiné : nerf musculaire médial, du nerf fémoral (accessoirement 1 filet de la branche ant. du nerf obturateur et 1 filet du nerf fémoral né dans le bassin). Court add. : nerf obturateur (branche ant. pour les 2 faisceaux + branche post. pour le faisceau inf.). Grand add. : 1er et 2e faisceaux : branche post. du nerf obturateur, 3e faisceau : nerf sciatique. Tous reçoivent des filets de L2, L3, L4.
3. L'artère fémorale profonde (et ses perforantes).
4. Origine : branche sup. du pubis, le long du bord sup. (crête pectinéale, en J couché). Terminaison : branche moy. de trifurcation de la ligne âpre (face post. de l'épiphyse sup.).
5. Globalement oblique en bas et en dehors, le muscle est situé dans le plan frontal, enroulé sur lui-même de sorte que les fibres nées en avant se terminent le plus haut, et les postérieures se terminent le plus bas.
6. Branche antérieure du nerf obturateur (L2, L3).
7. Les fibres descendent verticalement et superficiellement, à la partie moyenne de la loge médiale. Elles contournent légèrement le condyle fémoral médial par l'arrière et se terminent à la patte d'oie.
8. Au quart sup. de la face med. du corps du tibia (tendon aplati, en arrière du sartorius et au-dessus du semi-tendineux).
9. Hanche : adducteur. Genou : fléchisseur, rotateur médial.

Tibial antérieur

1. Tibia, 1er cunéiforme et 1er métatarsien.
2. Flexion dorsale, supinateur et adducteur du pied, stabilisateur cunéo-1er métatarsien, sustente le tarse.
3. 2 filets du nerf fibulaire commun et 2 filets (sup. et inf.) du nerf fibulaire profond.
4. Longe la crête tibiale, passe sous le RME (dédoublement), le plus médial à la face dorsale du pied.
5. En avt : RME ; en arr. : plan osseux ; en dd : veine grande saphène ; en dh : PVN dorsal du pied et LEH.

Long extenseur de l'hallux

1. En avt : LEO ; en arr. : MIO ; en dd : nerf fibulaire prof., vaisseaux tibiaux ant. et muscle tibial ant. ; en dh : LEO.
2. Nerf fibulaire profond (L4, L5, S1).
3. Extenseur de l'hallux, adducteur et supinateur du pied, fléchisseur dorsal de la cheville.

Long extenseur des orteils

1. En superficie : peau ; en profondeur : CEO et plan osseux.
2. Nerf fibulaire profond (L4, L5, S1).
3. Extension des 4 derniers orteils (MP surtout), flexion dorsale de la cheville, éversion.

Long fibulaire

1. En superficie : peau ; en profondeur : nerf fibulaire superficiel, plan osseux en haut et court fibulaire en bas.
2. Nerf fibulaire superficiel (L5, S1).
3. Pronation et abduction du pied (un peu flexion plantaire), serrage et sustentation de la malléole latérale, stabilité latérale de la cheville et maintien de la voûte plantaire.
4. Recouvre le court fibulaire, passe sous le RMFi et la trochlée fibulaire (2 réflexions), puis dans le sillon du cuboïde et croise la voûte plantaire vers le dd et l'avt.

Court fibulaire

1. À la jambe : nerf fibulaire superficiel et long fibulaire. Au pied : interligne latéral de la cheville et transverse du tarse latérale.
2. Nerf fibulaire superficiel (L5, S1).

3. Pronation et abduction du pied, serrage et sustentation de la malléole latérale, stabilité latérale de la cheville.

Tibial postérieur

1. Tibia, fibula, naviculaire, tous les os du tarse sauf le talus, tous les métatarsiens sauf les 2 extrêmes.
2. Inverseur pur (flexion plantaire, adduction, supination).
3. L'arcade du LFO (sous laquelle il passe), la malléole médiale (derrière laquelle il passe), la tête du talus (qu'il stabilise en dd), la voûte plantaire (par ses expansions).
4. Nerf tibial (L5, S1).

Long fléchisseur de l'hallux

1. Jambe : oblique en bas et dd. Cheville : entre les 2 processus de la face post. du talus. Arrière-pied : sous le sustentaculum. Avant-pied : le long de M1 et entre les 2 sésamoïdes de l'hallux.
2. Nerf tibial (L5, S1, S2).
3. Jambe : le triceps en superficie. Cheville : rétromalléolaire médial. Pied : canal tarsien (sous le sustentaculum) puis les sésamoïdes.
4. Flexion de l'hallux et plantaire de la cheville. Inverseur. Soutient le sustentaculum et la voûte plantaire, stabilise la MP de l'hallux.

Long fléchisseur des orteils

1. Profond et vertical à la jambe, se réfléchit vers le bas et l'avant avec les rétromalléolaires médiaux, croise obliquement la voûte plantaire vers l'avant et le dehors, axial aux orteils.
2. Nerf tibial (L5, S1).
3. De l'origine à la terminaison il est en rapport avec le TP (arcade), les éléments du canal tarsien (passe sur le sustentaculum), le LFH (croisement avec échange d'une languette), le carré plantaire, les lombricaux, les articulations des 4 derniers orteils.
4. Du carré plantaire, des lombricaux, du CFO, du LFH.

Triceps sural

1. Gastrocnémien : nerf tibial (2 filets), S1, S2. Soléaire : 2 filets (1 ant. et 1 post.), L5, S1.
2. Gastrocnémien : elles naissent à la face ant. de la lame d'origine et se terminent à la face post. de la lame de terminaison. Soléaire : celles nées à la face post. de la lame d'origine se terminent à la face ant. de la lame de terminaison : celles nées à la face ant. de la lame d'origine se terminent sur les faces latérales d'une lame accessoire de terminaison (remontant perpendiculairement).
3. En profondeur : nerf tibial et vaisseaux tibiaux post. + muscles profonds (LFO, TP, LFH). En superficie : plantaire, gastrocnémien, puis veine petite saphène.
4. Puissant, provient de la réunion des 2 lames de terminaison, rétréci à la hauteur de la cheville. Les fibres sont torsadées (les post. en ht deviennent lat. en bas).
5. Genou : flexion en chaîne ouverte, extension en chaîne fermée et synergie avec les IJ. Cheville : flexion plantaire.
6. Fémur : face sup. du condyle lat. (tubercule et ses 2 crêtes) + épicondyle lat. (partie postérosup.) + coque condylienne lat.
7. Lame tendineuse antérieure à celle du gastrocnémien + 1 lame accessoire qui remonte à sa face ant.

Muscles intrinsèques du pied

1. Origine : face inf. du calcanéus, de part et d'autre de l'insertion du ligament plantaire long et remontant à la base de la face médiale. Terminaison : sur le bord lat. du LFO.
2. Chef médial : nerf plantaire médial, chef latéral : nerf plantaire latéral (ou médial). L5, S1.
3. Origine sur le cuboïde, face inf. (en arr. du sillon du LF et tout à fait en dh); terminaison sur M5, corps (le long du bord lat. de la face lat.).
4. Faisceau oblique : oblique en avant et dedans. Faisceau transverse : transversal.
5. En superficie : la peau. En profondeur, il recouvre la partie basse du canal tarsien puis le court fléchisseur de l'hallux.
6. Sur les 3 derniers métatarsiens, au bord inf. du corps.
7. En superficie : l'aponévrose plantaire, en profondeur le LFO et le carré plantaire (puis l'add. oblique du I), en dd la loge médiale (court fléch. du I) et en dh la loge latérale (court fléch. et opposant du V).

8. Sous-cutané au corps charnu, il passe ensuite sous le LEO.
9. Stabilisateurs des métatarso-phalangiennes, fléchisseurs de celles-ci, écartent les orteils (faible extension des phalanges).
10. C'est la terminaison distale des muscles intrinsèques de l'hallux : l'abducteur et le chef médial du court fléchisseur, pour le sésamoïde médial ; l'adducteur et le chef latéral du court fléchisseur, pour le sésamoïde latéral. Ces tendons relient les sésamoïdes, la base de P1 de l'hallux et la capsule, formant un renfort stabilisateur de cette articulation.

Neurologie

1. Le muscle psoas (entre ses 2 plans).
2. Les nerfs fémoral et obturateur.
3. Il n'y en a qu'une : le nerf sciatique.
4. L2, L3, L4
5. Les nerfs musculaire latéral et musculaire médial, le nerf du quadriceps et le nerf saphène.
6. C'est un nerf sensitif, issu du plexus lombal et destiné à la face latérale de la cuisse.
7. C'est le trigone fémoral.
8. Les faces antéromédiales de la cuisse, genou, jambe et cheville.
9. En intrapelvien il longe le bord médial du psoas (en bas et en avant), il passe dans le sillon obturateur, puis se termine en 2 branches qui passent entre les 3 plans des muscles adducteurs.
10. L'obturateur externe, tous les adducteurs sauf le 3e faisceau du grand adducteur.
11. Le tronc du sciatique n'a pas de territoire sensitif et, sur le plan moteur : les ischiojambiers et le 3e faisceau du grand adducteur.
12. L4, L5, S1 (± S2 ou 3).
13. Le bord médial du biceps fémoral et le col fibulaire.
14. Les 3 fibulaires (long, court et 3e).
15. Au col fibulaire il perfore le SIMAL et descend à la loge ant. de la jambe, contre la MIO, entre le TA et les extenseurs. Il passe sous le RME et se termine par le nerf dorsal du pied.
16. En dorsal : en dd d'un axe passant par le 4e orteil, le nerf fibulaire superficiel (sauf P3) ; en dh de cet axe, le nerf sural (sauf P3) ; de part et d'autre de la 1re commissure, les nerfs fibulaires profond et superficiel. En plantaire : en dd d'un axe passant par le 4e orteil, le nerf plantaire médial ; en dh de cet axe, le nerf plantaire latéral.
17. Du col fibulaire il descend à la face lat. de la fibula, à la face profonde du long fibulaire, passe en avant du court fibulaire et perfore le fascia superficiel pour passer en avant de la malléole latérale sur le dos du pied en direction de la 1re commissure.

Angiologie

1. Il part des veines plantaires médiale et latérale vers la veine tibiale post. et de la veine dorsale du pied vers la tibiale ant. ; de là il passe dans la veine poplitée, puis soit vers le réseau cruciforme (→ veine fémorale profonde et veine glutéale inf.), soit vers la veine fémorale superficielle puis commune, puis veine iliaque ext., puis commune et enfin veine cave inf.
2. Soit il part de la veine marginale latérale, puis petite saphène en direction de sa crosse et de la veine poplitée, soit depuis la veine marginale médiale en direction de la veine grande saphène, le long de la face médiale du membre, jusqu'à sa crosse et à la veine fémorale commune.
3. Entre l'arcade du soléaire et le hiatus de l'adducteur, elle est dans la fosse poplitée avec l'artère de même nom et le nerf tibial. Elle se situe entre ce nerf et le condyle latéral du fémur. En superficie : les 2 fascias poplités ; en profondeur : le plan ostéoarticulaire ; en dehors : le gastrocnémien latéral, le nerf fibulaire commun et le tendon du biceps ; en dedans : le gastrocnémien médial et les ischiojambiers médiaux.
4. Ils sont superficiels et profonds : à la fosse poplitée, au pli inguinal et à la région iliaque interne et externe.
5. C'est la cuisse.
6. C'est la plus grosse collatérale de l'artère tibiale post.
7. Par les artères fémorale (artères circonflexes), obturatrice (artère du ligament de la tête), glutéales sup. et inf.

8. Par l'artère plantaire latérale.
9. C'est l'anastomose entre en haut : la glutéale inf., la circonflexe médiale, en bas : le réseau artériel du genou, et au milieu les perforantes issues de la fémorale profonde et leurs prolongements pour la loge postérieure.
10. Les pouls fémoral, poplité, dorsal du pied et tibial postérieur.

Morpho-topographie

1. En haut : le ligament inguinal ; en dh : le sartorius ; en dd : le long adducteur ; en superficie : le fascia superficiel (criblé) ; en profondeur : le pectiné en dd et le psoas-iliaque en dh.
2. Artère et veine fémorales superficielles, nerf saphène.
3. En haut : les tendons du biceps, en dh, et du semi-membraneux, en dd. En bas : le gastrocnémien (médial en dd et latéral en dh). En superficie : les 2 fascias poplités (le superficiel et celui reliant les IJ). En profondeur : le plan ostéoarticulaire.
4. En haut : la malléole médiale puis, plus bas, le sustentaculum ; en bas : la partie postérieure de l'abducteur de l'hallux ; en superficie : le RMF et ses expansions vers la profondeur ; en profondeur : le plan osseux (calcanéus).
5. Globalement circulaire, elle présente la saillie osseuse du grand trochanter en son centre (majorée par la position hanchée et minorée par un éventuel revêtement cellulograisseux). Au-dessus se trouve le galbe légèrement bombé du moyen glutéal, en bas la zone plane du tractus iliotibial, en avant le relief charnu, allongé verticalement du TFL, en arrière le méplat rétrotrochantérien (surplombant la localisation des muscles pelvitrochantériens), plus marqué chez l'homme et lors de la contraction du grand glutéal qui en forme la limite postérieure.
6. C'est la moitié sup. de la loge post. de la jambe. C'est la partie charnue du triceps, formée par les 2 gastrocnémiens, volumes oblongs verticaux, le médial étant plus gros et descendant plus bas que le latéral. Le relief est majoré par la flexion plantaire de la cheville, le galbe est plus ventru à leur base et plus aplati par côtés à leur sommet.
7. C'est une zone de passage tendineux et vasculonerveux. Ses limites sont en dd la malléole médiale et en dh le tendon calcanéen. Son contenu est, de dd en dh : les tendons du TP et du LFO, les vaisseaux tibiaux post. et le nerf tibial, le tendon du LFH.
8. En flexion maximale du genou, au-dessus de la patella. La joue latérale est particulièrement saillante et accessible à la palpation.
9. Elle est limitée par le tendon calcanéen en dd et la malléole lat. en dh. Elle est plane verticalement et concave de dd en dh. Elle donne passage aux tendons des muscles fibulaires, recouvert du rétinaculum sup. des muscles fibulaires. Elle est comblée en cas d'œdème.
10. C'est un relief musculaire étroit et vertical, majoré par la contraction et dissocié par une légère dépression entre une moitié sup. correspondant au long fibulaire et une moitié inf. au court.

ANNEXES

TERRITOIRES SENSITIFS

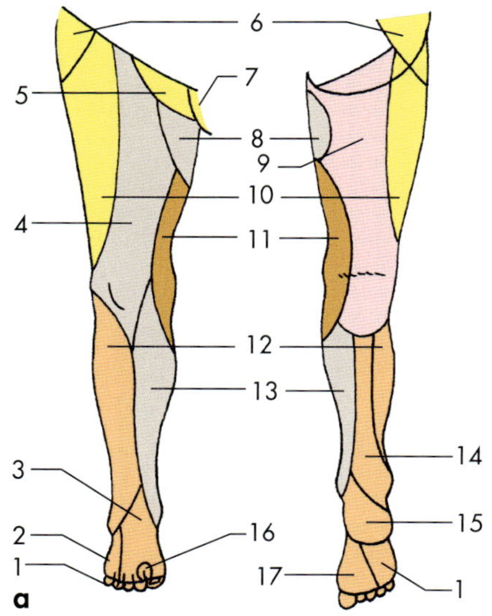

▶ **Annexe-1**

a) Vues antérieure et postérieure de l'innervation sensitive tronculaire du membre inférieur.
b) Vues antérieure et postérieure de l'innervation sensitive radiculaire du membre inférieur.

1. Nerf plantaire latéral
2. Nerf sural caudal
3. Nerf fibulaire superficiel
4. Nerf cutané intermédiaire de la cuisse
5. Nerf ilio-inguinal
6. Nerf ilio-hypogastrique
7. Nerf génitofémoral
8. Nerf cutané médial de la cuisse
9. Nerf glutéal inf. (rameau cutané post. de la cuisse)
10. Nerf cutané latéral de la cuisse
11. Nerf obturateur (et nerf saphène accessoire)
12. Nerf cutané sural latéral (du nerf fibulaire comm.)
13. Nerf saphène
14. Nerf cutané sural médial
15. Nerf tibial
16. Nerfs fibulaire profond et superficiel
17. Nerf plantaire médial

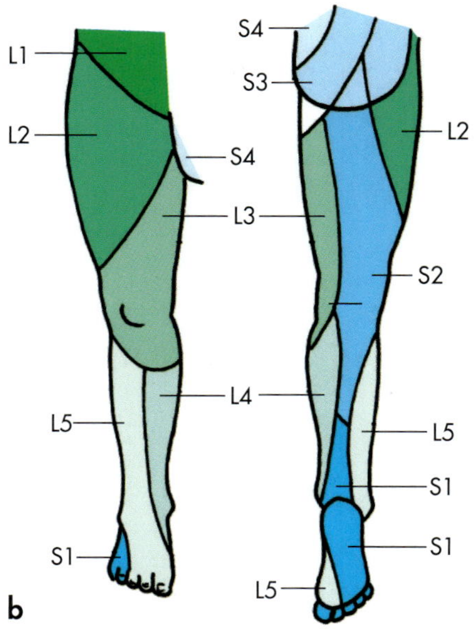

▶ **Annexe-2**

Répartition des nerfs sensitifs à la cuisse (en haut), à la jambe (au milieu) et à la cheville (en bas) (même légende que Annexe 1a et b).

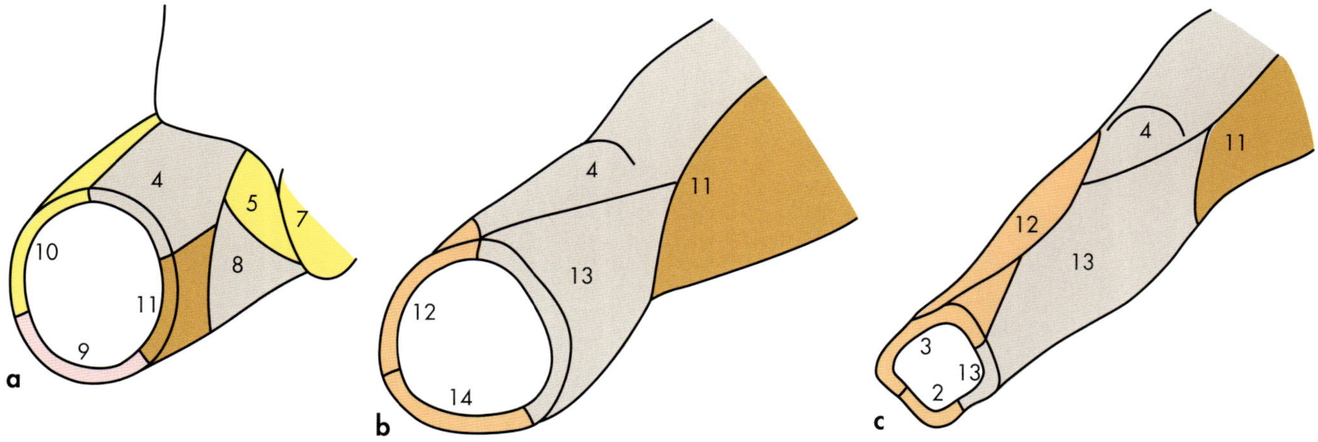

INNERVATION RADICULAIRE

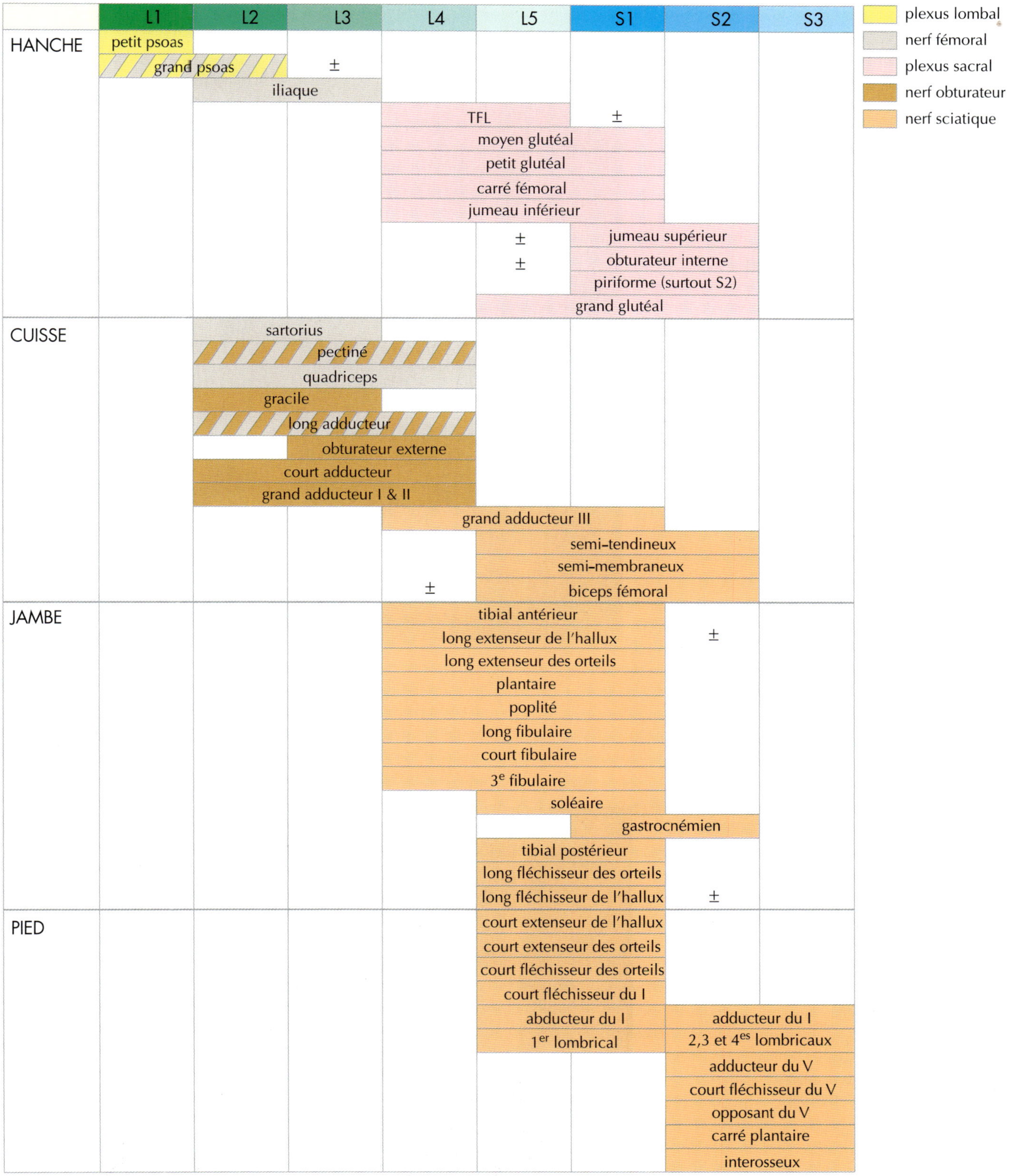

DISSECTION

▶ Annexe-3

Région antérieure de la hanche (trigone fémoral).

1. Vaste intermédiaire
2. Droit fémoral
3. TFL
4. Ilio-psoas
5. Nerf fémoral et sa division en 4 terminales
6. Veine fémorale
7. Artère fémorale
8. Crosse de la veine grande saphène
9. Cordon spermatique
10. Long adducteur
11. Sartorius

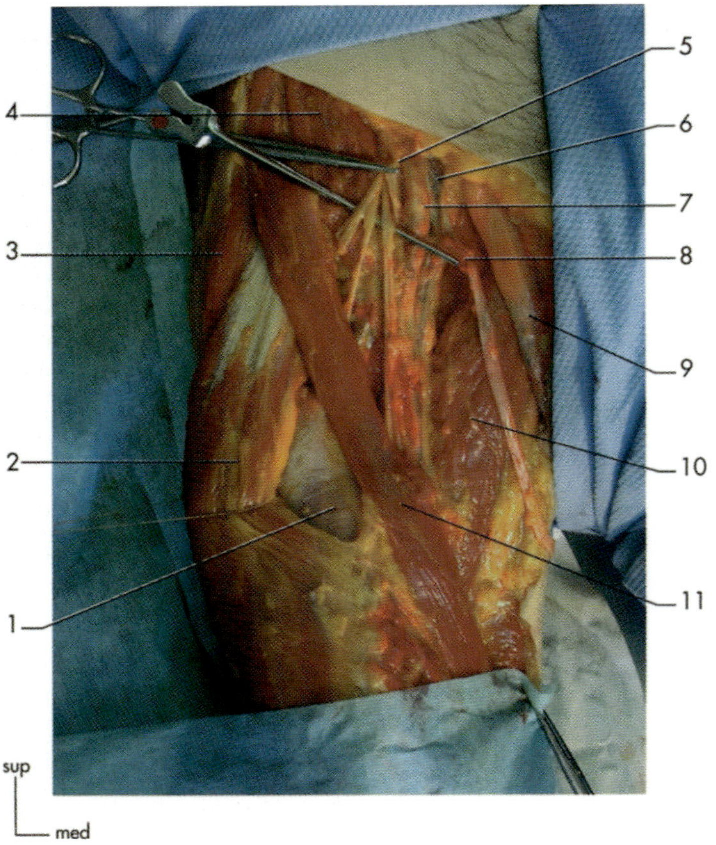

▶ Annexe-4

Région antérieure de la hanche (plan articulaire).

1. Petit trochanter (iliopsoas sectionné)
2. Frein inférieur de la capsule
3. Capsule
4. TFL
5. Tête fémorale
6. Labrum
7. Tendon du droit fémoral sectionné au ras de l'EIAI
8. Tendon du psoas (et fibres de l'iliaque)
9. Nerf fémoral sectionné
10. Ligament inguinal
11. Artère fémorale sectionnée
12. Veine fémorale sectionnée
13. Pectiné
14. Long adducteur

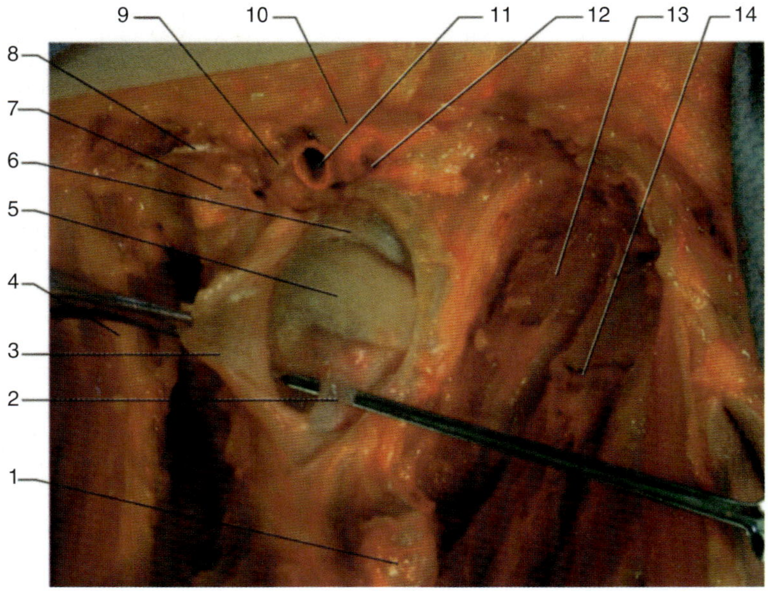

Annexe-5

Région latérale de la hanche.

1. Biceps fémoral
2. Grand glutéal
3. Moyen glutéal (recouvert du fascia glutéal)
4. TFL
5. Relief du grand trochanter
6. Fascia lata (tractus iliotibial)

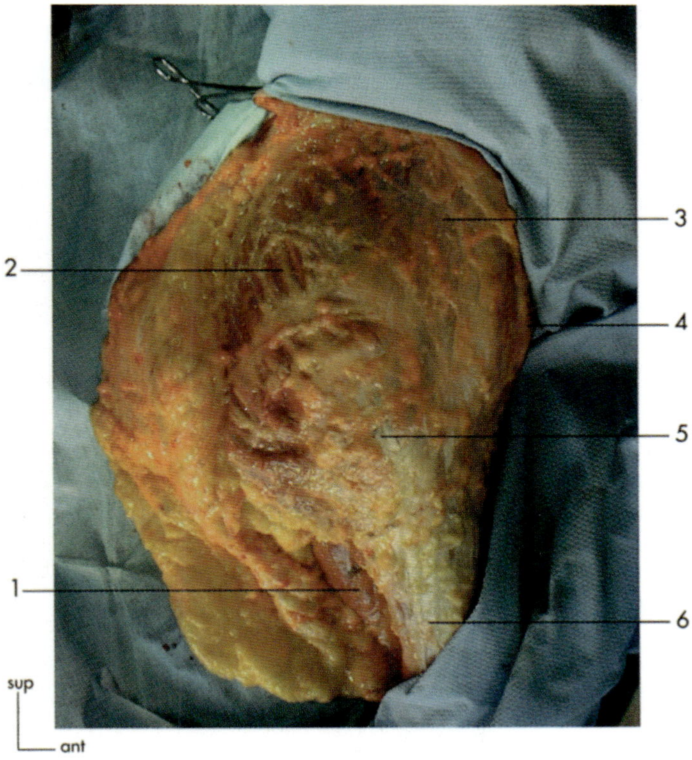

Annexe-6

Région postérieure de la hanche.

1. Ischiojambiers
2. Nerf sciatique
3. Grand glutéal (récliné)
4. Petite incisure sciatique
5. Grande incisure sciatique
6. Moyen glutéal
7. Piriforme
8. Obturateur interne
9. Carré fémoral
10. Grand adducteur

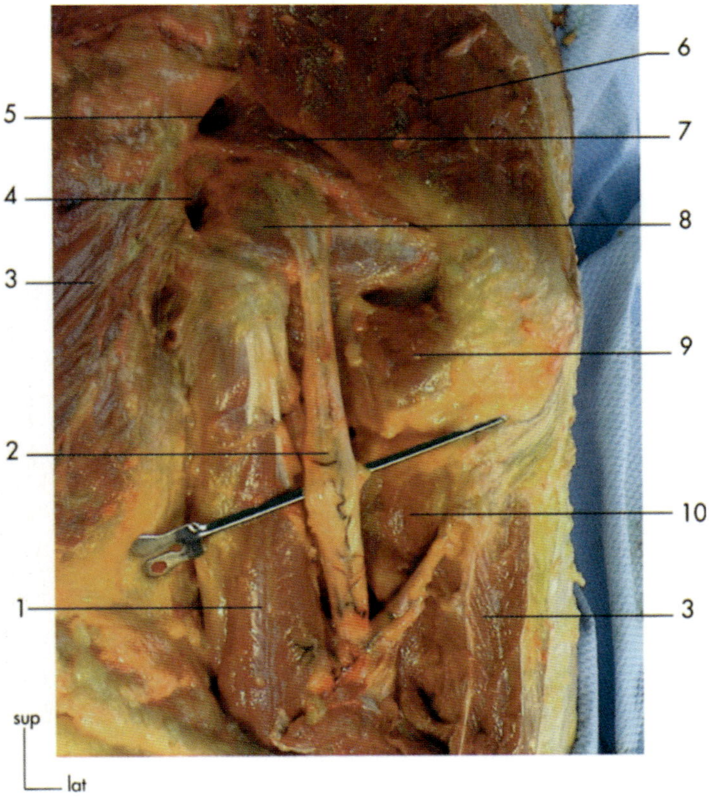

▶ **Annexe-7**

Région postérieure de la hanche : plan articulaire.

1. Ischion et tendons ischiojambiers
2. Jumeau inférieur, récliné vers l'arrière
3. Obturateur interne, récliné vers l'arrière (aspect fasciculé de son tendon)
4. Jumeau supérieur, récliné vers l'arrière
5. Nerf sciatique, récliné vers l'arrière
6. Piriforme, récliné en haut et en arrière
7. Crête iliaque (insertion du grand glutéal)
8. Plage d'insertion du moyen glutéal (retiré)
9. Petit glutéal
10. Capsule coxo-fémorale (post.)
11. Grand trochanter
12. Obturateur externe
13. Carré fémoral

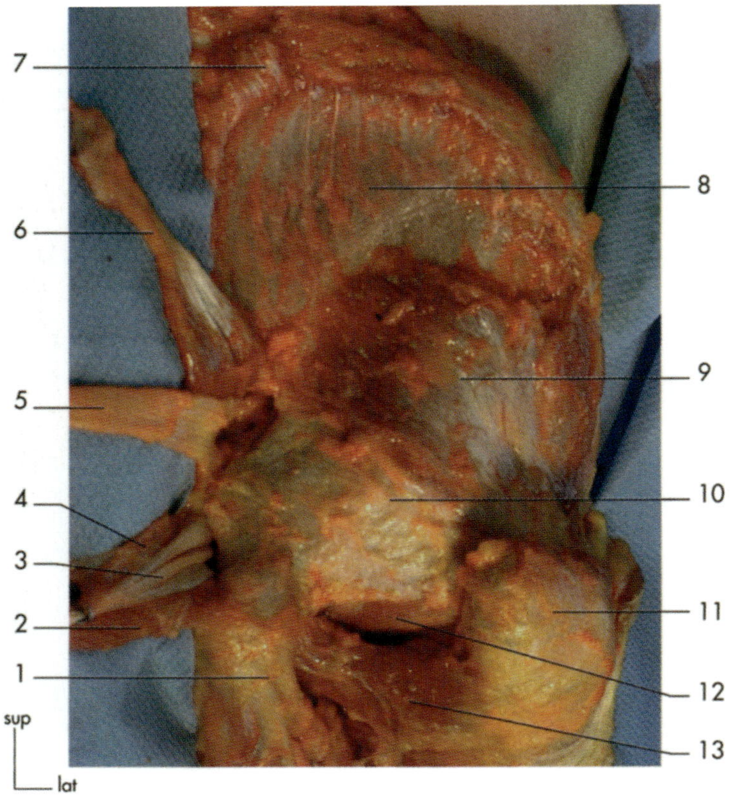

▶ **Annexe-8**

Région latérale du genou.

1. Long biceps
2. Court biceps
3. Cuisse (peau)
4. Fascia fémoral superficiel
5. Tendon quadricipital
6. Tractus iliotibial (TFL). Partie épaissie rendue visible par ablation du fascia le long de ses fibres antérieures et postérieures
7. Patella (recouverte des expansions du TFL)
8. Tubérosité tibiale
9. Muscles de la loge ant. de la jambe (tibial ant.)
10. Tubercule infracondylaire
11. Muscles fibulaires
12. Tête de la fibula

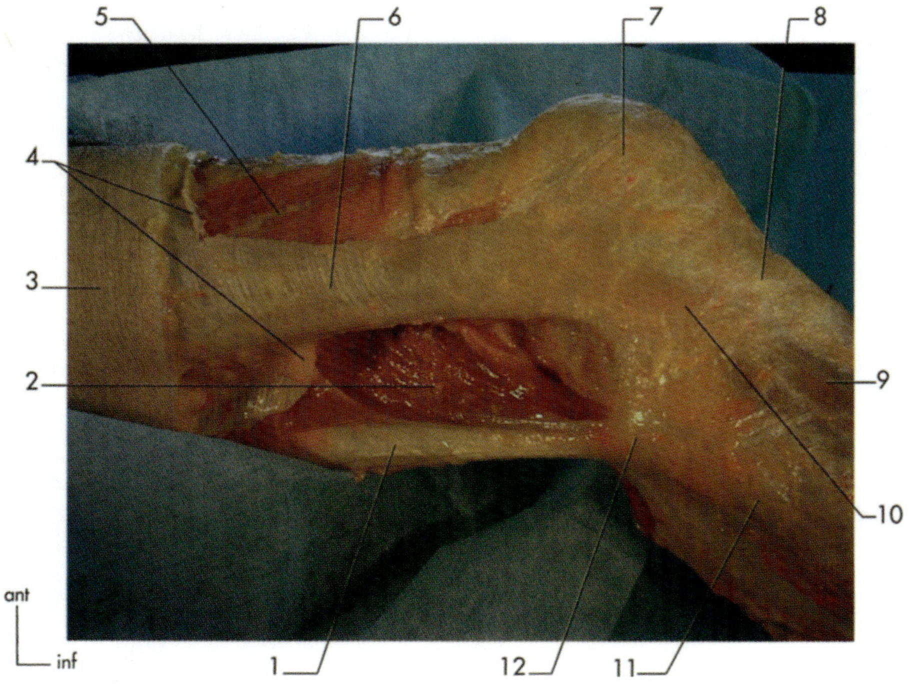

▶ **Annexe-9**

Région médiale du genou.

1. Fascia jambier
2. Expansion du sartorius au fascia superficiel
3. Tendon patellaire
4. Patella
5. Vaste médial (notamment ses fibres obliques)
6. Sartorius
7. Gracile
8. Semi-membraneux (caché par la patte d'oie)
9. Semi-tendineux
10. Gastrocnémien médial

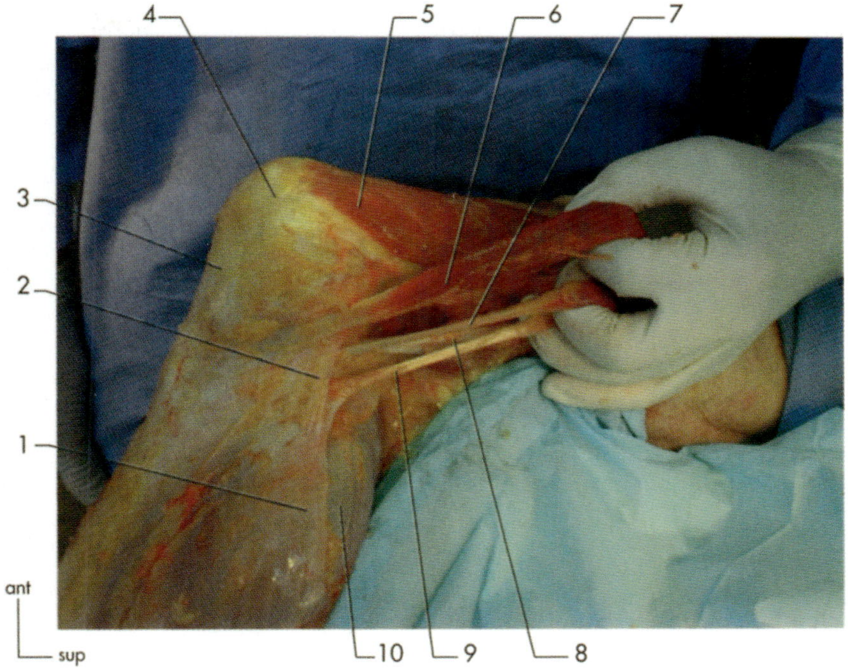

▶ **Annexe-10**

Région médiale du genou (plan ligamentaire).

1. Fascia jambier
2. Expansion du semi-tendineux au fascia
3. Semi-tendineux, récliné en avant
4. Gracile (le plus en arr. et en haut), récliné en avant
5. Sartorius (le plus en avant), récliné en avant
6. Ligament collatéral tibial
7. Patella
8. Vaste médial oblique
9. Épicondyle médial du fémur
10. Tendon direct du semi-membraneux
11. Tendon réfléchi du semi-membraneux
12. Gastrocnémien médial

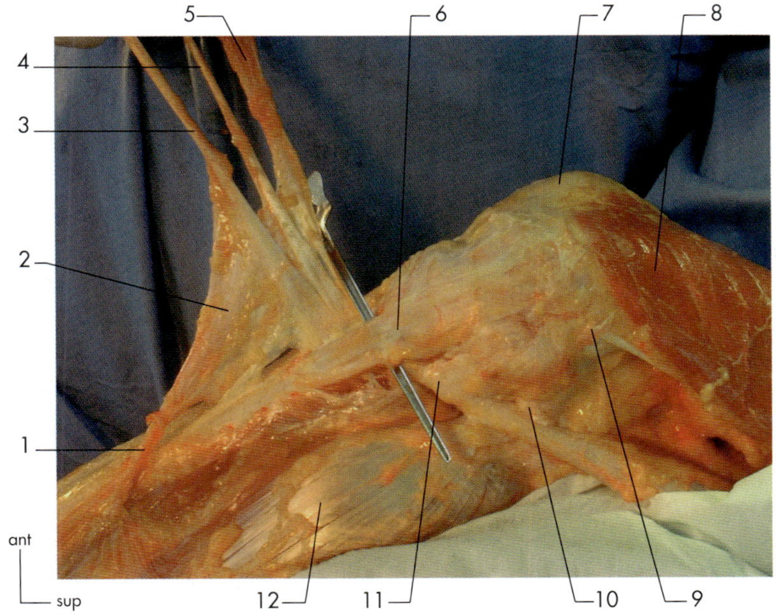

▶ **Annexe-11**

Région dorsale du pied.

1. Court extenseur des orteils
2. Long extenseur des orteils
3. Nerf fibulaire superficiel
4. Tendon du tibial antérieur (sous le fascia)
5. Face médiale du tibia (recouverte du fascia superficiel)
6. Peau
7. Veine grande saphène
8. Malléole médiale
9. Fascia superficiel (sectionné en dessous)
10. Abducteur de l'hallux
11. Long extenseur de l'hallux
12. Court extenseur de l'hallux

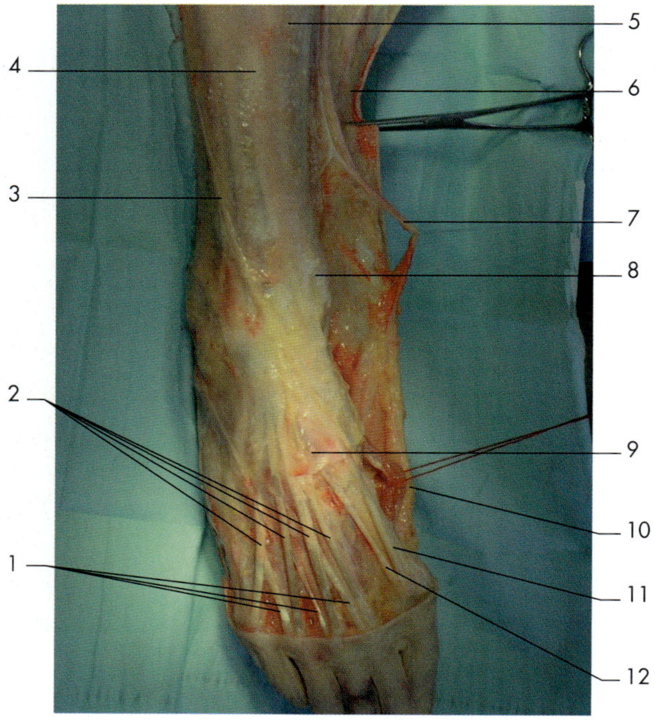

▶ **Annexe-12**

Région dorsale du pied (fascia incisé).

1. Fascia superficiel
2. Long extenseur des orteils (tendon pour le V)
3. Long extenseur des orteils
4. Nerf fibulaire superficiel (récliné en dehors)
5. Face médiale du tibia (recouverte du fascia)
6. Peau
7. Tendon du tibial antérieur (TA)
8. Sonde perforant la gaine du tendon du TA
9. Veine grande saphène
10. Rétinaculum des muscles extenseurs
11. Tendon du long extenseur de l'hallux

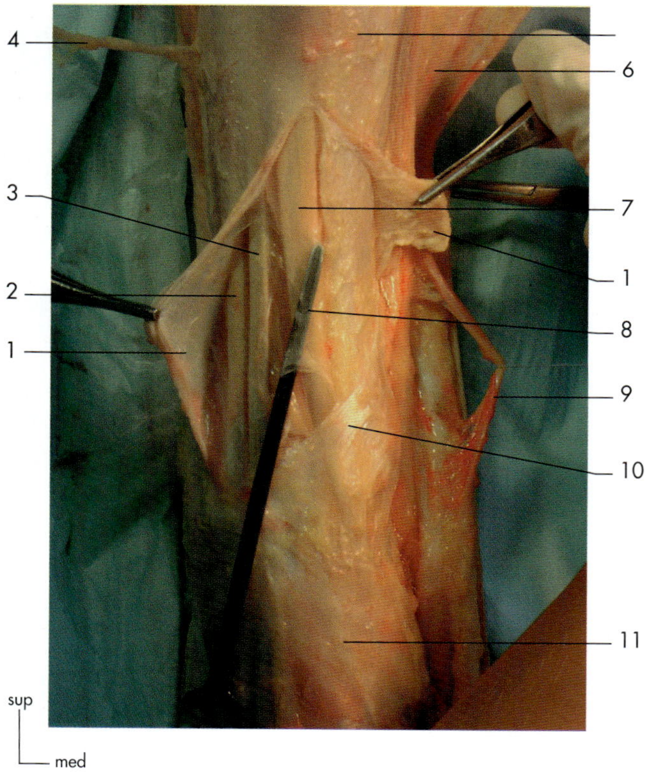

▶ **Annexe-13**

Rétinaculum des muscles extenseurs (RME).

1. 4 tendons du long extenseur des orteils
2. 3ᵉ fibulaire
3. Tendon du long extenseur des orteils pour le V
4. Tendons du long extenseur des orteils pour les II, III et IV
5. Face médiale du tibia
6. Peau
7. Faisceau sup. du RME
8. Tendon du tibial antérieur (en partie caché par la sonde)
9. Faisceau inf. du RME
10. Long extenseur de l'hallux
11. Court extenseur des orteils

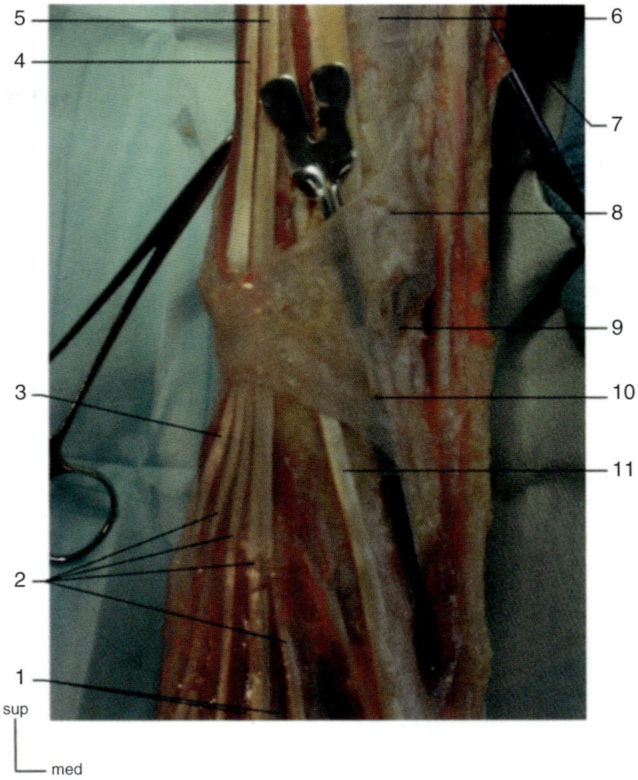

MUSCLES DE LA HANCHE ET DE LA CUISSE : VUES POSTÉRIEURES

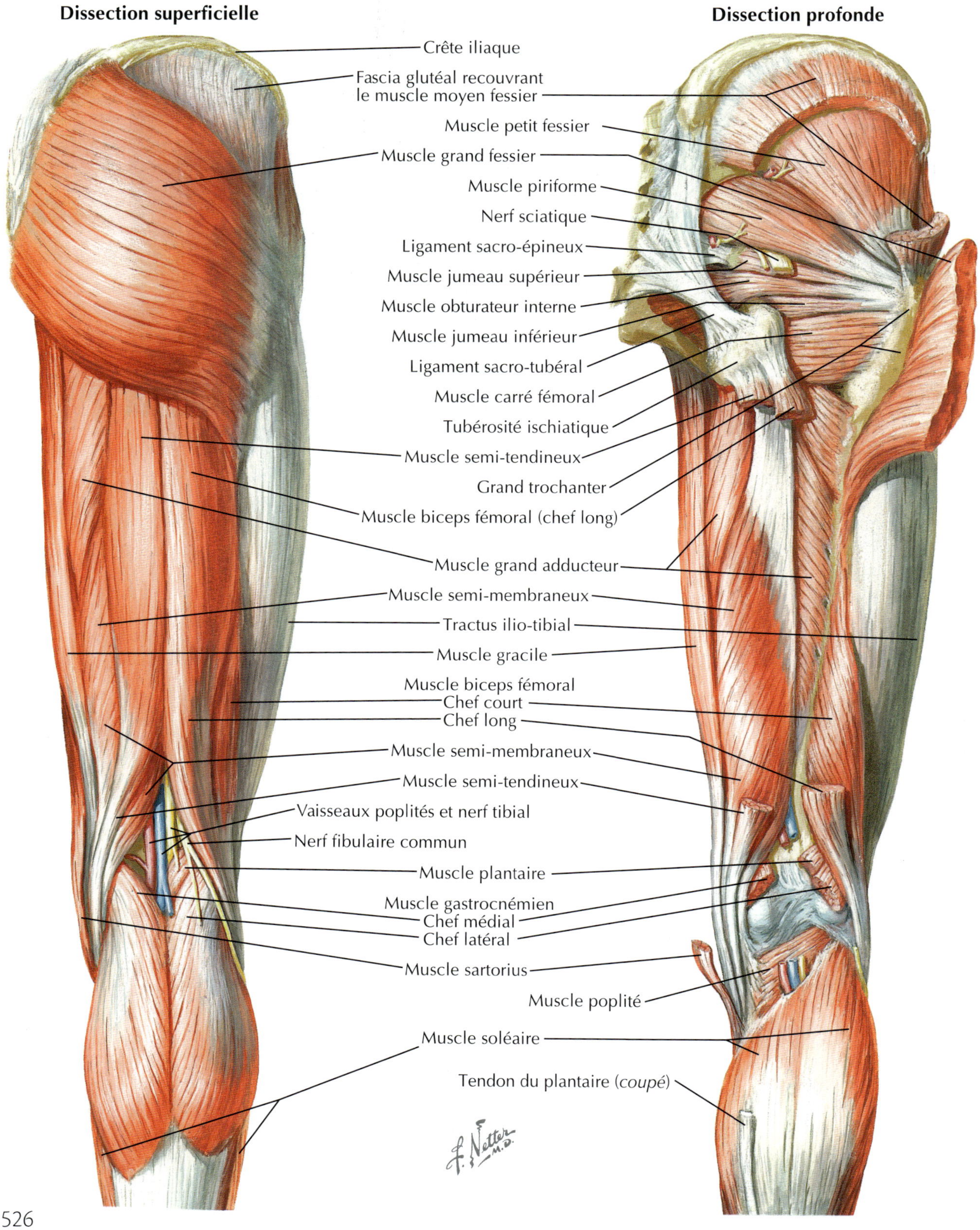

ARTÈRES ET NERFS DE LA CUISSE : VUES ANTÉRIEURES

Dissections superficielles

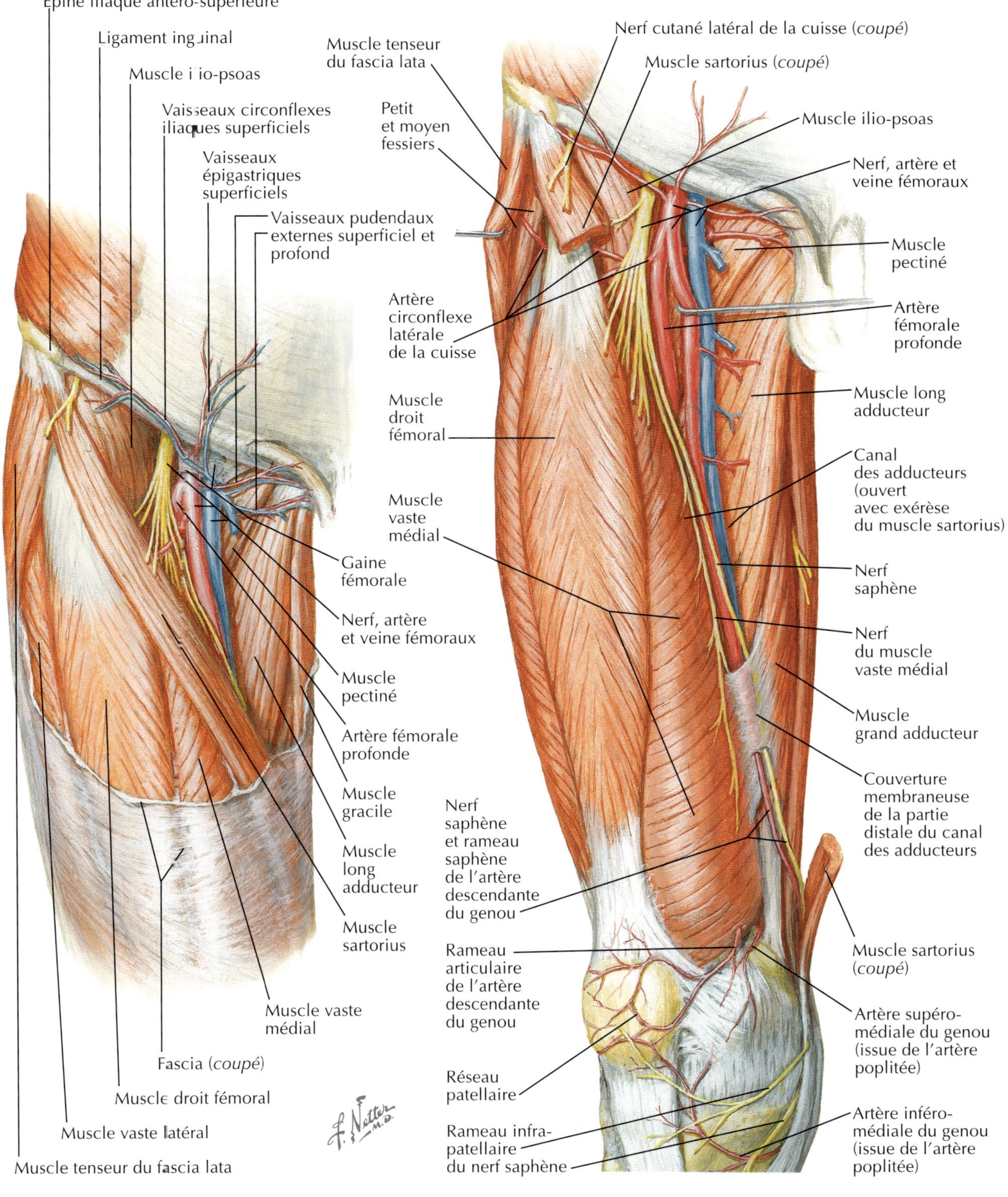

ARTÈRES ET NERFS DE LA CUISSE : VUES ANTÉRIEURES (SUITE)

Dissections profondes

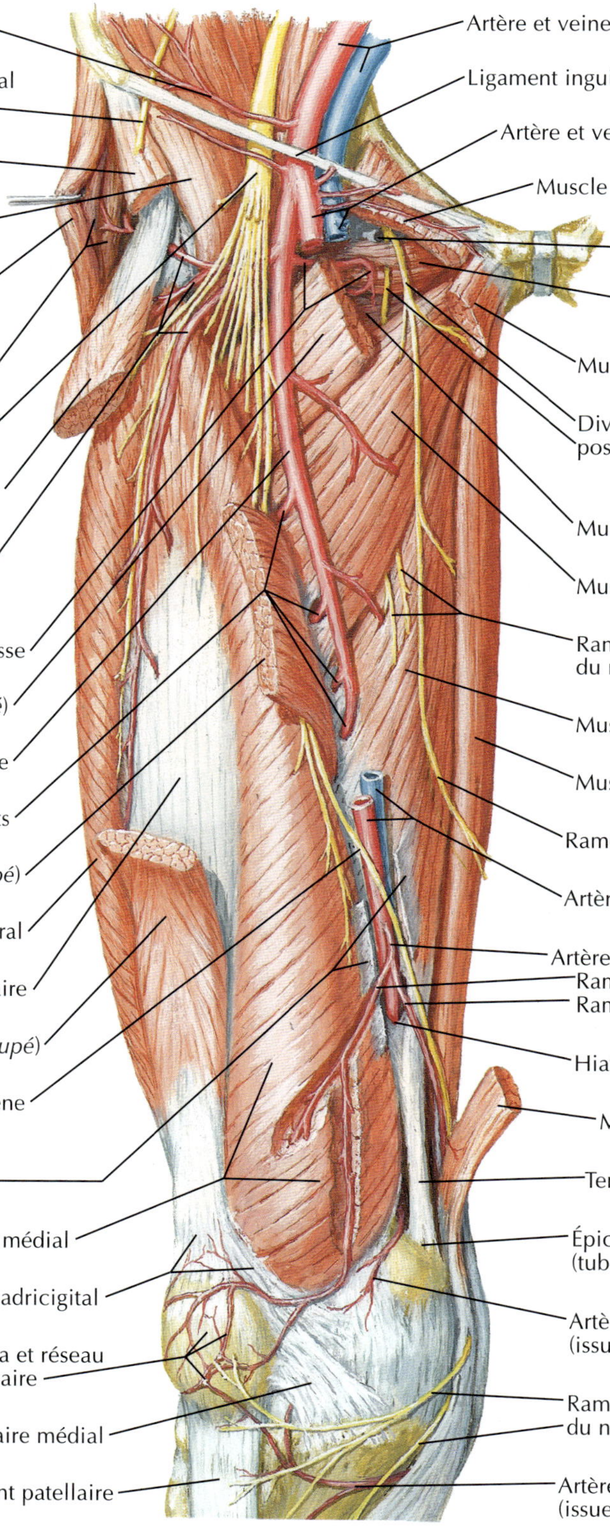

MUSCLES DE LA JAMBE (DISSECTION INTERMÉDIAIRE) : VUE POSTÉRIEURE

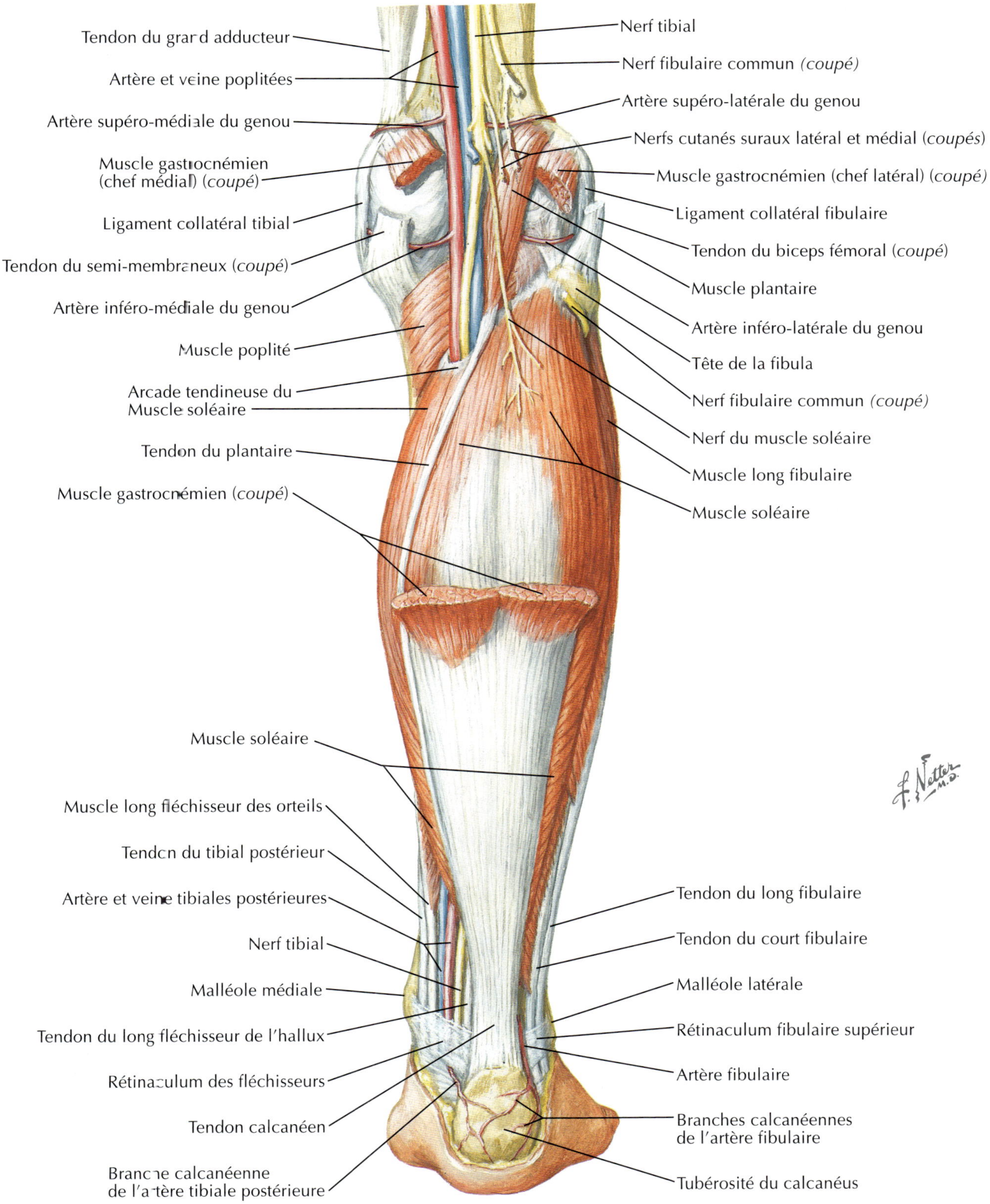

MUSCLES DE LA JAMBE (DISSECTION PROFONDE) : VUE ANTÉRIEURE

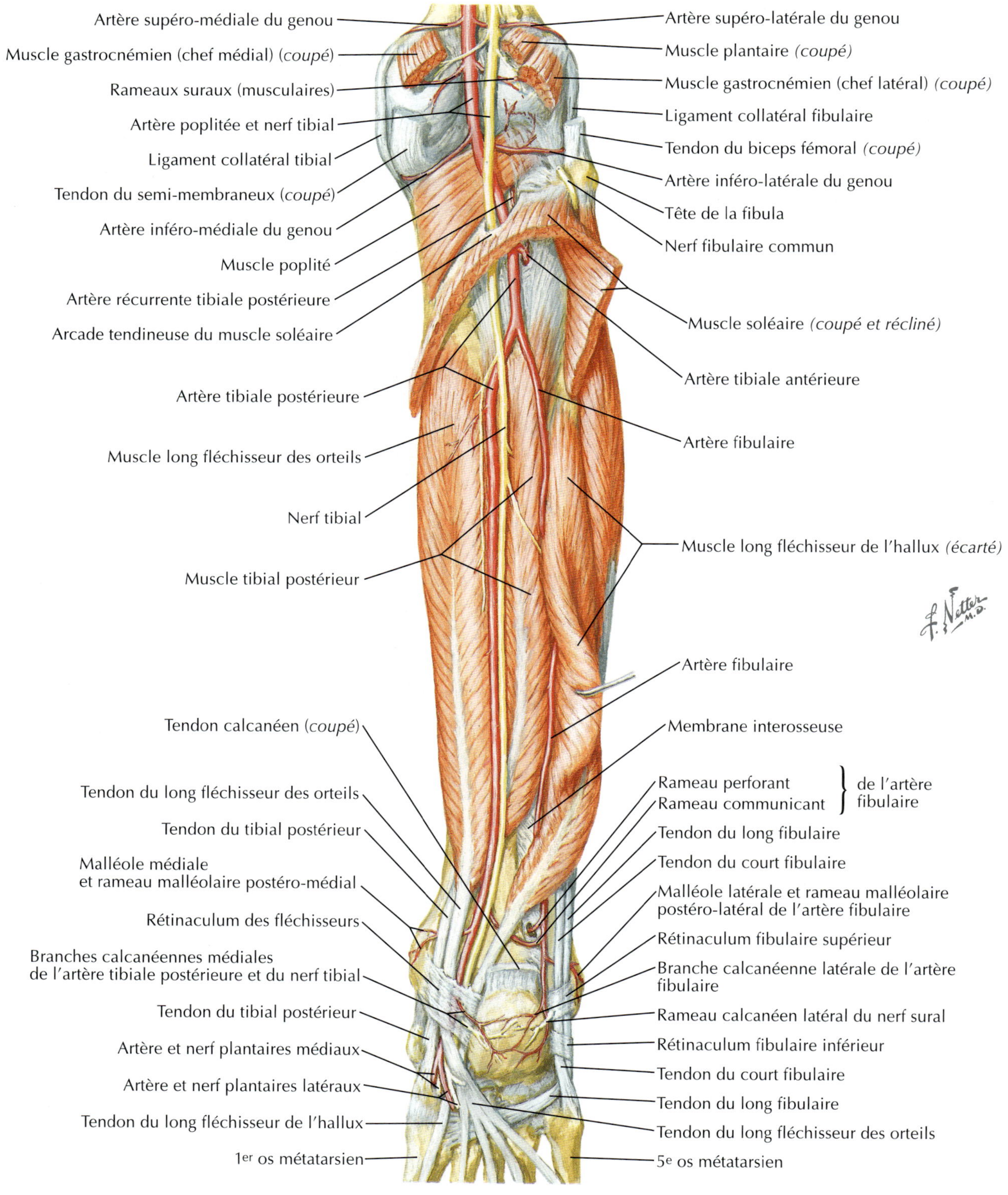

MUSCLES DE LA JAMBE (DISSECTION SUPERFICIELLE) : VUE ANTÉRIEURE

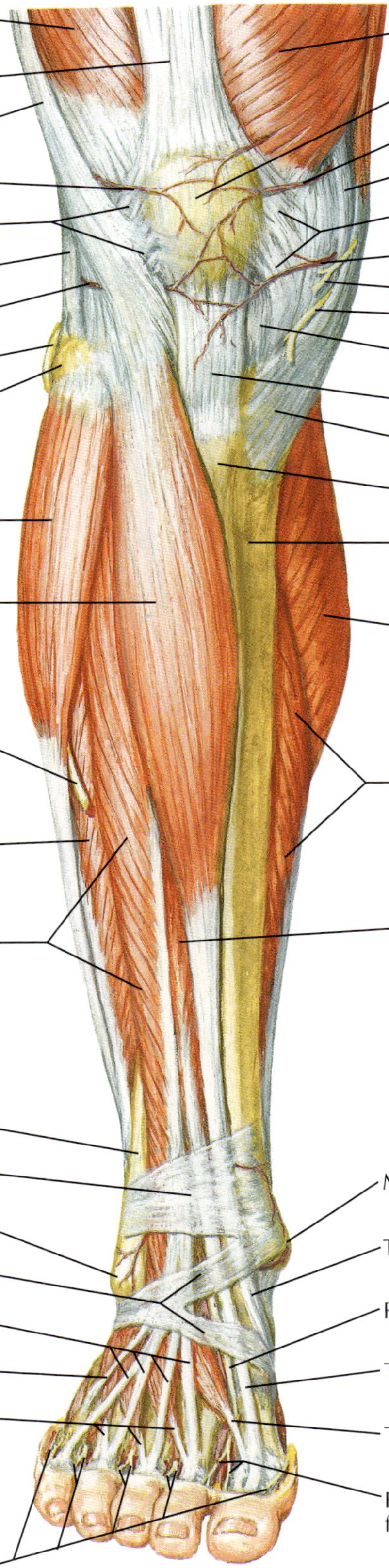

MUSCLES DE LA JAMBE (DISSECTION PROFONDE) : VUE ANTÉRIEURE

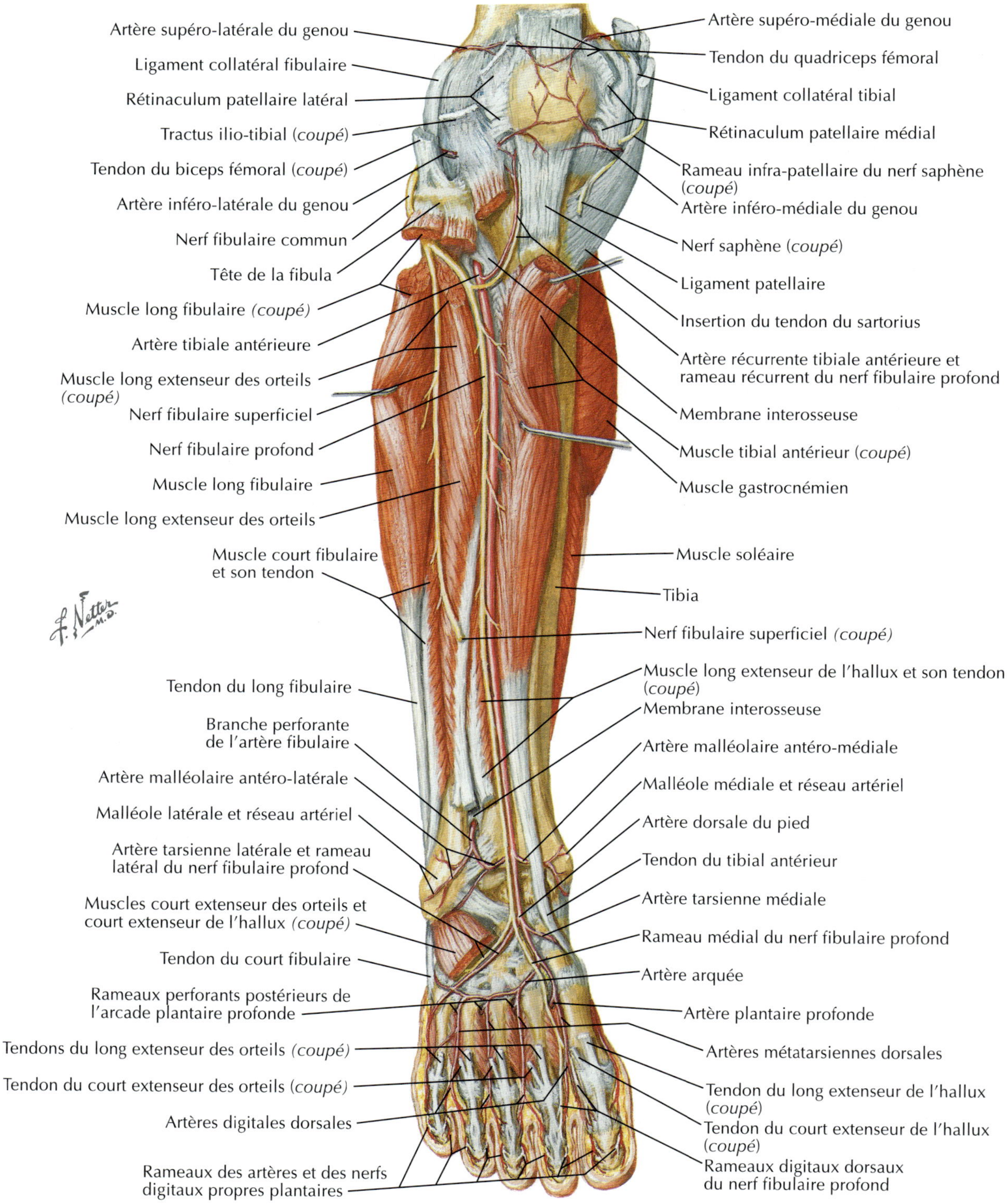

MUSCLES DU DOS DU PIED : DISSECTION SUPERFICIELLE

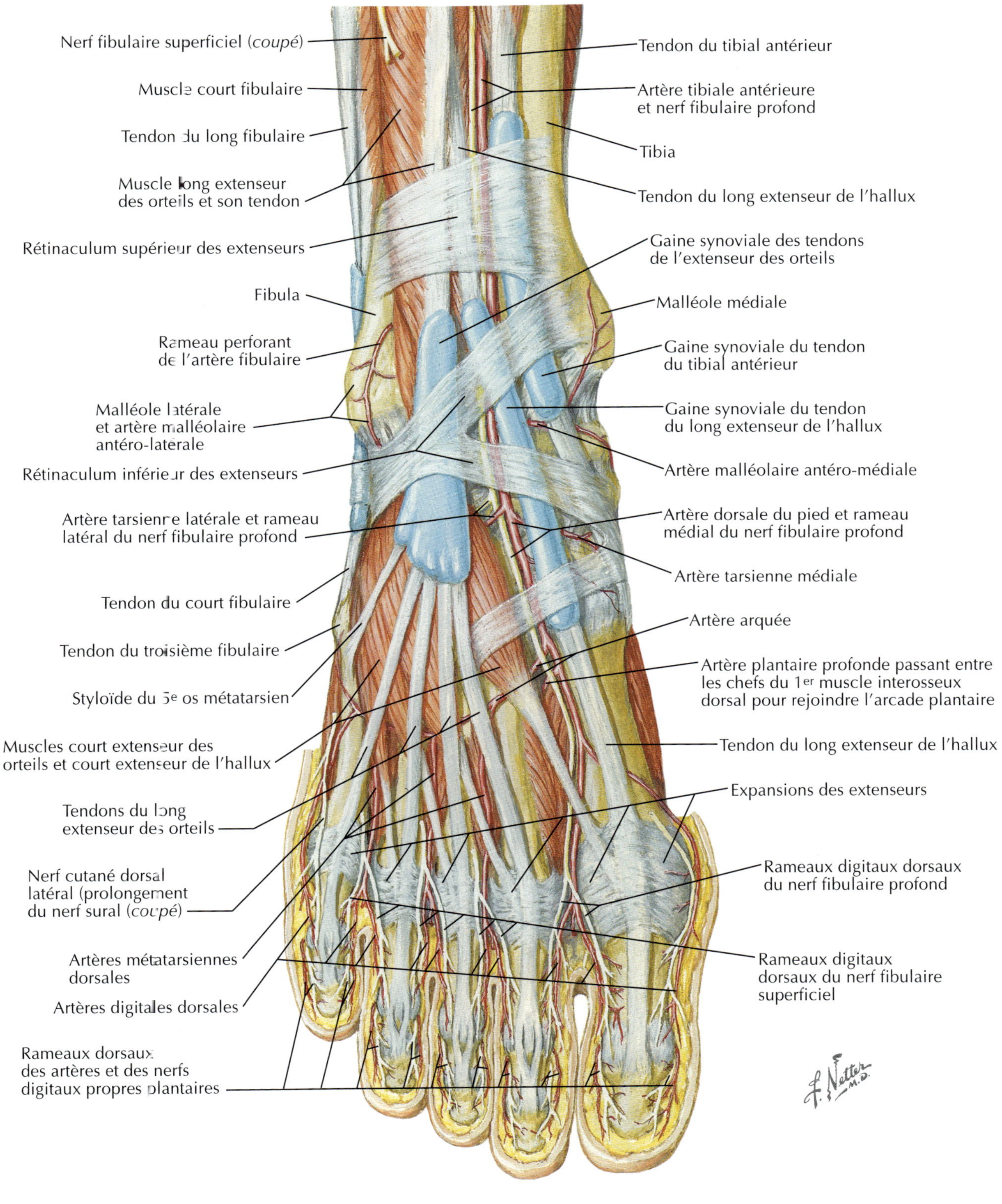

MUSCLES DE LA PLANTE DU PIED : PREMIÈRE COUCHE

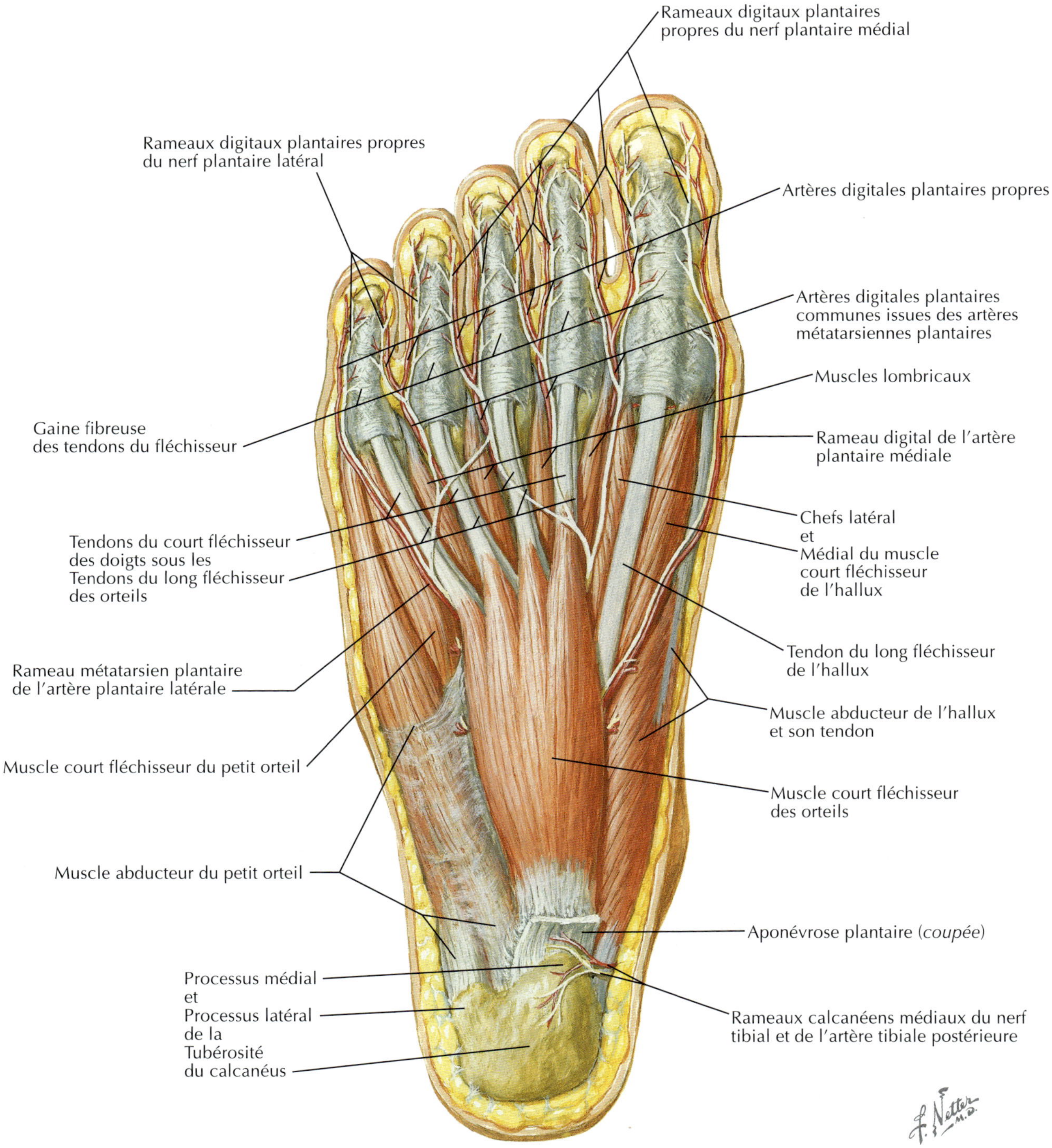

MUSCLES DE LA PLANTE DU PIED : DEUXIÈME COUCHE

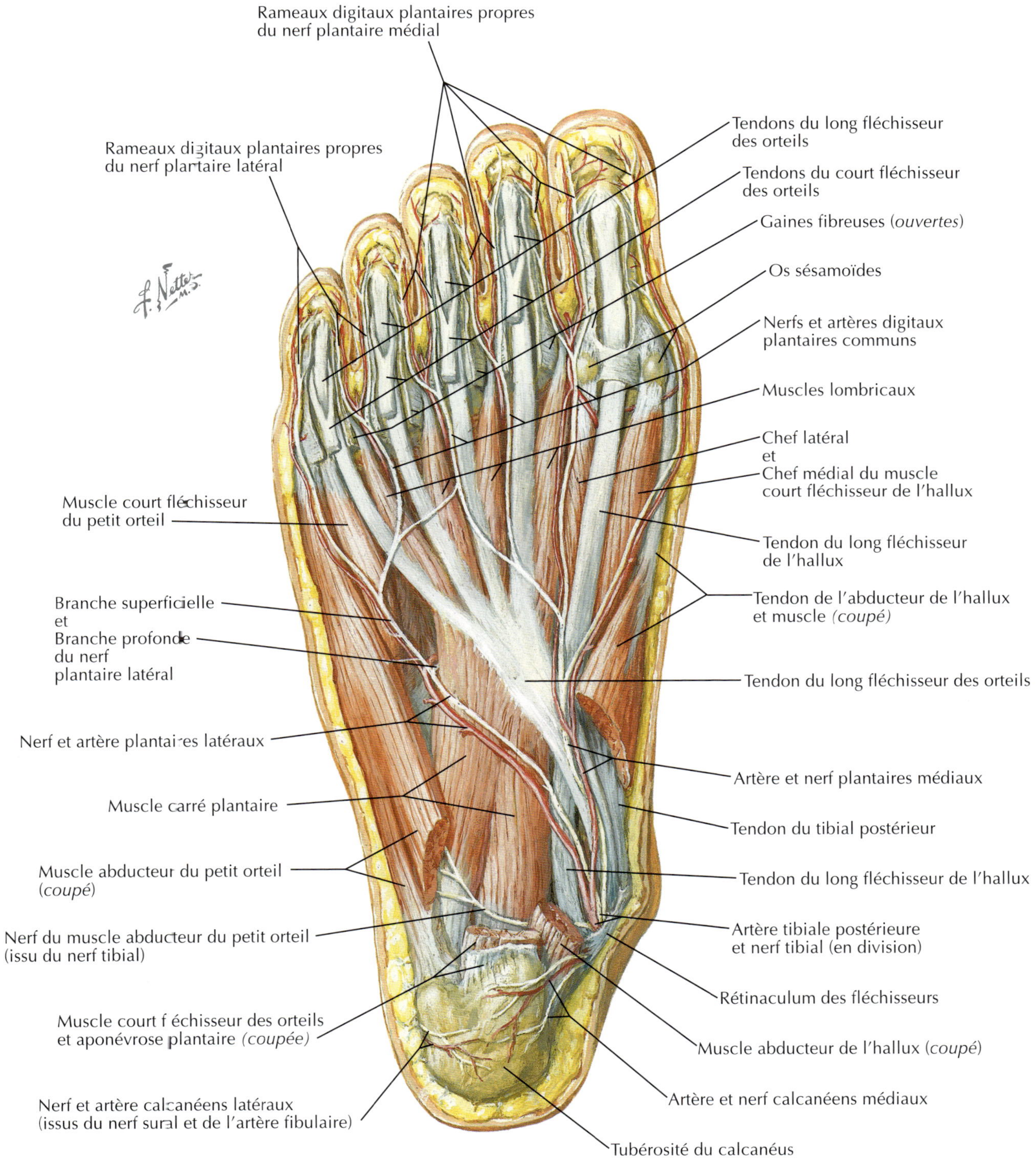

MUSCLES DE LA PLANTE DU PIED : TROISIÈME COUCHE

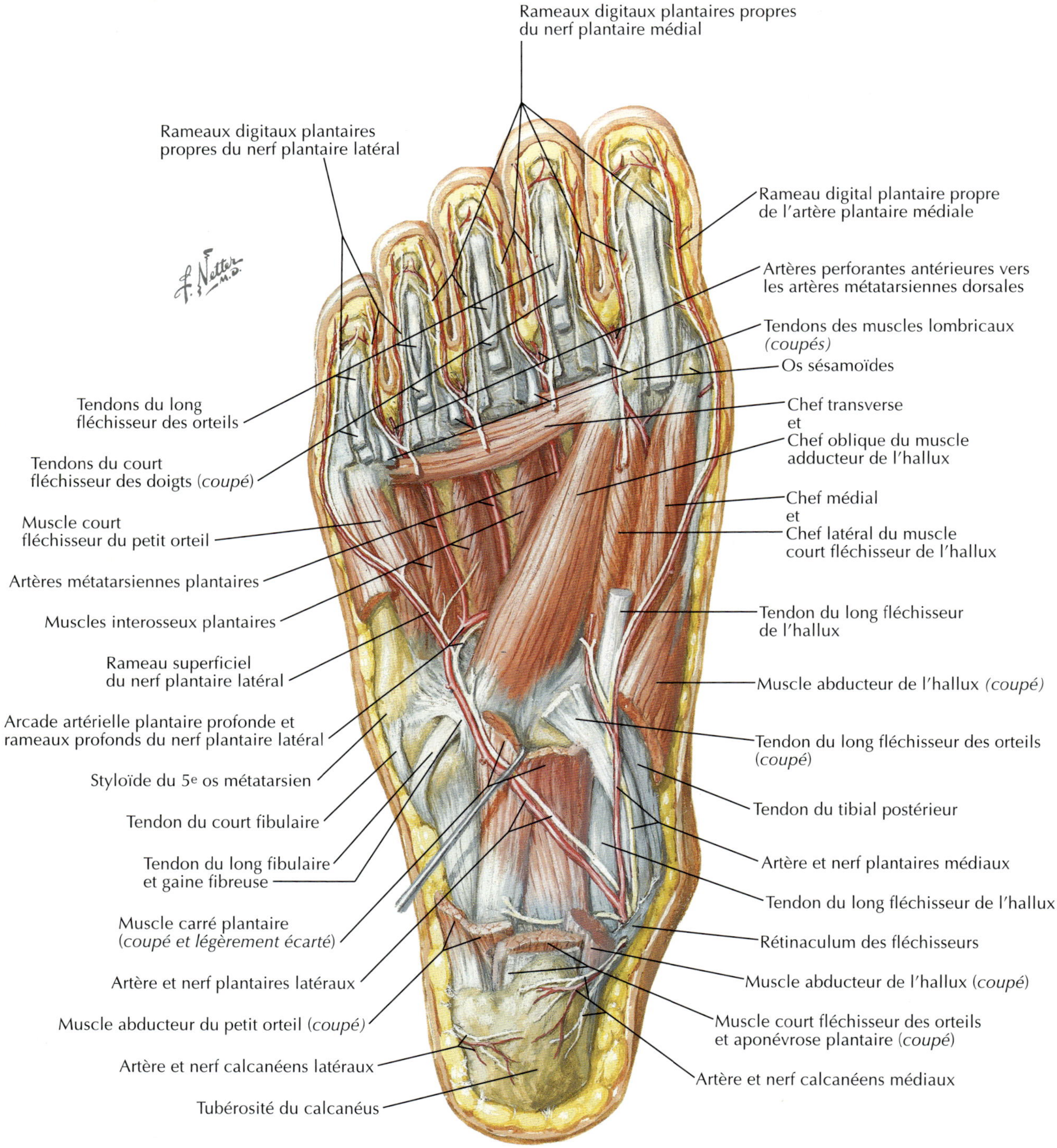

BIBLIOGRAPHIE

Références

[1] Cox HT. The clivage lines of the skin. Brit J Surg 1941 ; 28 : 234.

[2] Jenny J-Y, Rapp E, Kerhr P. La pente méniscale de l'extrémité supérieure du tibia : comparaison avec la pente osseuse. Rev Chir Orthop 1997 ; 83 : 435–8.

[3] Sobel M, Levy M, Bohne WHO. Congenital variations of the peroneus quartus muscle : an anatomic study. Foot and Ankle 1990 ; 11(2) : 81–99.

[4] Hecker P. Study on the peroneus on the tarsus. Anat Rec 1923 ; 26 : 79–82.

[5] Mansat C. Articulation du genou, biomécanique ligamentaire. SMS, numéro spécial « Biologie et sport » ; mars 1999.

[6] Davies MB, Dalal S. Gross anatomy of the interphalangeal joint of the great toe : implications for excision of plantar capsular accessory ossicles. Clin Anat 2005 ; 18(4) : 239–44.

[7] Travell JG, Simons DG. Douleurs et troubles fonctionnels myofasciaux. Tome 2, membre inférieur. Bruxelles : Haug ; 1993.

[8] Retzlaff EW, Berry AH, Haight AS, Parente PA, Lichty HA, et al. The piriformis muscle syndrom. J Am Osteopath Assoc 1974 ; 73 : 799–807.

[9] Dolto B. Le corps entre les mains. Paris : Herman ; 1988.

[10] Dromzée C. Le rôle fonctionnel des ischiojambiers. Lamorlaye : Mémoire de l'ECK Bois-Larris ; 1980.

[11] Sönmez M, Kosar I, Çimen M. The supernumerary peroneal muscles : case report and review of the literature. Foot and Ankle Surgery 2000 ; 6 : 125–9.

[12] Aboustait-arnould I, Péninou G. Le tibialis anterior : l'EMG révèle ses particularités fonctionnelles. Ann Kinésithér 1998 ; 25(7) : 290–6.

[13] Ledouble AF. Traité des variations du système musculaire de l'homme. Paris : Schleider frères ; 1897.

[14] Kouvalchouk JF, Fischer M. Les muscles accessoires au niveau de la cheville. J Traumatol Sport 1998 ; 15 : 101–6.

[15] le cœur P. La pince malléolaire, physiologie normale et pathologique du péroné. Paris : Louis Arnette ; 1938.

[16] Gillot C. Atlas anatomique des dispositifs veineux superficiels du membre inférieur. Édit. phlébologiques françaises, Condé s/Noireau ; 1998.

[17] Gillot V. Veines plantaires et pompe veineuse. Phlébologie 1995 ; 48 : 49–70.

[18] Lassau N. La semelle veineuse plantaire de Lejars. Lariboisière Paris VII : Thèse de médecine ; 1991.

Références fondamentales

Chevrel J-P. Anatomie clinique. Collection des membres du Collège Médical Français des Professeurs d'Anatomie, tomes 1, 2, 3 et 4. Paris : Springer-Verlag ; 1991.

Paturet G. Traité d'anatomie humaine. Les membres (tome 1). La tête et le tronc (tome 2). Paris : Masson ; 1951.

Rouvière H. Anatomie humaine, descriptive et topographique. Paris : Masson ; 2002.

Planches de synthèse

Netter F. Atlas d'anatomie humaine. 4e édition. Masson ; 2007.

Approche des généralités anatomiques

Kenesi C. Atlas d'anatomie clinique. Paris : Masson ; 1981.

Terminologie

Billmann F, Le minor J-M. Les articulations trochléennes ou ginglymes : un modèle des relations structures-fonctions au cours de l'évolution ; février 2008.

Feneis H. Répertoire illustré d'anatomie humaine (basé sur la nomenclature internationale). Paris : MEDSI ; 1986.

Kamina P. Petit dictionnaire d'anatomie, d'embryologie et d'histologie (nomina anatomica). Paris : Maloine ; 1990.

Olivier G. Les nouveaux termes anatomiques (lexique conforme à la PNA). Paris : Vigot ; 1959.

Aide aux croquis

Le floch-pringent P. Réintroduction du dessin dans les travaux pratiques de dissection d'anatomie humaine. Communication à la Société d'anatomie de Paris ; mars 2012.

Moreaux A. Cours élémentaire de dessin d'anatomie du squelette. 3e édition. Paris : Doin ; 1960.

Documents de dissection

Thiell W. Photographic atlas of practical anatomy. Tome I : abdomen and lower limb (2 fascicules). Berlin, Heidelberg, New-York : Springer ; 1997.

Documents pédagogiques

Basmajian JV. Anatomie, 7e édition. Baltimore : Williams and Wilkins ; 1976.

Chevallier J-M. Anatomie de l'appareil locomoteur. Paris : Médecine-Sciences Flammarion ; 1998.

Drapé J-L, Guerini H. Imagerie du pied et de la cheville. Paris : Elsevier ; 2010.

Dubois J-P, Levame J-H. Anatomie descriptive du pied humain. Paris : Maloine; 1966.

Gray's Anatomy 39e édition. London : Elsevier Churchill Livingstone; 2005.

Kamina P. Collection d'anatomie (tomes 1 à 11). Paris : Maloine; 1990.

Nouveaux dossiers d'anatomie *PCEM*. Thoiry : Heures de France; 1994.

Pour en savoir plus

Ayoul G, Abdeslam N, Khol V, Uhl J-F, et al. Anatomie fonctionnelle et posturale du muscle obturateur interne en statique pelvienne explorée par IRM dynamique. Communication à la Société d'anatomie de Paris; janvier 2013.

Balcarek P, Oberthür S, Frosch S, Schüttrumpf JP, Stürmer KM, Balcarek. Vastus medialis obliquus muscle morphology in primary and recurrent lateral patellar instability. Biomed Res Int 2014; 2014 : 326–586.

Becker I, Baxter GD, Woodley SJ. The vastus lateralis muscle : an anatomical investigation. Clin Anat 2010; 23(5) : 575–85.

Bertier C, Gillot C. La pompe veineuse plantaire. Communication à la Société d'anatomie de Paris. mars 2008.

Bevilaqua-grossi D, Monteiro-pedro V, et al. Contribution to the anatomical study of the oblique portion of the Vastus lateralis muscle. Braz J Morphol Sci 2004; 21(1) : 47–52.

Billmann F, Le minor J-M. Bipartition des facettes articulaires de la première articulation cunéo-métatarsienne (hallux) dans l'espèce humaine : interprétation fonctionnelle et évolutive. Communication à la Société d'anatomie de Paris; février 2009.

Blin V, Rogez J-M, Armstrong O, Robert R, et al. Le muscle quadriceps femoris. Communication à la Société d'anatomie de Paris; février 1997.

Bonneau N, Tardieu C, Gagey O. Analyse morpho-fonctionnelle de l'articulation coxo-fémorale : approche tridimensionnelle. Communication à la Société d'anatomie de Paris; octobre 2012.

Bouet P-E, Rogez J-M, Robert R, et al. Le nerf fibulaire profond. Communication à la Société d'anatomie de Paris; juin 2003.

Bouyer T, Hamel A, Hamel O, Ploteau S, et al. Innervation des muscles poplité et triceps sural. Implication dans les neurotomies pour spasticité. Communication à la Société d'anatomie de Paris; novembre 2011.

Canovas F, Poiree G, Nicolau F, Bonnel F. Orientation angulaire de la surface articulaire distale du premier métatarsien (étude biométrique à propos de 100 cas). Communication à la Société d'anatomie de Paris; juin 1997.

Canovas F, Prudhomme M, Bonnel F. Justification mécanique et approche fonctionnelle des tendons longs fléchisseurs des orteils et de l'hallux. Communication à la Société d'anatomie de Paris; juin 1997.

Carlson K, Smith M. A Cadaveric Analysis of the Vastus Medialis Longus and Obliquus and their Relationship to Patellofemoral Joint Function. International Research Journal of Biological Sciences 2012; 1(5) : 70–3.

Clavert P, Kahn J-L, Kempf J-F. Anatomie et biomécanique du ménisque latéral. Communication à la Société d'anatomie de Paris; février 2006.

Darnis B, Hamel A, Hamel C, et al. Les nerfs cluniaux inférieurs : étude anatomique et applications cliniques. Communication à la Société d'anatomie de Paris; janvier 2007.

Del valle acedo S. Étude anatomique de l'insertion distale du muscle quadriceps fémoral. Sous la direction de O. Gagey et M. Dufour. Mémoire de Master 2 en Sciences du sport et de la motricité, Spécialité « Vieillissement et handicap : mouvement et adaptation ». Année Universitaire; 2013–2014.

Del pilar torres M, Santander plantumura YA, Pro E. Le sillon malléolaire fibulaire. Remarques anatomiques. Communication à la Société d'anatomie de Paris; novembre 2013.

Diogo R, Peng Z, Wood B. First comparative study of primate morphological and molecular evolutionary rates including muscle data : implications for the tempo and mode of primate and human evolution. J Anat 2013; 222(4) : 410–8.

Ghidalia S, Gagey O. Description de l'antéversion du col fémoral (AV) par deux paramètres indépendants : l'angle cervico-diaphysaire (ACD) et la hauteur angulaire du col (HA). Communication à la Société d'anatomie de Paris; juin 1997.

Gonzalès B, Ploteau S, Hamel A, et al. Cartographie du nerf sciatique. Communication à la Société d'anatomie de Paris; janvier 2011.

Hamelin M. Pompe musculaire du gastrocnémien (chef médial). Communication à la Société d'anatomie de Paris; juin 2008.

Haumont T, Zabee L, Gauchard G, et al. Bases anatomiques du syndrome de rétinaculum des muscles extenseurs de la cheville. Communication à la Société d'anatomie de Paris; janvier 2006.

Lazerges B, Douard R. Le muscle obturateur interne et la névralgie pudendale : anatomie, physiologie et pathologie du contenant. Communication à la Société d'anatomie de Paris; février 2012.

Le minor J-M. Les ossicules intra-méniscaux du genou (= lunulae) chez les Primates et dans l'espèce humaine. Communication à la Société d'anatomie de Paris; janvier 2011.

Le minor J-M. Les os sésamoïdes du genou chez les Primates et dans l'espèce humaine. Communication à la Société d'anatomie de Paris; juin 2000.

Le minor J-M. Le tendon du muscle long fibulaire dans l'espèce humaine et chez les Primates. Communication à la Société d'anatomie de Paris; mars 2004.

Logan B, Hutchings R. McMinn's Color Atlas of Foot and Ankle Anatomy. Philadelphia : Elsevier Saunders; 2011.

Merican AM, Amis AA. Anatomy of the lateral retinaculum of the knee. J. Bone Joint Surg Br 2008; 90(4) : 527–34.

Mochizuki T, Nimura A, Tateishi T, et al. Anatomic study of the attachment of the medial patellofemoral ligament and its characteristic relationships to the vastus intermedius. Knee Surg Sports Traumatol Arthrosc 2013 ; 21(2) : 305–10.

Moulin N-R, Heuleu J-N, Delmas V. Le tendon du muscle long fléchisseur propre de l'hallux chez la ballerine. Communication à la Société d'anatomie de Paris ; octobre 1998.

Mouralis S, Ben hmida F, Lebib H, et al. Influence des facteurs anatomiques intrinsèques du genou dans la rupture du ligament croisé antérieur : étude anatomo-radiologique comparative. Communication à la Société d'anatomie de Paris ; janvier 2008.

Myerson MD. The Gastrocnemius. An issue of Foot and Ankle Clinics of North America. Elsevier ; 2014.

Pineau V, Rogez J-M, Armstrong O, et al. Le muscle court extenseur des orteils. Communication à la Société d'anatomie de Paris ; novembre 2001.

Quesne T. Les muscles rotateurs de hanche, haubans du col fémoral ? Communication à la Société d'anatomie de Paris ; octobre 1999.

Smith TO, Nichols R, Harle D, Donell ST. Do the vastus medialis obliquus and vastus medialis longus really exist ? A systematic review. Clin Anat 2009 ; 22(2) : 183–99.

Vieira EPL. Anatomic study of the portions long and oblique of the vastus lateralis and vastus medialis muscles : review article. J Morphol 2011 ; 28(4) : 228–34.

Vilensky J, Weber E, Carmichael S. Medical Imaging of Normal and Pathologic Anatomy. Philadelphia : Saunders ; 2010.

Waligora AC, Johanson NA, Hirsch BE. Clinical anatomy of the quadriceps femoris and extensor apparatus of the knee. Clin Orthop Relat Res 2009 ; 467(12) : 3297–306.

Winter M, Le minor J-M. La facette articulaire intermétatarsienne du premier os métatarsien dans l'espèce humaine : un trait dérivé unique parmi les primates. Communication à la Société d'anatomie de Paris ; novembre 2001.

Index

Elsevier Masson S.A.S - 62, rue Camille-Desmoulins
92442 Issy-les-Moulineaux Cedex
Dépôt Légal : juin 2015

Retirage mars 2018

Imprimé en Italie par Printer Trento